GRUNDRISS DER MEDIZIN DER ALTEN ÄGYPTER VIII

WOLFHART WESTENDORF

GRAMMATIK DER MEDIZINISCHEN TEXTE

AKADEMIE-VERLAG · BERLIN

1962

Erschienen im Akademie-Verlag GmbH, Berlin W 8, Leipziger Straße 3-4

Lizenznummer 202 · 100/50/62
Satz, Druck und Bindung: IV/2/14 · VEB Werkdruck Gräfenhainichen · 1672
Bestellnummer: 3014/VIII · ES 7 L

Vorwort

Die Grammatik der medizinischen Texte sollte im Rahmen des „Grundrisses der Medizin der Alten Ägypter“ eine Darstellung der Besonderheiten dieser Fachsprache bieten. Als Ergebnis stellte sich jedoch alsbald heraus, daß die medizinischen Texte keine eigene von der allgemeinen wesentlich abweichende Grammatik besitzen, daß vielmehr die meisten typischen Konstruktionen und Formeln der Medizinsprache im Grunde nur deshalb so typisch sind, weil sie stets wiederkehrend in immer wieder denselben Schemata auftreten (z. B. die Formen der Überschriften, die Diagnosen mit *ir* 'wenn' und *sḏm.ḫr-k* 'dann sollst du . . .', die Rezeptur- und Applikationsanweisungen im unpersönlichen passiven *sḏm*, die *pw*-Glossen). Für sich allein betrachtet, ist jede einzelne dieser häufig verwendeten Konstruktionen als ein Bestandteil der allgemeinen Sprache auch außerhalb der medizinischen Texte belegt. Neben dieser Bevorzugung gewisser Konstruktionen ist es besonders der Wortschatz, der das eigentliche Wesen dieser Fachsprache ausmacht.

Da die Formeln der Medizinsprache, der Aufbau der Diagnosen und Rezepte im Grundriß Band II eingehend behandelt sind und der Wortschatz in eigenen Wörterbüchern (Band VI und VII) dargestellt worden ist, ergab sich als eigentliche Aufgabe der Medizin-Grammatik: an Hand dieser geschlossenen Textgruppe eine möglichst detaillierte grammatikalische Untersuchung durchzuführen und somit zu einer Vertiefung in Einzelfragen zu gelangen, die einer umfassenden Standard-Grammatik zwangsläufig versagt bleiben muß. Der Titel „Grammatik der medizinischen Texte“ will also in dem Sinne verstanden werden, daß es sich um eine (mittelägyptische) Grammatik handelt, die das Material der medizinischen Texte als Quelle ausgeschöpft hat. Die Beschränkung auf ein begrenztes Gebiet erlaubte es nämlich, auch bisher unbeachteten Einzelheiten Aufmerksamkeit zu schenken, führte aber andererseits auch in die Gefahr, aus verhältnismäßig wenigen Anhaltspunkten Schlüsse zu ziehen, die nicht mehr zutreffen, sobald die Grenzen erweitert werden: in solchen Fällen würde es sich dann tatsächlich um Eigenheiten der Medizinsprache handeln. – Die Möglichkeit einer derartig eindringenden Untersuchung grammatischer Fragen gestattete ferner die Berücksichtigung auch solcher Erscheinungen, die im Rahmen einer groß angelegten allgemeinen Grammatik nicht aufgenommen werden können, weil sie den bisher bekannten Regeln widersprechen. Es ist in allen solchen Fällen, von ganz offensichtlichen Fehlern abgesehen, die Methode der Achtung vor dem Text verfolgt und bei Zweifeln eine Form oder Konstruktion lieber als „ungewöhnlich“ und nicht als „falsch“ angesprochen worden. Natürlich wurde versucht, zur Stützung ungewöhnlicher Fälle ähnliche Beispiele aus nicht-medizinischen Texten heranzuziehen. Wo dies nicht möglich war, ist bei der Respektierung solcher Unregelmäßigkeiten in einigen Fällen vielleicht zu weit gegangen. Dies gilt besonders für die aus den Schreibungen der jüngeren Handschriften gezogenen Schlüsse auf dem Gebiet der Lautlehre. Obwohl beispielsweise H. Brunner an Hand der „Lehre des Cheti“ die teilweise völlige Wertlosigkeit solcher Formen eindrucksvoll vor Augen geführt hat, erfolgte bei den medizinischen Texten eine gewisse Überbewertung der anomalen Formen aus der Überlegung heraus, daß solche Fälle sich leicht wieder streichen bzw. als Eigentümlichkeiten der Medizinsprache erklären lassen, falls sie keine Bestätigung durch Beispiele außerhalb der medizinischen Texte finden; umgekehrt werden jedoch solche außer-medizinischen Parallelfälle von anderen unter Umständen gar nicht erst als gesetzmäßig erwogen, wenn nicht dieselben Erscheinungen schon einmal als nicht-fehlerhaft zur Diskussion angeboten wären. Da die hieroglyphische Schrift ohnehin gern lautliche Veränderungen hinter gewissen Normschreibungen verbirgt, sind Ausnahmefälle um so wertvoller, wie überhaupt die Unregelmäßigkeiten oft mehr über die Wirklichkeit der Sprache und ihre ständige Entwicklung offenbaren, als es die mit den Regeln unserer Grammatiken übereinstimmenden Formen vermögen. – Die medizinischen Texte mit ihrer verhältnismäßig weiten Zeitspanne (Abfassung zum Teil im Alten Reich, Niederschrift häufig im Neuen Reich) bieten genug Möglichkeiten, in Parallelfällen die Sprachentwicklung zu beobachten: z. B. die vermehrte Verwendung von *iw*; das Aufkommen des Artikels; die Ablösung des Demonstrativs *pf* durch *pn*; die Umschreibung der Nisbe durch *wnn* + Präposition; die Ersetzung von *sḏm.tj-fj* durch *ntj r* + Infinitiv.

Wenn auch die in den medizinischen Texten auftretenden Besonderheiten in erster Linie erfaßt und dargestellt werden sollten, so durfte doch andererseits nicht das dem Mittelägyptischen Gemeinsame fortgelassen werden, auch wenn es in den Standard-Grammatiken bereits zu finden ist. Eine teilweise, selbstverständlich knapp gefaßte Wiederholung von bereits Bekanntem ließ sich nicht vermeiden und war auch nicht beabsichtigt, denn auch diese Sprachmittel sind ein wesentlicher Bestandteil der Fachsprache. Wollte man sie in dieser Spezialgrammatik fortlassen, so würde erst recht der Eindruck entstehen, daß die Medizinsprache nur aus Besonderheiten bestünde.

Das Manuskript der „Grammatik der medizinischen Texte“ wurde im April 1960 der Philosophischen Fakultät der Humboldt-Universität zu Berlin als Habilitationsschrift eingereicht. Berichterstatter waren die Herren Professoren Dr. Fritz Hintze, Dr. Dr. Hermann Grapow und D. Dr. Siegfried Morenz.

Um die Drucklegung zu beschleunigen, wurde auf den Hieroglyphensatz verzichtet (die Typen waren durch den Druck des Medizinwörterbuches blockiert) und auf die von H. Grapow autographierten Texte im Band V des Grundrisses als Galvano-Vorlagen zurückgegriffen. Für die freundliche Genehmigung hierzu sowie vor allem für die nachträgliche Herstellung der im Band V nicht enthaltenen Galvano-Vorlagen sage ich Herrn Professor Hermann Grapow meinen herzlichen Dank. Für die Wiedergabe des Hieratischen durch Hieroglyphen gilt somit das im Vorwort zu Band V Ausgeführte; die Umschrift erfolgt nach der im Vorwort zum Medizin-Wörterbuch getroffenen Regelung. Koptische Formen sind, sofern nicht besonders gekennzeichnet, dem Sahidischen entnommen; bei durch Doppelpunkt getrennten Dubletten handelt es sich um sahidische und bohairische Formen. – Nur bedingt passende Belegbeispiele sind durch Striche oder Kreuze von den normalen Belegstellen abgesetzt.

Nach der Drucklegung der Medizin-Grammatik erschienene bzw. mir bekanntgewordene Publikationen konnten nicht mehr berücksichtigt werden; dies bedauere ich vor allem in Hinblick auf G. Fechts „Wortakzent und Silbenstruktur“ (Glückstadt-New York 1960) und N. S. Pietrovskys Grammatik (Leningrad 1958). Ein weiterer, allerdings entschuldbarer Nachteil ist der Medizin-Grammatik daraus erwachsen, daß der noch nicht erschienene 2. Teil der Altägyptischen Grammatik von E. Edel nicht ausgewertet werden konnte; wie sehr nämlich – trotz mancher Auseinandersetzung – die Medizin-Grammatik auf diesem grundlegenden Werk fußt, wird der Benutzer auf Schritt und Tritt erkennen. – Es ist jedoch beabsichtigt, im Band IX des Grundrisses Korrekturen und Nachträge aufzunehmen.

Mein Dank gilt schließlich den Mitarbeitern des Akademie-Verlages, von denen ich besonders Herrn J. Schädlich nennen möchte, sowie den Setzern und Druckern in Gräfenhainichen.

München, den 12. 12. 1961

Wolfhart Westendorf

Inhaltsverzeichnis

1. Teil: Schrift- und Lautlehre

2. Teil: Die Wortklassen (Morphologie und Syntax)

3. Teil: Die Sätze (Syntax)

4. Teil: Verschiedenes und Besonderes

1. Teil: Schrift- und Lautlehre

A) Orthographie

I) Besonderheiten

§ 1 a) Kennzeichnung von Lautwandel und Metathese

1) Lautwandel

aa) der neue Laut wird vorangesetzt

f > *p* siehe bei *psj* 'kochen' im Med. W.B. *r* > *j* *bnr* 'Dattel' Eb 65; *ꜣj.wj*-Bindenpaar Sm 27 (9,16) *ꜣ* > *j* *ỉs* (*ỉꜣs*) 'der Kahle' Eb 465 *j* > *ꜣ* (?) siehe bei *ꜣjs* 'Gehirn' § 22,1 aa

bb) der neue Laut wird nachgesetzt

ꜣ > *j* siehe bei *ḏꜣs* im Drogen-W.B. *r* > *j* siehe z. B. bei *swr* 'trinken' und *sḳr* 'Schlag' im Med. W.B. sowie bei *bnr* 'Dattel' im Drogen-W.B. *d* > *t* siehe bei *mnḏ* 'Brust' und *sḏ* 'brechen' im Med. W.B. *w* > *j* (?) siehe S. 58 Anm. 2 *m* > *n* (?) siehe *gmj.n-f* Sm 32 (11,3) § 43,6 cc

2) Metathese

mꜣ > *ꜣm* siehe bei *smꜣ* 'töten', *ḳmꜣ* 'schaffen' und *ḥmꜣ* 'Ball' im Med. W.B. sowie bei *ḥmꜣj.t* 'Salz' und *ỉmꜣ*-Laubbaum im Drogen-W.B. *ḫꜣ* > *ꜣḫ* *wḫꜣ* Bln 118; *nḫꜣ* L 9; *nḫꜣḫꜣ* Ram III B 24

§ 2 b) spielende Schreibung

1) Gruppen[1]

mstꜣ (Droge) Kah 25 *msdm.t* 'Augenschminke' Eb *srm.t* 'Hefe' Eb 643 *hjnw* 'Hin-Gefäß' H 111; ähnlich Eb.

Vgl. auch die Verwendung einzelner Lautgruppen, z. B. *mr* > *ṁj* in *mjs.t* 'Leber', *pr* > *pj* in *pjsn* (Brot), Negation *nj* in *njšm* < *nnšm* 'Milz'; hierher könnte auch die Gruppe *p.t* (kopt. ⲡⲉ) in *psj.tw-f* 'er wird gekocht' Bln 185 gehören; bemerkenswert ist die

[1] Zum Gebrauch der Gruppenschreibung in fremdländischen Krankheits- oder Drogennamen siehe z. B. *ḥmkt* (§ 71,3 dd) oder *jṅktn* (§ 24,3). Siehe auch die Zaubersprüche in semitischer bzw. kretischer Sprache (L 27—33).

Verwendung der Gruppe in der Form *šꜣmj* H 41 (zitiert § 41,1), während in der Form *šꜣmw* Eb 580 nur einfaches *m* geschrieben wird.

2) dreifache Setzung eines Konsonanten zur Schreibung von Konsonant + *w*

ỉsw 'Schilfrohr' Eb 253 *mw* 'Wasser' (< *n.w*)[1]

3) spielende Verwendung von Zahlzeichen

sfḫ 'lösen' L 39 (Zaub); zur Verwendung von *psḏ* zur Schreibung von *psg* 'speien' siehe § 70c

4) Pluralstriche zur Schreibung von *w*[2]

aa) pass. *sḏm* siehe § 249aa 2
bb) prosp. *sḏm-f* siehe § 193,3; 194,1c; 196,3; 198,3
cc) Pseudopartizip siehe § 163cc
dd) Imperativ siehe § 285
ee) Adverb[3] *ỉmw* 'damit' Bln
ff) Partizip (?) *ḥtp.w nṯr* 'der den Gott befriedigt' Bln 163a und h

§ 3 c) der sogenannte Listenstil[4]

1) direkter Genetiv

Ram V Nr. V = Eb 657 Sm 46 (16,10); vgl. Eb 490.
Vgl. auch die Stellung der Quanten (§ 162,1)

2) indirekter Genetiv

Ram V Nr. XV; vgl. Eb 638 Ram V Nr. XVIII; vgl. Eb 572 Ram V Nr. XIII; vgl. Eb 663 H 196; vgl. Eb 875c Eb 37; vgl. Eb 590. – Siehe auch § 141,1.

[1] Zum Wechsel *n* > *m* vgl. EAG § 123.

[2] Oft sind die Pluralstriche jedoch nicht ernst zu nehmen, besonders im Pap. Berlin, siehe z. B. die Schreibungen *srwḫ* 'behandeln' Bln 117; *ẖ.t* 'Bauch' Bln 118; 148; *ḥꜣ.tj* 'Herz' Bln 114; *ỉḳr* 'tüchtig' Bln 163a; *ỉr-m-ḫt* 'nachdem' Bln 138; bei *ẖrj* 'befindlich unter' Bln 154 könnte auch das *-w* der Nisbenendung gemeint sein, vgl. die Schreibung *ḥrw* 'befindlich auf' L 24 (Singular!).

[3] Vgl. dazu E. Edel, ZÄS 84, 1959, 26. – Die Schreibung des adverbiellen *m-ḫt* in Bln 52 ist nicht beweiskräftig, da sie Bln 138 und 185 auch vor dem *sḏm-f* auftritt.

[4] Es handelt sich um eine rein graphische Erscheinung; gesprochen wurde jeweils die normale Genetiv-Verbindung (EAG § 310ff.).

3) in Verbindung mit Zahlen

sfḫw tꜣ.w (nw?) ḥḏw Eb 519

4) *kꜣ.t-mtrḫ.t (nt?) bjꜣ/ḥmt* Eb 469

§ 4 d) abgekürzte Schreibung[1]

1) durch Zeichenstellung

ḳnḳn 'zerkleinern' Ram V Nr. XII; vgl. dazu die Schreibung für *snsn* (EAG § 95). Siehe auch Eb 385 *mt mt.t* in § 454dd

2) durch *sp 2*

bḳnḳn (oder: *bḳnbḳn?*) Eb 131 *nmnm* (?) H 170. Vgl. dazu GG § 274. – Zu *wḥꜥ sp 2* = *wḥꜥ wḥꜥ* 'gelöst werde der zu Lösende' Eb 2 (1,12) siehe ZÄS 79, 1954, 68

3) Verschiedenes

rmṯ 'Menschen' ⲢⲰⲘⲈ siehe im Med. W.B. *ḥnḳ.t* 'Bier' ϨⲚⲔⲈ siehe im Drogen-W.B. bei *ḥḳ.t* *nḥḥ* 'Ewigkeit' ⲈⲚⲈϨ siehe im Med. W.B. – Siehe auch *ꜥnḫ wḏꜣ snb*[2] H 212; L 2

4) ideographisch

psj 'kochen' *swr* 'trinken' (nur in Ausnahmefällen: *wnm* 'essen') *ꜥṯḫ* 'durchpressen' *wḫdw* 'Schmerzstoff' bzw. *ḥsb* 'Bruch' *ḥpꜣ* (Droge) *ḥs* 'Kot'

5) Fehlen des „Ideogrammstriches" beim Regens einer direkten Genetivverbindung

Eb 863c (*sꜣ-ḥmm* 'Sohn des *ḥmm*-Gerätes'); ähnlich Eb 763; Sm 18,5 und 6 und 15 Sm 18,2 (*pr-ḥms.wt* 'Haus der *ḥms.wt*-Göttinnen'); Pharaob. IV 1 (*pr-ꜥnḫ* 'Haus des Lebens')

§ 5 e) graphische Voranstellung aus Ehrfurcht

sntr 'Terebinthenharz' siehe im Drogen-W.B. *ḥtp nṯr* 'der den Gott befriedigt' Bln 190 *s.t-ꜥ nṯr* 'Einwirkung eines Gottes' Eb 360 *ir.t-Ḥr* 'Horus-Auge' H 214 (14,6 gegen 14,4). – Siehe auch *wꜥb-sḫm.t* Eb 854a und *ḫrj-ḥ(ꜣ)b* Eb 855u

II) Fehlerhafte Schreibungen

§ 6 a) Dittographie

1) im Zeilenbruch

in 'seitens' Bln 161 *n* (Genetivpartikel) Eb 111; ähnl. H 229 (*r snb-f*) *wsš.t* 'Ausscheidung' Pap. Leid.

[1] Vgl. auch die Auslassung des anlautenden 1-Konsonantenzeichens bei Reduplikationen, siehe z. B. *ḥnḥn.t* oder *bꜣbꜣ.w* im Med. W. B.

[2] Vgl. Schott, Hieroglyphen S. 115 Anm. 1 und S. 127.

Recto XXVI 9–10 *srm.t* 'Hefe' Bln 177 'denn' Sm 41 (14,14–15) *hrw* 'Tag' Bln 180

2) sonst

m tp 'am Anfang' Eb 808 *gs.w* 'werde gesalbt' Bln 18 *r psj.tw-f* 'so daß es gekocht wird' Bln 185.

Dittographie des Determinativs siehe § 19

§ 7 b) Haplographie

Eb 856h statt *sšm iw.t* Sm 9 (4,21) statt *sšr.w wbnw* Bln 196 statt *mj inm* Bln 21,11 statt *ḥtp pw* (?)[1] Bln 154 statt *iwf-f* (wie in der Parallele Eb 855x) Sm 20,17 statt *kns-s*. – Vgl. auch *iw iwj* Bln 163h (16,3).

Vgl. auch die Auslassung von *m* vor anlautendem *m* (§ 41,3) und von *ḥr* vor bzw. nach *ḥr* (Sm 11 Glosse B bzw. Sm 7 Glosse J).

Zur Frage, ob Sm 9 (5,3) für *nn npw* steht, siehe § 343γ mit Anm. 5. – Siehe auch Med. W. B. S. 725 Anm. 2.

§ 8 c) Beeinflussung durch das Hieratische

Bt 13a statt *st.t* 'Schleimstoff'; vgl. dazu Möller, Paläographie II und III Nr. 167 sowie die Schreibungen des Wortstammes *stj* im Äg. W.B. IV 328–332

§ 9 d) falsche Komplementierung eines Ideogramms[2]

H 27 statt *swr* 'werde getrunken'; siehe dazu die Erläuterungen S. 77 Anm. 4 zu H 27 Bln 189 statt *ḥrj* 'befindlich auf' Bln 195 statt *ḥs* 'Kot' Sm 10 (5,8) statt *rꜥ* 'Tag' (durch Streichung der falschen Komplementierung wieder in das korrekte *rꜥ* verbessert).

Vielleicht gehören hierher auch die beiden folgenden Fälle: Eb 533 statt *ḥsb*; siehe dagegen Drogen-W.B. S. 413–414 § 1.

Sm 8 (4,13) 'das Fleisch, das [auf] seinem Kopf ist, ist unversehrt'. Breasted (Glossar S. 538) faßt *ntj* als Genetivpartikel und übersetzt: "the flesh of his head", was jedoch äußerst unwahrscheinlich bleibt. Falls nicht die Auslassung einer Präposition vor *ḏꜣḏꜣ* vorliegt oder man *ntj* nicht als Possessivausdruck ansehen möchte ('das Fleisch, das zu seinem Kopf gehört', siehe dazu § 469), bliebe noch die Möglichkeit, als ursprünglichen Text anzusetzen: 'das Fleisch, das über ihm (dem *sḏ*-Bruch) ist, ist unversehrt'; vgl. dazu

[1] Man erwartet das *pw* eigentlich schon nach *iw-s*.

[2] Vgl. auch die Erläuterungen in Band IV 2 S. 75 Anm. 3 zu Eb 622.

Sm 31 (10,18) *ḥꜥw ntj ḥr-s wḏꜣ*. Durch Komplementierung von *tpj* zu *ḏꜣḏꜣ* wäre dann der Fehler entstanden.

Irrtümliche Determinierung einer Gruppe liegt Sm 3 (2,1) vor: in *dj r tꜣ* 'zu Boden gelegt' wurde offensichtlich als *dr* 'beseitigen' aufgefaßt und fälschlich durch determiniert (vgl. Sm 5,2).

§ 10 e) Fehlschreibungen, die durch graphische oder lautliche Ähnlichkeit entstanden sind

s.t 'Frau' H 35 statt *st.t* 'Schleimstoff' Eb 294 *ḥḳr* 'Hunger' Eb 192b statt *ḥḳ.t* 'Bier' Eb 195b *sn(j)-f* 'er ...' Bt 6 (5,2) statt *snf* 'Blut' (so 5,3) *rmṯ* 'Menschen' Eb 392 statt *rr* 'Schwein'; siehe dazu Dawson, ZÄS 62, 1927, 22 *ḥbj.t* 'Gemetzel' H 216 statt *ꜣḫ-bj.t* 'Chemmis' *rdj.t rḫ.k(wj)* Bln 198 (Wreszinski: „damit du es erkennst") statt *rdj.ḥr-k* 'du sollst veranlassen' in Carlsb VI *dr* 'beseitigen' Eb 567 statt *rdj.t* 'veranlassen' H 128 *sšr* 'getrocknet' Eb 662 = *sḫ.t* (Körnerfrucht) H 120 *ḏꜥ.t* (Droge) Eb 662 = *wḏꜥj.t* 'Süßwassermuschel' H 120 *r wnm* 'um zu essen' Bln 152 statt (*r*) *ỉmj.tw* 'zwischen' *s s* 'Mann (oder) Mann' Bln 38 statt *s s.t* 'Mann (oder) Frau' *ỉbr > ỉbj* 'Ladanum' Eb 248 = *ỉbw* (Pflanze) H 76 *ỉbw* (Pflanze) Eb 708 = *ỉbnw* 'Alaun' H 31 *ỉbw* (Pflanze) Eb 239 = *ỉbsꜣ* (Pflanze) Bln 115 Bln 154 statt *srwḫ wḫdw* *nw* (Genetivpartikel) statt *m* (Präposition) siehe § 43,6aa. – Zu *sꜣw* 'bewahren' statt *sꜣj* 'sieben' siehe Med. W. B. S. 708 Anm. 2.

Unerklärlich bleibt die folgende Verwechselung:
ỉrj.w 'werde gemacht' Bt 6 (5,1) statt *dj.w* 'werde gegeben'. – Umgekehrt 'werde gegeben' Bt 6 (5,4) statt *ỉrj.w* 'werde gemacht'.

Die Fälle, in denen durch falsche Determinative fehlerhafte Schreibungen entstehen, siehe § 18.

III) Gebrauch der Determinative

§ 11 a) Medizinische Termini

Für den speziellen Gebrauch als medizinischer Terminus werden Wörter des täglichen Lebens mit einem besonderen Determinativ versehen, besonders häufig treten (Körperteil) und (Krankheitserscheinung) auf:

dꜣ 'zittern' (als Krankheit) Eb 252 *ỉmj.w* '(eitriger) Inhalt' Eb 862 *mk.t* 'Unterlage, Stütze' (als anatomischer Terminus: Lokalisation des Herzens) Eb 855n *ḥntꜣ* 'Brustbein' Sm 40 (vom *ḫnṯꜣ*-Tier abgeleitet) *ḫꜣꜥ* 'ausscheiden' (eigentlich: werfen) Eb 9.

Ein interessantes Beispiel für den Gebrauch des „Krankheitsdeterminativs" bietet Eb 336: In der Verbindung *rd.t nt wḫdw* 'Gewächs von Schmerzstoffen' wird *rd.t* normal geschrieben: (Eb 336a); fällt jedoch der Zusatz *nt wḫdw* fort, so erhält *rd.t* die spezielle medizinische Determinierung: (Eb 336c).

§ 12 b) Zwei oder drei Determinative

Mitunter treten zwei oder gar drei Determinative (Ideogramme, Phonogramme) bei einem Wort auf:

sgnn 'erweichen' Eb; H *sḳbb* 'kühlen' H; ähnlich Bt *kfꜣ* 'entblößen' Eb 797

§ 13 c) Wörter ohne Determinativ

1) Determinativ durch Ideogramm oder Phonogramm erübrigt

aa) bei Substantiven (Identität von Ideogramm und Determinativ)
Eb 854h oder *rd* 'Fuß' Sm 32 (11,8) *mw* 'Wasser'
ir.t 'Auge' *njw.t* 'Stadt'

bb) bei Verben (Identität von Determinativ und Phonogramm)
sḏm 'hören' *rdj* 'geben' *npꜣ* 'flattern'
Eb 855q vgl. auch *ꜥnḫ* 'leben'[1] oder *ḫpr* 'werden'[1]

cc) bei der Negation *nj* (*nn*)[2]:

2) Determinativ im Wortinnern

mꜣꜣ 'sehen' *šm* 'gehen' Sm 8 (4,15)

3) Determinativ fehlt bei häufig gebrauchten Wörtern

Siehe im Med. W.B. bei *irj* 'machen'; *wnn* 'sein'; *snb* 'gesund sein'[3]; *gmj* 'finden'[4]; ferner bei der Negation *tm*[5] und bei den Partikeln (§ 378ff.).

4) In anderen Fällen bleibt das Fehlen des Determinativs unerklärbar: Siehe z. B. *wrr* 'groß (sein)' Eb 872a; *šsm* 'entzündet' Eb 192a

[1] Das wie ein Ideogramm gebrauchte *ꜥnḫ*-Zeichen als Symbol des Lebens macht das Fehlen des Determinativs verständlich; ähnlich verhält es sich mit dem Skarabäus als Symbol des (Wieder-)Erstehens. Siehe ferner *nfr* 'gut'.

[2] Zur Grundbedeutung 'abgewehrt' siehe § 342.

[3] Ob ähnlich wie (vgl. Anm. 1) als Symbol der Gesundheit gelten darf? Vgl. die abgekürzte Schreibung und Schott, Hieroglyphen S. 127 und 115 Anm. 1.

[4] Ob der *gm*-Vogel (in suchender Haltung) hier als Determinativ fungiert? Vgl. die Beispiele bei 1bb.

[5] Anders bei der Negation *nj*, deren abwehrender Arm an die Grundbedeutung des Wortes erinnert. Siehe oben 1cc.

= 195a; *dgj* 'schwach', 'Schwäche' Eb 860a; Sm 22 (8,17); *srj* 'Lagerung' Sm 17 (7,6); 32 (11,6).

§ 14 d) Zu einem mehrgliedrigen Ausdruck kann ein „Gesamtdeterminativ" treten:

1) direkter oder indirekter Genetiv
s3-ḥmm 'ein mit dem *ḥmm*-Gerät Behandelter' Eb 864c; 865c   *ḏrḏ n nbs* 'Blätter vom Christdorn' Eb 210

2) Substantiv und Adjektiv
ḥm3j.t mḥ.t 'unterägyptisches Salz' H 135
is.t wr.t ḥk3.w 'Isis, die Zauberreiche' Eb 2

3) Adjektiv und bestimmendes Substantiv
w3ḏ ḥ3.t 'Grün-Brust' Sm 19,12

4) Nisbe und Substantiv
ḥrj ẖ.t-f 'der auf seinem Bauche Befindliche' Eb 61

5) präpositionale Verbindung
ʿḳ.t m rw.tj 'etwas, das von außen eintritt' (als Bezeichnung eines Dämonen) Eb 855y

6) Relativform oder passives Partizip mit pronominalem Dativ
spr.t.tw n-s (bzw. *spr.t n-s*) 'eine, an die man sich wendet' L 31

7) aktives Partizip mit Objekt
siehe *ḥtp nṯr* § 5

§ 15 e) Verdeutlichung eines Determinativs

ḥm.t 'Uterus' L 45 (14,5)   *ʿr.tj* 'Unterkiefer' Sm 7 (3,7)[1]
NB! Sonst steht das spezielle vor dem generellen Determinativ (EAG § 55).

§ 16 f) Besonderheiten

1) Determinativ mit Ideogrammstrich
wrš 'den Tag verbringen' Ram IV D III 3

2) Determinativ mit Pluralstrichen
snf 'bluten' Eb 337

3) Determinativ fälschlich komplementiert[2]
nf.t.n 'was gehaucht hat' (Relativform fem. *sḏm.n-f*) Sm 18,8
mḏ3.t 'Meißel' Bln 189

[1] Es stand zuerst da, dann wurde nachgetragen und dabei das erste teilweise überdeckt.

[2] Siehe dazu Grapow, Miscellanea Academica Berolinensia II 2, S. 70, Berlin 1950. — Vgl. auch die Gruppe *njw.t* Sin B 165 oder Bauer Bt 17 als Stadt-Determinativ.

4) Gegensinn der Determinative
In der Schreibung von *ʿḫm* 'löschen' ist das Determinativ einmal durch das Objekt (Feuer), das andere Mal durch das Mittel (Wasser) bestimmt: Eb; L; Ram III B; Bln

5) ein Determinativ für zwei Wörter: siehe § 454ee

§ 17 g) Determinativ nach dem Suffix geschrieben[1]
(besonders, wenn zwei gleiche Konsonanten zusammenstoßen)
psj-s Eb 855h; *ḏꜣf-f* Eb 198c; *ssn.t-ṯ* Kah 2 (1,6); *sfḫ.t-ṯ* Eb 2 (1,16); –––– *ḥꜣs-f* Eb 855d (zweimal); *iš-f* Sm 7 (3,4); vgl. auch *mḏꜣ.t-f* Bln 189.
Möglicherweise gehören hierher auch die beiden Fälle:
ʿʿf-s (?)[2] Eb 337 *kf-f* (?)[3] Eb 273

§ 18 h) falsche Determinierung[4]
nhp 'Sonnenaufgang' Eb 168 als Teil der *gjw*-Pflanze; *ms(.t)* 'doch' (Partikel) Ram III B 34 statt *msj.t* 'gebären'; *smj* 'melden' H 111 statt *smj* 'Dickmilch'; *.ft* 'sich ekeln' Bln 36 statt *fꜣj.t* 'hochheben'; *ḥsj/ḥsꜣ* 'loben' Bln 44 statt *ḥsꜣ* 'Pflanzenschleim'; *nḏ* 'fragen' Bln 64 statt *nḏ* 'zerreiben'; *stj.t* 'Satis' (Göttin) Bln 97 statt *stj* 'gießen' o. ähnl. (vgl. Eb 91); *mn.t* 'Krug' Bln 112 statt *mnj.t* 'Wurzel'; *wnš* 'Wolf' Bln 119; 136 statt *wnšj* 'Rosine'; *ʿmʿʿ*-Teil (des Getreides) Bln 139 statt *ʿmʿ.w* 'werde eingerieben'; *ib* 'dürsten' Bln 154 statt *ib* 'Herz', vgl. auch Bln 151; *ḳs* 'Knochen' Bln 167; 173 statt *ḳsn* 'schlimm'; *pꜣw.t* 'Urzeit/Opferkuchen' Bln 189 statt *pꜣw.t* 'Last' (vgl. Eb 61); *is* 'Grab' Bt 15 statt *is* 'alt'. – Vgl. auch die Schreibung *mnj.t* 'Wurzel' H 163, die von *mnj.t* 'Oberschenkel' beeinflußt ist. – Siehe ferner die fälschliche Determinierung der Gruppe *dj r* als *dr* 'beseitigen' am Ende von § 9.

§ 19 i) Dittographie des Determinativs
m-ḫt 'nachdem' Bln 185

[1] Siehe dazu EAG § 263 und Žába, Ptahhotep S. 129 zu *pḫr-f* (199). Nach der Pseudopartizip-Endung geschriebenes Determinativ siehe § 163gg Anm. 5. – Siehe auch *msj(w).tj-sj* Kah 19 (S. 229 Anm. 2).

[2] Siehe dazu Med. W. B. S. 135 § 1.

[3] Die Parallelität zwischen *ir wnn-f ... ʿm-f st* und *ir wnn-f ... kf-f r-s* wäre damit hergestellt; siehe aber Äg. W. B. V 122,1 *kff* als Variante zu *kfꜣ*.

[4] Die Mehrzahl der Stellen stammt aus Pap. Berlin, so daß hier die Möglichkeit von „Hörfehlern“ (beim Diktat entstanden) besonders nahe liegt.

B) Lautlehre

I) ꜣ

§ 20 a) Fortfall (bzw. defektive Schreibung)

1) im Anlaut

Sm 8 (4,11); vgl. die Parallele in Sm 6 (2,21); Bln 14 (ꜣmj); ———— H 216 (ꜣḫ-bj.t?)

2) im Inlaut

Bln passim (wꜣḏ); vgl. auch die Schreibung (wdḥ) Eb 798; Bln 52 statt 'Geschwulst'; Kah; ähnlich Ram III A 22 und IV C 4 (ꜥwꜣj.t)[1]; Sm 34 (11,18) (pꜣḫd)[2]; vgl. Sm 8 (4,14); Eb 131; ähnlich Bln 97; 107 (kꜣꜥ); H 62 (ḫꜣsj.t)

3) im Auslaut

Eb 198a (ḏbꜣ)

§ 21 b) Zusatz eines bedeutungslosen ꜣ

1) als Einzelzeichen

ḳb.w 'kühl' Sm 46 (16,3); *nꜥg.w* 'zerkleinert' H 93; ähnlich H 18 und 62; *gs* 'werde gesalbt' Bln 83; *ꜥḳ* 'eintreten' Bln 112; *mhw.t* 'Vergeßlichkeit' Bln 58

2) in Verbindung mit einem 2-Konsonantenzeichen

wt.w 'werde verbunden' H 173a; vgl. L 24[3];

[1] Die Schreibungen der späteren Papyri (Eb; H; L; Bln; Pap. Leid) mit der *wꜣ*-Schlinge würde man als Komplementierung des *w* durch ein bedeutungsloses ꜣ ansehen (wie bei *wšb.t* Eb 636, geschrieben *wꜣšb.t*; siehe § 21,2), läge nicht das Verbum *ꜥwꜣ* (Nebenform *ꜥmꜣ*) 'faulen, sauer werden' schon in den Pyramidentexten vor (Äg. W. B. I 172). Es ist unwahrscheinlich, daß die Gruppen bzw. dabei nur zur Schreibung von *w* bzw. *m* dienen sollten; dagegen ist die Verwendung von ꜣ-haltigen 2-Konsonantenzeichen (ohne Komplementierung durch ꜣ) für die Schreibung des einfachen Lautes (*ḫꜣ* für *ḫ* und *zꜣ* für *z*) schon in den Pyr.-Texten belegt (SV I § 73; EAG § 43—45).

[2] Nach EAG § 423c 4-radikalig. — Falls ⲡⲱϩⲧ mit *p(ꜣ)ḫd* zusammengehört (so Äg. W. B. I 544 und SV II § 620), ließe sich daraus der Übergang in die Klasse der 3-rad. Verben ersehen. In SV III S. 70 gibt Sethe jedoch die Etymologie *ptḥ* (Äg. W. B. I 565).

[3] Ähnlich *t(ꜣ)ḫb* Eb 192a = 195a.

bꜥḥj 'überfließen' Eb 855b; *wšb.t* (Droge) Eb 636[1]; *ššj.t* (Droge) Eb 677. Vgl. auch *ḥꜣḥꜣ* Eb 855i als Schreibung für *ḥḥ* 'überfluten' Äg. W.B. III 152,9 und 13.

3) in Verbformen der II-ꜣ, III-inf.-Verben[2] und II-ꜣ-gem.-Verben

pass. *sḏm*: Eb 381
prosp. *sḏm-f*: Eb 294 (nach *rdj*)
sḏm.ḫr-f: Sm 22 (8,11) Carlsb VI[3]
Pseudopartizip: Eb 192b[4]; ---- Eb 207d[5]
Imperativ[6]: Eb 776; 860b

§ 22 c) ꜣ im Wechsel mit anderen Konsonanten

1) mit *j*

aa) im Anlaut

iḫ 'Leiden' Sm; ähnl. Eb 191c = 194c neben Eb 356b; ähnl. Eb 191c ꜣ*s* 'Gehirn' Eb; Bln; Bt; ähnl. H 114 neben *is* Eb 834, daneben auch die Übergangsform (?) Sm 6; ähnl. Eb 455. Obwohl im allgemeinen sich der Übergang von ꜣ > *j* vollzieht, scheinen die späteren Schreibungen in H, Bln und Bt auf *is* > ꜣ*s* zu deuten.[7] Die Schreibung würde dann diesen Anlautwechsel ähnlich abbilden, wie für *fsj* > *psj* geschrieben wird (§ 1,1aa). – Den Lautwechsel ꜣ > *j* scheint auch die Schreibung Bln 195 anzudeuten; vgl. Sm; Bln 120. Ähnlich müßte dann Eb 465 (Überschrift) den vollzogenen Übergang zu kennzeichnen, wie er in der Applikation desselben Rezeptes vorliegt; die danach ältere Form ꜣ*s* wäre mit Hilfe des auch bei ꜣ*s.t* 'Splitter' Eb 431 auftretenden Determinativs zu erschließen.
Als Schreibung des *j*-Augments tritt ꜣ in Eb 184 auf: . Die Schreibung im Zeilenbruch ꜣ*s-db* statt des sonst üblichen *sdb* zeigt vielleicht die Abhängigkeit des *j*-Augments von der Silbenstruktur (siehe dazu § 26). Ebenfalls als *j*-Augment ist wohl auch die Schreibung ꜣ*gp* 'bewölkt' Bln 154 zu werten; vgl. Äg. W.B. I 140 und *gp* Eb 855t und berb. *gifi* 'Wolke'[8]; zum Auftreten des *j*-Augments beim Pseudopartizip siehe § 27cc.

[1] Danach könnte es sich bei der Eb 734 auftretenden Krankheit *w*ꜣ*šš* 'Bluterguss' um eine Bildung von *wšš* < *wsš* 'Ausscheidung' handeln.
[2] Siehe dazu jetzt auch Edel, ZÄS 84, 1959, 105ff.
[3] Ob statt zu lesen ist?
[4] Die Parallele Eb 195b schreibt *ḥ*ꜣ*j*.
[5] Siehe dazu § 176.
[6] Vgl. auch die *ḥ*ꜣꜣ geschriebenen Imperative Mutt u Kind E 5,2 und 5,7.
[7] Zum Übergang von ꜣ > *j* und umgekehrt siehe auch Vergote, Phonétique S. 95.
[8] Vgl. auch Thacker, Systems S. 338 Anm. 1.

Ob Ram III fragm. 6,2 für altes steht (Äg. W.B. I 152) und ꜣ also das anlautende *j* vertritt, oder ob ausgelassen ist, bleibt zweifelhaft. Im allgemeinen wird das Wort *iꜣd.t* geschrieben, kopt. ⲉⲓⲱⲧⲉ. – Vgl. auch Eb 2 *iꜣbt.t* < *ibṯ.t*.

bb) im Inlaut

kꜣs 'erbrechen' Eb 202a; ähnl. Eb 192a; Bln 194 neben Kah 27; Eb 195; ähnl. H 216; Carlsb V *mꜣfd.t* 'Raubkatze' L 38 (13,5) neben L 38 (13,3).

Eb 168 könnte (falls nicht nach § 21,1 zu erklären) die ältere Form der *gjw*-Pflanze sein, die normalerweise oder geschrieben wird (Drogen-W.B. S. 534), kopt. ⲕⲓⲱⲟⲩ (Spiegelberg S. 47). Die *gꜣjw* geschriebenen Fälle wären dann die Übergangsformen (sofern ꜣ ernst zu nehmen ist): u. ähnl. – Die Gruppe zur Andeutung des Lautwandels ꜣ > *j* liegt wahrscheinlich auch bei der *ḏꜣs*-Pflanze vor: oder Ram V; Eb, dagegen u. ähnl. in Eb; H; Bln; L. – Vgl. auch die Schreibung Bln 120, die den Übergang *ijj* > *iꜣj* zeigt.

cc) im Auslaut

Eb 466 = Eb 771 'Stachelschwein (?)' Eb 852; vgl. Bln 126 'Phönizien-Palästina' Eb 245 (ähnl. Ram V) = H 73 (ähnl. Bln) 'Erbse'

2) mit ʿ

Zur Schreibung von ꜣ durch ʿ siehe § 31,1

3) mit *w*

Eb 713 = H 152 (Droge) Eb 875c; vgl. H 196 (Teil der Koloquinthe) Eb 432; H neben Eb 501 'Porree', kopt. ⲙϭⲉ Eb; Ram III B neben Eb 67 und neben Eb; H 110; Bln 136 (Pflanze).

Möglicherweise sind auch 'Splitter' (?) Eb 734 und 'Sägemehl' Ram V und sonst identisch. – Vgl. schließlich noch die Metathese *mnsꜣ* und *nmsw* 'Erguß' im Med. W.B. S. 462.

4) mit *m*

Zum Übergang von *m* > ꜣ siehe § 43,1

5) mit *n* (zum Teil wohl Schreibung von *l*)

aa) im Anlaut

Sm 7 (3,14) = Sm 7 (Glosse J) 'Schwäche'.

Zu 'zittern' Eb 193a vgl. *nwr* Äg. W.B. II 222 sowie *nrj* 'schaudern, zittern' im Med. W.B.

bb) im Inlaut

Bln; ähnl. Bt statt Eb; ähnl. Ram III B und H 'durchseihen' Bln 35; ähnl. Pap. Louvre statt Ram V Nr. V und ähnl. sonst Eb; H; Bt 'Bryonia'. Siehe auch die Entsprechung *ẖꜣb* und *ḏnb* in § 80,1.

cc) im Auslaut[1]

Eb 63 neben Eb 50; ähnl. Bln 'Granatapfelbaum' Eb 188d; Kah 31; L 34 statt 'sehen' Pap. Leid Verso X 1 oder Pharaob IV statt Eb und ähnl. sonst. Falls die Gruppe nicht den Laut *l* wiedergeben soll (vgl. § 51,8), dürfte sie den Übergang ꜣ > *n* anzeigen, wie auch Eb 259 wohl nicht *wꜣnb*, sondern *wnb* (< *wꜣb*), und Eb 555 nicht *nwꜣn*, sondern *nwn* (< *nwꜣ* Eb 82) zu umschreiben sind.
Zur Auslassung des Tempuszeichens *n* im *sḏm.n-f* eines III-ꜣ-Verbs siehe § 44,4.
Unsicher, ob hierher zu stellen, ist der Fall Sm 29 (10,5) statt des sonst ständig richtig geschriebenen nach *n gmj.n-f* 'er ist nicht imstande, daß er blickt'. Es ist schwerlich denkbar, daß (ähnlich wie *mꜣꜣ* > *mꜣn* 'sehen') hier *dgꜣ-f* > *dgn-f* anzusetzen ist, da die Schreibung von *dgj* 'blicken' mit ꜣ wohl weniger den Lautwechsel *dgj* > *dgꜣ* anzeigt, sondern zu den Fällen des § 21,1 gehört (SV I § 74).

6) mit *r*

aa) Zum Übergang von *r* > ꜣ siehe § 49,1

bb) Zur Darstellung von *l* durch ꜣ oder *r* siehe § 51,2 und 6

7) mit *ẖ* (vor ʿ)? Siehe § 57

8) mit *s*? Siehe § 59,2

II) *j*[2]

§ 23 a) Fortfall (zumeist defektive Schreibung)

1) im Anlaut

Eb 198c; 199b; vgl. Sm 7 (3,9) Eb; H 187 ist

[1] Zur Frage des Zusammenhanges zwischen den Demonstrativa *pn* und *pꜣ* siehe Lacau, Rec trav 35, 1913, 73.

[2] Die hier im „Grundriß" beibehaltene Methode, im Anlaut *ỉ* und sonst *j* zu umschreiben, täuscht die durchaus nicht immer vorhandene Sicherheit vor, über den Lautwert von (Vokaleinsatz bzw. Jod) entscheiden zu können. Insofern ist die Lösung, durchweg *ỉ* (z. B. GG und LG) oder *j* (EAG) zu umschreiben, dem Abbild der Schrift angemessener.

sonst mit oder im Anlaut geschrieben, siehe Drogen-W.B. S. 36 Sm; ähnl. L hat die Variante Sm 40 (13,13 und 15) *ḫ.t* 'Dinge' Med. W.B. S. 99 statt *iḫ.t* Äg. W.B. I 124.
Zu Ram III fragm. 6,2 statt siehe § 22,1aa Ende; ähnlich verhält sich Eb 872b zu Eb 526. – Vgl. auch Sm 39 (Glosse A), in der ursprüngliches zu verbessert wurde. – Die Schreibung Sm 8 (4,5) für *inm* 'Haut' ist wahrscheinlich durch das vorhergehende *ẖr* > *ẖj* 'unter'[1] bedingt, was dem Fortfall des *j*-Augmentes nach der Negation *nj* entspräche (siehe dazu § 357). – Zu Eb 855t statt *igp* (geschrieben *ꜣgp*) in Bln 154 siehe § 22,1aa mit Anm. 8.

2) im Inlaut

Eb 385 statt Eb 368 Eb; Ram V Nr. IV; H; vgl. Eb 173 und Bln; Bt Eb 650 statt *gjw* (Drogen-W.B. S. 534).
In der Form *sḏm.in-k* bei Verben, die auf *r* (> *j*?) bzw. *j* auslauten[2]: *sḫr.in-k* Sm 12 (5,17–18) und 34 (11,19); vgl. 25 (3,4); *nḏrj.in-k* Sm 47 (17,3). Wahrscheinlich gehört hierzu auch *ḏd.in-k* Sm 30 (10,9) (vgl. Sm 48 [17,16] *ḏd.in-k*), wo Zusammenfall des zu *ꜣ* gewordenen *d* mit *i* vorzuliegen scheint: *ḏꜣ.in-k*, vgl. ϫⲟⲟ⸗.

3) im Auslaut

Eb; Sm statt Eb; H; Carlsb, kopt. ⲥⲧⲟⲓ KV; Eb; Sm statt sonst.
Vgl. auch die Auslassung des Suffixes der 1. sg. nach , z. B. Sm 16 (6,20). – Zur Gruppenschreibung *tj* statt *t* siehe *tmtm* Bln 52.

§ 24 b) die Gruppe *jj*

1) Wechsel von *j* mit *jj*

Ram V Nr. V neben Eb; H 'Bryonia' Ram III B 2 neben Eb 606 (Vogel/Insekt) Eb; H neben Bln 'Dickmilch' Eb neben Kah; Eb 58; 145 'Zyperngras'. – Vgl. auch *tj* in § 163 dd und gg.

2) Fortfall (defektive Schreibung)

Eb 365; ähnl. Eb 369; vgl. Eb 409 (Augenkrankheit) Eb 594; ähnl. Eb 198c; vgl. Eb 539; 710 (Harz)

[1] Siehe dazu Edel, ZÄS 79, 1954, 90.

[2] Dagegen ist die von Breasted Sm 14 (6,11–12) als *šsp.[i]n-k* aufgefaßte Form auch vom Sinn des Textes her besser als *šsp.n-k* 'nachdem du abgenommen hast' anzusehen.

Ram III A 23; vgl. Eb 271; ähnl. H 62 und Bln 154 (Droge) L 8; 22; vgl. Bt Rs 1,2 'Feindin'.
In einem Fall jedoch ist die Schreibung mit gegenüber der „defektiven" lexikalisch relevant: Eb 737 ist das neben 'Taube' stehende gleichfalls so geschriebene durch Streichung von zu 'Schwalbe' verbessert.

3) im Anlaut

Bt 5; Bln 189 'Meer' ⲉⲓⲟⲙ Sm 18,7 'Nil' ⲉⲓⲟⲟⲣ Eb 852 (Droge) L 42 'gehen'

4) im Auslaut (geschrieben)

Siehe die Beispiele *stj* und *ẖrj* § 23,3.
Nisbenformen mit „Doppelschilfblatt" als Endung siehe S. 106 Anm. 4.

§ 25 c) *j* im Wechsel mit anderen Konsonanten

1) mit ꜣ siehe § 22,1

2) *ỉ* > ʿ (vor ʿ)[1]

Eb; ähnl. H; L; vgl. *ỉʿf* 'auspressen' Äg. W.B. I 41

3) mit *w* (im Auslaut) siehe § 34,2

4) mit *n* siehe § 46,2

5) *j* < *r* siehe § 49,2

6) *j* < *ḫ* siehe § 55,1

d) Aleph prostheticum bzw. *j*-Augment

§ 26 1) Allgemeines

In seiner Lautlehre hat Sethe (SV I § 8) das „Aleph prostheticum" wie folgt definiert: „Auch dem vor Doppelkonsonanzen am Anfang der Worte auftretenden Vorschlagsvokal ĕ ging ein Konsonant, das *ỉ* prostheticum, voran" und noch einmal § 10: „Den Konsonanten, der nach § 8 dem Vorschlagsvokal ĕ vorangehen mußte, stellt ... das *ỉ* prosth. dar", dazu die Anmerkung: „nicht, wie mehrfach mißverständlich behauptet wird, den Vorschlagsvokal selbst". Diese ausführliche Zitierung Sethes scheint mir wichtig, weil Edel (EAG § 453) zu folgendem scheinbar abweichendem Ergebnis gekommen ist: „Entgegen der üblichen, auf Sethe zurückgehenden Auffassung des *j*-Augments, die in ihm eine Art Vorschlagsvokal ĕ vor Doppelkonsonanz sehen will (E § 128; 288; G § 447; L § 232), ist zunächst die konsonantische Natur des *j*-Augments zu betonen; ... Bestenfalls könnte also durch *j* der Vokaleinsatz (EAG § 137) vor diesem

[1] Vgl. dazu den Übergang von *ỉ* > ʿ vor *ḫ*, z. B. *ỉḫm* > *ʿḫm* Äg. W. B. I 125,13 und 17 sowie *ỉḫtm* > *ʿḫtm* EAG § 453.

Vorschlagsvokal bezeichnet werden". Die Betonung der konsonantischen Natur des *j*-Augmentes findet sich, wie oben gezeigt, doch auch schon bei Sethe und wird von Edel erneut bestätigt. Im folgenden jedoch geht Edel über Sethe hinaus, indem er das *j*-Augment nicht nur vor Doppelkonsonanz, sondern auch bei offener Vortonsilbe annimmt und damit das „Vorschlags-*j*" von der Silbenstruktur trennt. Wenn aber die Funktion des *j*-Augmentes nicht mehr die Auflösung einer Doppelkonsonanz ist (siehe z. B. *ꜣs-db* Eb 184 in § 22,1aa), so stellt sich zwangsläufig die Frage: wozu dient es dann, wenn es nicht mehr rein phonetisch zu bewerten ist? Edel (EAG § 447) beantwortet diese Frage, indem er das *j*-Augment als „syntaktische Wurzelmodifikation" des Verbs erklärt, es neben die (syntaktische) Gemination stellt und ihm somit morphologischen Wert gibt. – Da aber nicht alle Nominalformen mit *j*-Augment als deverbale Bildungen angesehen werden können, findet sich z. B. beim Plural *ỉtr.w* 'Zeiten' nach wie vor auch die alte Sethesche Erklärung des Vokaleinsatzes vor Doppelkonsonanz (EAG § 269 Anm. 2 auf S. 116); und kaum anders als im herkömmlichen Sinne läßt sich 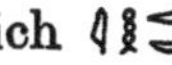 **eḥrak* 'auf dir' erklären (GG § 272)[1]. – Eine neuartige Theorie über das *j*-Präfix hat Thacker, Systems S. 55–67 gegeben: ein im Wortinneren stehendes *j* sei durch Metathese an den Wortanfang getreten, d. h. *ỉḏd-f* 'er sagt' (prospektives *sḏm-f*) sei ursprünglich *ḏjd-f* gewesen. Daß solche Metathesen (bei Substantiven) möglich sind, zeigen die § 28bb gegebenen Beispiele. Ob es jedoch gelingen wird, die 2-rad.-Verben als ursprünglich med. *-j* nachzuweisen, bleibt fraglich[2].

§ 27 2) bei Verbformen

aa) prosp. *sḏm-f*[3]

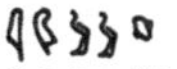 Sm 4 (2,4); ähnl. Sm 5 (2,13)[4]; 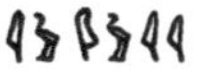 Sm 12 (5,17) 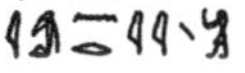 Sm 4 (2,4); ähnl. Sm 7 (3,3); Sm 20 (8,1); 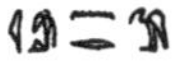 Sm 42 (14,18); 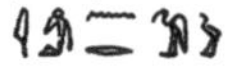 Sm 40 (13,14); 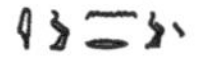 Sm 29 (10,5) (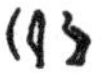 aus 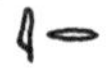 verbessert)

[1] Oder liegt Metathese von **ḥrj-k* > *jḥr-k* vor? Vgl. EAG § 342 Anm. 2.

[2] Analog wäre für ˢⲞⲨⲢⲞⲦ (von *rwḏ*) ein *w*-Augment zu postulieren!?

[3] Zum gemeinsamen Auftreten von *j*-Augment und *w*- bzw. *j*-Endung des prosp. *sḏm-f*, das nach Edel (EAG § 514 und ZÄS 84, 1959, 108) nicht nachweisbar sein soll, siehe außerdem noch die Formen *ỉpꜣw* EAG § 454, *ỉḫʿjj* und *ỉkꜣjj* EAG § 519 (von Edel als Suffix 1. sg. erklärt) und *ỉśwjj* EAG § 450aa. – Vgl. auch Thacker, Systems S. 202 und 203: „*ỉḥsy.f*, *ỉḥsw.f*", womit aber wahrscheinlich die EAG § 514 und 519 abgelehnten Fälle gemeint sind.

[4] Vgl. dazu die Form ohne *j*-Augment Sm 4 (2,10) nach dem *ỉr* der Glosseneinleitung; vielleicht ist das *j*-Präfix mit dem gleichlautenden *ỉr* zusammengefallen, vgl. die Verbesserung des ursprünglich *ỉr* geschriebenen *j*-Augments zu *ỉw* Sm 29 (10,5) § 27aa Ende.

bb) pass. *sḏm*
Eb 184[1]
Auf Grund von ⲤⲀⲦⲂⲈ:ⲤⲀⲐⲘⲒ ist *sdb* Kaus. 2-rad. oder IV-inf. (SV II § 654 und 686); bei einem 3-rad.-Verbum wäre zudem das *j*-Augment ungewöhnlich (SV II § 229; EAG § 555d). Nach Edel (EAG § 427) handelt es sich um ein Kausativ vom 2-rad. *db*, zu dem *ndb* eine *n*-Bildung darstellt.

cc) Pseudopartizip[2]
Sm 8 (4,6); ähnl. Sm 38 (12,22); Sm 21 (8,6); 46 (15,21); Sm 16 (6,19); Sm 15 (6,15) Sm 14 und ähnl. sonst[3]; Sm 34 (11,21) Bln 154; ———— Sm 22 (Glosse B)?

dd) Imperativ
Ostr. Kairo (ODM 1062,3); ähnl. L 4; H 214; L 10; ähnl. Bln 190; Sm 18,13

ee) Partizip
akt. imperf.:[4] Ram IV C 20 ⲈⲔⲞⲦⲈ. Vgl. dazu EAG § 226 und Ram III B 7 ohne *j*-Augment. — Sm 33 (11,11 und 15); siehe dazu EAG § 685g Anm. — Sm passim, wörtlich: ‘der Bindende’ als Name eines Pflasterstreifens o. ähnl.[5]

pass. perf.(?): H 216[6]. — Ungewöhnlich ist hier das *j*-Augment bei einem 3-rad.-Verbum; ob durch die ursprünglich (Äg. W.B. I 236) lautende Form erklärbar ist? Zu *j* > ᶜ vor *ḫ* vgl. *j* > ᶜ vor ᶜ (§ 25,2 mit Anm. 1). — Die folgende Parallelform *šbb* ist ohne das *j*-Augment.

ff) Relativform (?)
Eb 794; siehe dazu § 317cc

[1] Ob der Zeilenbruch die ungewöhnliche Form bedingt hat? Vgl. die ebenso ungewöhnliche Form Sm 29 (10,4—5) statt des sonst regelmäßig geschriebenen *ḫ3j-k* ‘du untersuchst’. — Es wäre seltsam, wenn man gerade hier im Zeilenbruch den Wechsel *wḫ3* statt *ḫ3j* (wie z. B. *wts* statt *ṯsj*) annehmen wollte; vgl. dazu E. Otto, ZÄS 79, 1954, 44—45. Zur Frage des *w*-Augmentes siehe noch Thacker, Systems S. 64—65 und oben S. 15 Anm. 2.

[2] Die LG § 351 und EAG § 449 als Pseudopartizip erklärte Form *ỉnrj* siehe oben bei aa).

[3] Vgl. die Form ohne *j*-Augment Sm 14 (6,14).

[4] Die Sm 20,3 stehende Form ‘der Jauchzende’ gehört wahrscheinlich nicht hierzu, da das anlautende *ỉ* offenbar stammhaft zu werten ist, vgl. Äg. W. B. I 117 und 119. — Zu *ỉtm* ‘Atum’ siehe § 28ee.

[5] Vgl. dazu Watermann, Über die ersten Schienen und Verbände, Die Heilkunst 10, 1957 Heft 10, 370—374 (Janssen Nr. 58630).

[6] Von Wreszinski als Pseudopartizip erklärt, siehe dazu § 164cc und EAG § 580.

gg) neuägyptische Formen

Bt Rs 2,6–7 (Part. akt. und Relativform); Bt Rs 2,7 („emphatisches“ *sḏm-f*)

§ 28 3) beim Substantiv

aa) Verschiedenes

Bln 65; ähnl. Bln 78; Pharaob; vgl. dazu *njꜣjꜣ* (*njwjw*) im Drogen-W.B. Ram IV C 16; vgl. *tꜣ* ‘Klümpchen’ im Drogen-W.B. Bln 87; vgl. *wꜣm* im Drogen-W.B. Bt 10; vgl. Eb 852 und *nnjb* Äg. W.B. II 276. – Es hat den Anschein, als ob silbisches *n* vorliegt, etwa **n̥-jēb* o. ähnl., vgl. die griechisch belegte Schreibung . Zur Kennzeichnung dient *j* vor bzw. nach dem *n* oder die Verdoppelung des *n*; vgl. ⲘⲘⲞϤ < *im-f* oder ⲠⲢⲞ neben ⲈⲢⲞ ‘König’. Daß die Negation , die griechisch zur Schreibung des Anlautes von *nnjb* dient, silbisch gesprochen werden kann, läßt sich aus der Schreibung (GG § 104) ersehen; ferner steht häufig an Stelle der Dativpräposition vor Substantiv, also kopt. Ⲛ̄; schließlich hängt hiermit wohl auch der Fortfall des *j*-Augmentes nach zusammen (EAG § 454).

bb) als Metathese von med. *-j*[1]

Eb 45; 47 und Eb 567; 712; H statt Eb; H 27 ‘Fladen, Teig’ Eb 675 statt Eb ‘Zyperngras’

cc) im Anlaut einer Gruppenschreibung

H 171 (Name einer fremdländischen Krankheit)

dd) unklar

Wahrscheinlich stammhaftes *j* liegt in Bln 163e ‘Dill’ vor; vgl. Eb oder H; kopt. ⲈⲘⲒⲤⲈ:ⲀⲘⲒⲤⲒ. – Ob in Bln 152 durch der Anlaut von *imj.tw* ‘zwischen’ bezeichnet werden soll, oder ob die zusammengesetzte Präposition *r-imj.tw* (Äg. W.B. I 76,4) vorliegt, ist unklar. In den übrigen Fällen (Eb 94 und 242) wird jedenfalls *imj.tw srf.wj* geschrieben, nicht *r-imj.tw srf.wj*. Zum Wechsel von mit vgl. EAG § 449 und die weiteren Fälle unten § 29.

ee) Fälle ohne geschriebenes im Anlaut sind z. B. ‘Brust’ Eb; Sm; Kah; nach dem kopt. ⲈⲔⲒⲂⲈ (neben ⲔⲒⲂⲈ) etwa **ʾek-ʾī-be(t)*

[1] So erklärt Thacker auch die Form *iḏd-f*, siehe dazu § 26. – Eine ähnliche Erscheinung ist auch das Auftreten von Nisben mit präfigiertem *j* (*iḫr.t* statt *ḫrj.t* bzw. *in* statt *nj*) bei Edel, EAG § 342 Anm. 2.

gesprochen. Zu 'Honig' (Drogen-W.B. S. 156–157) vgl. SV I § 93a: *'eb-jō-jet, kopt. ⲉⲃⲓⲱ. – Wahrscheinlich als Partizip akt. imperf. 'der Nichtseiende' aufzufassen und zu den oben § 27 ee stehenden Fällen zu stellen ist 'Atum' Eb 385; ähnl. L 36; nach EAG § 226 *j˘tắm˘w, griech. Ατουμ.

§ 29 4) Die verschiedenen Möglichkeiten, das *j*-Präfix zu schreiben, sind danach folgende:

oder als Normalschreibung

Sm 12 (5,17); 29 (10,5) (aus verbessert)[1]; 16 (6,19); Eb 45 und 47 (vgl. auch GG § 272 ex. 7)

Eb 184 (*ꜣsdb*); Bln 154 (*ꜣgp*)

Bln 152 (*ỉmj.tw*)?; Eb 794 (*ỉ-mn.t-s*)?; Sm 22 Glosse B (*ỉ-dmj*)?

Sm 29 (10,4) (*ỉḫ-ꜣj-k*)?? Siehe dazu S. 16 Anm. 1.

unbezeichnet: Sm 4 (2,10) (*šwj*); 14 (6,14) (*sdb*); Ram III B 7 (*ḳd.w*); Schreibung *bj.t* 'Honig' Drogen-W.B. S. 156–157.

III) ꜥ

§ 30 a) Fortfall

1) nach *ḳ* (vgl. dazu den Wechsel von ꜥ mit *ḳ* § 31,8)

Eb 296 = Eb 102 'stechende Schmerzen'; ebenso auch Bln 94 und bei der Droge *nḳꜥ.wt* 'geritzte Sykomorenfrüchte': vgl. Bln 35 (*nḳ.wt*) = Eb 122 (*nḳꜥ.wt*)

2) nach *s* (vgl. dazu den Wechsel von ꜥ mit *s* § 31,7)

Sm 18 (7,14) ist durch Streichung von zu verbessert worden, von Breasted als "an error by the scribe" erklärt. Wahrscheinlich ist jedoch damit der Lautwandel *sꜥnd* > *sꜥꜣd* > *sd* ausgedrückt; vgl. dazu Totb Nav 125,17 (nach Nu) = (nach Aa) sowie *ꜥnḏw* 'der Sonnenglanz' (Äg. W.B. I 207,13) neben *ꜥꜣḏ* 'bleich' Eb 207a und *ꜥ(n)ḏ* (Landstück) Sin B 9 neben *ꜥꜣd* Hamm Nr. 114.

3) sonst

Pap. Leid Verso VII 4 statt Drogen-W.B. S. 91

Bln 163a in der Verbindung *mꜣꜥ ḫrw*[2]

§ 31 b) ꜥ im Wechsel mit anderen Konsonanten

1) ꜥ statt ꜣ (vor *m*)

Sm 8 (4,8) statt *ꜣmꜥ.t* 'Krallenknochen'. Vgl. auch die

[1] Ob es sich bei dem Eb 678 genannten *ỉr-ḥnn.t*-Vogel um den 'Pelikan' handelt (*ḥnn.t* mit *j*-Augment)? Zur Reduplikation siehe EAG § 222 mit Nachtrag S. XXXVII.

[2] Siehe dazu den Wechsel von ꜥ mit *m* (§ 43,4) und von ꜥ mit ꜣ vor *m* (§ 31,1).

Schreibungen Bln 153 für *smꜣ* 'töten' und H 244 für *mꜣj* 'Löwe'.

Der Wechsel von ꜥ mit ꜥꜣ vor *m*, wie er z. B. auch in den Drogen *tjꜥm* und *ꜥꜥꜣm* zum Ausdruck kommt (vgl. die Schreibungen Eb 747; 758; H 46 bzw. Eb 325; ähnl. Eb 698; Bln), sollte auch dazu berechtigen, die Pflanzen und , die im Drogen-W.B. getrennt aufgenommen sind („vielleicht identisch"), zusammenzufassen, zumal die Parallele Eb 198b (*sꜥm*) = H 143 (*sꜥm*) = Eb 593 (*sꜥꜣm*) die Bestätigung liefert.

2) ꜥ > *j* (vor *ḥ*)

Eb 485 = Eb 488 ist in der Parallele Eb 498 durch ersetzt, was wahrscheinlich auf lautliche Ähnlichkeit zurückzuführen ist[1]: zur Lesung *wꜥḥ* bzw. *jꜥḥ* für siehe EAG § 144; für ꜥ > *j* vgl. EAG § 122.

3) *m* statt ꜥ?

Siehe dazu § 43,4

4) ꜥ > *r* (nach *ḥ*)

Eb 484 = Eb 497 'Leder'; auch Ram III B 31; ähnl. B 25 neben Eb 302 und ähnl. sonst 'Bitternis'

5) ꜥ im Wechsel mit *ḥ*

Siehe dazu § 54

6) ꜥ statt *ẖ*

Bln 153 statt 'Bauch'. – Vgl. dazu die Auslassung (Assimilation?) von *ẖ* vor ꜥ (§ 57); da ferner *ẖ* mit *ḫ* wechselt (§ 56,2), ist auch die Entsprechung äg. *ḫ* = sem. ꜥ heranzuziehen, z. B. *sfḫ* = *sbꜥ* 'sieben' oder *wsḫ* = *wsꜥ* 'weit sein'.

7) ꜥ im Wechsel mit *s*

Ram IV C 18; Kah 11 neben Eb 202a 'erbrechen'; dazu die merkwürdige Form Bln 193 *ḳꜣs-s* oder *ḳꜣꜥ-s*: könnte für stehen, für (vgl. z. B. *i͗ꜣw.t* = *ꜥw.t* 'Kleinvieh' Äg. W.B. I 29 oder *i͗ꜣš* = *ꜥš* 'rufen' Äg. W.B. I 227)[2]. Siehe auch Äg. W.B. I 504,15 für *psg* 'speien'? Vgl. ferner die Auslassung (Assimilation?) von *s* vor ꜥ (§ 59,1aa) sowie den Fortfall von ꜥ nach *s* (§ 30,2).

8) ꜥ im Wechsel mit *ḳ*

Sm 46 (15,20) = Sm 46 (16,13) 'Schlag'; vgl. auch

[1] Der Schluß, auf Grund des Wechsels von *wꜥḥ* mit *i͗ḥw* auch in *i͗ḥw* eine Körnerfrucht zu sehen (Drogen-W. B. S. 60 § 1) ist daraufhin zu überprüfen.

[2] Die Eb 428 genannte *ꜥr*-Binse ist mit *i͗ꜣrw* Äg. W. B. I 32 zu vergleichen.

mit 'zusammenschließen' bzw. mit 'Beutel' im Med. W.B. – Siehe schließlich den Fortfall (Assimilation?) von ʿ nach *ḳ* (§ 30,1). – Vgl. auch *mnʿ.t* = מֵנֶקֶת 'Amme'.

9) ʿ im Wechsel mit *ḏ*?[1]

Vgl. im Med. W.B. *mnḏ* 'Brust' und *mnʿ.t* 'Amme' (von *mnʿ* 'säugen' Äg. W.B. II 77). Zum Wechsel von *ḏ* mit ʿ vgl. *nḏm* = نعم bzw. נעם 'angenehm' oder *psḏ* = تسع 'neun' – Da ferner *db* 'Horn' (Drogen-W.B. S. 575) erst seit „med" belegt ist, könnte es auf ein älteres *ḏb* zurückgehen, das mit *ʿb* 'Horn' H 215 (Zaub) zusammenzustellen wäre.

IV) *w*

§ 32 a) Fortfall

1) im Anlaut

Bln 154 (*wsš*); Ostr. Kairo (ODM 1091 Rs. 2), wahrscheinlich die im Pap. Ebers *wḥꜣw* geschriebene Hautkrankheit; Ram III B 31 'Schutzzauber', vgl. *wḏꜣ.w* L 25b; –––– siehe auch die Schreibung *wḏꜣ* in der Gruppe (Med. W.B. S. 237).

2) im Inlaut

aa) beim Antritt von Präffixen

s-Kausativ[2]: Eb 68 'zerkleinern', vgl. Sm 22,2; Eb 811 'zusammendrehen', vgl. Ram III A 6; B 13; Eb 'trocknen', vgl. Eb 199b

m-Bildung: es treten keine Formen mit Erhaltung des *w* auf[3]; vgl. z. B. *mrḥ.t* 'Salbe' ⲁⲙⲣⲏϩⲉ im Drogen-W.B. oder *mnḫ.t* 'Gewand' im Med. W.B.

bb) sonst

Eb 834 (*iwꜣ*); Eb und sonst (*mwt*) ⲙⲟⲟⲩⲧ (Qualitativ); L 38 (*rwd*) [b] ⲉⲣⲟⲩⲟⲧ. Vgl. auch 'Ausscheidung' Eb 208 mit 'Ausfluß' Ram III B 16.

3) im Auslaut

Bln 84 (*bw*)

[1] Vgl. dazu den Wechsel von ʿ mit *ḫ* (§ 31,6) und weiter den von *ḫ* mit *ḏ* (§ 56,6). Da ʿ mit *ḳ* wechselt (§ 31,8), ist vielleicht *ḏn(w)d* 'Zorn' (Eb 855 w) mit *ḳnd* 'zürnen' (Äg. W. B. V 56,16) zusammenzustellen; vgl. auch *pꜣḏ* = *pꜣḳ* (Äg. W. B. I 499,10).

[2] Nach EAG § 424 und 442 handelt es sich um ein *w*-Präfix vor 2-rad. Verben, das bei Antritt des *s*-Präfixes (nicht nur in der Schrift!) abgeworfen wird. Die Formen mit ausgeschriebenem *w* müßten dann als archaisierende Etymologien angesehen werden. Siehe dazu auch E. Otto, ZÄS 79, 1954, 49–51 und ENG § 264.

[3] Vgl. jedoch *mwnf* neben *mnf* bei Grapow, *m*-Bildung S. 24.

§ 33 b) Zusatz eines bedeutungslosen (?) *w*

1) im Anlaut

Sm 22 (Glosse A) (*ꜥr.t*)[1]; Carlsb V (*ḏꜥw*); ---- vgl. auch die Schreibung Sm 29 (10,4) (*ẖꜣj*) § 27 bb Anm. 1.

2) im Inlaut

Ram III B 31 (*ḏḥꜥw.t*); Bln 190 (*wrš*); Eb 362 (*tbn*)[2]; vgl. auch *ḏnwd* Eb 855 w und *hwhj* Ram III B 17

3) im Auslaut

z. B. Bln 5 (Infinitiv)[3]; vgl. auch die Partikel *tr* Eb 3

§ 34 c) *w* im Wechsel mit anderen Konsonanten

1) mit *ꜣ* siehe § 22,3

2) mit *j* (im Auslaut)

Ram IV A 4, siehe *ḫrj-ḫ.t* im Med. W.B.; Sm 8 (4,8) (*iwtj*); Bln 156, siehe *šnj-tꜣ* im Drogen-W.B.; Eb 251 a, siehe *mnj.t* im Drogen-W.B.; Sm 31 (10,17) = Sm 31 (10,22); L 40, vgl. Kah 5 und Eb 756; Eb 189 a; ähnl. Bln 52, vgl. Bln 53; Sm 8 (4,18) (*pw*)[4]; vgl. ferner den Wechsel der Endungen beim pass. *sḏm* (§ 249), beim prosp. *sḏm-f* (§ 193–199), beim Pseudopartizip (§ 163) und bei den Partizipien (§ 295).

Der Wechsel von *j* mit *w* im Anlaut liegt möglicherweise in der Form *wḫꜣj-k* (statt *iḫꜣj-k*?) vor, siehe dazu § 27 bb Anm. 1[5].

3) mit *m*[6]

aa) *w* > *m*

Eb 518 (statt *tsj.w-f*); Sm 41 (Glosse E) (statt *nš.w-f*); Eb 729 (statt *ꜥmꜥ.w* als maskulines Gegenstück zu *ꜥmꜥ.t*)[7]; Bt 18 (siehe dazu *hm.w* im Drogen-W.B. S. 349); H 146 (statt *wrḥ* 'salben'); H 175 b (statt *wrḥ.t* 'Salbmittel'); vgl. auch Eb 855 s; ähnl. Eb 846 mit *ḫnms* 'Mücke' Äg. W.B. III 295,12 ϢΟⲖⲘⲤ. – Hierher gehört wahrscheinlich auch *wꜣm* für *wꜣ.w* (§ 43,3).

[1] Ob *wgj.t* 'Kauknochen' beabsichtigt war? Vgl. Med. W. B. S. 146 Anm. 6.

[2] Diese Schreibung wahrscheinlich durch den Zeilenbruch hervorgerufen.

[3] Siehe dazu ENG § 11. In anderen Fällen jedoch dient ein scheinbar überflüssiges *w* zur Kennzeichnung des prosp. *sḏm-f*, siehe die Beispiele § 193–199.

[4] Es liegt wahrscheinlich gar kein Lautwechsel vor (EAG § 146: *w* > *j*), sondern die Schreibung mit *w* mag ähnlich wie beim Passiv-Element *tj* > *tw* nur einen vokalischen Auslaut andeuten. Vgl. die Schreibungen von *rꜣ-pw* 'oder' § 114 sowie Thacker, Systems S. 30.

[5] Zum Wechsel von *j* mit *w* im Anlaut siehe EAG § 144.

[6] Siehe dazu SV I § 203; EAG § 124; Edel, ZÄS 83, 1958, 6–7.

[7] Siehe auch *ꜥmꜥ* Äg. W. B. I 185,13.

bb) *m* > *w*

Sm 35 (12,5) (*mšʿḳ.t*); Bln 99 (*sḫtm*); vgl. auch *whnn* 'Schädel' im Med. W.B. als mögliche *m*- (> *w*-)Bildung von *hn* 'Kasten'.

cc) *w* im Wechsel mit *m*

Sm 39 (13,6–7) neben Eb 876c

4) mit *n*

Eb 346 = Eb 407 (Augenkrankheit); Eb 875c neben Bln 197 'zurückweisen'[1]; Sm 6 (2,25) = Sm 6 (2,20)[2]; Eb 852 neben Bt 10; Bln 62; 64 (*iwnk*?)[3] statt *innk* (Drogen-W.B. S. 39). – Das unbekannte Wort Eb 198a (krankhafter Zustand des *ib*-Herzens) könnte eine Nebenform von *ḫns* 'eng' sein, das als krankhafter Zustand von Magen und Bauch auch in den Magendiagnosen Eb 188a und 190a (mit demselben Determinativ) auftritt. – Wieweit die lautliche Verwandtschaft von *w* und *n* zu der Parallele Eb 708 und H 150 = H 31 beigetragen hat, stehe dahin; vgl. jedoch noch die Schreibung *ibsꜣ* in Bln 115 statt *ibw* in der Parallele Eb 239.

5) mit *r* (*l*)

Eb 504 und L 52 = L 56 (Droge). – Vgl. auch die engen Beziehungen zwischen *wdj* und *rdj* (Med. W.B *rdj* § 1 und Faulkner, OLZ 1958 Nr. 1/2 Sp. 31 und Vergote, CdE 31, 1956, 22); zum Ausfall des anlautenden *r* ist noch auf die Schreibung *ṯnw* für *rṯnw* (Äg. W.B. II 460,10) zu verweisen.

6) mit *t* (graphisch): siehe § 72,2

V) *b*

§ 35 a) Fortfall[4]

H 16[5] = Eb 182 ⲤⲀⲦⲂⲈ:ⲤⲀⲐⲘⲒ. Die Frage, ob (Infinitiv) Bt; ähnl. Bln 179 statt *sḳbb* als Haplographie zu erklären ist

[1] Vgl. dazu die Beispiele *ndj/wdj* 'legen' und *nšm/wšm* 'spitz' EAG § 427, von Edel als *n*-Präfix erklärt, bei dessen Antritt das *w* abgefallen sei (ähnlich schon Feichtner, WZKM 38, 1932, 222). – Siehe ferner *whj* (Äg. W. B. I 339) und *nhj* (Äg. W. B. II 280) 'entgehen, entgleiten' und *ns.t* neben *ws.t* > *ist* 'Sitz'.

[2] Ob auch die Ablösung des Demonstrativpronomens *pw* durch *pn* (EAG § 188 und 189) so zu erklären ist? Vgl. dazu § 114.

[3] Vielleicht liegt auch nur eine Verwechselung der sich ähnelnden hieratischen Zeichen für und vor.

[4] Ob Übergang zu *w* vorliegt? Vgl. S. 24 Anm. 2. Vgl. auch die Schreibung *dꜣ* bei *dbꜣ* (Äg. W. B. V 435,6–8). – Zu Eb 564 *ḏʿb.t* = H 126 *ḏʿ.t* siehe § 36.

[5] Das in H 16 ist wahrscheinlich die Endung des pass. *sḏm*, nicht *w* < *b*, vgl. die Schreibung in H 3.

oder den lautlichen Verlust von *bb* > *b* (*sóḳbĕb* > *sóḳbĕ*, vgl. ⲤⲞⲂⲦⲈ = *spdd*) anzeigt, möchte man zugunsten der letztgenannten Möglichkeit beantworten; vgl. auch *gbb* 'Geb' Äg. W.B. V 164 > Eb 245 > *κῆβ*[1]. – Zum Verhältnis von *ḫꜣ* zu *ḫꜣb* 'jung sein' vgl. Med. W.B. S. 643 Anm. 5.

§ 36 b) Zusatz eines scheinbar überflüssigen *b*

Bln 154 für *ib* 'Herz'. Vgl. dazu لُبّ und לֵבָב neben לֵב. Möglicherweise ist auch in den im AR belegten Namen und ein Hinweis auf das doppelt vorhandene *b* zu erkennen[2], sofern man sie (*i*)*bb* bzw. (*i*)*bbj* liest und nicht *bb-ib* bzw. *bb-ib-j* wie Ranke PN I 95,11 und 12. Offenbar liegen Kurzformen von Namen, die mit *ib* gebildet sind, vor: Ranke PN II S. 351 (zu I 95,11): „Beiname eines *snḏm-ib*" und zu *bbj* PN I 95 Nr. 16: „Beiname eines *nj-ib.w-nsw*". – Eine ähnliche Verkürzung von *bb* > *b* liegt auch in *nb* 'Herr' (sem. *rbb*) vor.

Eb 564 = H 126. Nach Drogen-W.B. S. 596 Anm. 3 ist *ḏꜥb.t* fehlerhaft. Könnte man die Droge *ḏꜥ.t* hier und sonst als Nebenform zu *ḏꜥb.t* ansehen (zum Ausfall von *b* siehe oben § 35), so würde es sich Eb 609 um fetthaltigen Kohlenruß (*ḏꜥ.t ḳn.t*) handeln, und die Äg. W.B. V 535,1 und 2 genannten Fälle *nbw ḥr ḏꜥ.t-f* bzw. *ḏꜥm ḥr ḏꜥ.t-f* würden das Metall und seine Schmelzkohle bezeichnen, vgl. *ḏꜥb.t nt bjꜣ/ḥmt* Eb 862c (Drogen-W.B. S. 597: ob Holzkohle, die zum Metallschmelzen dient?). Bln 195 (wahrscheinlich statt *ḥs* 'Kot'; vgl. § 9). Pap. Beatty XV 5 (wohl statt *ib.t* 'Durst')

§ 37 c) *b* im Wechsel mit anderen Konsonanten

1) mit *p*[3]

Vgl. im Med. W.B. die beiden Verben 'einnehmen' und 'trinken', die nach Äg. W.B. IV 268 und 269 identisch sind. Unsicher bleibt, ob das neuägyptische Wort 'Kopf'? (Äg. W.B. V 434,11) eine Nebenform zu *tp* bzw. *tp.t* 'Kopf' darstellt. Vgl. auch die S. 33 Anm. 1 vermutete Verbindung zwischen *ib* (> *ip*) und *pj* (< *pr*). Für semitische Entsprechungen (sem. *b* = äg. *p*) vgl. Med. W.B. S. 260 *pꜥpꜥj.t* § 1 sowie Calice Nr. 250 und 284.

2) mit *m*[4]

Eb 566 = H 127 (*wꜣm*-Pflanze). Vielleicht ist 'Wirbelsäule' Eb 452; 457 ähnl. Sm (ohne Pluralstriche) eine

[1] Ebenso ist auch *ff* > *f* (§ 40b) und wahrscheinlich auch *mm* > *m* (§ 41,4) und und *nn* > *n* (§ 44,7) und *ṯṯ* > *ṯ* (§ 74,2) belegt.

[2] Siehe auch Gödel, Herz und Magen, Anm. 6.

[3] Siehe dazu SV I § 213 und Äg. W.B. I 132,2 (*išp.t* statt *išb.t*).

[4] Siehe auch Otto, ZÄS 79, 1954, 43 Anm. 2.

m-(> *b*-)Bildung von *ḳs.w* ‘Knochen’; daß *bḳs.w* ein Pluralbegriff ist, geht aus den dreifach gesetzten Determinativen in Pyr 409 sowie aus dem Genetivwort *nw* in Eb 457 hervor. Vgl. auch *bꜣgsw* neben *mꜣgsw* ‘Dolch’ Äg. W.B. I 432,4 und 5. – Unsicher bleibt, ob *ḥnb* ‘Kugel (zum Salben)’ Eb 709 und *ḥmꜣ* > *ḥꜣm* ‘Ball’ Sm 45 (15,18) bzw. Bln 55 und 56 zusammenzustellen sind.

3) mit *s*?

Siehe § 59,2 sowie die Entsprechung *ksb* = *bḫb* in § 56,5.

4) *b* an *d* assimiliert?

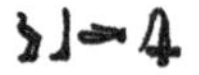 Bln 163h (16,6); 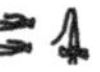 Bln 184; 185[1]; alle drei Fälle in derselben Phrase: *ir sp-f tpj n ḏdḥ m-ḫt wbd-f/wdd-f* ‘wenn es das erste Mal aufwallt, nachdem es erhitzt ist’.

VI) *p*

§ 38 a) *p* < *f*[2]

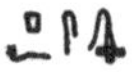 *psj* ‘kochen’ Kah; Bln; ähnl. H 160; L 2; Sm 21,17

§ 39 b) *p* im Wechsel mit anderen Konsonanten

1) mit *b*

Da *f* nicht nur zu *p* Beziehungen hat (§ 38), sondern auch mit *b* wechselt (Vergote, Phonétique S. 15 = EAG § 114), ist auch der § 37,1 vermerkte Wechsel von *b* mit *p* durchaus möglich.

2) mit *ḳ*?

Im Zauberspruch Eb 873d scheint ein Wortspiel vorzuliegen, in dem *mꜣ*ᶜ ‘wahr’ durch *mꜣ*ᶜ*.t* ‘Wahrheit’ und 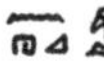 durch 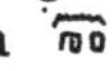 aufgenommen wird; vgl. *nhp* als krankhafte Bewegung der Gefäße (Med. W.B. S. 469) mit *nhḳ* Kah 29. Siehe ferner die Schreibung 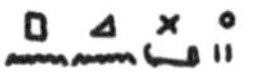 statt *ḳnḳn* ‘schlagen’ Cheti 6,5 (nach Anastasi)[3].

[1] *wdd* ist noch griechisch belegt: Äg. W. B. I 394, 7 und 8.

[2] Zur Schreibung vgl. § 1,1aa; die ältere Form *fsj* siehe EAG § 114. – Der Wechsel von *p* mit *f* (Verschluß : Enge labial) entspricht dem von *k* mit *ḫ* in § 56,5 (Verschluß : Enge velar) und ferner dem von *t* mit *s* bzw. *d* mit *z* in § 61,5 (Verschluß : Enge dental). Diese Beziehung besteht zwischen der Diskriminante des Femininums *t* (als Endung und beim Demonstrativum) und dem entsprechenden Suffix -*s*; ebenso verhält sich das Suffix -*f* zu *p*, der Diskriminante des Maskulinums, die jedoch nur noch im Demonstrativum als *p* auftritt, als Endung dagegen als *w*. Vgl. dazu E. Otto, ZdMG 101 NF 26, 1951, 62 Anm. 3.

[3] Vgl. auch z. B. lupus = λύκος oder πέντε = quinque.

§ 40

VII) *f*

a) *f* > *p* siehe § 38

b) *ff* > *f*

Bln 17 = Eb 810 ‘Fliege’ ⲁϥ. – Vgl. dazu *bb* > *b* (§ 35) und *mm* > *m* (§ 41,4) und *nn* > *n* (§ 44,7).

c) *f* statt *š*?

Pap. Leid Recto XXVI 12. Nach Drogen-W.B. S. 247 für *mnš.t*. Oder liegt ein Fehler für *šnf.t* vor? Vgl. auch noch die Droge *mꜣf.t* Eb 614 sowie *mꜣf* Äg. W.B. II 29,3.

d) als Suffix der Wortbildung?

Unerklärlich bleibt der Antritt von *f* an das Wort *tꜣ* ‘Töpferofen’: Eb 557 = H 140; ähnlich auch Bln 101; Bln 90. Es muß die Frage offenbleiben, ob es sich um eine lautliche, graphische oder morphologische Erscheinung handelt[1]. – Ähnlich unsicher bleiben die Zusammenhänge zwischen Ram III B 6; Bln 204 (?) ‘Asche’ und *ssf* Äg. W.B. IV 276.

VIII) *m*

§ 41 a) Fortfall[2]

1) Verschiedenes

Eb 566 = H 127 (Droge). In demselben Rezept schreibt Eb *wꜣb* statt H *wꜣm*; zum Fortfall von *b* siehe § 35. Eb 584 = H 41 (Droge). Das fehlende *m* bei Eb ist wohl kaum in dem *w* der Endung zu sehen (zum Wechsel von *m* mit *w* siehe § 34,3), denn Eb 580 schreibt *šꜣmw*; aber vielleicht ist *m* (> *w*?) mit diesem *w* zusammengefallen? – Vgl. auch *šꜣms* und *šꜣs* im Drogen-W.B. – Zum Abfall von *m* am Wortende vgl. schließlich noch *šm* ‘gehen’ > ϣⲉ oder *nnšm* > *njšm* > demot. *njš* > ⲛⲟⲉⲓϣ ‘Milz’ (so auch Vycichl, ZÄS 84, 1959, 147).

2) als Präfix bei *m*-Bildungen[3]

Sm 7 (3,10) = Sm 7 (3,18–19) (Glosse) ‘Gesicht’. Siehe ferner im Med. W.B. bei (*m*)*ꜥnḏ.t* und (*m*)*sk.t.t* sowie im Drogen-W.B. bei *šmšm.t*. – Zu (*m*) *mšꜥḳ.t* siehe unter 3.

[1] Vgl. z. B. die Suffixbildungen mit *-f* im Koptischen (Steindorff § 122,1), also wohl eine substantivierte Verbform *tꜣ-f* ‘er ist heiss’. – Unwahrscheinlich ist, daß *tꜣ* > *t* durch das auch in *ỉtj* ‘Vater’ auftretende und dort (*ỉ*)*t* zu lesende Zeichen (vgl. Grdseloff, ASAE 43, 1943, 311ff.) dargestellt werden soll.

[2] Graphische Unterdrückung von *m* in *rmṯ* ‘Mensch’ siehe § 4,3.

[3] Siehe dazu Grapow, *m*-Bildung S. 6ff.

3) als Präposition vor anlautendem *m*[1]

(*m*) *mšʿḳ.t-f* Sm 47 (16,18 und 17,2)[2]; (*m*) *mhr.w* Ram IV C 18; ferner häufig in der Verbindung (*m*) *mrḥ.t* im Pap. Smith, siehe im Med. W.B. bei *srwḫ* B I a mit Anm. 11. – Als Konjunktion: (*m*) *mn.tw-s* Bln 139 und 140, vgl. *m mn.tw-s* Bln 142; es bleibt jedoch unsicher, ob *m* zu ergänzen ist, da es sich auch um das *sḏm-f* im virtuellen Konditionalsatz (§ 209b) handeln kann.

4) *mm* > *m*

 Eb 860a wohl fehlerhaft statt des sonst üblichen 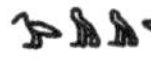 'und du findest'.

§ 42 b) Zusatz von *m*

1) *m* scheinbar überflüssig geschrieben (im Anlaut)

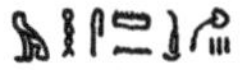 Sm 20,13 statt *ḥsmn* 'Reinigung', ob eine *m*-Bildung vorliegt? Oder *m* als Präposition (partitiv)? Vgl. Med. W.B. S. 334 Anm. 2. 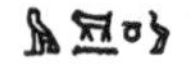 Sm 26 (9,7) = 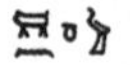 Sm 26 (9,9) in der Verbindung *isdb n* (*m*)*ḫnw* 'aufgeweicht bis zum Inneren'.  Sm 39 (13,3) statt des sonst gebrauchten einfachen *tp* 'auf'.

2) *m* statt ꜣ oder *w*?

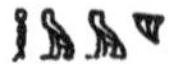 Eb 165 steht statt *ḥmꜣj.t*, wie die Parallele H 54 zeigt; vgl. auch die Schreibung *ḥmm* Bt 18 statt *ḥmw* (zitiert § 34,3aa).

§ 43 c) *m* im Wechsel mit anderen Konsonanten

1) *m* > ꜣ

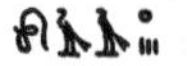 H 68 = 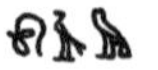 Eb 282 (*wꜣm*-Pflanze) 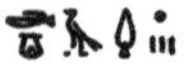 Eb 437 = 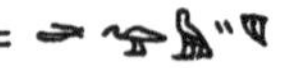 H 24 (*dgm*-Pflanze).
Siehe auch 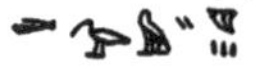 neben 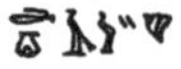 in H 35.

2) *m* im Wechsel mit *w* siehe § 34,3

3) *m* im Wechsel mit *w* bzw. *j*?

Neben dem Infinitiv 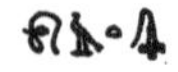 Eb 206b des III-inf.-Verbs *wꜣj* 'dörren' tritt die Form 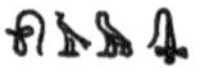 auf (Eb 289; 560; 595). Wahrscheinlich ist jedoch das *m* gar nicht der 3. Radikal, sondern die Endung *w* des Pseudopartizips (Eb 560 und 595) bzw. des pass. Partizips (Eb 289); zur Schreibung der Endung *w* durch *m* siehe § 34,3aa. Für die Grundform *wꜣ* (nicht *wꜣm*) vgl. noch *wꜣwꜣ.t* und *wꜣwꜣw* Äg. W.B. I 250.

4) *m* statt ʿ?

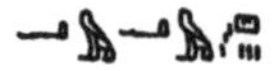 Bln 14; ähnl. Bln 21; 139 statt *ʿmʿʿ* (Droge)

[1] Sonstige Fälle: Bln 159 *wdḥ* [*m*] *pḥwj* 'werde [in] den After gegossen'; Sm 43 (14,22) *wnḫ* [*m*] *ḥn.w* 'Verschiebung [an] den Rippen'; Sm 26 (9,8) *nḏrj* [*m*] *idr* '[mit] einem Faden zusammenfassen'.

[2] Aber *imj.tw mšʿḳ.tj-fj* in Sm 35 (12,5) und 36 (12,11).

5) *m* > *b* siehe § 37,2

6) im Wechsel mit *n*[1]

aa) bzw. des Genetivs statt Präposition
Sm 8 (4,5) (*sḏ m ḏnn.t*); Sm 43 (14,22) (*wnḫ m ḥn.w*); Bln 163g (*mt 2 m mkḥꜣ* und *mt 2 m dhn.t*); ---- Bln 198 (*twt m ir.tj-sj*)?

bb) statt Genetivpartikel
Pap. Beatty VIII Vs. 5,1 (*pẖr.t nt ẖdẖd*)

cc) *m* > *n*?
Sm 32 (11,3) statt *gmj.n-f*. Ob durch der Übergang zu kopt. ϭІΝЄ angedeutet werden soll?

dd) *m* > *n* dissimiliert vor Labial
Siehe *npḥ.w* 'Beckenraum' im Med. W.B. S. 457, das möglicherweise eine *m*-Bildung von *pḥwj* 'After' ist[2], vgl. die griechische Schreibung Äg. W.B. II 249,15 sowie *pḥwj* 'Euter' Äg. W.B. I 535,20 neben *npḥ.w* 'Euter' Äg. W.B. II 249,15–16. Zur Dissimilierung von *m* zu *n* vor Labial siehe den Hinweis auf einen noch ungedruckten Aufsatz von F. Hintze (EAG § 256 A auf S. XXXIX), wo auch die Droge *nbs* 'Christdorn' (Drogen-W.B. S. 300) erwähnt ist.

ee) sonst
Vgl. die neuäg. Schreibung Bt Rs 2,6 für *nt-sn* (Pron. abs. 3. pl.). – Unsicher bleibt, ob 'Derartiges' in der Rezeptüberschrift Bt 6 (*kjj irr.t ḥr-sꜣ mn*) statt des sonst gebrauchten (*ḥr-sꜣ nn* 'nach diesem') auf die lautliche Ähnlichkeit zurückzuführen ist. – Siehe auch Pharaob IV 1 (zitiert § 471b).

IX) *n*

§ 44 a) Fortfall[3]

1) im Inlaut
Sm 20,17 (*kns*), wohl kaum für 'ihre Vulva', wie Sander-Hansen, Grapow-Festschrift S. 288 Nr. 12 annimmt. Bln;

[1] Siehe dazu EAG § 123 sowie (eigentlich *n.w*, siehe § 2,2) als Schreibung für *mw* 'Wasser'. Möglicherweise ist auch die Auslassung von *m* in dem Personennamen *imn-m-ip.t* > *amanappa* (Ranke PN II S. 48) über die Assimilation an das vorhergehende *n* erfolgt. – Vgl. schließlich auch die Entsprechung *m* : *l* in dem Zahlwort *ḫmt* = ثلث bzw. שלש. – Siehe auch § 336 (*n* = *m*).

[2] Oder liegt eine Nisbenbildung *nj-pḥwj* vor? Gegen die Annahme einer *m*-Bildung spräche unter Umständen, daß von *npḥw* eine weitere *m*-Bildung *mnḥp.t* 'Euter, Brust' gebildet wurde (Äg. W. B. II 79,14–15).

[3] Siehe dazu Clère, La chute de l'*n* du suffixe *-čn* de l'ancien égyptien, GLECS 2, 1937, 66–68. – Graphische Unterdrückung von *n* in *nḥḥ* 'Ewigkeit' und *ḥnḳ.t* 'Bier' siehe § 4,3.

Pap. Beatty XV 6 (*innk*-Pflanze). – Vgl. auch *knkn* Kah 26 mit *kkw* Bln 196 (Rs. 1,10) sowie *wnm* > ΟΥⲰΜ 'essen'.

2) im Auslaut

Bln 40; 114 (*in s*); Bln 167; 173 (*ḳsn*); Sm 7 (3,21) (*bkn*) vor Genetivpartikel *n*, vgl. die korrekte Form 3,11; H 175a = Eb 620a (Droge); Ram III A 3 (*sgnn*) pass. *sḏm* von Kaus.II-gem.; L 2 (vgl. *rnn-wt.t* H 214). – Ob Bln 154 den Übergang zu *wt-s* andeuten soll, bleibt unsicher; vgl. jedoch den Verlust des *n* bei *wdn* 'opfern' in gewissen Fällen (SV I § 224). Ausfall des Ordinalzahl-Exponenten *nw* siehe Eb 482e (*dj.nw*).

3) Genetivpartikel *n* vor anlautendem *n*[1]

t (n) nbs Bln 153; 140, siehe dazu Drogen-W.B. S. 301 B I; *ꜥḫmw (n) njꜣjꜣ* Eb 67, vgl. dazu Drogen-W.B. S. 109 Anm. 1; *ḥm (n) nj-sw.t-bj.t* Bln 163a (zweimal), vgl. Eb 856a.

4) auslautendes *n* mit dem Tempuszeichen *n* (*sḏm.n-f*) zusammengefallen[2]

L 23 (neben *fꜣj.w.n-s*). – Vgl. auch die Verbesserung von *fgn-f* zu *fgn.n-f* in Eb 37 (ZÄS 84, 1959, 50 zu 12,16). – Hierzu gehört auch *n ꜥbꜣ* (statt *n ꜥbꜣ.n*) Sm 46 (16,1) neben *n tms.n*; in der Glosse B heißt es korrekt *n ꜥbꜣ.n*; zur Entsprechung ꜣ = *n* siehe § 22,5.

5) *n* vor *j* zu *j* assimiliert (vgl. den Wechsel von *n* mit *j* § 46,2)

3. Dual (statt *snj*) Sm 35 (12,7) (Suffix) und möglicherweise auch Sm 48 (17,16 und 17) (abhängiges Pronomen); vgl. dazu § 88 und auch EAG § 162 Anm. – Bemerkenswert sind auch die parallelen Formen und (§ 34,2) mit dem Fortfall der Gruppe vor der Endung *j*. Vgl. auch *sḏr [n] iꜣd.t* Bln 138; 159, 162.

6) *n* vor *t* zu *t* assimiliert (vgl. den Wechsel von *n* mit *t* § 46,7)

Eb 424 (*ḫntꜣsw*), aber altkopt. ϨⲀΝΤΟΥⲤ (Spiegelberg S. 7). – Siehe auch die Verbesserung von zu Sm 18 (Glosse B) § 30,2[3]. – Wieweit Eb 243 = H 141 hierher gehört, ist zweifelhaft, da die Lesung nicht gesichert ist (Drogen-W.B. S. 522 § 1) und zudem die Endung *-t* nicht mehr als *t* gesprochen wurde. – Vgl. noch die Entwicklung des Relativwortes *ntj* zu ⲈⲦ.

7) *nn* > *n*

Vgl. *smn* (< *smnn*?) im Med. W.B. S. 753 § 1; siehe dazu auch EAG § 439.

[1] Es ist unwahrscheinlich, daß ausnahmsweise der direkte Genetiv gebraucht ist.

[2] Wie Sethe SV II § 380 schon richtig vermutete („also etwa *fgꜥnnef*"), ist **saḏémnaf* zu rekonstruieren (EAG § 667 und 532).

[3] Ähnl. die Schreibung *ꜥtjw* (statt *ꜥntjw*) in Totb 125 Nachschrift (NR).

§ 45 b) Zusatz eines bedeutungslosen *n*

1) zu *n*

Bln 198 (*ỉnm*) [b]ⲁⲛⲟⲙ; Eb 623 (*twn*-Pflanze); Bln 161 (*ḫntj*); zu Eb 535 (*ʿnw* = *wʿn*) siehe im Drogen-W.B. bei *ʿnnw* und *wʿn*. – Ob L 13 statt *n.t* 'Flut' geschrieben ist?

2) sonst

Bt 11, wohl statt *šfw.t* 'Schwellung', vgl. auch die Schreibung bei *šf* Äg. W.B. IV 455,3; L 35 (-*s* als Suffix 3. sg. fem.); Bln 115 (*ỉbsꜣ*) = Eb 239 (*ỉbw*), vgl. dazu auch Eb 708 und H 150 (*ỉbw*) = H 31 (*ỉbnw*). – Wie 'milde sein' L 23 sich zu dem gleichbedeutenden *sf* (Äg. W.B. III 442) verhält, bleibt fraglich: Fortfall von *n* oder Antritt eines *n*-Suffixes? Vgl. auch *whj* neben *whn* 'entgleiten' und *šbj* neben *šbn* 'mischen' § 46,2.

§ 46 c) *n* im Wechsel mit anderen Konsonanten

1) mit *ꜣ*: siehe § 22,5

2) mit *j*

Der Wechsel *n* > *j* kommt in der Schreibung 'Milz' Eb; ähnl. H 114 statt Ram V Nr. X; ähnl. Nr. XVIII zum Ausdruck. Zur Lesung der Negation als *nj* siehe § 342, vgl. auch die Gruppe in *ḥmt.nj* Eb 151. Über *nnšm* > *njšm* führt die Entwicklung zu demot. *njš* und kopt. ⲛⲟⲉⲓϣ, vgl. dagegen die Auffassung von Gunn, Studies S. 92. – Vgl. *šbj* neben *šbn* 'mischen' im Med. W.B.; vgl. ferner *whj* 'entgehen' Sm 19,13 neben *whn* Äg. W.B. I 339. Siehe auch *ỉš* 'Speichel' Sm 7 (3,3–4) neben *nš* 'Speichel' o. ähnl. Äg. W.B. II 337,8 und *ỉšš* 'Speichel' Äg. W.B. I 135,16 neben *nšš* 'Speichel' Äg. W.B. II 342,11.

3) mit *w*: siehe § 34,4

4) mit *m*: siehe § 43,6

5) mit *r* (z. T. Schreibung von *l*)[1]

Eb; H; neben Eb 448; 610 'Rötel' ⲡⲏⲣϣ; Eb 122 = Bln 35 'Wacholder'. Vgl. auch *rš* 'Schnupfen' mit *nš* 'ausfließen' bzw. *nšw* 'Schleim' sowie *mr* und *mn* 'schmerzen'; 'leiden' bzw. *mr.t* und *mn.t* 'Krankheit; Leiden' im Med. W.B. – In diesem Zusammenhange sind vielleicht auch die Schreibungen Sm 8 (4,15) bzw. Sm 17 (7,3); 19 (7,17) für *sḳr* 'schlagen; Schlag' eher lautlich als paläographisch (Breasted S. 211 Anm. a) zu

[1] Zum Verhältnis von *l* zu *r* siehe § 50.

erklären. – Das satzeinleitende Sm 1 (1,5) dürfte mit dem der Hervorhebung zusammengefallen sein[1]. – Zur Form *sḏm.ỉr-k* statt *sḏm.ỉn-k* in Bln 184 und 185 siehe § 282. – Zum Wechsel der Präposition *n* (= ل) mit *r* (= إلى) siehe Med. W.B. S. 421 § 3.

6) *n* statt *s* (vor *n*)? : siehe § 61,2

7) mit *t*

'abirren' Sm 3 (2,1) statt *tnm* Äg. W.B. V 311–312. statt *nn* 'diese' Sm 46 (16,5–6) und ähnl. Ram V Nr. XII[2]. Vgl. auch Eb 243 = H 141 in § 44,6. – Der Wechsel *n* *ṯs.n-f* Eb 593 = *n* *ṯs.t-f* H 143 ist dagegen kaum auf lautliche Vorgänge zurückzuführen, siehe dazu § 269,1b.

8) *n* statt *d*[3]

Bt 31 (*wḫdw*) 'Schmerzstoffe'; Sm 9 (5,3), vgl. dazu *dpj* 'Krokodil' Äg. W.B. V 447. – Vgl. auch *pns.t* und *pds.t* 'Kugel' im Med. W.B. – Die Verbesserung von *rd-f* zu *rd.n-f* in Eb 425 läßt einen Zusammenfall von *n* und *d* vermuten (*radnaf* > *raddaf*?), vgl. die ähnliche Korrektur bei *fgn.n-f* (statt *fgn-f*) Eb 37 (zitiert § 237).

X) *r*

§ 47 a) Fortfall (z. T. defektive Schreibung von *l*)

1) Präposition *r* vor *ỉḫ.t* 'Sache'[4]

Sm 7 (3,18); 41 (14,16)

2) im Anlaut

Die Schreibung *rdj.rḫ-k* statt *rdj.ḫr-k* in Bln 198 zeigt, daß *rḫ* 'wissen' sein anlautendes *r* verloren hatte und wie *ḫr* zu geworden war (SV I § 245,6). – Zum Verlust des anlautenden *r* bei *rdj* 'geben' (siehe die Schreibungen im Med. W.B.) vgl. § 34,5.

[1] Zum Wechsel von *ỉn* und *ỉr* vgl. auch Totb Nav 149,35 nach Aa mit der Parallele Pa und Totb Leps 149,21.

[2] Ob die Schreibung mit *t* die Wiedergabe eines durch zu frühes Lösen der Zungenspitze entstehenden Explosivlautes sein soll? Vgl. „jemand“ (< jeman) und das umgangssprachliche „ebend“. Siehe auch Sm 20,16 *tpnn.t* statt *tpnn*.

[3] Vgl. auch *pndn* = *pndd* (Äg. W. B. I 511,6) sowie das *nm*-Messer (GG Sign-List T 34) neben dem *dm.t*-Messer (Äg. W. B. V 450). – Der Wechsel von *n* mit *d* entspricht dem von *m* mit *b* (§ 37,2); vgl. auch den Wechsel von *r* mit *d* (§ 49,6).

[4] Sonst z. B.: *rdj.t-st* [*r*] *wḥ3.t* 'es [in] einen Kessel geben' Bln 138 (11,9), vgl. dazu Bln 163h (16,6). Siehe auch *rdj* [*r*] *s3* *n* *ỉr.tj* 'werde [an] den Rücken der Augen gegeben' bei *rdj* A I a 1 im Med. W. B. S. 540.

3) im Inlaut

Sm 41 (14,6) (*nr3w*) 'Steinbock', vgl. Sm 46 (16,11)[1]; Bln 204 (*wꜥn*) 'Wacholder', in Bln meistens *wꜥr* geschrieben, vgl. dazu Drogen-W.B. bei *ꜥrw* § 1; Kah 33 (*iwrj.t*) 'Bohnen' ⲟⲩⲣⲱ bzw. ⲁⲣⲱ; Eb 294 = H 35 (*ḫrr.t*) 'Blüte' ϩⲣⲏⲣⲉ.

4) im Auslaut (z. T. defektive Schreibung von $r > j$)

Ram V Nr. XIV (*sr*) 'Widder', vgl. die Schreibungen mit in Eb 499 und 693, die den Übergang $r > j$ zeigen, siehe auch EAG § 128. – Sm 10 (5,8) statt *idr* 'Naht', ebenso wird das entsprechende Verbum 'nähen' nur geschrieben: Sm 10 (5,7); 26 (9,10), zu *idr* = *i3d* (?) vgl. Med. W.B. S. 113 § 2. Auf den 3. Radikal *j* oder *3* deutet auch das Determinativ mit dem ursprünglichen Lautwert *idn*. – Pap. Leid Recto XXVI 12, vgl. *nsr* 'Hitze' Sm 41 (14,11); den Übergang $r > j$ zeigt bereits die reduplizierte Ableitung *nsjsj* (EAG § 128). – Eb 855s, vgl. *smtr* 'foltern' Äg. W.B. IV 145 und 146 mit der Übergangsschreibung *smtj*. – Sm 47 (16,18) statt *dꜥr.ḫr-k*; die Schreibung *dd* läßt auf eine wie ϫⲱ lautende Aussprache von *dꜥr* 'abtasten' schließen[2]. – Eb 189b statt *irj.ḫr-k*, zu *ḫr* > ϧ siehe bei 2 (Bln 198). – Ob in Kah 2 (1,6) (*pw-tr*) das auslautende *r* in dem Zeichen zu sehen ist, scheint zweifelhaft; vgl. die Schreibung Ram IV C 29 und H 170. – Bln 163a und h (*iḳr*); Bln 185 (*dšr*).

§ 48 b) Zusatz eines scheinbar überflüssigen *r*

H 7 (*ḥs3*) 'Schleim', vgl. KV 30; H 45, wahrscheinlich Schreibung für *ḥm3j.t* 'Salz' (vgl. حمض) bzw. die davon abzuleitende *ḥm3j.t*-Frucht (vgl. حموض „Espèce de plante salée ou amère", nach Belot[3]); H 105 statt *sḫ.t* (Körnerfrucht); Sm 33 (11,15) statt *ḫr-f* 'er fällt', wie richtig in 11,11 geschrieben. – Wahrscheinlich hat auch *ḫr* 'fallen', ähnlich wie die Präposition *ḫr* (§ 47,2), nur noch ϧ gelautet. Vor dem Suffix jedoch blieb das *r* erhalten und wurde wie im Neuägyptischen (ENG § 613) durch die doppelte

[1] Die Schreibung ohne *r* ist eine Übergangsform von der alten Schreibung *nj3w* zu *nr3w*. Der hier vorgetäuschte Lautwandel $j > r$ beruht wahrscheinlich darauf, daß es sich um die schriftliche Wiedergabe von *l* handelt. Zum Gebrauch von *j* für *l* siehe § 51,8.

[2] Vgl. die Schreibung von *dꜥr* ohne *r* in Sm 3 (1,19) sowie GG Sign-list M 3 Ex. 3 und 4.

[3] Zum bitteren bzw. salzigen Geschmack der *ḥm3j.t*-Frucht vgl. Sm 22,1: die Drogenmasse wird gewaschen *nn dḥr nb r-s* 'ohne daß (noch) irgendwelche Bitterkeit daran ist'. Vgl. auch Drogen-W. B. S. 346 § 1 zum bitteren Geschmack von *šsp.t ḥm3j.t*.

Schreibung gekennzeichnet[1]. Der Versuch, die Erhaltung von *r* anzudeuten, ist vielleicht auch in Eb 727 und 728 zu sehen, wo aus durch Streichung des Striches hergestellt wurde: *rdj r-s* 'werde daran gegeben'; ob der Korrektor glaubte, daß *rꜣ* 'Mund' kopt. ⲣⲟ, ⲣⲱ- zur Schreibung ⲉⲣⲟⲥ dienen sollte? Vgl. dazu Eb 726, 729 und 731 (*dj r-s*) mit Eb 730 (*dj r rꜣ-s*).

§ 49 c) *r* im Wechsel mit anderen Konsonanten

1) *r* > *ꜣ*

Falls Bln 73 zu *gꜣš* 'Schilfrohr' gehört, wie Drogen-W.B. S. 539 vermutet ist, so müßte Bln 73 die ältere Form bewahrt haben (sofern *r* nicht nach § 48 zu bewerten ist). Ein Wechsel von *ꜣ* mit *r* zur Bezeichnung von *l* (§ 51,2 und 6 bzw. 5) liegt nicht vor, wie sbⲕⲗⲱ : afⲕⲉⲱ 'Rohr' zeigt, wobei man lediglich die „Vokalbrechung" zur Andeutung des geschwundenen *r* > *ꜣ* vermißt, wie sie z. B. in fⲕⲏⲏⲥ : saⲕⲉⲉⲥ von *ḳrs* > *ḳꜣs* > *ḳs* 'Knochen' vorliegt; allerdings gibt es auch die verkürzte Form sbⲕⲗⲥ, die ⲕⲗⲱ entsprechen würde. – Siehe noch SV I § 240 und EAG § 129.

2) *r* > *j* (im Auslaut)

NB! Siehe auch die Fälle, in denen *j* nicht geschrieben ist, in § 47,4.

aa) Schreibung

Kah (*bnr*) 'Dattel'; Kah 26 (*iwr*) 'schwanger sein' neben der Schreibung mit *r* statt *j* in derselben Prognosenüberschrift; ähnl. Kah 20 (*sjwr*) 'schwanger machen'.

bb) Schreibung

Siehe z. B. bei *swr* 'trinken' oder *sḳr* 'Schlag' im Med. W.B. bzw. bei *sntr* 'Terebinthenharz' oder *ibr* 'Ladanum' im Drogen-W.B.

cc) Schreibung

Eb 65 (*bnr*) 'Dattel'; Sm 27 (9,16) (*ꜣj.wj*) 'zwei Binden', zu bzw. 'Verschnürung' siehe SV I § 242.

dd) Schreibung

H 170 (*pw-tr*) > *ptj* 'wer'

ee) Vgl. auch die Schreibung von 'aufsteigen' durch (*iꜥj* < *iꜥr*) Sm 40 (13,13 und 15).

ff) Den Übergang von *r* > *j* zeigt auch die Verwendung der Zeichen für *mj* bzw. für *pj*: Eb; H; Sm; L; ähnl. Ram III B 1 (*mjs.t*) 'Leber', vgl. Kah 1. H 218; 220

[1] Bei der Feminin-Endung *t* begegnen solche Fälle schon im AR (EAG § 210).

(*pjsn*) 'Art Brot'. Zur Lesung *pj*[1] für ▭ vgl. kopt. ^{f}ⲉⲗ-ⲡⲏⲓ sowie Goedicke, ZÄS 81, 1956, 62. Die AR-Schreibung *psn* (*pzn*) (Äg. W.B. I 549; EAG § 66) ist demnach wahrscheinlich ebenso eine Defektivform für *pjsn* (*pjzn*) wie das scheinbare *ms.t* (Äg. W.B. II 44) für *mjs.t*.

gg) Zum Übergang von *ẖr* > *ẖj* 'unter' siehe § 23,1 zu Sm 8 (4,5).

3) *r* < *ꜥ*: siehe § 31,4

4) *r* scheinbar im Wechsel mit *w*

Aus dem Verlust von *r* im Auslaut muß sich eine lautliche Ähnlichkeit von 𓇋𓂋 und 𓇋𓅱 ergeben haben, die zu Verwechselungen beider Formen geführt hat: Eb 251c und d ist *iw* aus vorherigem *ir* verbessert, während Eb 251b das *ir* unverbessert geblieben ist; siehe dazu ZÄS 84, 1959, 43 c zu 47,19 und 21. – Vgl. auch 𓇋𓅱𓈙𓅱 Sm 29 (10,5), das aus vorherigem 𓇋𓂋𓈙𓅱 verbessert ist (§ 27aa). Umgekehrt scheint die Präposition *r* (alt *ir*) zur Schreibung von *iw* zu dienen: Eb 294 (*iw gmj.tw gꜣb.t-f*); möglicherweise auch Eb 102 = 296 (*iw ḫpr-s m wnn mt*).

5) mit *n* bzw. *l*: siehe § 46,5 und § 51,2–5

6) mit *d*

𓋴𓂧𓅱𓐍 Bt 16; ähnl. Bt 14 (statt *srwḫ*) 'behandeln'. Vgl. dazu *sdf* neben *srf* (Äg. W.B. IV 370,1)[2] sowie den Wechsel von *n* mit *d* § 46,8. Die Nebenform *sdwḫ* (Äg. W.B. IV 368) zeigt, daß die Beziehungen zwischen *srwḫ* und *sdwḫ* über die bloße Ähnlichkeit der hieratischen Zeichen für *r* und *d* hinausgehen.

XI) *l*[3]

§ 50 a) Allgemeines

Der Laut *l* ist offensichtlich als phonetische Variante von *n* bzw. *r* aufgefaßt worden, da kein eigenes Schriftzeichen dafür geschaffen wurde. Wieweit *l* tatsächlich in jedem einzelnen Falle gesprochen wurde, läßt sich lediglich aus den Versuchen der Hieroglyphenschrift zur Darstellung von *l* erschließen. Die semitischen Etymologien und selbst die koptischen Formen sind keine sicheren Beweise für die Aussprache: Das Wort *ns* 'Zunge' wird niemals so geschrieben, daß man daraus die Lesung *ls* ersehen könnte, und doch zeigen die semitischen Entsprechungen und das

[1] Ob sich aus *prj* > *pj* 'Haus' und *ib* (> *ip*? Vgl. § 37,1) 'Herz' der merkwürdige Wechsel von *ib* und *pr* in Eb 197 (Erläuterungen S. 86 Anm. 4) sowie in den Tiernamen *ibṯrsw* (Eb 658) und *prṯrsw* (Ram V Nr. III) erklären läßt? Oder steht *pr* > *pj* in Eb 197a für das vorher genannte *pj.t*?

[2] Vgl. auch *rrm.t* Äg. W.B. II 439 mit *rdm.t* Äg. W.B. II 469.

[3] Siehe auch bei *ꜣ* (§ 22,5) und *n* (§ 46,5).

Koptische durchweg ein *l* (§ 51,1). So unwahrscheinlich es anmutet, daß ein gemeinsemitisches *l* erst wieder im Koptischen auftaucht, nachdem es durch die ganze Periode des hieroglyphisch geschriebenen Ägyptischen als *n* vertreten war, so macht auch die Annahme eines gesprochenen **lis* gewisse Schwierigkeiten, da man z. B. in der Schreibung von *sḏm.n-s* mit dem Zeichen der Zunge (EAG § 532) dann die Ausssprache **li-s* voraussetzen müßte, was den semitischen Dativpräpositionen (z. B. ل) entspräche, während andererseits in *šatepnarea* (EAG § 667) ein *n* überliefert ist. Umgekehrt kann auch ein *l*, das auf Grund der Schreibungsvarianten mit ꜣ, *n* oder *r* erschlossen ist, im Koptischen als *r* oder *n* auftreten: *dwl* 'ausstrecken' EAG § 130,4 erscheint als ⲦⲰⲞⲨⲚ, was ja auch der „Normalschreibung" entspricht. Auch bei *prš* bzw. *pnš* hätte man die Lesung *plš* vermutet, gäbe es nicht die koptische Form ⲠⲎⲢⲰ̄ (§ 46,5). Schließlich schwankt selbst das Koptische dialektisch zwischen *r* und *l*, z. B.[sb]ⲘⲠⲢⲰⲘ neben [s]ⲞⲨⲖⲰⲘ 'Kissen' (siehe auch SV I § 244b). Daher bleibt es fraglich, ob man überhaupt „die" Lautform eines *l*-verdächtigen Wortes festsetzen kann. Angemessener erscheint es, von den Phonemen *n* bzw. *r* zu sprechen, die unter Umständen durch die phonetische Variante *l* realisiert werden.

§ 51 b) Darstellung des Lautes *l*

1) durch *n*

Eb 697; 698; 700 'Zunge', vgl. arab. لسان, hebr. לָשׁוֹן, akk. *lišānu* kopt. ⲖⲀⲤ. Eb 848 'rauben', vgl. kopt. [b]ⲔⲰⲖⲠ.

2) durch *r*

Eb und ähnl. sonst 'Weinbeere' ⲈⲖⲞⲞⲖⲈ. Eb 596 'Fledermaus', wahrscheinlich von *dlg* 'Zwerg' (EAG § 130,4) abgeleitet; siehe auch die Schreibungen unter 6 und 7.

3) durch die Kombination *nr* bzw. *rn*

Pap. Tur PuR; ähnl. Bln 78 'Skorpion', vgl. [b]ϬⲖⲎ. Eb 456; ähnl. Eb 611 'Kaulquappe', vgl. Äg. W.B. III 74,1 den Hinweis auf حفل.

4) durch *rr*

L 34; L 5 'Schwachsichtigkeit', vgl. die neuäg. Schreibung Äg. W.B. III 115,4 sowie die Formen unter 5 und 6.

5) durch die Kombination ꜣ*r*

Eb 385 'Schwachsichtigkeit', vgl. die Schreibungen unter 4 und 6; L 34; 36 (Augenkrankheit), vgl. die Schreibung unter 6.

NB! Falls ꜣ hier nach § 21,2 als bedeutungsloser Zusatz zu werten wäre, würden die Beispiele zu 2 gehören.

6) durch ꜣ

Eb 415 'Schwachsichtigkeit', vgl. die Schreibungen unter 4 und 5; Eb 351 (Augenkrankheit), vgl. die Schreibung unter 5; [ ] Ram III A 15 'Fledermaus', vgl. die Schreibungen unter 2 und 7. Vgl. auch *kꜣkꜣ.t* > ⲔⲈⲖⲔⲞⲨⲖⲈ Med. W.B. S. 898 Anm. 1.

NB! Im Falle, daß ꜣ nach § 21,2 als bedeutungsloser Zusatz zu werten wäre, würde das betreffende Beispiel zu 7 gehören.

7) *l* unbezeichnet

Eb 424; 426 'Fledermaus', vgl. die Schreibungen unter 2 und 6.

8) durch *j*?

Aus der Parallele H 107 = Eb 649 (ähnl. H 228) ergibt sich die lautliche Gleichung *sl* = *sj* (< *sꜣr* bzw. *sr*). – Ähnlich entsprechen sich in der Verbindung *bd.t ḫꜣwr.t* (Drogen-W.B. S. 188) die Formen H 194 und Eb 765. – Schließlich deutet die Schreibung Bln 203 statt *mhwj* (z. B. Eb; H; Sm; Kah 20; Bln 173; 182) auf eine mögliche Wiedergabe von *mhl* hin, falls eine Beziehung zu *mhr/mhn/mhj* 'Milch(gefäß), melken' (Äg. W.B. II 115) bestehen sollte (vgl. Breasted S. 287). Vielleicht liegt jedoch nur der Wechsel von *n* mit *j* (§ 46,2), mit *w* (§ 34,4) oder mit ꜣ (§ 22,5) vor. – Siehe noch das zu *njꜣw/nrꜣw* 'Steinbock' § 47,3 Anm. 1 Bemerkte.

NB! Die Entsprechung sem. *l* = äg. *j* liegt z. B. bei *ỉb* 'Herz' vor (§ 36) oder *ỉwn* = لَوْن 'Farbe'. – Vycichl, Kush 5, 1957, 72 vergleicht *jwdnb* (**yaudanub*) mit Laudanum.

§ 52

XII) *h*

Da *h* ein verhältnismäßig schwach artikulierter Laut ist (vgl. den Wechsel mit ꜣ SV I § 248 sowie die griechischen Wiedergaben Ibis oder Eben[holz]), wäre die Form Sm 19,2–3 'Jubel' oder ähnlich vielleicht als Andeutung des gesprochenen *h*-Lautes im Anlaut statt *hnw* 'Jubel' (Äg. W.B. II 493 und 502,13) zu werten, ähnlich mit doppelt geschriebenem Anlaut wie *r* im Neuägyptischen (ENG § 51).

XIII) *ḥ*

§ 53 a) Fortfall (im Auslaut)

Bln 167; ähnl. Bln 159; 166 (*wdḥ*) 'eingießen' und Bt 17 (*wdḥ*) 'Einguß', vgl. jedoch kopt. ⲞⲨⲰⲦϨ mit Erhaltung des *ḥ*. – Siehe noch SV I § 250,5.

§ 54 b) *ḥ* im Wechsel mit ᶜ

Vgl. 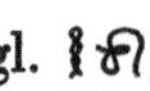 mit 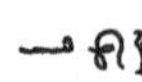 'verfaulen' im Med. W.B. Da *ḥ* der stimmlose Vertreter von ᶜ ist, macht der Lautwechsel keine Erklärungsschwierigkeit. Vgl. ferner *ᶜn* 'sich abwenden' Kah 19 und 20 mit *ḥn* 'zurückweichen' (Äg. W.B. III 103,22); *ᶜnᶜn* 'zurückweisen' o. ähnl. (Äg. W.B. I 191,11) mit *ḥnḥn* 'behindern' L 14; zu *wᶜj* 'ein' Med. W.B. S. 167–168 ist arab. واحد zu vergleichen[1]. – Außerhalb der Medizinischen Texte sei noch auf folgende Entsprechungen von *ḥ* mit ᶜ verwiesen: *ᶜnḳ* 'vom Herbeikommen der Flut' (Äg. W.B. I 206,2) und *ḥnḳ* 'fließen' o. ähnl. (Äg. W.B. III 117,4); *ᶜrj.t* 'Bezeichnung des Himmels' (Äg. W.B. I 209,7) und *ḥr.t* 'Himmel' (Äg. W.B. III 144), d. h. der äg. Stamm *ḥrj* 'hoch sein' (einschließlich der Präposition *ḥr* 'auf') entspricht wahrscheinlich arab. على, das Calice S. 25 Nr. 13 zu *ᶜ3(j)* 'groß sein' stellt; *ᶜrj.t* 'Art Gewässer' (Äg. W.B. I 209,8) und *ḥr.t* 'Wasser' (Äg. W.B. III 144,4); bemerkenswert ist *ᶜḏ3* (Äg. W.B. I 240) neben *ḥḏ3* (Äg. W.B. III 214,1–2) mit der Übergangsform (?) *ḥᶜḏ3*[2], jeweils mit der Bedeutung 'Unrecht, Böses (tun)'. Wieweit die Schreibung des *ḥḳ3.t*-Maßes mit dem Finger (GG § 266,1) mit *ᶜḳ3* 'richtig sein' (determiniert mit zwei Fingern) zusammenhängt, ist äußerst unsicher; möglicherweise liegt nur eine Vertauschung des *ḥḳ3*-Zeichens vor. Zu *snḥm* 'Heuschrecke' vgl. סָלְעָם. – Zur Wiedergabe von *wᶜw* (Äg. W.B. I 280, 3–8) durch babyl. *weḫi* vgl. v. Soden, Grundriß der Akkadischen Grammatik § 25a. Zu *ᶜpr.w* = *ḫabiru* siehe Onomastica I 184* mit Note 1.

XIV) *ḫ*

§ 55 a) Fortfall

1) Statt *snwḫ* 'zerkochen' begegnen Formen ohne das auslautende *ḫ*, z. T. mit *j* als Ersatz: 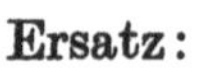 H 157 (pass. *sḏm*); H 159 (*sḏm.ḫr-f*); ähnl. H 155 (Pseudopartizip); 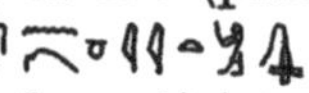 Bln 85 (Pseudopartizip); 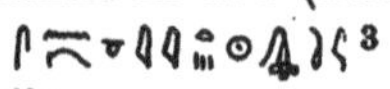[3] Bln 93 (Pseudopartizip). Wahrscheinlich liegt ein Übergang von *ḫ* > *j* vor, wie er auch bei *s(w)tḫ* > *s(w)tj* > CHT (Äg. W.B. IV 345) zu beobachten ist. Vielleicht ist auch der Wechsel von *srwḫ-f pw ḥmsj.t* mit *srjj-f pw ḥmsj.t* im Pap. Smith (siehe bei *ḥmsj* I im Med. W.B.) auf diese Weise zu erklären.

[1] Zur Entsprechung von *d* mit *j* vgl. den Wechsel von *d* mit *n* (§ 46,8) oder mit *r* (§ 49,6) und deren Beziehungen zu *j* (§ 46,2 und 49,2).

[2] Oder handelt es sich um eine *ḥ*-Bildung zu *ᶜḏ3* (EAG § 428cc)? Dieselbe Frage (Übergangsform oder *ḥ*-Bildung) gilt auch für das parallel zu *ᶜnḫ* auftretende *ḥᶜnḫ*, das L. Kákosy in seinem Vortrag „Der Zauberpapyrus des Kunsthistorischen Museums in Budapest" (XXV. Internationaler Orientalisten-Kongreß, Moskau 1960) erwähnte.

[3] Zur Schreibung mit der Sonne vgl. *nwj* 'Zeit' (Äg. W. B. II 220,1).

2) Statt der erwarteten Form *srwḫ.ḫr-k* (so einmal Eb 866c) tritt in der Regel nur *srwḫ-k* auf (siehe *srwḫ* B im Med. W.B.); ob das auslautende *ḫ* mit dem Tempuszeichen *ḫr* (= ϧ) zusammengefallen ist?

§ 56 b) *ḫ* im Wechsel mit anderen Konsonanten

1) *ḫ* > *j*: siehe § 55,1

2) mit *ẖ*

Eb 718; vgl. Eb 719 ‘zerschlagen’ (in Eb 574 stehen beide Formen in einem Rezept!); Eb 56 statt ‘Blätterzweige’; Eb 251b = Eb 25 ‘Leiden’. – Die Ähnlichkeit beider Laute hat zu der Parallele Eb 655 (Balsam) = H 124 ‘Bryonia’ geführt; nach Drogen-W.B. S. 418 § 1 sind diese beiden Drogen nicht identisch.

3) mit *s*?

H 175a = Eb 620a (Drogen-W.B. S. 315 Anm. 1), vgl. dazu auch § 58,3.

4) mit *š*

L 36 ‘Blindheit’ neben ; vgl. Eb. – Vielleicht hängt Sm 18,7 ‘schwellen, ergießen’ o. ähnl. mit *šfj* ‘vom Anschwellen des Nils’ (Äg. W.B. IV 455,11) zusammen.

5) *ḫ* > *k*

Zum Wechsel von Enge- mit Verschlußlauten siehe § 38 mit Anm. 2. Für *ḫ* > *k* siehe SV I § 255,3 und z. B. Eb 848 ‘rauben’ > ᵇⲔⲰⲖⲠ. Unsicher bleibt jedoch die Parallele Eb 72 = Bln 5, obwohl auch die Entsprechung *b* : *s* nach § 59,2 erklärbar ist. Nach Drogen-W.B. S. 180 § 1 ist *bḫb* „vielleicht überhaupt eine Verschreibung“.

6) mit *ḏ*[1]

Zu diesem Lautwechsel siehe Goedicke, ZÄS 80, 1955, 32 und Vycichl, ZÄS 82, 1957, 71.

H 78 (6,9) = Eb 1 (1,8) ‘schützen’. Vgl. ferner *srwḫ mꜣꜣ* ‘das Sehen behandeln’ Eb 359 neben *srwḏ mꜣꜣ* ‘das Sehen stärken’ Eb 393, wobei *srwḫ* unter Umständen überhaupt nur eine Nebenform von *srwḏ* ist, da es das Simplex *rwḫ* nicht gibt[2]. – Siehe auch die

[1] Sowohl *ḫ* als auch *ḏ* können semitischem ʿ entsprechen, z. B. *wsḫ* ‘weit sein’ (*wsʿ*) oder *sḏm* ‘hören’ (*smʿ*).

[2] Eb 748 (*srwḏ ỉbḥ.w* neben *srwḫ ỉbḥ.w*) zeigt jedoch, daß eine Bedeutungsdifferenzierung vorliegen muß.

Entsprechung *ẖꜣb* = *ḏnb* 'gebogen' § 80,1. Zu dem § 70c genannten *ḏwj* 'hochheben' vgl. *ẖjj* 'hoch sein' Äg. W.B. III 237.

XV) *ẖ*

§ 57 a) Fortfall

Es scheinen Beziehungen zwischen *ẖ* und *ꜥ* zu bestehen (vgl. den Wechsel von *ꜥ* mit *ẖ* § 31,6), so daß anlautendes *ẖ* vor *ꜥ* fortfallen (assimiliert?) werden konnte: Eb 580 statt Eb 584 = H 41 'Rückstand, Rest, Niederschlag' o. ähnl. Vgl. umgekehrt den Ausfall von anlautendem *ꜥ* vor *ẖ* in *ꜥẖnwtj* 'Kabinett' (Äg. W.B. I 226). – Ob auch die Droge Bln 126 (< *ẖꜥꜥ*?) hierher zu stellen ist, bleibt fraglich; zur Schreibung von anlautendem statt vgl. man EG § 93c Anm. Ebenso würden sich 'Topf' o. ähnl. (Äg. W.B. III 364,8) und 'Gefäß' (Äg. W.B. I 3,6) entsprechen.

§ 58 b) *ẖ* im Wechsel mit anderen Konsonanten

1) mit *ꜥ*: siehe § 31,6

2) mit *ḫ*: siehe § 56,2

3) mit *s*?

Vgl. Eb 16 als Teil des *ksb.t*-Baumes; das sehr ähnliche Rezept Eb 59 hat dafür (*n ksb.t*). Es braucht in *sr* jedoch kein Fehler für *ẖr* vorzuliegen (so vermutet Drogen-W.B. S. 455 *sr* § 1), da der Übergang von *ẖ* (Spirans zu *ṯ* und *ḏ*) > *s* (Spirans zu *t* und *d*) der Entpalatalisierung von *ṯ* bzw. *ḏ* > *t* bzw. *d* entsprechen würde; ebenso hat sich *ḫ* (als Spirans zu *k* : *g*) > *ẖ* (als Spirans zu *ṯ* : *ḏ*) verschoben. Der Wechsel von *ẖ* mit *s* wird noch dadurch erklärbar, daß auch *ẖ* mit *d* zu wechseln scheint (siehe unter 6), während *d* seinerseits mit *s* vertauschbar ist (§ 61,5), und zwar mit dem stimmhaften *s*, das ja auch in dem Wort *sr* Eb 16 geschrieben ist.

4) mit *š*

Eb 798 'erhitzen', siehe dazu *ššmm* im Med. W.B.; Sm 6 (2,24–25) 'sich ergießen', vgl. *nš* 'ausfließen' im Med. W.B.; Eb 752 = H 206 (Körnerfrucht); Pap. Louvre E 4864 Rs. 1,10 (*ꜥẖm.w*) 'Blätterzweige'. – Vgl. auch *mšꜥḳ.t* 'Schulterblatt' (wörtlich: Rasiermesser) Med. W.B. S. 398 als *m*-Bildung von *ẖꜥḳ* 'rasieren'.

5) mit *t*?

Vgl. *tpꜣ.w* und *ẖpꜣ* im Drogen-W.B., besonders die Parallele Eb 655 (*tpꜣ.w*) = H 124 (*ẖpꜣ*).

6) mit *d*

Vgl. und 'einnehmen' im Med. W.B. Nach dem bei Edel (EAG Nachtrag zu § 119–120 S. XXXVI) gegebenen Schema von Hintze würde der Wechsel von *ẖ* mit *d* dem von *ḫ* mit *ḏ* (§ 56,6) entsprechen.

XVI) *s*[1]

§ 59 a) Fortfall

1) im Anlaut[2]

aa) vor *ꜥ* (vgl. den Wechsel von *ꜥ* mit *s* § 31,7)

H 75 = Eb 247 (Pflanze), nach Drogen-W.B. S. 79 ist die *ꜥꜣmw*-Pflanze nur im Pap. Hearst belegt. – Eb 99 ist durch Korrekturzusatz *ꜥꜣm* zu *sꜥꜣm* verbessert; ob das vor *ꜥ* ausgefallene *s* dadurch nachgetragen werden sollte? Sm 46 (15,20 und 16,2) = Sm 46 (15,20) 'Verletzung'. – Vgl. auch die Körperteile *sꜥḳ-šptj.t* und *sꜥḳ-mšꜣw.t* Bt 11 und 10 mit *ꜥḳ.t njdw* Eb 835.

bb) vor *s*

Bln 157 'schwinden lassen' statt Eb 254; ähnl. Eb 253. – Vgl. auch *sjn* Med. W.B. S. 717 § 1.

cc) vor *š*: siehe § 61,4

dd) vor *ḳ*?

Sm 9 (5,4) statt *sḳbb* 'kühlen'. – Die Auslassung (Assimilierung?) von *s* vor *ḳ* würde dem Fortfallen von *s* vor *ꜥ* (siehe aa) entsprechen; zum Wechsel von *ꜥ* mit *ḳ* siehe § 31,8. Wahrscheinlich liegt jedoch ein durch den Zeilenbruch erklärbarer Schreibfehler vor. Schließlich bleibt noch die Möglichkeit, in *ḳbb* ein „inneres Kausativ" (vgl. § 467) zu sehen[3].

2) im Inlaut

Eb 263 statt *ḫꜣsj.t* 'Bryonia' Eb 102 = Eb 296 'Gewürm'[4]. – Falls keine Schreibfehler vorliegen, ließe sich eine Substitution von *s* durch einen der Nachbarlaute und dann ein Zusammenfall beider Laute annehmen: Für den Wechsel von *s* mit *ꜣ*

[1] Die Laute *s* und *z* lassen sich nicht sicher scheiden; für den bereits im AR erfolgenden Zusammenfall vgl. EAG § 116. Siehe aber auch unten § 61,5.

[2] Zu *wꜣḏ* statt *swꜣḏ* H 194 siehe Med. W.B. S. 724 Anm. 3.

[3] Und ebenso ist wohl auch *pḫꜣ* 'öffnen' (Med. W. B. S. 282) zu bewerten, das H 152 statt *spḫꜣ* in der Parallele Eb 713 gebraucht ist. – Andererseits könnte, da *p* mit *ḳ* zu wechseln scheint (§ 39,2), auch hier ein lautlicher Vorgang (*spḫꜣ* > *pḫꜣ*) stattgefunden haben.

[4] Vgl. auch *tbsw* Bauer R 31 mit *tbw* Bauer Bt 13.

(*ẖȝsj.t* > *ẖȝȝj.t* > *ẖȝj.t*?) vgl. z. B. *ȝbḫ* 'festliche Bewegung der Arme' Äg. W.B. I 8,7 mit *sbḫ* 'umarmen' Äg. W.B. IV 91 oder die Umwandlung des Kausativpräfixes *s* > *ȝ* im Arabischen. – Für den Wechsel von *s* mit *b* (*ḥsb.t* > *ḥbb.t* > *ḥb.t*?) ist auf die Entsprechung *skk* mit *bkk* 'Locke' hinzuweisen, die Caminos (Literary Fragments in the Hieratic Script, Oxford 1956, S. 10 zu B 2,5) erwähnt. Vgl. auch ebenda S. 30 zu B 2,8 den Wechsel von *ẖȝs* mit *ẖȝb.t* 'Draht der roten Krone' (Äg. W.B. III 362,3). – Siehe auch 3bb.

3) im Auslaut

aa) vor folgendem *s*

[hieroglyphs] Eb 458 (*gḥs*) 'Gazelle', folgt *snwḫ* 'zerkochen'; [hieroglyphs] Bln 193 statt [hieroglyphs] Bln 194 'sie erbricht', siehe dazu aber auch § 31,7; siehe ferner [hieroglyphs] Sm 20,17 statt *kns-s* 'ihre Schamgegend' (§ 44,1).

bb) sonst

[hieroglyphs] Bln 204 statt [hieroglyphs] (Pflanze); [hieroglyphs] Bln 184 statt *psj* 'kochen' ΠΙCЄ; [hieroglyphs] Bln 27 statt *ḥntȝsw* 'Eidechse' ᵇⲀⲚⲐⲞⲨⲤ. Falls keine fehlerhaften Auslassungen oder Verschreibungen (z.B. [hieroglyph] statt [hieroglyph] in Bln 204) vorliegen, müßte eine ähnliche Erklärung versucht werden, wie sie oben bei 2 vorgenommen wurde. Bei *ḥntȝ* Bln 27 könnte das Grundwort gebraucht sein, aus dem durch suffigiertes *-sw* eine Neubildung entsteht; zu *-sw* als Suffix bei Tiernamen siehe § 463d.

§ 60 b) Zusatz eines bedeutungslosen *s*

[hieroglyphs] Bln 192 (*n-s*) 'ihr'; [hieroglyphs] Ram IV C 10 (*isw*) 'Schilfrohr', ob eine Schreibung wie [hieroglyphs] Eb 253[1] (§ 2,2) beabsichtigt war, oder ist [hieroglyphs] zu lesen, wie Eb sonst schreibt?

§ 61 c) *s* im Wechsel mit anderen Konsonanten

1) *s* mit ꜥ: siehe § 31,7

2) *s* > *n* assimiliert?

[hieroglyphs] Eb 188d statt *iw-s nḏȝḏȝ.tj*. Vgl. dazu den Wechsel von *s* mit *n* in *pns.t* und *pss.t* 'Kugel' im Med. W.B. sowie ferner die Vertauschbarkeit von *s* mit *d* (unter 5) und von *d* mit *n* (§ 46,8). – Gegen die Möglichkeit, eine durch den Zeilenbruch oder die Ähnlichkeit der beiden hieratischen Zeichen für [hieroglyph] und [hieroglyph] bedingte Verschreibung anzunehmen, spricht die Tatsache, daß im Pap. Ebers die Gruppe *iw-s* niemals [hieroglyphs] geschrieben wird, sondern stets [hieroglyphs].

[1] Vgl. die Schreibungen von *sw* 'Tag' mit einem, zwei oder drei *s*-Zeichen (Äg. W. B. IV 57).

3) mit *ḫ*?: siehe § 56,3

4) *s* > *š* assimiliert[1]

aa) Verschiedenes

Kah 17 (2,28) neben Eb 799; Bln 25 (Verbum der Drogenbereitung); H; Bln 165 neben Eb und Eb 24; 64; 262; ähnl. Kah 5 'ausscheiden'; Sm 7 (4,1); ähnl. Eb neben Eb 44 'Ausscheidung'; Pharaob IV 1 'geheim', vgl. Eb 188b 'Geheimnis'.

bb) Der Zusammenfall von *sš* > *š* hat zu gewissen Eigentümlichkeiten der Hieroglyphenschrift geführt:

Die Gruppe *sš* wird zur Schreibung von *š* benutzt: Bln 153; 161; ähnl. Bln 158 (*šsꜣ.w*) 'Heilkunde'; Eb 142 (*šsꜣw*) 'Kuhantilope'; Eb 677 (*šsj.t*) (Droge); Ram III B 23 (*swš*) 'zusammendrehen'; Eb 854d (*pšn*) 'teilen', daß die Gruppe *psš* nur noch *pš* lautete, zeigt auch kopt. ⲡⲱϣ (2-rad.).

Kausativa von I-*š* fallen mit dem Simplex zusammen[2]: Eb 766d (*sp.w nw sšwj.t wbnw*) 'Mittel zum Trocknen der Wunde'; Eb 864c (*sšmm.ḫr-k*) 'du sollst erhitzen'.

Zur Schreibung von anlautendem *š* wird *s* benutzt: Bt 23 (*šsp.t* > *šp.t*) 'Gurke' ϣⲱⲡⲉ; vgl. auch Eb 206b (*sštꜣ* > *štꜣ*) 'Geheimnis'.

5) mit *d*

Eb 423 = Eb 430 'Kugel'; vgl. auch Eb 463 die Verbesserung von in 'Kugel' (ZÄS 84, 1959, 48 zu 66,6). – Bemerkenswert ist die Schreibung mit , denn der Wechsel von *d* (stimmhafter, dentaler Verschlußlaut) mit dem entsprechenden Engelaut setzt stimmhaftes *s* (*z*) voraus; vgl. auch die Beispiele SV I § 274. Ob daher auch die Fälle *ḥdk* 'schneiden' L 11 (4,6) neben *ḥsk* 'schneiden' Eb 360 und 854e oder *ḏd-f* statt *ḏs-f* (Äg. W.B. V 626,6) und *ḏd* neben *ḏs* 'selbst' (EAG § 178–180) hierherzustellen sind, bleibt fraglich.

XVII) *š*

§ 62 a) Fortfall

Bln 189 > CHT; ob über *s(w)tḫ* > *s(w)tj* erfolgt? Vgl. § 55,1. – Zu Eb 206b (*sštꜣ* > *štꜣ*) 'Geheimnis' siehe § 61,4bb.

[1] Siehe schon *psš* > *pšš* Pyr 825a.

[2] Es ist nicht wahrscheinlich, daß hier „innere Kausative" (§ 467) vorliegen.

§ 63 b) *š* im Wechsel mit anderen Konsonanten

1) mit *ḫ* bzw. *ẖ*: siehe § 56,4 und § 58,4

2) *š* < *s*: siehe § 61,4

3) mit *ḏ* bzw. *d*?

Eb 191b = Eb 194b (Droge) liefert die Gleichung *dšr.w* = *dḏw(j).w*; wenn überhaupt eine lautliche Beziehung besteht; so müßte die Verbindung über *ḫ* erfolgen: *š* : *ḫ* (§ 56,4) und *ḫ* : *ḏ* (§ 56,6).

XVIII) *ḳ*

§ 64 a) Fortfall

1) vor *w*?[1]

Eb 821 ‘Zusammenziehung’, vgl. dagegen *sꜣḳ.w* Eb 822 und kopt. ⲤⲞⲔ ‘Sack’; ähnl. Sm 31 (10,22) ‘zusammenhalten’, ob *sꜣḳ.w.n-s* zu lesen nach der Negation *n* (§ 245)? – In diesem Zusammenhange bekommt auch die Schreibung Sm 8 (4,13), die Band IV,2 S. 143 Anm. 10 unter Hinweis auf *ꜥḳ* (Sm 4,4) als gelesen wurde, eine gewisse Wahrscheinlichkeit.

2) vor *b*?

Bt 13b (*mw nw ḳbj.t*) ‘Saft der *ḳbj*-Pflanze’

Falls dem Fortfall von *ḳ* in den obigen Fällen überhaupt ein lautgesetzlicher Vorgang zugrunde liegt, so müßte dieser als vor den Labialen *b* und *w* erfolgend definiert werden, d. h. vor stimmhaften Dauerlauten, vor denen auch der Fortfall von *t* zu beobachten ist (siehe § 71,1 und 2). Ob Beziehungen zu der besonderen Rolle der Sonoren bei der Aspiration der Verschlußlaute im Bohairischen[2] bestehen?

§ 65 b) Zusatz eines überflüssigen *ḳ*?

H 16 statt des sonst üblichen (Drogen-W.B. S. 510). Vielleicht handelt es sich auch gar nicht um einen lautlichen Vorgang, sondern um eine Erscheinung der Wortbildung: ABAB statt ABB.

§ 66 c) *ḳ* im Wechsel mit anderen Konsonanten[3]

1) mit *ꜥ*: siehe § 31,8

[1] Oder liegt ein Zusammenfall mit dem vorausgehenden *ꜣ* vor? Vgl. *q* > *ꜣ* im Ägyptisch-Arabischen.

[2] Siehe dazu Hintze, Bemerkungen zur Aspiration der Verschlußlaute im Koptischen, Z. f. Phonetik 1, 1947, 210.

[3] Zum Wechsel mit *ḏ* siehe S. 20 Anm. 1.

2) mit *k*

(*ḳ*ꜣꜣ *n nh.t šww*) Eb 71 = (*k*ꜣ*w šww n nh.t*) Eb 65; die beiden Drogen sind möglicherweise identisch (Drogen-W.B. S. 511 § 1). – Die seit D 18 belegte Form 'Leder' (Eb; H) hat die Pyr-NR gebräuchliche Form *msk*(ꜣ) (Äg. W.B. II 150) abgelöst. Zu 'Hinterkopf' (siehe § 68) sind Nebenformen mit *ḳ* bekannt: Äg. W.B. II 159,8 und 9. – Vgl. auch die von Ebbell vermutete Entsprechung äg. *ḥmkt* = arab. *ḥumāq* (Med. W.B. bei *ḥmkt* § 1). Siehe ferner die Auslassung des Suffixes *-k* vor anlautendem *ḳ* (§ 67).

3) mit *g*

Bt 18 (*dḳ*) 'zermahlen', vgl. *dḳw* 'Mehl' im Drogen-W.B.

XIX) *k*

§ 67 a) Fortfall (vor anlautendem *ḳ*)

gmm[-*k*] *ḳ*ʿ*ḥ.wj-fj* 'und du findest seine beiden Schultern' Sm 34 (11,18)[1].

§ 68 b) Zusatz von *k* (?)[2]

Eb 854a und d; 856g; Bln 163g ⲘⲀⲔϨ statt Eb 766h; ähnl. Sm 1 (1,8). – Ob es sich um einen Übergangslaut handelt, der nicht als *b* oder *p*[3], sondern wegen des folgenden Laryngals *ḥ* als palataler Verschlußlaut realisiert wurde? Vielleicht erklärt der Charakter als Übergangslaut auch das Schwanken zwischen *k* und *ḳ* (siehe § 66,2): der Verschluß konnte palatal oder velar erfolgen. Eine Schwierigkeit liegt darin, daß die betreffenden Konsonanten nicht aneinander stoßen, sondern durch den Tonvokal getrennt sind.

§ 69 c) *k* im Wechsel mit anderen Konsonanten

1) *k* < *ḫ*: siehe § 56,5

2) mit *ḳ*: siehe § 66,2

3) mit *g*?

Vgl. Eb 326, von Ebbell als Asthma gedeutet, mit 'keuchen' Eb 196; in beiden Fällen liegen jedoch offensichtlich onomatopoetische Bildungen vor.

[1] Die Auslassung des Suffixes *-k* findet sich jedoch auch sonst bei *gmj*, siehe § 84,9.

[2] Nach Calice (Nr. 641), der arab. كمح vergleicht, ist das *k* stammhaft; das Lehnwort sei durch Volksetymologie an äg. *ḥ*ꜣ 'Hinterkopf' angeglichen. – Nach Sethe, Vokalisation S. 191, soll ein Kompositum *mk-ḥ*ꜣ 'Schützer des Hinterkopfes' vorliegen.

[3] Vgl. Hintze, Konsonantische Übergangslaute im Koptischen, Z. f. Phonetik 3, 1949, 46ff.

4) *k* > *ṯ* > *t*

Vgl. z. B. Sm 21,19 mit Sm 22,1 (Partikel).

§ 70

XX) *g*

a) im Wechsel mit *ḳ*: siehe § 66,3

b) im Wechsel mit *k*? siehe § 69,3

c) im Wechsel mit *ḏ*?

Die merkwürdige Schreibung für *psg* 'speien' (Med. W.B. S. 298 § 2) mag nicht nur auf der Ähnlichkeit der hieratischen Zeichen für und beruhen, sondern könnte auch als Andeutung des Lautwandels *psg* > *psḏ* aufgefaßt werden, ähnlich wie L 39 das Zahlwort zur Schreibung von *sfḫ* 'lösen' dient. Die Palatalisierung des *g* in *psg* zeigt z. B. kopt. ⲡⲁϭⲥⲉ 'Speichel'; sie entspricht der Palatalisierung von *k* > *ṯ* (§ 69,4). Vgl. ferner den Wechsel von *g* mit *ḫ* (SV I § 255,4 = EAG § 119)[1] und weiter von *ḫ* mit *ḏ* (§ 56,6). – Ob auch 'hochheben' Sm 18,3 mit hebr. גבן 'sich erheben' zusammenzustellen ist? Zu *ḏwj* 'Berg' = arab. *gabal* vgl. jetzt aber Vycichl, ZÄS 84, 1959, 72–73.

XXI) *t*

§ 71 a) Fortfall

1) im Anlaut

Bln 27 (*tmtm*) 'bestreuen'[2]; Bln; ähnl. Bt 10 (*twn*) (Pflanze)[3]; Bln 75 (*tj3*) 'Zahnschmerzen'. – Der Fortfall des Verschlußlautes *t* erfolgt demnach vor den Sonoren *m*, *w* und *j*; vgl. dazu § 64,2 (Fortfall des Verschlußlautes *ḳ* vor den Sonoren *w* und *b*).

2) im Inlaut

H 62; 69; Bt (*šptj.t*) 'Blase'; Bln 5 (*ꜥtḫ*) 'durchpressen'; vgl. auch Eb 469 'Sieb (?)' mit *mrḫ.t* (Äg. W.B. II 112,11

[1] Vgl. auch *wbg* 'leuchten' und *wbḫ* 'leuchten' Äg. W.B. I 296 und 295.

[2] Es geht zwar *sft*-Öl voraus, aber ein Zusammenfall des anlautenden *t* von *tmtm* mit dem auslautendem *t* von *sft* ist kaum anzunehmen, da *sft* sicher schon sein auslautendes *t* verloren hatte, vgl. die Beispiele unter 3 sowie die Schreibung *sfj* im Drogen-W. B. S. 436 (Bt 10).

[3] In den meisten Fällen in der Verbindung *pr.t-twn*; ein Zusammenfall des im Status constructus erhaltenen (?) *t* von *pr.t* mit dem anlautenden *t* von *twn* ist möglich; unwahrscheinlich dagegen ist ein solcher Zusammenfall nach *ḏ3r.t* (Bln 28) und nach *sft* (Bln 91, vgl. Anm. 2). Da jedoch auch Bln 16 in der Verbindung *dḳw n twn* das anlautende *t* nicht geschrieben ist, möchte man annehmen, daß der Verlust des anlautenden *t* von dem vorhergehenden Laut unanhängig erfolgt.

und 12)[1]. Will man auch hier (wie bei 1) den folgenden Sonor für den Fortfall des *t* verantwortlich machen, so müßte angenommen werden, daß *ḫ* in *ʿtḫ* bereits zu *j* geworden wäre (§ 55,1)[2]. – Das Passivzeichen *t*(*w*) ist ausgefallen in Eb 294 statt *sjn.ḥr.tw* H 35; vielleicht auch in Eb 251d statt *ḫnm.tw-f* Eb 123.

3) im Auslaut

aa) stammhaftes *t*

(*fnt.w*) 'Würmer' Carlsb II ϥⲛⲧ; (*twt.w*)[3] 'Gestalten' Bln 198 ⲧⲟⲩⲱⲧ; (*sft*) 'schneiden' Eb 766f, vgl. Eb 772[4]

bb) Endung des Femininums (EAG § 113)

Substantiv: H 214 (*nb.t*) 'Herrin'; Bln 163h (*wsš.t*) 'Ausscheidung'; vgl. Eb 856h; siehe auch H 35 statt *st.t* 'Schleimstoff' Eb 294

Adjektiv: Ram IV C 15 (*wꜣḏ.t*) 'grün'; Eb 833a (*ʿšꜣ.wt*) 'viele'

Nisbe: H 123 (*ḫnt.t m sntr*) (Droge)

Relativform: Eb 246; H 71–75 (*irj.t.n*) 'was gemacht hat', vgl. dagegen die Parallelen Eb 243–245 und 247

cc) innerhalb einer Wortverbindung?

Bln 46, ob aus *nḥḏ.t* (*nt*) *šꜣj* 'Schweinezahn' zusammengezogen? Vgl. Drogen-W.B S. 311 *nḥš* § 1

dd) Mit dem Verlust des auslautenden *t* muß die Verwechselung einiger mit *t* gebildeter Endungen zusammenhängen:[5]

tw statt *wt*[6]: Sm 47 (16,18) (*kf.wt*) 'Klaffen'; Eb 39 (*šfw.t*) 'Schwellung'; Bln 1 (*pḥw.t*) 'After'; Bt 2 (1,9) (*bnw.t*) 'Geschwür'

wt statt *tw*: Eb 874a (*iꜣt.w*) 'Verletzung'; Sm 9 (4,21) (*tmt.w*) 'Puder'; vgl. auch L 27 mit L 33 (*ḥmkt*), in beiden Fällen dient *wt* bzw. *tw* zu Schreibung von *t*

[1] Oder ist *mrḫ.t* das ursprüngliche Wort, in das *t* als „Übergangslaut" eingeschoben ist? Vgl. S. 43 Anm. 3.

[2] Die Schreibung *ʿḫ* statt *ʿtḫ* ist nicht singulär, sie tritt auch beim Substantiv *ʿtḫ* 'Brauer' auf (Äg. W. B. I 237,4).

[3] Diese „defektive" Schreibung *tw* ist schon im AR belegt, vgl. Äg. W. B. V 255,8.

[4] Die Form ohne *t* ist schon im AR belegt (Äg. W. B. III 442,11 und 12: „vielleicht nur ungenau statt *sft*"); ob zwei Verben vorliegen: *sf* durch *-t* erweitert?

[5] Siehe auch die Schreibung *st* statt *sj* bei abh. Pronomen fem. sg. (§ 86).

[6] Dieser Wechsel beginnt also nicht erst in der 21. Dynastie, wie Gardiner, Admonitions zu 10,2, annimmt; vgl. auch Passiv S. 86 Anm. 13.

tt statt *wt*: Eb 818 (*bnw.t*) 'Geschwür'; Bln 125; ähnl. Bln 122 (*šfw.t*) 'Schwellung'

tt statt *tj*: Eb 62 (*ntj*) (mask. Relativwort)

tj statt *jt*: Bln 109; 122 (*nsj.t*) (Krankheit); vgl. auch Pharaob IV 1 (*ḥnkj.t*)

jt statt *tj* (fem. Dual): siehe § 125 ii

Gebrauch des Zeichens *tjw*

tjw: Sm (*ḫ3j.tjw*) (Dämonen) als Plural zu Sm 18,6

wtj (?): Vgl. Eb 873a mit Eb 876d 'Lederhaut?'

tw (EAG § 32): L 25b (*gbtw*) 'Koptos' ⲔⲈⲂⲦⲰ, ⲔⲈϤⲦ; Eb (*štw*) 'Schildkröte', vgl. Eb 807; (*mt.w*) 'die Toten' Sm 18,18

wt: siehe oben Eb 39 (*šfw.t*) bei *tw* statt *wt*

tj (?): Sm 20,2 (*wꜥw.tj*) 'einziger', vgl. dazu EAG § 385; Sm 9 (5,2) (*ꜥw3.tj*) 'Feind'

scheinbar *tjw*: Die Entsprechung Eb 28 und L 32 'Kreta' sowie die Schreibung Ram V Nr. XVII neben Eb 856d (Gefäßbezeichnung) scheinen auf die Lesung *kftjw* bzw. *štjw* hinzudeuten. Die Ableitung des *štw*-Gefäßes von *št* (siehe Med. W.B *štw* § 1) führt jedoch dazu, daß hier ein palatalisiertes *t* bezeichnet (*t'*), das vielleicht auch in *štw* 'Schildkröte' vorlag, sofern die Schreibungen mit (Äg. W.B. IV 557) ernsthaft und nicht archaisierend zu werten sind. – Ob in dem Namen für Kreta durch *tjw* ein besonderer vokalischer Auslaut bezeichnet werden sollte? Vgl. die Gruppe *tjw* in der Endung des Pseudopartizips 2. pl. als *tu* oder *ti* (Thacker, Systems S. 124).

§ 72 b) Zusatz eines überflüssigen *t*

1) als Zusatz zu *t*

Eb 520 (*sšwj.t wbnw*) (Status constructus); Eb 195b (*ḫnt*), vgl. die Parallele Eb 192b; Bln 163d (*mt*); H 215 (14,10) (*ḥmj.tj-sn*), vgl. 14,9; Bt 26 (*irr.t*); Bln 163a (15,3) (*mḏ3.t*) (vor Demonstrativpronomen *tn*). – In einigen Fällen zeigt das verdoppelt geschriebene *t* zweifellos an, daß es noch gesprochen wurde. Eine andere Möglichkeit ist der Zusatz von *w*: Bln 163a; L 25b (*ist*) (Partikel); vgl. auch Eb 362 (*tbn*) 'Knochenmark' (Schreibung im Zeilenbruch). Siehe ferner die Schreibung in der Form *sḏm.t-f* (§ 266cc) und im Infinitiv (Bln 185: *šdj.t-f*).

2) an Stelle der Endung *w*
L 50; 55 (*ỉtj.w-mw*) ‘Wasserträger’, vgl. Eb 493; 831c; Bln; ähnl. Bt (*ḫꜥw*) ‘Körper’, vgl. Eb 421; Bln 154 (*dp.w-f*) ‘er schmeckt’, vgl. die Parallele Eb 855w; Bt 38 (*ꜥm.w*) ‘werde geschluckt’; Eb 876a (*ḫnbb.w*) ‘kugelig’ (Pseudopartizip 3. sg. mask.)[1]

3) als Sproßlaut nach *n*?
Siehe dazu § 46,7 Anm. 2

4) fehlerhaft
L 37 *ḫmt* ‘drei’ statt *ḫm* ‘nicht wissen’; vgl. auch die Schreibung Bln 185 für *psj.tw-f* (§ 2,1)

§ 73 c) *t* im Wechsel mit anderen Konsonanten

1) mit *n*: siehe § 46,7
2) *t* < *ṯ*: siehe § 75,2
3) *t* < *d*: siehe § 78,3
4) *t* < *ḏ*: siehe § 80,4

XXII) *ṯ*

§ 74 a) Fortfall

1) nach Übergang zu *t*
Ram III B 27 > Eb; H; Sm ‘Mensch(en)’ > ⲣⲱⲙⲉ

2) *ṯt* > *ṯ*
Sm > Eb 877b ‘Achseln’

§ 75 b) *ṯ* im Wechsel mit anderen Konsonanten

1) *ṯ* < *k*: siehe § 69,4

2) *ṯ* > *t*
KV 8 > Eb; H; Carlsb; ähnl. Sm ‘Geruch’ > ⲥⲧⲟⲓ. – Siehe auch *rmṯ* > *rmt* § 74,1.
NB! Da der Übergang bereits Ende AR einsetzt (EAG § 112), begegnet in den medizinischen Texten fast nur noch die Form mit *t*, z. B. *stꜣ* ‘ziehen’ oder *ỉst* (Partikel).

XXIII) *d*

§ 76 a) Fortfall

Zur Übergangsform *ḏd* > *ḏꜣ* ‘sagen’ siehe § 23,2. Zur Schreibung von *ḏꜥr* durch *ḏd* siehe § 47,4.

[1] Wahrscheinlich ist die Feminin-Endung hier dadurch erklärbar, daß *sfṯ* > *sft* fälschlich als Femininum *sf.t* angesehen wurde, siehe dazu § 123.

§ 77 b) Zusatz von *d* (als Suffix bzw. Präfix bei der Wortbildung)

H 174 = Eb 617 ‘Wurm’; vgl. auch *šꜥ* und *šꜥd* ‘abschneiden’ sowie *ḥnḥnd* ‘behindern’ im Med. W.B. – Ob auch *dgm* ‘benommen’ und *gmw* ‘Schwäche’ Sm 22 (Glosse C) zusammengehören? – Zu *d* als Konfix siehe EAG § 428aa.

§ 78 c) *d* im Wechsel mit anderen Konsonanten

1) mit *r*: siehe § 49,6

2) mit *s*: siehe § 61,5

3) *d* > *t*

Sm 7 (3,14) = Sm 7 (Glosse J) ‘Schwäche’; Bln 120 (< *ḏdꜣ*) ‘fett’ ϫⲧⲁⲓ; H 51 (< *bd.t*) ‘Emmer) ⲃⲱⲧⲉ; Kah 7 (1,23) steht parallel zu Kah 7 (1,24) ‘die beiden Füße’, ob durch bereits der Übergang zu *rt* < *rd* ⲣⲁⲧ⸗ angedeutetist? – Siehe auch *ḏ* > *d* > *t* § 80,4.

4) *ḏ* > *d*: siehe § 80,3 und 4

XXIV) *ḏ*

§ 79 a) Fortfall (nach Übergang zu *d* > *t*?)

Bln 58 schreibt *wrḏ* (?) statt *wꜥr* ‘fliehen’, wie die Parallele Eb 227 richtig zeigt; möglicherweise beruht diese Fehlschreibung auf dem lautlichen Gleichklang von *wꜥr* und *wr(t)*.

§ 80 b) *ḏ* im Wechsel mit anderen Konsonanten[1]

1) mit *ḫ*: siehe § 56,6

Da *ḫ* auch mit *ẖ* wechselt (§ 56,2), wäre ferner die Entsprechung Sm 12 (5,21 Glossenüberschrift) = Sm 12 (5,22 Glossenerklärung) zu erwägen.

2) mit *š*: siehe § 63,3

3) *ḏ* > *d*

Eb 206a (< *ḏbꜣ*) ‘verstopfen’; Eb 273 (< *ḏꜣḏj.t*) ‘Nässen’, vgl. Kah 10; Kah 33; ähnl. Eb (< *nḥḏ.t*) ‘Zahn’, vgl. Sm 7 (3,10–11) und kopt. ⲛⲁϫϩⲉ mit Erhaltung von *ḏ* in der Metathese *nḏḥ.t*; Eb; H; Sm (< *ꜥḏ*) ‘Fett’ ⲱⲧ, vgl. Ram V Nr. III; Kah 13; ähnl. Eb (< *rwḏ*) ⲟⲩⲣⲟⲧ.

Der Übergang von *ḏ* > *d* unter Beibehaltung der historischen Schreibung hat dazu geführt, auch solche Wörter mit *ḏ* zu schreiben, die diesen Laut niemals besessen haben, siehe z. B. *wdf* ‘zögern’ oder *nwd.t* ‘Salbe’ im Med. W.B.

[1] Wechsel mit *ꜥ* siehe § 31,9, mit *ḳ* S. 20 Anm. 1.

4) *ḏ* > *d* > *t*

Bln 154 (*wrḏ*) ‘müde’ (Pseudopartizip); Ram IV C 6 neben Bln 28; 157 und Ram IV C 9; ähnl. Eb; H statt Ram V (*psḏ*) (Droge); Bln (*sḏ*) ‘brechen’; Bln; Bt neben Eb; H; Sm; L statt Ram III; ähnl. Ram V (*šnḏ.t*) ‘Dornakazie’ ϢONTE. Hierzu gehört wahrscheinlich auch die Schreibung Eb 195a; Sm 13 (6,6); ähnl. Eb 192a für *fnḏ* > *fnd* > *fnt* ‘Nase’; siehe dazu im Med. W.B. S. 306 § 1.

XXV) Anhang: Metathesen

§ 81 a) lautliche Umstellung

Die oft traditionsgebundene Schreibweise der Hieroglyphenschrift läßt nicht immer eine eingetretene Metathese erkennen. Eindeutig dagegen sind solche Fälle, in denen durch Hinzusetzen des neuen Lautwertes zum alten Schriftbild die Umstellung kenntlich gemacht wird (§ 1,2), oder deren Metathese durch das Koptische gesichert sind, z. B. Eb 191a > Eb 877b ϬBOI.

§ 82 b) lautliche oder graphische Umstellung

In anderen Fällen bleibt jedoch der Zweifel, ob es sich tatsächlich um lautliche Veränderungen handelt, oder ob nicht nur graphische Umstellung (EAG § 91–97) oder gar Schreibfehler vorliegen:
Eb 812 statt *tꜣḥ.t* ‘Bodensatz’; H 145 statt *ḥbs.w* ‘Tücher’[1] vgl. ϨⲰBC; H 68 statt *pšn.t* (Droge); H 96; 182; L 46; ähnl. Eb 482c statt *ꜥꜣgj.t* (Harz); Bln 30 statt *ꜥꜣg* ‘zerquetschen’; Ram III B 2 statt *ꜥpnn.t* ‘Wassermolch’ (?); Eb 860 statt *ḥꜥm* ‘Kehle’; Bt 14 statt *srwḫ* ‘behandeln’.
Unsicher bleibt, ob Eb 877a eine Metathese statt (z. B. Sm 19 Glosse A) darstellt; zu der möglichen Entsprechung *ꜥnꜥr.t* = *nꜥrꜥ.t* siehe im Med. W.B. S. 448 Anm. 2.
Nicht eigentlich als Metathese ist eine Schreibung wie Bln 92 für *šsp.t* ‘Gurke’ anzusehen, da die Gruppen *šs* und *sš* nur noch den Anlaut *š* wiedergeben (§ 61,4bb).
Zum Auftreten vom *j*-Präfix als Metathese von med.-*j* siehe § 28bb.

§ 83 c) graphische Umstellung

Ram III A 14 statt *rm(j).t* ‘Weinen’ Ram V Nr. VII statt *bnr.w* ‘Datteln’.
Zum Wechsel der Endungen *wt* und *tw* siehe § 71,3dd.

[1] Ob der Wechsel von *b* mit *s* (§ 59,2) hierbei eine Rolle spielt?

2. Teil: Die Wortklassen (Morphologie und Syntax)

A) Pronomen

I) Personalpronomen

§ 84 *a) Suffixe*

Zu dem üblichen Gebrauch der Suffixe (als Possessiva beim Substantiv[1] und am passiven Partizip, woraus sich das Subjekt bei den Formen der Suffix-Konjugation[2] entwickelte) können die medizinischen Texte nichts Außergewöhnliches beitragen; lediglich auf die folgenden Besonderheiten sei hingewiesen:

1) Schreibung des Suffixes vor dem Determinativ
Siehe § 17.

2) Suffix *-k* mit der Endung *-kw* des Pseudopartizips geschrieben
rdj.rḫ.kw Bln 198 = *rdj.ḥr-k* Carlsb IV 'du sollst veranlassen'.

3) Stellung bei Zusammensetzungen
mw.t-f-rmṯ Ram IV C 17, aber *mw.t-rmṯ-s* L 13 und *ẖrw-ẖ.t-s* Ram IV A 4[3]

4) Formen nach Dualen
Neben den häufig gebrauchten Formen *-kj*, *-fj* und *-sj* (GG § 75) tritt L 63 (16,5) die Schreibung 'meine beiden Augen' auf, die man eigentlich *ỉr.tj-jj* umschreiben möchte; vgl. dazu Pyr 712b 'meine beiden Ohren' neben 'seine beiden Ohren'. Siehe aber auch Edel (EAG § 165b): „Ob auch die 1. Pers. Sg. eine eigene Form **-jj* hatte, wird sich kaum feststellen lassen".

5) dualische Suffixe (3. Pers.)
Sm 14 (6,8); 36 (12,13); ++++ Sm 35 (12,7)[4]

[1] Hierher gehört auch das Auftreten der Suffixe als Genetivus subjectivus bzw. objectivus am Infinitiv und letzten Endes auch der Gebrauch nach Präpositionen und Nisben.

[2] Als Analogiebildung zu den „aktivischen" Formen muß das Ersetzen der abhängigen Pronomina durch die Suffixe beim pass. *sḏm* (siehe § 260) und beim pass. *sḏm.t-f* (siehe § 265) angesehen werden. — Suffixe nach *ntj* (GG § 200 Ex. 11—15) treten nicht auf.

[3] Es muß also doch eine Art von „engen bezw. losen Verbindungen" geben; vgl. dagegen Edel, Bibliotheca Orientalis XIV Nr 3/4, 1957, S. 140 zu Sander-Hansen, Studien zur Grammatik der Pyramidentexte § 63. — Siehe auch die „enge Verbindung" *t-ḥḏ-sn* 'ihr Weißbrot' (Siut I 225 = GG § 94).

[4] Vgl. dazu § 88 die Form *sj* Sm 48 (17,16 und 17) als abh. Pronomen, die möglicherweise für *snj* steht. Siehe auch EAG § 162 Anm.

gmm-k sp.tj wbnw pf sꜣt r-snj ‘und du findest die beiden Ränder dieser Wunde verschoben gegeneinander’ Sm 14 (6,8)

irj.in-k n-f swš.wj n ḥbs.w wdj.in-k n-f wꜥ.t-snj[1] *m ẖnw gꜣb-f kjj-snj m ẖrj gꜣb-f* ‘dann mußt du ihm zwei Bäusche von Stoff machen; dann mußt du ihm einen von beiden an die Innenseite seines Oberarmes legen, den anderen von beiden an die Unterseite seines Oberarmes’ Sm 36 (12,12–13); ähnl. Sm 35 (12,7) (*wꜥ-sj* ... *kjj*)

6) Gebrauch des abhängigen Pronomens *st* als Suffix

Am Infinitiv (als Objekt): *wḥm-ꜥ m rdj.t-st ḥr mrḥ.t-s.t* ‘es werde wiederholt, sie auf Gänsefett zu geben’ Eb 368; weitere Fälle siehe im Med. W.B. bei *st* § 1.

Am *sḏm-f* (als Subjekt)[2]: *sk irj.n-k n-f wt ḥr(j) r bꜣg-st m ḥꜣ.t* ‘vorher hast du ihm einen Verband darüber gemacht, so daß es zuvor gerinnt’ Eb 198c. – Vgl. Bln 199 *-st* neben *-sn*.

An der Relativform (als Subjekt): *ꜥ.t nb.t wnn.t-st r-s* ‘jedes Glied, an dem sie sich befinden’[3] Eb 874a.

Unsicher bleiben die Fälle nach dem pass. *sḏm*, da hier sowohl die abhängigen Pronomina als auch (sekundär) die Suffixe aufteten: *bꜥbꜥ st* (bzw. *bꜥbꜥ-st*) ‘sie mögen befeuchtet werden’ Eb 808; ähnl. Bln 60 (*rkḥ st* bzw. *rkḥ-st*); siehe dazu § 260b.

Ob das in Bln und Bt häufig gebrauchte *ḥr-sꜣ-st* als Schreibung des älteren *ḥr-sꜣ-s* (z. B. Eb 92) zu werten ist (wie *iw-st* statt *iw-s* in Anm. 2), oder ob das neutrisch-pluralische *st* ‘es’ vorliegt, ist unsicher.

7) Suffix 3. pl. durch Pluralstriche ersetzt (?)[4]

Die Form , von der Wreszinski, Pap. Berlin S. XI, behauptet, daß sie „öfter schon“ als Suffix 3. pl. geschrieben sei, ist im Pap. Bln nicht nachweisbar. Die einzigen Fälle, in denen Pluralstriche (jedoch ohne ) als Ersatz für die 3. pl. stehen könnten, sind auch anders zu erklären:

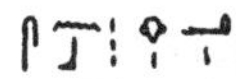 *snb.w ḥr ꜥ.wj* ‘dann werden (sie) sofort gesund’ Bln 103. Die Pluralstriche können die Schreibung des prosp. *sḏm-f* sein (vgl. § 2,4bb); zur Auslassung des Suffixes siehe § 84,9.

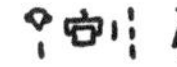 *ḥr-sꜣ* ‘danach’ Bln 163h (16,7) statt des sonst üblichen *ḥr-sꜣ-st*. Die Pluralstriche können die Schreibung des Adverbs der Präposition sein, vgl. § 2,4ee.

[1] Zu dieser Lesung siehe § 137aa.

[2] Hierzu zählen nicht die Schreibungen *st* statt *s* (3. fem. sg.), z. B. *iw-s r msj.t* ‘sie wird gebären’ Bln 195 oder *kꜣp ḥr-s* ‘werde damit geräuchert’ Bln 70.

[3] Von Sethe (SV II § 980) als *sḏm.tj-fj* aufgeführt.

[4] Zur Herkunft dieser Form vgl. jetzt E. Edel, ZÄS 84, 1959, 17.

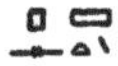 *psš* '(sie) verteilen sich' Bln 163h (16,4) neben *dmḏ-sn* 'sie vereinigen sich'. Es kann suffixloses *sḏm-f* vorliegen wie in der Parallele Eb 856h.

8) *tw* 'man' wie ein Suffix gebraucht
Siehe § 92,1.

9) Auslassung von Suffixen
Zur „legalen" Auslassung von Suffixen der 3. Personen als Subjekte bei Formen der Suffix-Konjugation siehe § 455a.
Als fehlerhaft dagegen sind Auslassungen von Suffixen der 3. Person als Possessiva an Substantiven zu werten, z. B.: *ḳꜣb.t-s ꜥ.wj-s rmn.wj*[*-s*] 'ihre Brust, ihre Arme, [ihre] Schultern' Bln 196.
Auslassungen des Suffixes der 1. sg. liegen z. B. vor in *mr irj*[*-j*] 'eine Krankheit, die [ich] behandeln werde' Sm 16 (6,20) oder *ḥꜥw*[*-j*] '[mein] Körper' Bln 190 (21,5).
Auffällig ist die Auslassung des Suffixes *-k* bei *gmj* 'finden': Kah 26 hat von drei *ir-gmj-k*-Stellen nur die mittlere korrekt geschrieben: *ir gmj*[*-k*] *mt.w* ... *ir gmj-k st* ... *ir swt gmj*[*-k*] *sj* 'wenn [du] die Gefäße findest ..., wenn du sie findest ..., wenn [du] sie dagegen findest ...'. Die Parallele Bln 196 hat in allen drei Fällen das Suffix *-k*[1]. – Ähnlich schreibt Bln 198: *ir gmj-k twt* ... *ir gmj*[*-k*] *st* 'wenn du die Gestalt findest ..., wenn [du] sie findest ...'[1]. – Vgl. ferner *gmm*[*-k*] *ḳꜥḥ.wj-fj* 'und findest [du] seine beiden Schultern' Sm 34 (11,18), wo eventuell der Zusammenfall der beiden *k*-Laute den Ausfall des Suffixes bewirkt hat.

10) Statt eines erwarteten Suffixes tritt ungewöhnlicherweise das wiederholt gebrauchte Beziehungswort auf: *wnn ḥnn-f nḫt ḫr nšw m pḥwj ḥnn-f* 'sein Glied ist steif mit Ausfluß an seiner Spitze' (wörtlich: mit Ausfluß an der Spitze seines Gliedes) Sm 31 (10,20).
Hierher gehört vielleicht auch: *ḏꜥr.ḫr-k wbnw-f gmm-k kf.wt-f sꜣt.j ft.w šw.t-f m wbnw-f* 'dann sollst du seine Wunde abtasten, und findest du ihre Klaffen verschoben, indem ihre (der Wunde) Seiten abgewendet sind von ihr' (wörtlich: abgewendet von seiner Wunde) Sm 47 (16,18–19)[2].

11) Suffix an Stelle eines erwarteten Demonstrativs
Siehe Bln 184 und 185 in § 113bb.
Zum lautlichen Verhältnis der Demonstrativ-Diskriminanten zu den entsprechenden Suffixen (*p* : *f* und *t* : *s*) siehe § 38 Anm. 2.

12) Einmal begegnet der ungewöhnliche Bezug eines Suffixes auf ein in Form einer Badal-Apposition gedanklich zu ergänzendes Wort, nicht

[1] Man wird kaum annehmen dürfen, daß hier *sḏm-f* mit dem pass. *sḏm* wechselt.
[2] Zu *ft m* 'sich abwenden von' siehe Äg. W. B. I 580,9. – Vgl. auch die abweichende Übersetzung in Bd. IV 1: „indem ihre Seiten abgewendet sind an seiner Verletzung".

auf das Beziehungswort selbst: *wḫꜣ ḳrf.t tn rdj sj m ḥnw rdj n-s mw* 'werde dieser Beutel entleert, er (d. h. sein Inhalt) werde in einen Topf gegeben, werde zu ihm (d. h. seinem Inhalt) Wasser gegeben' Eb 311[1].

b) abhängiges Pronomen[2]

§ 85 1) In den eigentlichen medizinischen Texten sind nur die 3. Personen (*sw, sj; sn, st*) belegt. Die 2. Personen (*tw, tn; tn*) sowie die 1. sg. (*wj*) finden nur in den Zaubersprüchen Verwendung. Die 1. pl. ist nicht belegt. – Bei der 3. pl. begegnet *sn* nur zweimal, d. h. es ist schon weitgehend durch *st* verdrängt. – Unsicher bleibt die Form *sj* als 3. Dual (§ 88).

§ 86 2) Schreibung

1. sg. ; Ausnahme H 78 (6,10)[3]

2. sg. masc.: ; 2. sg. fem.:

3. sg. masc.: ; 3. sg. fem.: ; Ausnahmen: Ram IV C 22; Carlsb V; Eb 206a; Bln 180; 192; 195; L 46

2. pl.:

3. pl.: im allgemeinen ; seltener Sm 25 (9,4) Carlsb II (?); Ausnahmen: Eb 871c[4]; Bln 138; 196

3. dual (?): Sm 48 (17,16 und 17), siehe § 88.

§ 87 3) Gebrauch

aa) Als Objekt (auch reflexiv) nach finiten Verbformen; nach aktiven Partizipien, Relativformen[5] und *sḏm.tj-fj*; nach dem Imperativ; nach dem negativen Komplement. – Zum Auftreten von *st* nach dem Infinitiv siehe § 84,6.

bb) als Subjekt

im Adjektivsatz: *nj wj Rꜥ* 'zugehörig bin ich zu Re' Eb 1 (1,7) = H 78 (6,9)

[1] Es ist unwahrscheinlich, daß *sj* bzw. *-s* auf das vorher genannte *inj.t* oder *šb.t* zu beziehen sind, da diese Drogen inzwischen zu einem *ꜣḥ*-Brei verarbeitet worden sind.

[2] Im einzelnen siehe für die Belege der Schreibung und des normalen Gebrauches die Artikel im Med. W. B.

[3] Zur Frage, ob hier als Determinativ einer Relativform steht, siehe § 313,2 Anm. 2.

[4] Möglicherweise ist das *t* von *st* mit dem folgenden *r* als Haplographie zusammengefallen.

[5] Ebenso auch nach pass. Partizipien, wenn man sie als unpersönliche Relativformen ansieht: *hꜣb.t wj r-s* 'das, wozu man mich gesandt hat'; formal gehören solche Fälle zu bb.

in der Form *sḏm sj*[1] als Pseudopartizip-Ersatz: *iw-s wr sj* 'sie (die Geschwulst) ist groß' Eb 868a; weitere Fälle siehe § 171

im pass. *sḏm* (optativisch)[2]: *kꜣp sj* 'sie sei (= werde) beräuchert' Kah 1; weitere Fälle siehe § 188

nach der Negation *nj* (*nn*) bei adverbialen Prädikat[3]: *nn sj mj nfꜣ n ꜥꜣ.wt* 'nicht ist sie wie jene Geschwülste' Eb 874a; ähnl. Sm 12 (5,22).

Ob in 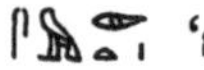 'sie im Auge' = 'die Iris' Eb 855f das abhängige Pronomen als Subjekt in einem Adverbialsatz ohne Einleitung stehen kann (*sj m ir.t*), erscheint wegen des neuägyptisch anmutenden Gebrauches (ENG § 466) zwar zweifelhaft, wird aber durch Totb Stud IV 15 gestützt[4].

cc) nach Partikeln und Konjunktionen (siehe dazu § 381; 383; 437a 3)
isk/ist: Sm 13 (6,5) (*sw*); Sm 22,1 (*st*) *nḥm-n*: H 78 (6,6) (*wj*)
m-ꜥ nt.t: Bln 195 (*sj*) *ḏr nt.t*: Sm 4 (2,11) (*sw*)

dd) als Verstärkung nach dem Imperativ (EAG § 170g)
ḫr tw 'falle du!' Bt Rs 2,3

ee) ungewöhnlicher Bezug des abhängigen Pronomens
Siehe § 84,12

§ 88 4) Exkurs: Die Dualform *sj*

Im Fall 48 des Wundenbuches im Pap. Smith hat Breasted die Stelle 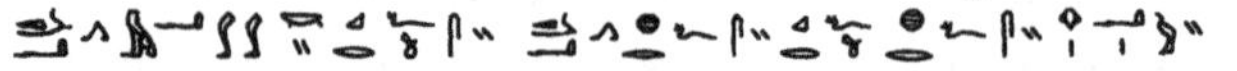 (17,16–17) wie folgt übersetzt: "Extend now thy two legs (and) contract them both (again)" und dabei das Wort für die beiden Füße als *rd.wj* gelesen (Glossar S. 547) und das Pronomen *sj* in allen drei Fällen als "dependent pronoun, third person, feminine, singular" erklärt (Glossar S. 559). – Nun kennt die Grammatik zwar Fälle, in denen ein femininer Dual als maskuliner Singular behandelt wird (§ 118 b 1 und GG § 511,1a); daß aber ein maskuliner Dual als femininer Singular konstruiert wird, ist nicht belegt und auch wenig wahrscheinlich, da die Tendenz dahin geht, maskuline Formen zu bevorzugen (z. B. Pseudopartizip 3. pl. und dual). Als Ausweg aus diesem Widerspruch bieten sich zwei Wege an:

[1] Formal natürlich ebenfalls ein Adjektivsatz.

[2] Auch hier liegt formal ein Adjektivsatz vor, vgl. Passiv S. 44 Nr. 104.

[3] Ursprünglich handelt es sich auch hierbei um den Adjektivsatz: *nj* 'abgewehrt ist' als Prädikat, vgl. § 342.

[4] Unbefriedigend bleibt auch die Annahme, daß *-s* als Suffix an *mj* auftritt: *mj-s m ir.t* 'wie sie im Auge'.

aa) Statt der Lesung *rd.wj*[1] wird ein femininer Dual gewählt, wofür sich *wꜥr.tj* ‘die beiden Beine’ am besten eignet[2]. Daß ein femininer Dual ideographisch geschrieben werden kann, zeigen z. B. die Schreibungen von *ir.tj* ‘die beiden Augen’ (siehe Med. W.B. S. 68) oder *mꜣs.tj* ‘die beiden Kniegelenke’ Eb 607. Da der Dual in seiner Mittelstellung zwischen Singular und Plural auch zum Singular enge Beziehungen zeigt[3], wäre die Wiederaufnahme durch ein feminines Singularpronomen erklärlich. Und noch ein weiterer Punkt spricht für das feminine Singularpronomen *sj*: entgegen Breasted ist der Satzteil *ḳrf sj* besser nicht als Imperativ + Objekt aufzufassen, sondern als passives Partizip (Prädikat) mit abhängigem Pronomen (Subjekt) in der Rolle des „Pseudopartizip-Ersatzes“ (siehe dazu § 171). Dann ergibt sich als Übersetzung: ‘Strecke doch deine beiden Beine aus, die verkrümmt sind[4]. Dann wird er sie (zwar) ausstrecken, dann wird er sie (aber) sofort wieder zusammenziehen’[5]. Es ist aber gerade das feminine Pronomen *sj*, das in dieser Pseudopartizip-Ersatzkonstruktion auftritt, vgl. H. Grapow, ZÄS 71, 1935, 52.

bb) Wird an der Lesung *rd.wj* festgehalten, so muß man in *sj* das Dualpronomen ‘sie beide’ sehen, hier unkorrekt *sj* statt *snj* geschrieben (vgl. LG § 85 und EAG § 166). Da einmal das Dualsuffix *-snj* in Sm 35 (12,7) nur *-sj* geschrieben ist (§ 84,5 und 44,5), ließe sich auch hier die Form *sj* (< *snj*)[6] erklären.

c) absolutes Pronomen

§ 89 1) Allgemeines

Von den Pronomina der Reihe *ink*, *nt-k* usw. (GG § 64) sind in den medizinischen Texten nur die 3. Personen und sowie einmal die 2. sg. Bln 138 in Gebrauch. In den Zaubersprüchen findet sich häufig

[1] Die von Breasted (S. 427) erwähnte Ligatur , “which might possibly be read *rd*, the phonetic writing of ‘foot’ before the determinatives ”, ist schwerlich *rd* zu lesen; vgl. die Schreibung *rd.wj* in Sm 1 (1,8), so daß sich hieraus keine Stütze für die Lesung *rd.wj* herleiten läßt.

[2] *mꜣs.tj* ‘die beiden Kniegelenke’ ist dagegen unwahrscheinlich.

[3] Vgl. z. B. die Behandlung von *pḥ.wj* ‘After’ als grammatischen Singular (Einheit aus zwei Teilen); die Bildung des femininen Duals von der Singularform (EAG § 287); der Artikel *pꜣ* vor einem masc. Dual: Urk IV 366,13 (*pꜣ tḥn.wj*).

[4] Vgl. die bei Breasted S. 427 gegebenen Beispiele mit dem Pseudopartizip *ḳrf* bzw. *ḳrf.w* als krankhafte Zustände der Beine.

[5] Weil infolge der Rückenwirbel-Verletzung das Ausgestreckthalten der Beine schmerzhaft ist.

[6] *sj* statt *snj* auch Große Sphinxstele 5 (Erman, Sitzungsber. Akademie der Wissenschaften Berlin 1904, XI S. 5).

die 1. sg. 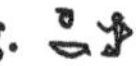 (siehe Med. W.B. S. 63) und einmal die neuäg. Form der 3. pl. 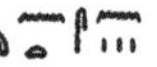 Bt Rs 2,6. – Die 1. pl. ist nicht belegt. Ebenso sind die älteren Pronomina *swt*[1], *stt* und *ṯwt* nicht belegt.

§ 90 2) zur Herkunft[2]

Während die 1. sg. als Bestandteil der hamito-semitischen Ursprache anzusehen ist (ass. *anāku*)[3], sind die Formen der 2. und 3. Personen durch Neubildungen ersetzt worden. Daß die Formen der 1. Personen in dem neuen Schema verblieben sind, verdanken sie sicher ihrer phonetischen Gestalt: der Anlaut *in* bzw. *n* fügte sich gut zu den mit *in* bzw. *nj* anlautenden jüngeren Bildungen. Als Element der jüngeren Formen dürfte die Präposition *n* dienen, entweder in der vollen Form *in* (so im Gebrauch als hervorgehobenes satzeinleitendes Pronomen) oder in der Nisbe *nj* (so etwa im Gebrauch als Possessiv). Bei einer solchen Annahme von zwei ursprünglichen Bildungen *in-t(j)-k* und *nj-t(j)-k* entfällt auch die Erklärung einer Metathese: **njtk* > *jntk* (EAG § 174). – Das Element *t* wird von Gunn (JEA 12, 1926, 129) als die Feminin-Endung der Nisbe *nj* gedeutet, während Passiv S. 82 an das Substantiv *tj/tw* > *t* gedacht wurde, das auch als Passivelement verwendet wird (§ 92,1).

§ 91 3) zum Gebrauch

aa) als pronominaler Vertreter der Hervorhebungs-Konstruktion
in + Substantiv + Partizip bzw. *sḏm-f*
Siehe § 297c.

bb) als pronominales Subjekt zu substantivischem Prädikat (nur mit der 1. sg. im Zauber)
ink sꜣ Wsjr ‘ich bin der Sohn des Osiris’ H 160

cc) possessiv, als Ersatz für *nj* + Suffix[4]
ink ḥḏ.t twj ‘mir gehört diese weiße Krone’ Sm 18,4

dd) im Konjunktiv (*ḥnꜥ nt-k ḥr* + Infinitiv)
Siehe § 330.

ee) *ink pw*
ink pw mrr.w nṯr ‘ich bin es, den der Gott liebt’ Eb 1 (1,10) = H 78 (6,10) *ink pw prj.kw* ‘ich bin es, der ich herabgestiegen bin’ Ram III B 23

[1] *swt* nur als Partikel ‘aber’; siehe § 394.

[2] Siehe dazu die Passiv S. 82 Anm. 4 erwähnte Literatur und jetzt noch EAG § 174 sowie Vycichl, Muséon 67, 1954, 367–372.

[3] Dasselbe gilt für die 1. pl. *inn* (ass. *anīnu*), die jedoch erst später belegt ist (JEA 27, 1941, 106).

[4] *nj-Rꜥ mꜣꜥ.t* ‘dem Re gehört die Maat’, aber *nt-f* (*nj-tj-f?*) *nb* ‘ihm gehört das Gold’ statt *nj-f nb*; zur Umschreibung der kurzen pronominalen Formen durch Erweiterungen mit einem Substantiv siehe Passiv S. 82 mit Anm. 5.

§ 92 *d) tw 'man'*

1) zum Gebrauch

Das ehemalige Substantiv *tj/tw* mit der allgemeinen Bedeutung 'Person' o. ähnl. (Passiv S. 79ff.) tritt selbständig, d. h. am Satzanfang ohne Einleitung, in den medizinischen Texten nicht auf; ebensowenig nach den Partikeln, die sonst das abhängige Pronomen nach sich führen (GG § 44,2).

Dagegen ist die Verwendung als Subjekt (d. h. wie ein Suffix) bei fast allen Formen der Suffix-Konjugation häufig belegt, z. B.: *sḏm-f*: *gmj.tw-f* Eb 128; *ỉrr.tw* Kah 22 *sḏm.n-f*: *gmj.n.tw-s* Eb 589 *sḏm.ḫr-f*[1]: *ỉnj.ḫr.tw-f* H 35 *ỉw sḏm-f*[2]: *ỉw ỉrj.tw-f* Eb 705 *ḫr(-f) sḏm-f*: *ḫr mꜣ.tw* Sm 12 (6,1); *ḫr.tw wrḥ.tw-f* Eb 712b *ỉw-f ḥr sḏm*: *ỉw.tw ḥr ỉrj.t* Bln 184 *wn.ḫr-f ḥr sḏm*: *wn.ḫr.tw ḥr ntš* KV 40 Relativform: *dd.tw* Sm 10 (Glosse A)

NB! Auch in den Fällen mit den Suffixen als pronominalem logischen Objekt ist *tw* (nicht das Suffix) als das grammatische Subjekt anzusehen: *sḏm.tw-f* 'man hört ihn', siehe dazu Passiv S. 80.

2) als Schreibung ist neben dem gewöhnlichen  oder einfachem nur  Bln 184 bemerkenswert.

II) Demonstrativ-Pronomen

§ 93 a) Übersicht über die belegten Formen

Siehe die Tabelle auf der folgenden Seite.

NB! Die eingeklammerten Formen sind in den medizinischen Texten nicht belegt. – Die Belege für die Schreibung im einzelnen siehe im Med. W.B. – Die durch die starke Umrandung abgegrenzten jüngeren Formen stehen vor dem Substantiv (zur Ausnahme *pn gsw* Bln 100 siehe § 94).

§ 94 b) Stellung des Demonstrativs

In der Regel stehen die Formen der älteren Bildung als Apposition nach dem Substantiv, nur *pn gsw* 'dieses Salbmittel' Bln 100 macht eine Ausnahme[3]. Die jüngeren Formen stehen vor dem Substantiv; die Singulare zeigen Genuskongruenz mit dem appositionell folgenden Substantiv: *pfꜣ ḏbꜥ* 'jener Finger' bzw. *tꜣ pḫr.t* 'dieses Heilmittel'[4]; die Formen der

[1] *sḏm.ỉn.tw(-f)* ist nicht belegt.
[2] *ỉw.tw sḏm.tw* ist nicht belegt.
[3] Vgl. denselben Gebrauch schon im AR (EAG § 184 und 185).
[4] Vgl. den Gebrauch von *kjj* 'anderer' und den der Zahlwörter (§ 138,1).

Plural			Singular		Lokal-Exp.
jünger	älter				
	fem.	*mask.*	*fem.*	*mask.*	
nw	(*iptw*)	*ipw*	*tw*[2]	*pw*[2]	*w*[1]
nn	*iptn*	*ipn*	*tn*	*pn*	*n*[1]
nf	*iptf*	(*ipf*)	(*tf*)	*pf*	*f*
nfꜣ			*tfꜣ*	*pfꜣ*	
nꜣ			*tꜣ*	*pꜣ*	*ꜣ*[1]

[1] Zur Frage des Verhältnisses von *w* bzw. *ꜣ* zu *n* siehe § 114 mit Anm. 5.

[2] Die Formen *pwj* bzw. *twj* werden hier als Schreibungen von *pw* > *pj* gewertet und sind nicht besonders aufgenommen (vgl. EAG § 146). – Die angebliche Tilgung von *jj* bei *twj* in L 22 (7,3), die Grapow, Anreden I S. 20 erwähnt, „um das alte *tw* wiederherzustellen", existiert nicht: es handelt sich um eine Textlücke; die Ergänzung von *jj* (durch 7,1 berechtigt) ist in Wreszinskis Ausgabe durch Schraffur gekennzeichnet.

jüngeren Plurale sind selbständige Substantiva[1], denen das Beziehungswort im allgemeinen durch die Genetivpartikel *n* angeschlossen wird, und zwar in der Regel im Plural stehend, während das Demonstrativ grammatisch ein Singular ist: *nfꜣ n ꜥꜣ.wt* 'jene Geschwülste' (wörtlich: 'jenes von Geschwülsten') Eb 874a. Wieweit bei den Drogen (z. B. *nn n snf* 'dieses Blut' Eb 425) sichere Singulare vorliegen, läßt sich wegen der Schreibung mit den Pluralstrichen nicht entscheiden; siehe die Fälle bei *nn* I a und b im Med. W.B. – Fehlt die Genetivpartikel (z. B. *nw idr.w* 'diese Umgrenzungen' Eb 875c oder *nfꜣ pẖr.t* 'jene Heilmittel' Sm 46 [16,6])[2], so gibt es drei Erklärungsmöglichkeiten: sofern es sich nicht um eine fehlerhafte Auslassung des Genetivwörtchens handelt (EAG § 199; GG § 111 Ex. 7), liegt entweder wie beim Singular ein Appositionsverhältnis vor ('dieses, die Umgrenzungen')[3], oder es handelt sich wie sonst bei den Pluralformen um ein Genetivverhältnis, dann jedoch im direkten Genetiv ('dieses von Umgrenzungen')[4]. Daß z. B. *nw* eine enge Possessivverbindung eingehen kann, zeigt auch das Auftreten des Suffixes (EAG § 200). Schließlich bleibt sogar zu erwägen, ob nicht auch der sogenannte Possessivartikel mit seinem Substantiv eine Genetivverbindung eingeht: im Koptischen erfolgt wie sonst beim Regens eine Enttonung von ⲡⲱϥ zu ⲡⲉϥ (Steindorff § 71,1 und 3). Der Einwand, daß *pꜣj* dabei zweimal ein direktes Possessivverhältnis eingeht (durch das Suffix und durch den folgenden direkten Genetiv), läßt sich durch Fälle wie *mw.t-f-rmṯ* 'seine Plazenta' Ram IV C 17 beseitigen.

Das Substantiv kann in Verbindung mit dem älteren Demonstrativpronomen noch ein Possessivsuffix oder einen Genetiv erhalten: *wbnw-f pf* 'jene seine Wunde' Sm 6 (2,22–23) oder *ḫꜣj.t-f iptn* 'diese seine Leiden' Eb 203c; die Genetivverbindung ist in der Regel die indirekte (siehe § 146aa 2), in einigen Fällen jedoch auch die direkte, die durch das Demonstrativum entweder gesprengt wird (*ir.tj iptn s* 'diese Augen des Mannes' L 22) oder als enge Einheit davorsteht (*rꜣ-pr pn* 'dieser Tempel' L 25b). Ebenso stellt auch die appositionelle Verbindung *s.t-ḥm.t* solch eine Einheit dar: *s.t-ḥm.t tn* 'diese Frau' Ram IV C 27. – Bei den Formen der jüngeren Bildung tritt das Suffix an das Demonstrativum[5], was zu den sogenannten Possessivartikeln geführt hat (siehe dazu § 471).

[1] Die Singularformen sind es im Grunde natürlich auch, wie die Beispiele EAG § 187 und GG § 111 Ex. 11 sowie der Gebrauch von *pw* (bzw. *tj* EAG § 193) als demonstrativisches Subjekt zeigen. Siehe dazu auch Abd el-Mohsen Bakir, JEA 39, 1953, 111.

[2] Bei *nn* läßt es sich wegen der Schreibung nicht immer entscheiden, ob *nn* oder *nn n* vorliegt; siehe dazu *nn* I im Med. W. B.

[3] So auch Bakir in dem Anm. 1 genannten Artikel.

[4] Vgl. umgekehrt *nn* 'dieses' als Rectum eines direkten Genetivs: *s.t nn* 'die Stelle von diesem' Eb 356b.

[5] Zu *nw* + Suffix siehe EAG § 200.

Das ältere Demonstrativ steht vor einem eventuell folgenden Attribut (Adjektiv, Nisbe, Partizip), z. B. *s pn ẖrj ḏbˁ.w-j* 'dieser Mann, der unter meinen Fingern ist' Sm 19,14, jedoch nach *nb* 'jeder': *ˁ.t-j nb.t iptn* 'alle diese meine Glieder' L 24 (8,5).

c) Gebrauch[1]

1) Bezug auf vorher Erwähntes

§ 95 aa) auf dasselbe Wort bezogen

In den Diagnosen des Pap. Smith durch *pf* (*iptf*), siehe die Belege bei DD Nr. 1–60; daneben auch zweimal der jüngere Plural in einer glossenartigen Erklärung inmitten der Untersuchung: *nf n nhdhd npꜣpꜣ* 'jenes Zittern und Flattern' Sm 6 (2,21) und 8 (4,11). Ungewöhnlich ist *wbnw pn* 'diese Wunde' Sm 10 (5,8) = DD Beleg 61 und S. 14. Zu *nn sp.w ḳb.w* 'diese Kühlmittel' Sm 46 (16,5–6) siehe § 101d.

Im Pap. Kahun durch *pfꜣ* (*pfꜣ ḏbˁ* 'jener Finger' in Kah 32 bezieht sich auf Kah 29).

In den übrigen Papyri (Eb; H; KV; Ram III A; Bln) sowie im Anhang des Pap. Smith ist die *pf*-Reihe durch die *pn*-Reihe ersetzt worden, z. B. Eb 207c (*ḏꜣf pn*)[2]; H 257 (*isw.t tn*)[3]; Eb 620b (*nn n tmt.w*)[4]. – Unregelmäßig ist der Gebrauch von *nfꜣ* in der Geschwulstdiagnose Eb 874a (*nfꜣ n ˁꜣ.wt* 'jene Geschwülste'), womit sich diese Diagnosen altersmäßig neben die des Pap. Smith stellen. Statt der *pn*-Reihe ist teilweise sogar die noch jüngere *pꜣ*-Reihe eingetreten[5], und zwar im Gefäßbuch Eb 856, in zwei Ebers-Rezepten (Anm. 7), in den Glossen und im Anhang des Pap. Smith, z. B. Eb 856d (*pꜣ pw mt štw* 'das ist dieses *štw*-Gefäß', bezogen auf Eb 856c)[6]; Sm 45 (15,19) (*nꜣ n šfw.t* 'diese Schwellungen')[7].

[1] Vgl. dazu H. v. Deines, Die Demonstrativa im Wundenbuch des Pap. E. Smith, MIO 2, 1954, 1–29 mit z. T. abweichenden Ergebnissen; im folgenden als DD zitiert.

[2] Weitere Belege: Eb 325 (*šbb*); Eb 308 (*ḥꜣḏ*); Sm 22,7 (*hnw*); KV 27 (*hnw*); Ram III A 24 (*stp*). – Vgl. auch *šnj pn* in Eb 425; 426; 428 und 429 und dazu § 103.

[3] Weitere Belege: Eb 307 (*rmn.t*); 311 (*ḳrf.t*) (2mal); 312 (*rhd.t*); 313 (*šd.t*); 314 (*irṯ.t*); Bln 163a (*mḏꜣ.t*). – Auffällig ist, daß sämtliche Ebers-Belege in engster Nachbarschaft stehen, offenbar also eine Eigenheit der Hustenrezepte, zu denen auch die Belege für *pn* Eb 308 und 325 aus Anm. 2 gehören, darstellen.

[4] Weitere Belege siehe im Med. W. B. bei *nn* I a.

[5] Zur Ablösung von *pn* durch jüngeres *pꜣ* siehe auch U. Heckel, ZÄS 82, 1957, 42.

[6] Weitere Belege: Sm 9 (5,5) (*wbnw*); Sm 21,21 (*ˁnḏw*). – Für Bln 163d (*mt štw*) ist in Bln 163c der Bezug fortgefallen, vgl. die Parallele Eb 856c und d.

[7] Weitere Belege: Eb 314 (*wˁḥ*), siehe auch § 101c; Eb 786 (*spj.t*); Sm 21,14 (*pr.t*), siehe dazu auch § 101b. – In Eb 856e (*nꜣ pw n mt.w n nḥb.t-f*) ist der Bezug in der fortgefallenen Einleitung zu suchen, siehe die Erläuterungen zur Stelle. Ebenso ist für *pꜣ ḫsd rwḏ* in L 3 wahrscheinlich schon vorher *ḫsd rwḏ* in der Textlücke zu ergänzen.

§ 96 bb) auf ein Wort desselben Wortstammes bezogen[1]

Die Ergebnisse decken sich mit den in § 95 gegebenen Befunden:

pf in den Diagnosen des Pap. Smith: Sm 5 (2,12) (*sḏ pf* 'jener Bruch', bezogen auf *sḏ ḏnn.t-f* 'gebrochen ist sein Schädel'); ebenso Sm 6 (2,20); siehe dazu DD Belege 2 und 4 sowie S. 6–7.

pn im Pap. Ebers: Eb 325 (*whb pn* 'diese Durchbohrung', bezogen auf *whb kfꜣ-f* 'durchbohrt ist sein Boden').

pꜣ in einer Smith-Glosse: Sm 4 (2,10) (*pꜣ pšn* 'dieser Spalt', bezogen auf *pšn ḏnn.t-f* 'gespalten ist sein Schädel'); siehe dazu DD Beleg 74 und S. 19.

§ 97 cc) Beziehungswort durch ein „Ersatzwort" aufgenommen

Die Ergebnisse decken sich mit den Befunden in § 95:

pf in den Diagnosen des Pap. Smith: *sḳr pf* 'jene Schlagverletzung', bezogen auf *sḏ* 'Bruch' Sm 8 (4,7 zweimal) und Sm 17 (7,3), bezogen auf *thm* 'Loch' Sm 19 (7,17), bezogen auf *pšn* 'Spalt' Sm 21 (8,8); siehe dazu DD Belege 13, 14, 22, 24, 29 und S. 9–10.

pn in den Smith-Glossen sowie im Pap. London und Hearst: z. B. Sm 8 (4,16) (*ỉh pn* 'dieses Leiden', bezogen wie das gleichwertige *sḳr pf* 'jener Schlag' auf *sḏ* 'Bruch')[2]; L 25b (*ntr.t tn* 'diese Göttin', bezogen auf *'Is.t* 'Isis')[3]; L 21 (*nn n ḥt-ʿ* 'diese Ziegelform' bezogen auf *ḏb.t* 'Ziegel').

pꜣ in einer Glosse des Pap. Smith: Sm 9 (5,5) (*pꜣ wt* 'dieser Verbinder', bezogen auf *swnw* 'Arzt')[4]. Hierzu gehört wahrscheinlich

[1] In allen Fällen handelt es sich um das pass. *sḏm*, das nominal wieder aufgenommen wird, siehe dazu § 263c.

[2] Zum Gebrauch von *ỉh* als Ersatz für das spezielle Leiden siehe Med. W.B. S. 98. Abweichende Auffassung bei DD S. 14–15 Beleg 13 und 14. – Weitere Belege: H 170 (*ntr pn* 'dieser Gott', bezogen auf *rʿ*); L 25b (*rꜣ-pr pn* 'dieser Tempel', bezogen auf *ḥw.t-ntr* 'Gotteshaus'); L 25b (*wḏꜣw pn* 'dieser Schutzzauber', bezogen auf das in der Überschrift zu ergänzende *šn.t* 'Zauber'?).

[3] Ebenso wohl auch L 25b und c (*mḏꜣ.t tn* 'diese Buchrolle', bezogen auf das in der Überschrift zu ergänzende *šn.t* 'Zauber').

[4] Andere Auffassungen (*swnw*-Arzt und *wt*-Verbinder nicht identisch) bei Breasted S. 224; Grapow, Grundriß III S. 95; DD S. 20. – Dafür, daß der behandelnde Arzt selbst die Verbände anlegte, spricht das häufige *wt.ḫr-k* 'du sollst verbinden' (auch das *dd-f* der Glosse ist daher nicht auf *swnw*, sondern auf *wt* zu beziehen). Für die Tätigkeit des *wt*-Verbinders als Wundarzt vgl. die Grundriß III S. 95 zitierte Stelle, in der ein Verstorbener sich rühmt, „daß er besser eine Verletzung behandeln könne als ein berufsmäßiger *wt*-Balsamierer und Verbinder". Auch die Existenz eines Lehrbuches des *wt*-Verbinders über Krankheitssymptome (Sm 19 [7,21]) spricht dafür, daß der *wt*-Verbinder selbst praktizierte und nicht nur ein Bindenlieferant für den Arzt war, woran Breasted denkt.

auch *m pꜣ 2* 'beide zusammen' Carlsb III, bezogen auf die vorher genannten Getreidesorten *it* und *bd.t*.

§ 98 dd) auf einen Satzkomplex bezogen

pf/*pfꜣ* im Pap. Kahun und in einer Smith-Diagnose: Kah 8 (*mj.t.t tfꜣ pẖr.t nt dr sḥꜣw n ḥm.t* 'dasselbe wie jenes Rezept zum Beseitigen von *sḥꜣw* infolge der Gebärmutter', vielleicht auf Kah 1 zu beziehen)[1]. Zu *nfꜣ pẖr.t* in Sm 46 (16,6) siehe § 101d.

pn in Verbindung mit einem Zauberspruch in der Smith-Diagnose Fall 9, in Schlußbemerkungen von Smith-Diagnosen, in den Magendiagnosen des Pap. Ebers; und sonst (Anm. 2 und 3): Sm 9 (5,2) (*ḏd.t m ḥkꜣ.w ḥr pẖr.t tn* 'was man als Zauber über diesem Heilmittel sagt', bezogen auf das vorhergehende Rezept mit Applikation)[2]; siehe dazu DD Beleg 64 und S. 15.
Eb 198c (39,19) (*sp pn* 'dieses Mittel', bezogen auf das Trankmittel in Eb 198b)[3].
Sm 41 (14,8) (*ḫft šsꜣ.w ipn* 'gemäß dieser Behandlungsvorschrift'), ebenso Sm 45 (15,16) und 47 (17,6); siehe dazu DD Belege 68–70 und S. 16–17.
Eb 203c (*ḫꜣj.t-f iptn* 'dieses sein Leiden', bezogen auf die vorher festgestellten Symptome).

nn: Der jüngere Plural der *pn*-Reihe tritt nur in der Verbindung *nn (n) pẖr.t* 'dieses Heilmittel' auf, bezogen auf die vorher aufgezählten Drogen: Eb 325; Eb 712b = H 17; Eb 853a (bezogen auf Eb 852); H 175b. – Vgl. auch L 24 (8,6) *nn (n) ntr.w* 'diese Götter' als Wiederaufnahme der zuvor aufgezählten Götternamen.

pꜣ in einer Smith-Glosse: Sm 9 (5,5) (*tꜣ pẖr.t nt.t ḥr pꜣ wbnw* 'dieses Heilmittel, welches auf dieser Wunde ist', bezogen wie

[1] Griffith ergänzt allerdings Kah 1 (1,2) *ḫꜣʿ.w* nach *ḏd.ḥr-k*. Der Vergleich von Kah 8 (leidet am Nacken sowie an den Ohren und kann nicht hören) mit Kah 1 (leidet am Nacken sowie an den Augen und kann nicht sehen) würde jedoch auch die Ergänzung von *sḥꜣw* erlauben. – Denkbar ist auch, daß *tfꜣ* sich auf das erst folgende Rezept Kah 17 bezieht (so Erläuterungen S. 203 Anm. 3 zu Kah 8); zum Bezug von *pf* auf vorwärts Liegendes siehe § 101e zu Sm 46.

[2] Weitere Beispiele: Eb 247 = H 75 (*pẖr.t*); Ram III A 24 (*pẖr.t*); Bln 121 (*pẖr.t*, bezogen auf Bln 120); L 9 (*šn.t*).

[3] Weitere Belege: Eb 191c (*iḫ pn* 'dieses Leiden' = Eb 194c ohne *pn*); Eb 198c und 201b (*sp pn* 'dieser Fall'); Eb 853a (*mj sšm pn* 'in dieser Weise', bezogen auf Eb 852); Bln 160 (*mr pn* 'diese Krankheit'); siehe ferner *rꜣ pn* 'dieser Spruch' im Med. W. B. S. 265 I e, wobei sich *pn* jeweils auf den vorher im Wortlaut mitgeteilten Spruch bezieht, nicht auf das in einigen Fällen in der Überschrift genannte *rꜣ* 'Spruch'.

das gleichwertige *pḫr.t tn* des Diagnosentextes (5,2) auf das vorhergehende Rezept mit Applikation; siehe oben bei *pn*)[1].

§ 99 ee) Zusammenfassung

Im Gegensatz zu den in §§ 95–97 mitgeteilten Fällen weichen die in § 98 auftretenden Stellen aus den Smith-Diagnosen insofern von dem bisherigen Befund ab, als hier nicht die Demonstrativa der *pf*-Reihe, sondern die der *pn*- oder sogar der *pꜣ*-Reihe gebraucht werden. Diese zunächst auffällige Erscheinung wird DD S. 22 unter 2d damit erklärt, daß hier nicht auf ein „einzelnes, vorher erwähntes Wort" zurückgewiesen wird, „sondern auf ein mehr oder weniger großes Satzgefüge". Da jedoch Kah 8 (*tfꜣ pḫr.t*) in eben derselben Bezugnahme auf ein Satzgefüge nicht das Demonstrativum wechselt und nun die *pn*-Reihe benutzt (*pḫr.t tn* statt *tfꜣ pḫr.t*), sondern dasselbe Demonstrativum, das auch zur Rückbeziehung auf ein einzelnes Wort diente (vgl. Kah 32 *pfꜣ ḏbꜥ* in § 95), wird der Grund für das Eintreten von *pn* statt *pf* ein anderer sein: Bei *pḫr.t tn* in Sm 9 (5,2) läßt sich das Auftreten des jüngeren *tn* damit erklären, daß diese Diagnose eben einer jüngeren Sprachstufe entstammt und nur wegen der sachlichen Beziehungen (Wunde am Kopf) Aufnahme in das Wundenbuch gefunden hat. Für eine solche Annahme sprechen außer der Tatsache, daß in Sm 9 der einzige Zauberspruch des Wundenbuches steht, noch weitere Anhaltspunkte[2], die sich aus dem Aufbau dieser Diagnose ergeben, so daß Breasted S. 217 zu der Frage kommt: "whether some later copyist is not to be held responsible for the insertion of this solitary example of a folkloristic recipe into his otherwise surprisingly rational treatise". Und mit der Bemerkung "This case exhibits the methods and the form of the great bulk of the materials in Papyrus Ebers" (Breasted S. 218) wird dieser Diagnose genau das Zeugnis ausgestellt, das wir benötigen, um das Eintreten von *pn* an Stelle

[1] *tꜣ pḫr.t* bezieht sich also nicht auf *pḫr.t tn* (so DD S. 20); vgl. dazu den Bezug von sowohl *sḳr pf* (Text) als auch *ỉh pn* (Glosse) auf das gemeinsame Beziehungswort *sḏ* 'Bruch' in Sm 8 (§ 97 bei *pf* und *pn*); dort sind die Demonstrativa jeweils eine Ebene älter als hier (*pf* statt *tn* und *pn* statt *tꜣ*). Zum Rückbezug zweier gleichwertiger, mit dem Demonstrativum versehener Elemente auf ein gemeinsames Beziehungswort siehe auch Eb 1 und 131 in der Bemerkung am Ende von § 102. – Weitere Belege: Bln 138 (*tꜣ pḫr.t*); Sm 21,21 (*nꜣ n mw*, bezogen auf den vorher beschriebenen Waschvorgang).

[2] Es ist sicher auch kein Zufall, daß von den insgesamt 5 Belegen der *pꜣ*-Reihe allein drei in Sm 9 vorkommen.

von *pf* zu erklären, das wir in anderen Fällen (§§ 95–97) bei der Bezugnahme auf ein einzelnes Wort bereits festgestellt haben[1]. „Es bleiben noch drei *šś3.w ipn* in Fall 41, Fall 45 und Fall 47, die am Schluß der Diagnosen, in Fall 47 am Schluß des Grundschemas, stehen. Es handelt sich jedesmal um einen Zusatz, der nicht mehr zur eigentlichen Diagnose gehört“ (DD S. 16). Mit dieser Feststellung dürfte zugleich auch die Antwort gegeben sein, weshalb hier nicht *ipf* gebraucht wird: es sind jüngere Zusätze. Somit stellt sich das Verhältnis von *pf* zu *pn* als rückbeziehende Pronomina nicht als „pointiert“ und „unscharf“ (DD S. 15) dar, sondern – bei gleicher Funktion der Rückbeziehung auf einzelne Wörter oder ganze Komplexe – lediglich als das von älterer und jüngerer Gebrauchsweise; man sollte daher sowohl *pf* wie *pn* in diesen Fällen durch ‘jener’ übersetzen. – Als eine noch jüngere Stufe hat die *p3*-Reihe in dieser Funktion zu gelten.

ff) Besonderheiten

§ 100 1) absoluter Gebrauch der jüngeren Plurale

a) *nw* (bezogen auf die Krankheit)

nw nnm m nḥb.t-f ‘dieses ist abgeirrt in seinen Nacken’ Sm 3 (2,1) *im-k wdj ˁ r mj.t.t nb.t nt nw* ‘du sollst nichts unternehmen gegen dergleichen von diesem’ Eb 876d; vgl. auch Eb 873b

b) *nn*

α) bezogen auf die Krankheit

sk wt nn ḥr mjk3.t ‘zuvor werde dieses mit *mjk3.t* verbunden’ Eb 199b *ir wpj-k nn m ḫtj.t nt s* ‘wenn du dieses beurteilst an der Kehle des Mannes’ Eb 857a; ähnl. Eb 865a

β) bezogen auf die Behandlung bzw. Drogenbereitung

Sehr häufig in Verbindungen wie *m-ḫt* bzw. *r-s3 irj.t nn* ‘nachdem dieses getan ist’; *m-ḫt nn* bzw. *ḥr-s3 nn* oder *r-s3 nn* ‘danach’. – Siehe die Belege im Med. W.B. bei *nn* II b

γ) Heilmittel und Drogen in Opposition

Siehe § 101a.

[1] Auch DD S. 21 wird darauf hingewiesen, daß *pḫr.t* „ein Wort der Rezeptsprache ist, . . . die den Hauptinhalt des Ebers ausmacht“ und „daß gerade in den Rezeptanweisungen das Demonstrativ ‘dieser’ eine ähnliche Funktion übernimmt wie das Demonstrativum ‘jener’ in der Diagnosensprache des Wundenbuches“.

c) *nf* und *nfꜣ*

prj iḫ.t m-sꜣ nfꜣ mj mnḥ 'es kommt etwas wie Wachs danach heraus' Eb 869c (bezogen auf das vorher genannte *ḥsꜣ* 'Schleim') *gꜣp.ḫr-k mj nf imj-ḥꜣ.t* 'du sollst einen Schnitt machen wie (bei) jenem zuvor' KV 61 (bezogen auf die Schnittbehandlung KV 49—50)

§ 101 2) Opposition[1]

In einigen Fällen wird durch zurückweisende Demonstrativa auf zwei verschiedene Elemente eine Beziehung zwischen diesen beiden hergestellt:

a) *nn — nn*[2]

iw inj.n-j nn rdj m s.t nn 'ich habe dies (das Heilmittel) gebracht, es werde gesetzt an die Stelle von diesem (der Krankheit)' Eb 356b; ähnlich wohl auch L 43b (*nn r nn*) gemeint. *dwꜣ-k r mḥ ir.tj-kj m nn (n) mjmj ir-r-sꜣ nn iꜥj.ḫr-k ir.tj m nn (n) irṯ.t* 'du mögest deine Augen früh am Morgen mit diesem Samenkorn des Emmer füllen; danach sollst du die Augen mit dieser Milch waschen' Eb 384[3]

b) *pꜣ* — indeterminiert[4]

irj m sp 2: wꜥ m nꜣ n pr.t kjj m sḫrw 'werde zu zwei Teilen gemacht: der eine aus diesen Früchten, der andere aus der Spreu' Sm 21,14—15[5]

c) *pꜣ — pn*

wšꜥ.ḫr s nꜣ n wꜥḥ sꜥm m irṯ.t tn 'der Mann soll diese *wꜥḥ*-Früchte essen; werde heruntergespült mit dieser (= jener) Milch' Eb 314[6]

d) *nn — nfꜣ*

ir ḫsfj r-s nn sp.w ḳb.w sꜣw.in-k nfꜣ pḫr.t r hꜣꜣ mw nb ntj

[1] Siehe auch den Abschnitt 'der eine — der andere' § 134—137.

[2] Vgl. *pn — pn* Pyr 472d und 143d (EAG § 186); interessant dabei ist die Verbesserung von *pn — pn* zu *pf — pn* in Pyr 142c (EAG § 187). — Vgl. auch die Konstruktion 'der eine — der andere' durch Wiederholung desselben Wortes (§ 134).

[3] *mjmj* und *irṯ.t* sind als die beiden einzigen Drogen des Rezeptes eingangs genannt. — Vgl. dagegen Eb 314 unter c.

[4] Vgl. dazu Eb 307 und 324 (*gs-s m mw gs m ḏꜣr.t*) sowie Sm 35 (12,7) (*wꜥ-sj . . . kjj*), wobei jeweils der zweite Partner undeterminiert erscheint (§ 129).

[5] *pr.t* und *sḫrw* sind beide vorher erwähnt; *pr.t* ist zweimal gebraucht, das zweite Mal als *nꜣ n pr.t* aufgenommen. Ungewöhnlich ist die Wiederaufnahme von *sḫrw* ohne Demonstrativpronomen.

[6] *irṯ.t-iḥ* und *wꜥḥ* sind als die beiden einzigen Drogen des Rezeptes vorher genannt. — Vgl. dagegen Eb 384 unter a.

m sḫr pf[1] 'wenn[2] diese Kühlmittel daran angebracht sind, mußt du mit jenen Heilmitteln warten, bis alles Wasser abgegangen ist, das in jener *sḫr*-Geschwulst ist' Sm 46 (16,5–7)[3]

e) Zusammenfassend läßt sich für die drei Oppositionsfälle mit wechselnden Demonstrativen (b–d) folgendes feststellen: Die Reihenfolge der Demonstrativa richtet sich nach der „Entfernung" der Bezugspunkte[4], d. h. wird das Nähere vor dem Ferneren erwähnt, so steht *pn* vor *pf* bzw. *pꜣ* vor *pn*[5]. So ist z. B. in Eb 314 in der Drogenaufzählung zuerst die Milch, dann die Hülsenfrucht genannt; in der Applikation wird jedoch zuerst auf die Hülsenfrucht, dann erst auf die Milch zurückgegriffen (Schema: Fern–Nah: nah–fern). Auf das „Erstgenannte" wird das Demonstrativ der Ferne (*tn*), auf das „Letztgenannte" das der Nähe (*nꜣ*) angewendet[6].

Ähnlich ist auch der Fall unter b (Sm 21,14–15) zu beurteilen: als Partner des Demonstrativpronomens *pꜣ* für die Nähe tritt hier die Indetermination auf, um das Fernere zu bezeichnen[7], strukturalistisch betrachtet: die Kategorie Null des Demonstrativpronomens. Zwar ist in der Bereitungsvorschrift zuerst *pr.t* und danach *sḫrw* genannt,

[1] Der Text hat *tp* statt *pf*, siehe dazu § 113aa S. 75 mit Anm. 1.

[2] *ỉr* hier nicht so sehr konditional 'für den Fall, daß ...', sondern mehr temporal 'sobald', vgl. z. B. *ỉr wḥm-f* 'sobald es noch einmal (aufwallt, mußt du ...)' Bln 184. Dagegen übersetzt Breasted S. 407, 2: "only if".

[3] *sp.w ḳb.w* ist vorher erwähnt, es folgen zwei Rezepte. Auf das zweite von beiden könnte sich *nfꜣ pẖr.t* beziehen; siehe DD S. 18 und Med. W. B. *sp* § 2 (*pẖr.t* als Unterbegriff von *sp*). Zum wahrscheinlichen Bezug von *nfꜣ pẖr.t* auf die beiden erst folgenden Rezepte siehe unter e. Als unwahrscheinlich sollte die Annahme ausscheiden, *sp.w ḳb.w* und *pẖr.t* und ebenso *nn* und *nfꜣ* als im Grunde identisch zu betrachten (so Breasted und auch DD S. 18), womit keine Opposition mehr gegeben wäre.

[4] Vgl. DD S. 17 Anm. 33: „Wenn *pf* und *pn* in Opposition stehen (wie z. B. Pyr 142c; 684b; Urk IV 119), wird zuerst *pf* und dann *pn* genannt. Die beiden Bezugspunkte, auf die sie zurückweisen, zeigen dieselbe Reihenfolge". — Vgl. aber Anm. 6.

[5] Zur Verschiebung der Opposition *pf* – *pn* > *pn* – *pꜣ* vgl. S. 63 Anm. 1; d. h. jeweils das altertümliche Demonstrativ übernimmt die Rolle, das ferner Liegende zu kennzeichnen.

[6] Die Anm. 4 mitgeteilte Beobachtung trifft also nur für solche Fälle vom Schema Fern-nah: fern-nah zu; zuerst *pn* und dann *pf* wird z. B. auch Pyr 1376c und 1377c (EAG § 185) gebraucht.

[7] Daß durch Determination ein ursprünglich fernerstehender Begriff in gedankliche Nähe gebracht wird (ein Mann – dieser Mann), liegt auf der Hand; vgl. noch § 129–131.

man sollte also *pr.t tn – nꜣ n sḫrw* erwarten (Schema: Fern–Nah : fern–nah); doch werden kurz vor unserer Opposition noch einmal die Früchte als *nꜣ n pr.t* erwähnt, so daß sie damit die „Letztgenannten" geworden sind und somit dasselbe Schema (Fern–Nah : nah–fern) vorliegt wie in Eb 314 unter c.

Am kompliziertesten ist der Fall d (Sm 46) gelagert, wie die Diskussion bei DD S. 18 und oben S. 66 Anm. 3 zeigen. Wendet man jedoch die Ergebnisse der beiden anderen Oppositionsfälle auf *nn* und *nfꜣ* an, so ergibt sich für *nfꜣ pḫr.t* ein Bezugspunkt, der gegenüber den *sp.w ḳb.w* (16,3) entfernter sein muß (Schema: X–Nah : nah–fern, wobei X der gesuchte Bezugspunkt für *nfꜣ pḫr.t* sei). Daß *sp.w ḳb.w* (16,3) als das Nähere anzusehen ist, wird durch das Demonstrativum *nn* in 16,5–6 erwiesen; da aber andererseits vor diesen *sp.w ḳb.w* keine weiteren Rezepte stehen, bleibt als Ausweg nur der Vorgriff auf die folgenden Rezepte, die ebenfalls Kühlmittel (*sp.w [nw] iṯḥ srf*) sind. Daß mit *nfꜣ* nicht nur das rückwärts Fernerliegende bezeichnet werden kann, sondern auch das räumlich und zeitlich vorwärts Fernerliegende, zeigt z. B. der Pyramidentext 1376 bis 1377, der die Überfahrt vom diesseitigen Ufer (*pn gs*) zum jenseitigen Ufer (*pf gs*) erwähnt; dieselbe Idee liegt auch in dem Wort *ꜥf.t.t* 'das Jenseits'[1]; und ebenso ist wohl auch *tfꜣ pḫr.t* in Kah 8 auf das erst folgende Kah 17 zu beziehen (vgl. S. 62 Anm. 1).

Der hier festgestellte Gebrauch der Demonstrativa in Oppositionen beweist erneut, daß die ägyptische Sprache sehr wohl auf logische Beziehungen achtet und auch imstande ist, diesen Feinheiten der Sprache Ausdruck zu verleihen[2].

2) Bezug auf die Situation des Augenblicks[3]

102 aa) in Zaubersprüchen[4]

1) bezogen auf den Kranken (*pn*)

s pn ḫrj ḏbꜥ.w-j 'dieser Mann (hier), der sich unter meinen

[1] Vgl. dazu E. Otto, ZdMG 101 NF 26, 1951, 54 Anm. 2.

[2] Siehe dazu auch § 264 mit Anm. 5.

[3] Gemeint ist: es geht kein Bezugspunkt voraus; vielmehr erfolgt durch das Demonstrativum eine spontane Kontaktaufnahme zu dem so determinierten Wort, wie es z. B. besonders gut der Gebrauch bei Vokativen (unter 7) zeigt.

[4] Es ist verständlich, daß der Zauberspruch nicht allgemein gehalten sein darf, sondern auf den speziellen Fall ('dieser Patient hier', 'dieser Körperteil hier' usw.) eingehen muß, um erfolgversprechend zu wirken.

Fingern befindet' Sm 19,14; ähnl. Ram IV C 27 (*s.t-ḥm.t tn*); Ram III B 33 (*ẖrd pn*); Ram IV C 27 (*ṯȝj pn*)

2) bezogen auf einen Körperteil (*pn*)

ib-j pn ḥȝ.tj-j pn 'dieses mein *ib*-Herz, dieses mein *ḥȝ.tj*-Herz' Sm 19,3; ähnl. Ram III B 13[1] *ẖ.t-j tn* 'dieser mein Bauch' Eb 61; H 216[2]; ähnl. Sm 19,16 *ʿ.t-j iptn* 'diese meine Glieder' Eb; H; L (siehe Med. W.B. S. 47 I)[3] *nbd-j pn* 'diese meine Locke' L 36 (12,7)[4]

3) bezogen auf die Krankheit (*pf* und *pn*)[5]

dr ḫpw pf ḫsr šȝrw pf 'beseitigt werde jene Blindheit, vertrieben werde jene *šȝrw*-Augenkrankheit' L 36; ähnl. L 38 (*ḫftj*) *ʿff pn* 'diese Fliege' Sm 19,16 *nn tmj.t* 'diese *tmj.t*-Krankheit' L 10 (4,3)

4) bezogen auf das verwendete Hilfsmittel (*pn*)

pẖr.t tn 'dieses Heilmittel' H 212 (zweimal) *dbḥ pn* 'dieses *dbḥ*-Maß' H 212 (zweimal) *ḥkȝ.t tn* 'dieser Scheffel' H 213

5) bezogen auf die augenblickliche Zeit (*pn*)

hrw pn 'dieser Tag' = 'heute' Eb 2 *rnp.t tn* 'dieses Jahr' Sm 18,8

6) bezogen auf den augenblicklichen Ort (*pn*)

tȝ pn 'dieses Land' = 'Ägypten' L 25 b

7) im Vokativ[6] (*pn* und *pw* bzw. *pwj*)

i pẖr.t tn 'o, du Heilmittel' Bln 189 *ʿȝm.t tn* 'du Asiatin' Mutt u Kind D 2,7 *nn (n) ntr.w* 'ihr Götter' L 24 (8,6)[7] *ij.wj ir.t twj nt Ḥr* 'willkommen, du Horusauge' L 22 (7,3); ähnl. L 22 (7,1); L 45 (14,5–6) *nsr.t twj* 'du Hitze' Sm 19,1 *i pȝ 8*[8] *ntr.w ipw* 'o, ihr acht Götter' L 25 c; ähnl. Bt Rs 2,6

8) *nn* 'dieses' als Subjekt im Nominalsatz

mnḏ pw nn mn.n ʾIs.t 'dies (hier) ist die Brust, an der Isis litt' Eb 811; ähnl. L 38

[1] Auslassung des Suffixes 1. sg.: L 26 (*m iwf[-j] pn m ḥʿw-j pn*) und wahrscheinlich auch Sm 9 (5,3) (*mȝʿ[-j] pn*).

[2] H 212 (*ẖ.t tn*) ohne Suffix.

[3] Eb 873d Suffix 1. sg. ausgelassen; Eb 385 (*ir.tj iptn*) ohne Suffix.

[4] Direkte Rede der Isis innerhalb eines Zauberspruches.

[5] Die Verwendung von *pf* ist hier wohl kaum als Alterskriterium zu werten, sondern wahrscheinlich eine Distanzierung im negativen Sinne (EAG § 186; DD S. 1).

[6] Vgl. dazu Grapow, Anreden I S. 18–24.

[7] Gleichzeitig eine Wiederaufnahme der vorher aufgezählten Götternamen.

[8] Kein Demonstrativ *pȝ-nn*, wie Wreszinski glaubt.

Ebenso, allerdings ohne *pw*, sind wohl auch die Fälle Ram III A 13; Ram IV C 26 und D III 3 zu beurteilen.
NB! In einigen der in diesem Paragraphen genannten Fälle geht das mit dem Demonstrativ versehene Wort bereits in der Überschrift voraus (z. B. H 212 und 213; Sm 19,16; 18,8; L 10); es wird jedoch sicher nicht auf dieses scheinbare Bezugswort zurückgegriffen (wie in den Fällen der §§ 95–101), sondern im Gegensatz zu dem allgemeinen Wort der Überschrift ('Spruch für [jedes beliebige] *dbḥ*-Maß, wenn man es ergreift, um [irgend]ein Heilmittel zu messen') wird durch das Demonstrativ die Beziehung zu dem speziellen Fall hergestellt ('Was dieses *dbḥ*-Maß [hier in meiner Hand] anbetrifft, mit dem ich dieses Heilmittel [hier vor mir] messe'). – In Eb 1 und Eb 131 werden dieselben Körperteile zweimal aufgezählt; auch hierbei bezieht sich z. B. *iwf-j pn* 'dieses mein Fleisch' (1,7) natürlich nicht auf *iwf-j pn* (1,5) zurück, sondern beide Stellen beziehen sich gleichwertig auf dasselbe im Zauberspruch angeredete *iwf-j* 'mein Fleisch' (siehe dazu auch Sm 9 [5,5] in § 98 S. 63 mit Anm. 1).

§ 103 bb) außerhalb der Zaubertätigkeit

k.t irr.t m hrw pn 'ein anderes (Heilmittel), das man an diesem (d. h. demselben)[1] Tage macht' Bt 29 *m tꜣ ꜣ.t* 'zu dieser (d. h. derselben)[1] Zeit' Bln 195. – Wahrscheinlich ist auch in *šnj pn* 'dieses Haar' (Eb 425; 426; 428; 429) nicht ein Rückbezug auf das *šnj* der Überschrift in Eb 425 bzw. 429 beabsichtigt, sondern *m s.t šnj* mag vielleicht besser als 'an die Stelle des betreffenden Haares' aufgefaßt werden.

§ 104 3) der Bezugspunkt folgt auf das Demonstrativ

Zumeist handelt es sich um Relativausdrücke ('das, was' oder 'derjenige, welcher'), bei denen das Beziehungswort durch Relativformen, Partizipien, Nisben oder das Relativwort *ntj* dem Demonstrativum angeschlossen wird, oder um genetivisch-possessivische Zusätze. – Dieselben Zusätze können sich natürlich auch bei den unter §§ 95ff. aufgenommenen Fällen finden (z. B. *sḫr pf ntj m kꜣb.t-f* 'jene Geschwulst, die an seiner Brust ist' Sm 46 [16,3] oder *s pn ḫrj ḏbꜥ.w-j* 'dieser Mann, der unter meinen Fingern ist' Sm 19,14), nur wirken sie dort nicht so determinierend und können fortbleiben, ohne den Bezug zu stören.

aa) *pw* und *nw*

wrm.w ipw ḫpr.w r bjꜣ n ꜥḏn.t 'diejenigen Schrumpelungen, die

[1] Zur Bezeichnung einer Identität durch Demonstrativa siehe noch § 110.

an gegossenem Metall entstehen' Sm 6 (2,25)[1] *išd pw n Wsjr* 'jener *išd*-Baum des Osiris' Ram IV C 20 *bḥs pwj n Ḥr* 'jenes Kalb des Horus' Kah 30 *swnw pwj n ir.t-Ḥr* 'jener Arzt des Horus-Auges' H 214 *grḥ pwj n t*[. . .] 'in jener Nacht, da . . .' L 34 *m ˁ.t twj nhm.n ꜣIs.t im-s* 'in jener Kammer, in der Isis jubelte' L 38 (13,1) *ḥḏ.t twj tp.t wr imj iwnw* 'jene weiße Krone, die befindlich ist auf dem Großen, der in Heliopolis ist' Sm 18,4 *mḏꜣ.t-f twj nt bjꜣ* 'jener Meißel aus Metall, der ihm gehört' Bln 189[2].

Hierher gehört wohl auch der Ausdruck *m rn-k pw n X* 'in diesem deinem Namen X' (Ram III B 26; L 34 *pwj*), in dem *rn-k pw* durch den folgenden Namen X bestimmt wird und nicht auf das vorhergehende Namenwortspiel[3] zu beziehen ist.

nw idr.w wnn ḥr gs-s 'diejenigen Umgrenzungen, die an ihrem Rande sind' Eb 875c *nw n ntr.w ntj im* 'jene Götter, die dort sind' Eb 3 (2,5) *nw ntj m rꜣ-ib-f* 'das(jenige), was in seinem Magen ist' Eb 207d *nw wnn m ẖnw-s* 'das(jenige), was in ihr ist' Eb 875c *nw idd.w msḏr.wj ḥr-s* 'das, wovon die beiden Ohren taub werden' Eb 854e[4]; ähnl. Eb 854a = Sm 1 (Glosse A), zitiert § 317dd

bb) *pf*

nfꜣ šsp.w ḥꜣ.tj im 'diejenigen (Dinge), von denen das Herz empfängt' Eb 854 zu c

cc) *pn*

mj wrm.w ipn ḫpr.w r bjꜣ n ˁḏn.t 'wie diejenigen (= dieselben)[5] Schrumpelungen, die an gegossenem Metall entstehen' Sm 8 (4,10) = 6 (2,20)

dd) *pꜣ*

nꜣ pw wnn tp mꜣˁ.wj n s 'das sind diejenigen (Gefäße), die sich auf den Schläfen des Mannes befinden' Eb 854e

[1] So in der Glossen-Überschrift, im Text steht *ipn*, siehe cc.

[2] Das Suffix *-f* bezieht sich zwar auf ein vorhergehendes Wort (*Ptḥ* bzw. *Skr*), der Ausdruck *mḏꜣ.t twj* wird jedoch erst durch diesen Possessiv-Bezug eindeutig.

[3] *šp-k bˁˁ bjn m rn-k pw n bˁˁ* 'fließe aus, du böser Blutsäufer (?), in diesem deinem Namen *bˁˁ*'. – Zu diesen Wortspielen vgl. Grapow, Formung S. 17, Firchow, Grundzüge S. 227ff und Morenz, Festschrift Jahn S. 23–32, Leipzig 1957.

[4] *kjj-ḏd*-Aussage zu einfachem *idd.t msḏr.wj ḥr-s*.

[5] Zur Herstellung einer Identität durch Demonstrativa siehe § 110. – Gemeint ist hier, daß sich an geschmolzenem Metall die gleichen Erscheinungen zeigen wie am aufgebrochenen Gehirn. – Anders DD S. 16: „Die bekannten *wrm.w*" als „eine allgemein bekannte Erscheinung". – In der Glossen-Überschrift Sm 6 (2,25) steht *ipw* statt *ipn*; siehe aa.

§ 105 4) Identifizierung mit anderen Personen[1]
ink inpw pn 'ich bin dieser (= derselbe) Anubis' L 39 *ink ḏḥwtj pwj* 'ich bin dieser (= derselbe) Thot' H 214

d) Besonderheiten

§ 106 1) *pw* als Subjekt bzw. Kopula im Nominalsatz
Siehe die Beispiele in den §§ 402, 404, 405.

§ 107 2) Demonstrativpronomen *pꜣ* (*tꜣ*, *nꜣ*) als Artikel
Die neuägyptische Gebrauchsweise des Demonstrativs *pꜣ* als Artikel (ENG § 118) ist in einigen Fällen, und zwar besonders in den jüngeren Handschriften, bereits in Anlagen vorhanden. Die demonstrativische Funktion ist jedoch stets wirksam.

k.t nt sḏ snf inj r pꜣ ib sšw 'ein anderes (Heilmittel) zum Brechen (d. h. Beseitigen) von Blut, das gebracht ist zu dem Herzen, das ausgebreitet ist' Bln 151. – Wahrscheinlich 'zu demjenigen (d. h. einem solchen) Herzen, das ...', vgl. § 104dd *mn.t nt šꜣs pꜣ km ntj ḥr ḫpš n ḥtr* 'Wurzel der *šꜣs*-Pflanze; das Schwarze, das sich auf dem Schenkel eines Zugtieres befindet' Bln 112. – Durch den Relativsatz wird *km* determiniert, vgl. § 104 und § 435 sowie Med. W.B. S. 317 Anm. 7 *rdj.ḫr-k m ṯb-ḥr-ṯb iw pꜣ ḥrj wft* 'du sollst (es) in ein Topf-auf-Topf-Gefäß legen, indem der Obere durchbohrt ist' Bln 46. – Hier deutlich 'derjenige, der oben ist' im Gegensatz zum Unteren. *tꜣ 7 ḥw.t-Ḥr* 'die sieben Hathoren' Bln 190; ähnl. L 2 (*tꜣ 4 rn.wt*)[2]. Das letzte Beispiel zeigt, wie durch die Verwendung des Artikels eine Art Eigenname entsteht, der ja eo ipso determiniert ist; in diese Rubrik fallen ebenfalls: *pꜣ nṯr ḥrj* 'der oberste Gott' H 170[3]; *pꜣ jm* 'das Meer' Bln 189; *pꜣ wꜣḏ-wr* 'das Meer' H 170; *pꜣ sfḫ ḥꜥw* 'der Erlöser (?) des Körpers' Bln 190; *tꜣ šnd.t wꜥb.t* 'die heilige Akazie' Bln 190.

In allen diesen Fällen handelt es sich um bestimmte Personen bzw. Dinge, die unter diesen Bezeichnungen bekannt sind.

Unklar bleibt wegen des zerstörten Zusammenhanges: [...] *m ḏꜣḏꜣ-f r ḥr-f r-mn[-m] nꜣ n ṯs.t nt iꜣ.t-f r* [...] 'von (?) seinem Kopf zu (?)

[1] Siehe auch § 110.

[2] Auffällig sind die § 102,7 Ende zitierten Fälle L 25c und Bt Rs 2,6, worin nach Grapow, Anreden I S. 21, eine Verstärkung von *pꜣ* durch *ipw* bzw. *ipn* zu sehen wäre.

[3] Falls sich *pꜣ nṯr* auf den vorher erwähnten *nṯr pn* (= Re) bezöge, läge hier – allerdings auf einer um eine Stufe verjüngten Ebene – dieselbe Erscheinung vor, die Edel (EAG § 186) erwähnt: Einführung in den Text durch *pf*, Bezug auf etwas nunmehr Bekanntes durch *pn*. Zur Verschiebung *pf* – *pn* > *pn* – *pꜣ* vgl. S. 63 Anm. 1 und die Opposition Eb 314 in § 101c.

seinem Gesicht bis zu den (diesen?) Wirbeln seines Rückens' Pap. Leid Recto XXII 1 + x + 1 – 2

§ 108 3) Possessivartikel

Aus der Verbindung der jüngeren Pronomina *pꜣ*, *tꜣ*, *nꜣ* mit den Suffixen[1] entstehen die sogenannten Possessivartikel. – Siehe dazu im einzelnen § 471.

§ 109 4) *pꜣ n* 'der von'

Dem Gebrauch von *pꜣ* mit Suffix in der Bedeutung *pꜣ(j)-j* 'der von mir' (§ 471) entspricht bei nominalem Besitzer die Verbindung *pꜣ n* 'der von' (ENG § 127), das in der Schrift zu  zusammengezogen wird, ebenso wird *tꜣ nt* 'die von' zu 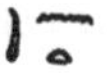: *tꜣ nt ꜥꜣm.w* 'die von den Asiaten' = 'die Asiatenkrankheit' H 170; ähnl. L 32. – Für *pꜣ n* gibt es keinen sicheren Beleg: Die Stelle Bln 100 (*ẖrj-ḥꜣb ỉḳr rḫ pn gs.w*) ist wohl besser als vorausgestelltes Demonstrativpronomen aufzufassen: 'ein vortrefflicher Vorlesepriester, der dieses Salbmittel kennt' (vgl. S. 57 § 94 mit Anm. 3); als *pꜣ n* müßte man 'das, was zur Salbe gehört' o. ähnl. übersetzen[2]. – Möglicherweise steckt in der vermuteten Dittographie *ỉnk ỉnpw pn pn dnj.t* L 39 (Wreszinski: „Ich bin dieser Anubis, der eindämmt (?)") ein *pꜣ n*: 'ich bin dieser Anubis, der von *dnj.t*'?

§ 110 5) Bezeichnung einer Identität[3]

aa) *pn*

srwḫ-k sw ḫft šsꜣ.w ỉpn 'untersuche du ihn nach derselben Behandlungsvorschrift' Sm 41; 45 und 47, ebenfalls § 98 zitiert. *nn pẖr.t mj ssm pn* 'dieses Heilmittel gemäß derselben Anweisung' Eb 853a, ebenfalls § 98 Anm. 3 zitiert. *wrm.w ỉpn ḫpr.w r bjꜣ n ꜥḏn.t* 'dieselben Schrumpelungen, die (auch) an gegossenem Metall entstehen' Sm 8 und 6, ebenfalls § 104cc zitiert. *m hrw pn* 'am gleichen Tage' = 'heute' Bt 29, ebenfalls § 103 zitiert; ähnl. Eb 2, ebenfalls § 102,5 zitiert. *ỉnk ỉnpw pn* 'ich bin dieser (derselbe) Anubis', d. h. 'ich bin mit Anubis identisch' L 39, ebenfalls § 105 zitiert.

bb) *pw*

wrm.w ỉpw 'dieselben Schrumpelungen' Sm 6, ebenfalls § 104aa zitiert. *ỉnk ḏḥwtj pwj* 'ich bin dieser Thoth', d. h. ich bin identisch mit Thot' H 214, ebenfalls § 105 zitiert.

cc) *tꜣ*

m tꜣ ꜣ.t 'zur gleichen Zeit' Bln 195, ebenfalls § 103 zitiert.

[1] Zu *nw* 'dieses' mit Suffix siehe EAG § 200.

[2] Vgl. *pꜣ n s nb* 'die Ration eines Jeden' An I 17,7 bei Erman (ENG § 127).

[3] Vgl. LG § 96 Obs. mit dem Hinweis auf Daumas, Note sur l'expression égyptienne du démonstratif d'identité, BIFAO 48, 1949, 81–106.

§ 111 6) *pw* und *pꜣ* als Bezeichnungen von sowohl 'dieser' als auch 'jener'

Da für *pw* und *pꜣ* beide Funktionen ('dieser' und 'jener') festgestellt sind, hat man daran gedacht, darin jeweils zwei verschiedene Formen mit verschiedener Vokalisation zu sehen: Für *pw* siehe Edel (EAG § 188): „es vereinigt in sich die Bedeutung von *pn* und *pf* und ist darum möglicherweise in zwei Demonstrativa mit verschiedener Vokalisation aufzuspalten". Für *pꜣ* siehe Erman (EG § 170 Anm.) und Otto (Über die Demonstrativa und Nominalbildungen im Altägyptischen, ZdMG 101, NF 26, 1951, 55): „Die innerhalb des Ägyptischen uns als jünger faßbaren Distanzelemente beruhen nur in der unterschiedlichen Vokalisation", so auch v. Deines, DD S. 19–20. Dagegen sei hier grundsätzlich zu bedenken gegeben, ob es nicht ein Widerspruch ist, eine Opposition 'nah : fern' aufzustellen, der man in der Schrift keinen Ausdruck verleihen kann. Wären der Wunsch oder die Notwendigkeit vorhanden gewesen, diese Opposition zu kennzeichnen, so wäre, sollte man meinen, die Schrift auch dazu in der Lage gewesen, die entscheidende Differenzierung darzustellen[1]. – Es erscheint demnach nicht nötig, *pw* und *pꜣ* in je zwei Reihen aufzuspalten. Die von Edel vermutete Aufteilung von *pw* in die Funktionen von *pn* und *pf* läßt sich durch die Feststellung von Otto (S. 52) entkräften, daß *pw* „keinen Hinweis auf die räumliche Entfernung enthält". Die *pw*-Reihe wird daher von Otto die „neutrale Reihe" genannt und ihr wird auch eine andere syntaktische Verwendung nachgesagt: „vor allem Gebrauch als grammatisches Prädikat im nominalen Nominalsatz", daher dann auch die Verwendung als sogenannte Kopula. Edel wiederum (EAG § 188–191) hat gezeigt, daß zwischen *pw* und *pn* z. T. kein syntaktischer Unterschied besteht. – Aber ebenso wie *pw* ist dann auch *pꜣ* im Sinne Ottos eine „neutrale Reihe", die sowohl die Nähe wie die Ferne bezeichnen kann, vgl. z. B. die Fälle mit *pꜣ* (statt *pf*) in den §§ 95–99 und das Beispiel mit *pꜣ* (statt *pn*) Bln 195 in § 103. Auch der Gebrauch von *pꜣ* als Subjekt im Nominalsatz (ENG § 459–460) als Nachfolger von *pw* berechtigt uns, es auf Grund dieser besonderen syntaktischen Verwendung als „neutral" anzusprechen. Und schließlich müßte man dann auch konsequenterweise das Demonstrativum *pn* in zwei verschieden vokalisierte Reihen auflösen, da es sowohl die Ferne (= *pf*) bezeichnet (§§ 95–99) als auch die Nähe (§ 102); diese Doppelrolle

[1] Dasselbe gilt auch auf der nächst kleineren Ebene, nämlich beim Laut: solange z. B. im Deutschen der k-Laut oder ch-Laut nur als kombinatorische Variante eines Phonems auftritt (Kind/Kuh bzw. nicht/Nacht), genügt ein Schriftzeichen; sobald jedoch die phonetischen Unterschiede phonologisch relevant werden (*kj*/*ḳj* bzw. *ẖ.t*/*ḫ.t*), treten auch verschiedene Schriftzeichen auf.

von *pn* kommt auch in der Opposition *nn* – *nn* (§ 101a) zum Ausdruck.

Sofern es sich um Oppositionen handelt, haben die Fälle der medizinischen Texte eine Verschiebung gezeigt: aus *pf-pn* ist *pn-pꜣ* geworden, entsprechend der einfachen Verschiebung *pf* > *pn* und *pn* > *pꜣ*. Erst in dem Augenblick, da im Neuägyptischen das Demonstrativum *pn* aus der Sprache verschwindet (ENG § 114), entsteht die Notwendigkeit, einen neuen Oppositionspartner für *pꜣ* zu suchen. Ob sich nun *pꜣ* in *p(ꜣ)j* 'dieses' (ENG § 122) und *pꜣw* 'jenes' (ENG § 120) aufgespalten hat[1] und als ⲡⲁⲓ bzw. ⲡⲏ bis ins Koptische sich erhalten hat, oder ob in *pꜣw* nur die neuägyptische Schreibung eines älteren Demonstrativs steckt, bleibt für das Funktionieren der Opposition gleich. Eine Trennung in *p-1-ꜣ* 'dieser' und *p-2-ꜣ* 'jener' schon in den medizinischen Texten anzusetzen, entbehrt m. E. jeder Begründung: Die Fälle im Pap. Smith sind sämtlich rückbezüglich (§§ 95–99). Auch das vermeintliche *t-1-ꜣ* in Sm 9 (5,5) (= DD Beleg 77 auf S. 20) ist ein *tꜣ* mit der Bedeutung 'jenes', da es sich nicht auf *pẖr.t tn* bezieht, sondern wie dieses auf das zuvor genannte Rezept (§ 98).

§ 112 7) Demonstrativ als Adverb?

Edel (EAG § 200) weist auf den adverbiellen Gebrauch von *nn* in EAG § 754 (noch ungedruckt) hin. Ob ähnlich auch Eb 873a zu deuten ist: *ỉrj.n-sn ṯs.wt ꜥšꜣ.wt nw* 'sie (die Gefäße) haben viele Knoten gemacht dabei'? Oder gehört *nw* zum folgenden *wnn-s mj*: 'dieses, es ist wie ...'? Zur Aufnahme von *nw* durch *-s* vgl. Eb 854e (*nw ỉdd.w msḏr.wj ẖr-s*).

§ 113 8) ein erwartetes Demonstrativ fehlt

aa) auf Krankheiten bzw. kranke Körperteile bezogen

ỉr swt gmm-k wbnw pf ntj ḥr ḥsb 'wenn du aber jene Wunde findest, die auf dem (jenem?) Bruch ist' Sm 37 (12,19)[2]; ähnl. Sm 9 (5,2) (*wbnw* statt *wbnw pn*) *mw nb ntj m sḫr tp* ist

[1] Vgl. Otto, a. a. O. S. 56: „Meinhof (Hamitensprachen S. 20f.) stellt die Bindung von Lokalvorstellungen an Vokale als allgemein Hamitisch hin, und zwar verbinde sich mit *i* (*e*) der Begriff des Nahen, mit *u* (*o*) der des Entfernten".

[2] Im ersten Teil der Untersuchung ist *ḥsb* die Hauptverletzung und *wbnw* die Nebenerscheinung. Mit *ỉr swt* beginnt ein Sonderfall, der eine Komplikation beschreibt, die nur die Wunde betrifft. Siehe dazu DD S. 7 Anm. 9. Der *ḥsb*-Bruch ist also nicht mehr identisch mit dem im ersten Teil der Behandlung genannten, und wir sollten übersetzen: 'Wenn du aber eine solche Wunde (wie oben beschrieben) auf einem (anderen) Bruch findest'; zur Indetermination als Bezeichnung des „anderen" vgl. § 134bb. – Ähnlich verhält es sich mit den beiden *wnẖ*-Fällen in Sm 31, die „nicht mehr identisch sind mit der *wnẖ*-Verschiebung in der Einleitungsformel", wie v. Deines DD S. 13 nachweist (falls nicht verbal aufzufassen).

offensichtlich ein Fehler für *sḫr pf* (so richtig in demselben Fall in Zeile 3)[1]: 'das ganze Wasser, welches in jener *sḫr*-Geschwulst ist' Sm 46 (16,7) *iw ȝh pn hȝj* 'dieses Leiden ist abgegangen' Eb 191c hat als Parallele *iw ih hȝj* 'das (dieses?) Leiden ist abgegangen' Eb 194c *rdj m s.t šnj pn* 'werde gelegt an die Stelle dieses Haares' Eb 425; 426; 428 und 429; dazu die Variante *rdj m s.t šnj* 'werde an die Stelle des Haares gelegt' Eb 427[2].

Vgl. auch *im-k iṯj ib-j pn ḥȝ.tj-j pn n Sḫm.t* 'du sollst nicht dieses mein *ib*-Herz, dieses mein *ḥȝ.tj*-Herz fortnehmen für Sachmet' neben dem parallelen Glied *im-k iṯj mjs.t-j n Wsjr* 'du sollst nicht (diese?) meine Leber fortnehmen für Osiris' Sm 19,3–4.

Zum Gebrauch des Suffixes *-f* wie ein Demonstrativ siehe § 129

bb) auf Drogen bezogen

dwȝ-k r sjn-st ḥr ḥk.t 5 r 'du mögest es verreiben in 5 ro Bier' Eb 59. – Man erwartet *ḥr nn ḥk.t* o. ähnl.[3], da das hier genannte Bier mit dem in der Drogenaufzählung stehenden Bier identisch ist. Offenbar bewirkt jedoch die Wiederholung der Quante dieselbe Rückbeziehung wie ein Demonstrativum[4]. Ähnlich auch Eb 130 (*ḥk.t nḏm.t 1*).

sᶜm m irṯ.t ntj psj 'werde heruntergespült mit der Milch, die gekocht ist' Eb 310. – Bezogen ist *irṯ.t* auf die eingangs als *irṯ.t-iḥ psj* 'gekochte Rindermilch' genannte Droge. Offenbar wirkt der

[1] *sḫr tp* ergibt keinen Sinn, es müßte dann schon *sḫr tp (s)ᶜr* stehen: 'Geschwulst auf (Grund) einer Schlagverletzung'.

[2] In Eb 427 fehlt der Zusatz *m-ḫt fdj.t-f* 'nachdem es ausgezogen ist'. Wahrscheinlich hängt das Fehlen von *pn* mit dem Fehlen dieses determinierenden Zusatzes zusammen und wohl nicht mit dem Zeilenbruch (wie Erläuterungen S. 63 angenommen). Vgl. dagegen Eb 310 unter bb, wo ein determinierender Zusatz das Demonstrativ ersetzt.

[3] Vgl. z. B. Eb 164 (*nn bj.t*); Eb 833c (*nn irṯ.t*); Bln 138 (*nn it*); Bln 188 (*nn ḥk.t*). – In keinem Fall ist die Quante der Drogenaufzählung wiederholt.

[4] Man vermißt daher in demselben Rezept Eb 59 bei *sḏr ḥr bj.t* die Quante 1/8 (wie in der Drogenaufzählung). Dieselbe Vernachlässigung der Rückbeziehung liegt jedoch auch Eb 215 vor, wo weder durch Demonstrativa noch durch Quanten-Wiederholung auf die eingangs genannten Drogen zurückgegriffen wird; vgl. auch Eb 458 (*mrḥ.t*); Eb 622 (*ḥsmn*); H 45 (*bj.t*); Bln 4 (*bj.t*); Bln 184 (*bj n sw.t; bj.t*); Bln 185 (*dšr; imj n ḏȝr.t; bj.t*). Etwas anders liegt der Fall bei Eb 705 (*snṯr*) und Eb 727 (*mrḥ.t*): im ersten Beispiel ist schon durch die Negation (*iw irj.tw-f nn rdj.t snṯr* 'man tut es [auch], ohne Terebinthenharz zu geben') die Identität zu der Droge *snṯr* $^1/_4$ in der Drogenaufzählung aufgehoben; im zweiten Fall ist *mrḥ.t ᶜpnn.t* (als fertige Droge) nicht identisch mit der Grundlagendroge *mrḥ.t*, die erst zu *mrḥ.t ᶜpnn.t* verarbeitet werden soll.

Relativsatz hier determinierend[1] genug und ersetzt die Rückbeziehung.

rdj.in-k hȝj mw-f r wḥȝ.t 'dann sollst du veranlassen, daß sein (des Rezeptes) Wasser hinzukommt' Bln 184; ähnl. *mrḥ.t-f* 'sein Öl' in demselben Rezept sowie *mw-f* 'sein Wasser', *sw.t-f* 'sein Weizen' und *mrḥ.t-f* 'sein Öl' in Bln 185. – In diesen Fällen übernimmt das Suffix die Rolle des Rückbezuges auf die in der Drogenaufzählung genannten Drogen[2]; zu der determinierenden Rolle des Suffixes siehe noch § 129.

cc) fehlerhafte Auslassung

ḏd.tw rȝ [pn] sp 4 'werde [dieser] Spruch viermal gesagt' L 33

§ 114 9) das Verhältnis von *pw* zu *pn*

Während *pf* eindeutig die Distanzierung zum Ausdruck bringt, ist bei *pw* und bei *pn* (wie auch bei *pȝ*) eine Aufspaltung in beide Funktionen (nah und fern) festgestellt worden, woraus jedoch noch keineswegs gefolgert zu werden braucht, daß es sich um verschieden vokalisierte Formen handeln muß (siehe § 111). Die Austauschbarkeit von *pw* und *pn* wird bereits im AR von Edel (EAG § 188–191) nachgewiesen[3]. Ein Wechsel von *pw* und *pn* begegnet Sm 6 (2,20) = Sm 8 (4,10) *wrm.w ipn* mit der entsprechenden Glossenüberschrift *wrm.w ipw* in Sm 6 (2,25). – Neben der syntaktischen Parallelität ist auch die lautliche Gemeinsamkeit bemerkenswert: Der Übergang von *pw* > *pj* ist schon im AR (EAG § 146) festgestellt; doch auch für *pn* ist ein Übergang zu *pj* nicht unwahrscheinlich, so daß ein Zusammenfall beider Formen die Folge wäre. Für den Übergang des Demonstrativpronomens 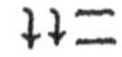 > *nj* vgl. z. B. die Schreibung von *nnšm* 'Milz' in § 46,2 sowie S. 250 Anm. 3. Daß sowohl *pw* als auch *pn* und die Schreibung *pwj* (die den Übergang *pw* > *pj* anzeigt) schließlich nur noch *p* + Vokalauslaut gesprochen wurden, zeigen die neben dem korrekt geschriebenen 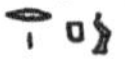 'oder' auftretenden Formen 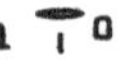 Bln 38; Bt 10 oder 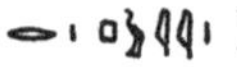 Bln 163h (16,8) bzw. 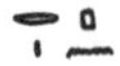 Bt 11[4]. – Schließlich ist es nicht ausgeschlossen, daß *pw* und *pn* überhaupt nur zwei Varianten einer Form sind: zum Wechsel von *w* mit *n* siehe § 34,4[5].

[1] Vgl. *pȝ km ntj* . . . Bln 112 in § 107 sowie § 435.

[2] Auffällig und vielleicht fehlerhaft ist das Fehlen des Suffixes an anderen Drogen in denselben beiden Rezepten, siehe S. 75 Anm. 4.

[3] Für einen unterschiedlichen Gebrauch von *pw* und *pn* in Anreden siehe jedoch Grapow, Anreden I S. 18 und 20.

[4] Zum Wechsel von *pw* und *pn* im Neuägyptischen vgl. ENG § 115 Anm.

[5] Zum vermuteten Übergang *pn* > *pȝ* siehe S. 12 § 22,5 cc mit Anm. 1.

§ 115

III) Fragepronomen

Zum Gebrauch der Fragepronomina *pw* und *m* (beide in der Bedeutung 'wer' und 'was') siehe § 430,1.

§ 116

IV) Relativpronomen

Zum Gebrauch der Relativpronomina *ntj* 'welcher' und *iwtj* 'welcher nicht' siehe § 433,1.

B) Substantiv

I) Genus

§ 117 a) Genuswechsel[1]

1) maskulines Wort > feminines Wort
tp > *tp.t* 'Kopf' Eb 247; 295   *ṯs* > *ṯs.t* 'Wirbel' Pap. Leid Recto XXII 1 + x + 2   *ṯ3w* > *ṯ3j.t* 'Hitze' L 6 (3,4).
Vgl. auch *pḥwj* und *pḥwj.t* 'After' im Med. W.B. sowie die Drogen *nḥd/nḥd.t* (Drogen-W.B. S. 311), *ḥḏw/ḥḏ.t* (Drogen-W.B. S. 387 und 388) und *mhwj/mhw.t* (Drogen-W.B. S. 279). – Die Schreibung *ḥsp.t* statt *ḥsp* 'Gartenland' in Eb 145 (Drogen-W.B. S. 369) gehört nicht hierzu, da 𓏏 offenbar für 𓊃 geschrieben (oder gelesen) ist

2) feminines Wort > maskulines Wort[2]
mrḥ.t > *mrḥ* 'Öl/Fett' Bln 186 (*kjj mrḥ*)   *mr.t* > *mr* 'Krankheit' Bln 160 (*mr pn*)   *šp.t* > *špw* 'Blindheit' L 36 (*ḫpw pf*).
Zu Breasteds Behauptung, *sp.t* 'Lippe' sei ein Maskulinum[3] und sei "nevertheless treated unmistakably as a feminine noun" (S. 114), vgl. unten § 137 bb

3) Besonderheiten der Genuskongruenz
Bei den Ausdrücken für 'der eine – der andere' siehe § 137. – In Verbindung mit dem Zahlwort *wꜥ* siehe § 158,1 ee

[1] Was hier als „Wechsel" erscheint, kann auch die Bevorzugung der Sprache für das gleichwertige Gegenstück sein, das bisher nicht aufgetreten war; solche gleichwertigen Partner sind z. B. *nf* 'Hauch' und *nf.t* 'Hauch'; oft ist bei gleichzeitig belegten Paaren zu beobachten, daß das maskuline Wort gegenüber dem femininen Wort die konkretere Bezeichnung darstellt, z. B. *nwdw* (spezielle Droge) Eb 594 – *nwd.t* 'Salbe'; *mr* 'Krankheitsdämon' – *mr.t* 'Krankheit', ähnlich auch *nsj* und *nsj.t*. In anderen Fällen wiederum scheint das Maskulinum die Gattung zu vertreten, z. B. *irṯ.t iḥ* 'Milch des Rindes' oder *irṯ.t iꜥ3* 'Milch des Esels'; deshalb ist es fraglich, ob *mjw* speziell den Kater bezeichnet, es kann auch die Gattung „Katze" gemeint sein. Siehe dazu im einzelnen im Med. W. B. bzw. im Drogen-W.B. bei den entsprechenden Artikeln. – Nicht berücksichtigt sind solche Fälle, in denen neuägyptische Orthographie einen Wandel im Genus vortäuscht, z. B. *3ḫ.t* 'Brei' Bt 23 statt *3ḫ* oder *insj*-Pflanze Bt 22 statt *ins.t* oder *bnw* 'Geschwür' Bt statt *bnw.t*.

[2] Möglicherweise handelt es sich gar nicht um eine Genusänderung, sondern um jeweils zwei verschiedene Wörter: bei *mr* und *špw* kann der Krankheitsdämon, bei *mrḥ* ein spezielles Öl-Trankmittel gemeint sein (vgl. Anm. 1).

[3] So im Koptischen als mask. Dual ⲥⲡⲟⲧⲟⲩ (ZÄS 47, 1910, 43).

§ 118 b) Sonderfälle beim Femininum

1) femininer Plural und Dual (seltener Singular) syntaktisch als Maskulinum behandelt (vgl. GG § 511)

k.t iḫ.t irr.w 'etwas anderes, was man macht' Ram IV C 17 *ḳr.wt nb.t ḏbꜣ* 'alle Vertiefungen sind verstopft' Sm 12 (Glosse B) *šsm.wt dšr* 'rote Entzündungen' Eb 408 *nt.t nb.t ḫn im-f* 'alles, was in ihm verwest ist' Eb 767 *smꜣ.tj n ꜥꜣ* 'die beiden Hoden eines Esels' Eb 756[1] *ir.tj-fj ḳn.j* 'seine beiden Augen sind fettig' KV 60; ähnl. KV 36; Sm 19 (7,21) *ẖ.t tm* 'der gesamte Bauch' Eb 855a; ähnl. Eb 188a; 205a[2] *prr ꜥ.t-f nb.t nnj* 'es kommt (dabei) heraus, daß jedes seiner Glieder schwach ist' Eb 854 zu c[3] *irṯ.t ntj psj* 'die Milch, die gekocht ist' Eb 310[4]; ähnl. Sm 4 (Glosse B) *bn.wt tp sḳr m ḳꜣb.t-f irj.n-f wḏꜥ.w nw rj.t* 'Geschwüre auf der Schlagverletzung an seiner Brust; sie haben Eiterabsonderungen gemacht' Sm 39 (13,6) (aus *irj.n-sn* verbessert).

Siehe ferner die „endungslosen" Formen des Pseudopartizips nach femininen Drogen (§ 163gg) sowie den Verlust der femininen Endung *-t* beim Adjektiv (§ 71,3bb) sowie an der Relativform (§ 317ff).

2) femininer Plural oder Dual als femininer Singular behandelt

k.t rdj.t wḥn iḫ.t ḏs-s 'ein anderes (Heilmittel für) das Veranlassen, daß etwas von selbst einfällt' Eb 588; ähnl. H 132 *ꜥ.t nb.t nt.t mr.tj* (bzw. *mr sj*) 'jede Körperstelle, die krank ist' Eb 1 (1,11) = H 78 (6,11)[3]; ähnl. Eb 874a *wꜥr.tj-kj ḳrf sj* 'deine beiden Beine, die verkrümmt sind' Sm 48 (17,16); siehe dazu § 88

§ 119 c) Ausdruck des Neutrums

1) femininer oder maskuliner Singular

ḏd.ḫr-k r-s bzw. *r-f* 'dann sollst du dazu sagen', siehe Med. W.B. *ḏd* 'sagen' I a 2 und 3 *rdj r-s* bzw. *r-f* 'werde daran gegeben', siehe Med. W.B. *rdj* 'geben' A I a 5 aa und bb sowie *rdj* § 4

2) femininer oder maskuliner Plural

ḏd.t m ḥkꜣ.w 'was man als Zauber sagt' Eb 873d; Ram III B 20

[1] Die korrekte Form *ntj* ist nur im Pap. Smith belegt (2,7; 3,15; 9,4; 18,10); *n* nach fem. Dual auch Eb 295; 426; Ram III A 25; 26.

[2] Man darf wohl kaum daraus schließen, daß *ẖ.t* 'Bauch' „beiderlei Geschlechts" ist „oder das Geschlecht gewechselt hat" (SV II § 14,3; siehe auch GG § 92,4: "is usually fem., but instances occur where it is treated as masc."). Erst Verbindungen wie *ẖ.t pn* 'dieser Bauch' oder *ẖ.t mr-f* 'der Bauch, wenn er schmerzt' würden zu einer solchen Behauptung berechtigen.

[3] Oder ist *ꜥ.t* hier trotz der Pluralschreibung ein Singular? Vgl. § 128cc.

[4] Zur Frage, ob *irṯ.t* als Singular oder Plural anzusehen ist, vgl. S. 82 § 124,2 mit Anm. 2.

idd.t msḏr.wj ẖr-s bzw. *nw idd.w msḏr.wj ẖr-s*[1] 'das, wodurch die Ohren taub werden' Eb 854e *nw ntj m r3-ib-f* 'das, was in seinem Magen ist' Eb 207d *irr.t r-sn* 'was man dafür macht' Bln 163c[2]

§ 120 d) Genuskongruenz bei maskulinen und femininen Aufzählungen: maskulin[3]

ḥ3tj kkw ḥ3w s.t-ʿ ḫpr m ir.tj 'Verschleierung, Dunkelheit, Schwachsichtigkeit, (schädliche) Einwirkung, die in den Augen entstanden sind' Eb 415 *mw rj.t snf ḥ3rw bjdj šp.t ḥ3tj s.t-ʿ ntr mt mt.t wḫdw wḫd.t iḫ.t nb.t ḏw.t imj ir.tj iptn* 'Wasser, Eiter, Blut, Schwachsichtigkeit, *bjdj*-Krankheit, Blindheit, Verschleierung, Einwirkung eines Gottes, eines Toten, einer Toten, eines Schmerzstoffdämonen, einer Schmerzstoffdämonin, aller schlechten Dinge, die in diesen Augen sind' Eb 385 *irj.tw n s s.t ntj ẖr t3w* 'man macht es für den Mann (und/oder) die Frau, die unter Hitze leiden' Bln 42; vgl. auch Eb 154 *ir swt dr sw s.t-ʿ ntr s.t-ʿ ntr.t ... s.t-ʿ iḫ.t nb.t ḏw.t ntj m iwf-j pn* 'wenn sich aber entfernt die Einwirkung eines Gottes, die Einwirkung einer Göttin, ... die Einwirkung aller schlechten Dinge, die in diesem meinem Fleisch sind' Eb 131 (30,12–15)[4]; ähnl. H 78 (6,7) = Eb 1 (1,4) *ḏ3j.w ḏ3j.t ḏ3j(w).tj-fj sw im-j* 'der Widersacher, die Widersacherin, die sich mir entgegenstellen sollten' Eb 2 (1,15–16)

§ 121 e) Genuskongruenz bei Zusammensetzungen (direkter Genetiv)

1) normalerweise Bezug auf das Genus des Regens
ḥw.t-ntr nt wnn-nfrw 'Gotteshaus des Osiris' Eb 589 *mw.t-rmṯ nt s.t* 'Gebärmutter der Frau' Eb 789 *ḥr.w-ʿ nw srwḫ* 'Soforttrank für das Behandeln' H 57 *s.t-ʿ nb.t ntr* 'jede Einwirkungsstelle eines Gottes' Eb 244[5] *wʿb-Sḫm.t nb* 'jeder Sachmet-Priester' Eb 854a

2) ungewöhnlich auf das Rektum bezogen
ẖrj-ḫ.t nt s 'Unterleib des Mannes' Eb 179–181, wörtlich: 'der

[1] Bemerkenswert die Aufnahme des maskulinen *nw* durch das feminine *ẖr-s* (GG § 511,3).

[2] Die Parallele Eb 856c hat *r-s* statt *r-sn*.

[3] Vgl. GG § 511,1, wonach das erste Glied der Aufzählung ein Maskulinum sein muß; auf Eb 131 würde diese Regel jedoch nicht zutreffen, da *s.t-ʿ* nach § 121,1 als Femininum konstruiert wird. Oder setzt sich die Aufzählung nur aus den Genetiven *ntr, ntr.t* usw. zusammen? – Bei Sm 22,9–10 bleibt es unklar, ob der Relativsatz *wnn.t m ḥʿw* nur auf das letzte Glied der Aufzählung zu beziehen ist oder auf die ganze mit *ndʿ.w* beginnende Reihe.

[4] In Zeile 30,12 ist nach derselben Aufzählung das Relativwort *nt.t* geschrieben. Das maskuline Reflexivpronomen *sw* zeigt jedoch, daß *ntj* die korrekte Form ist, während *nt.t* wahrscheinlich durch das zuvor genannte *iḫ.t nb.t ḏw.t* beeinflußt worden ist.

[5] Die Stellen mit indirektem Genetiv (*s.t-ʿ n ntr*) Eb 242 und 811 beweisen nicht, daß *s.t-ʿ* als Ganzes maskulinisch konstruiert ist, da *n* sich hier nur auf *ʿ* bezieht, siehe § 144cc.

befindlich ist unter dem Bauch des Mannes'. – Siehe. auch die Beispiele in § 145.

§ 122 f) Genuskongruenz bei erst folgendem Beziehungswort

1) beim jüngeren Demonstrativpronomen *pfꜣ* und *pꜣ*
siehe § 94

2) bei Zahlwörtern
siehe § 159,1; 160b 1aa

3) bei *kjj* 'anderer'
siehe § 154,3bb 3

§ 123 g) Beispiele für fehlerhafte Genuskongruenz

sm sn-wt.t rn-s 'ein Kraut, Schlangenkraut ist sein Name' Eb 294 = H 35[1]
ḥs imj ẖ.t ẖrd šwj.t 'Kot, der im Bauche des Kindes ist, getrocknet' Eb 349 (*šwj* fälschlich auf *ẖ.t* bezogen) · *sft pw nt mt* 'das ist eine Ölgeschwulst des Gefäßes' Eb 876b (in Eb 876a korrekt: *sft n mt*); wahrscheinlich liegt eine auf Grund der Schreibung *sft* (< *sfṯ*) entstandene Verwechslung des Genus vor, die sich auch 876a in dem femininen *ḥnbꜣbꜣ.t(j)*, 876c in dem dativischen *n-s* und 876d im Suffix *ṯꜣw-s* zeigt. Vgl. auch *sḫt nt* in Eb 684 statt *sḫt n* in Eb 146.
Zu *ntn.t ꜥrf.t* 'die Haut, die umspannt' Sm 6 (2,24) vgl. *ntt* 'Haut' (Äg. W.B. II 357,4); wegen des femininen Partizips *ꜥrf.t* ist *ntnt* von Breasted und im Med. W.B. S. 490 § 1 als Femininum erklärt worden; es könnte sich jedoch auch um eine maskuline Wortbildung ABAB handeln, die in *ntt* nur teil-redupliziert (ABB) vorliegt; das feminine *ꜥrf.t* wäre dann durch eine irrtümliche Deutung des stammhaften *t* als Femininendung entstanden.

II) Numerus

§ 124 a) Singular

1) Femininendung *-t* nicht geschrieben (Ideogramm)
 *mꜣs.t* 'Kniegelenk' Eb 604 (folgt: *ḥmj-s*);  *ḥm.t* 'Uterus' Eb 820;  *iꜣd.t* 'Tau' Eb;  *dp.t* 'Schiff' Sm 9 (5,2);  *ws.t* 'Sägemehl' Eb 663

2) Pluralstriche, aber als Singular konstruiert (Kollektiv)
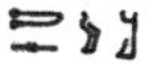 *ṯsw* 'Ansammlung' Eb 196 (*n sṯs.n.tw-f*); 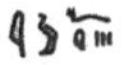 *iwf* 'Fleisch'

[1] Man wird hieraus kaum ableiten dürfen, daß in gewissen Fällen Pflanzenbezeichnungen als Feminina behandelt werden (wie z. B. Ländernamen), da es, abgesehen von Fällen wie *ibw mḥj.t* 'unterägyptische *ibw*-Pflanze' Eb 663 (Drogen-W. B. S. 21 Anm. 4), keine Anhaltspunkte dafür gibt.

(mit Demonstrativpronomen *pn*), z. B. Eb 1; *wḫꜣw* 'Hautausschlag' Eb 91; 92 (*smꜣ-f*); *ḥꜥw* 'Körper' (mit Demonstrativum *pn*), z. B. H 78 (aber als Plural *ḥꜥ.w nw rj.t* Eb 861 a); *pḫr.t* 'Heilmittel' (mit Demonstrativum *tn*), z. B. Sm 9 (5,2); *st.t* 'Schleimstoff' Eb 294 = H 35 (*ꜥḥꜥ-s ḥꜣj.tj*)[1]; 'Milch' (mit Demonstrativum *tn*) Eb 314[2]; zu der Verbindung als Singular siehe § 128 cc.

3) Dualformen als Singular behandelt

Bei Begriffen, die aus zwei Teilen bestehen, aber zu einer Einheit geworden sind, findet sich die Behandlung als Singular[3]: *gmm-k bb.wj-fj ḥwꜥ sꜣt r sn.nw-f* 'und findest du sein Schlüsselbein herabhängend und in veränderter Lage gegenüber seinem Zweiten' Sm 35 (12,3) *ngj.t ỉn ꜥ.tj ỉw-s m s.t-s* 'ein Zerbrechen seitens des Gelenkes, indem es an seiner Stelle ist' Sm 30 (10,12). – Siehe ferner im Med. W.B. bei *ꜥr.tj* 'Unterkiefer', *pḥwj* 'After', *npḥwj* 'Beckenraum' und *ḏrwj* 'Rippengegend' sowie § 88 (Dual *wꜥr.tj* durch Singular *sj* aufgenommen?).

b) Dual

§ 125 1) Schreibung (vgl. Faulkner § 5 ff.)

aa) doppeltes Ideogramm

ỉr.tj 'die beiden Augen', siehe Med. W.B. *srf.wj* 'die beiden Wärmen' Eb 94

bb) doppeltes Determinativ

msd.tj 'die beiden Nasenlöcher' Eb 854 b

cc) Dualendung

ꜣmꜥw.tj[4] 'die beiden Krallenknochen' Sm 25 (9,3); *ꜥ.wj* 'die beiden Arme' Eb 854 a

dd) Dualendung und doppeltes Determinativ

rd.wj 'die beiden Beine' Eb 611; ähnl. Sm 14 (6,10) (*swš.wj*)

[1] Vgl. auch Eb 102 = 296: Suffix *-s*, abh. Pronomen *sj*, aber *st* nach dem negativen Komplement bzw. Infinitiv (*ỉr tm-f wsš st*).

[2] Dagegen pluralisch konstruiert im AR (EAG § 286: *ỉrṯ.t ỉptw*), so auch H 216 (*ḏsr.t ỉptn*); derselbe Spruch zeigt auch sonst Altertümlichkeiten der Sprache: Trennung des direkten Genetivs durch das Demonstrativ (§ 146 bb 2) und die Form *ꜥtḫ* mit *j*-Augment (§ 27 ee).

[3] Vgl. den Singular-Artikel vor einem Dual: *pꜣ tḫn.wj* Urk IV 366,13.

[4] Nach Sethe (ZÄS 47, 1910, 22 § 44) = EAG § 287 wird der Dual beim Femininum vom Singular gebildet. Diese Unregelmäßigkeit in der Dualbildung wäre zu vermeiden, wenn man parallel zu dem maskulinen *wj* (Pluralendung + *j*) auch *wtj* als feminine Dualendung ansetzen könnte. Daß nämlich der feminine Dual auch vom femininen Plural (nicht Singular) abzuleiten ist, zeigen deutlich die Formen der Demonstrativa (EAG § 182).

ee) unbezeichnet, aber dualisches Suffix

inḥ.wj-fj 'seine beiden Augenbrauen' Bln 163g

ff) doppeltes Ideogramm und Dualendung

sšm.wj 'die beiden Tupfer' Sm 11; 12; ähnl. Bln 48 (*šw.tj*) und Ram III A 5 (*sn.tj*) *ꜥ.wj* 'die beiden Arme' Bln 163d ––––– *rd.wj* 'die beiden Beine' Bln 169

gg) doppeltes Ideogramm und Pluralstriche

ḏr.tj 'die beiden Hände' Sm 1 (1,6 und 7)

hh) Pluralstriche, aber Dualsuffix

npḥ.wj-fj 'sein Beckenraum' Eb 877b; vgl. Sm 21,1; ähnl. Kah 33 (*nḥḏ.tj-sj*); *ḏr.tj-kj* 'deine beiden Hände' Eb 885e

ii) besondere Formen

maskuline Endung *j*: *mꜣꜥ.wj* 'die beiden Schläfen' Eb 854e; *rd.wj* 'die beiden Beine' H 27, ähnl. Bln 163a (15,3)

feminine Endung *jt*: *pns.tj 2* 'die zwei[1] Kugeln' Eb 597; vgl. auch *ḏr.tj-kj* unter hh sowie die ungewöhnliche Form [2] *mn.tj* 'die beiden Oberschenkel' Eb 499

neuäg. Formen[3]: *ir.tj* 'die beiden Augen' Bln 198; Pap. Beatty V Rs. 4,6; *ḏr.tj* 'die beiden Hände' Bln 186; Bln 188

Vgl. auch L 34 (*ḥr-ꜥ-fj*, ob statt *ḥr-ꜥ.wj-fj*?).

§ 126 2) Gebrauch

aa) Bei paarweise auftretenden Gegenständen, z. B. *ꜣj.wj* 'Bindenpaar', *mkꜣ.tj ntj ḏb.t* 'eine aus zwei Ziegelsteinen bestehende Stütze' Sm 4 und 7; vor allem bei paarweisen Körperteilen (Augen, Ohren, Arme, Beine). Ungewöhnlich ist daher 'seine zwei Ohren' Eb 854f[4], da das Zahlwort 2 in der Regel nur dann gebraucht wird, wenn die Zweiheit nicht selbstverständlich ist, z. B. *mt 2* 'zwei Gefäße' Eb 854i im Gegensatz zu *mt.w 4* 'vier Gefäße' Eb 854l oder *mt.w 6* 'sechs Gefäße' Eb 854g. So erklärt sich auch der Dual *sšm.wj* 'die beiden Tupfer' Sm 11 (5,11) wohl daraus, daß die beiden Tupfer für die beiden Nasenlöcher bestimmt sind, während die Angabe *pns.tj 2* (oder *pnsj.t 2*?) 'zwei Kugeln' Eb 597 die Auswahl aus einer beliebig großen Zahl angibt.

[1] Zum Gebrauch des Duals vor dem Zahlwort 2 siehe § 158,2.

[2] *t* ist wahrscheinlich als das Suffix 1. sg. oder 2. sg. fem. zu lesen.

[3] Siehe dazu Stricker, Acta Orientalia XV, 1937, 21–25.

[4] Siehe auch *tꜣ mn.t 2* 'die zwei Oberschenkel' und *pꜣ rd 2* 'die zwei Beine' Pap. Leid Recto VII 11.

Zu den Dualformen, die eine aus zwei Teilen bestehende Einheit bezeichnen, siehe § 124,3. Im Falle Sm 30 ist nicht sicher, ob *iw-s* den singularisch aufgefaßten Begriff *ꜥ.tj* 'Gelenk' aufnimmt, oder ob 'die beiden Körperteile' in je einen Teil der Verbindung aufgelöst zu verstehen sind: 'ein Brechen des Gelenkes, indem es (d. h. jedes Einzelstück) an seiner Stelle ist'.

bb) Als Verstärkung bewirkt die Verdoppelung eines Wortes durch den Dual eine besondere Bekräftigung (siehe dazu noch § 480 b 1). *dwꜣ.wj* 'am Morgen, am Morgen' = 'sehr früh' Ram III B 10; A 26; *ij.wj* 'gekommen, gekommen' = 'willkommen' L 22

c) Plural

§ 127 1) Schreibung

aa) dreifaches Ideogramm bzw. dreifacher Singular

ḏbꜥ.w 'Finger' z. B. Eb 854 g; *ḥr.w* 'Gesichter' L 25 (9,3) (Zaub)

bb) Pluralstriche

ibḥ.w 'Zähne' KV 38; *nḥḏ.wt* 'Zähne' Sm 7 (3,10–11)

cc) Endung und Pluralstriche

mt.w 'Gefäße' Eb; H; Sm

besondere Formen:

1) femininer Plural mit ausgeschriebenem *w*

ꜥꜣ.wt 'Geschwülste' Eb 874 a; 875; *ipp.wt* 'Kugeln' Eb 853 a; *išd.wt* 'Früchte' Ram IV C 5

2) maskuliner Plural auf *j*

Bln 154 = Eb 855 t 'Früchte'; 'Gefäße' Pap. Louvre E 4864 Rs. 1,7

3) maskuliner Plural auf *jw*

'Gefässe' Kah 26; 'Würmer' L 14

dd) unbezeichnet

ṯꜣw.w 'Hauche' Eb 855 h (folgt *ꜥḳ-sn*) und Eb 855 e (*im-sn*)[1]; *ꜥ.wt* 'Glieder' Eb 873 d (folgt Demonstrativ *iptn*); *nḥb.wt* 'Nacken' Eb 1 (1,4) (folgt Demonstrativ *iptn*)[2].

Unsicher bleibt, ob Eb 741 auf Grund der folgenden Genetivpartikel *nw* als *srdd.w* 'Ansammlung' o. ähnl. zu lesen ist.

[1] Aber dieselbe Schreibung Eb 855 a als Singular (*ꜥḳ-f*).

[2] Vgl. auch die ausgeschriebene Pluralform *nḥb.wt* in Eb 360.

§ 128 2) Besonderheiten der Numeruskongruenz

aa) Plural als Ersatz für den Dual

ỉns.wt 'Unterschenkel' Bln 122; 123; *ḏr.wt* 'Hände' Eb 854a; *ḫpd.w* 'Hinterbacken' Eb 854k; ähnl. Kah 4[1]. – Siehe aber auch § 125hh.

bb) Zwei Singulare in einer Disjunktion syntaktisch als Plural zusammengefaßt

ḏbꜥ sꜣḥ rꜣ-pw mr-sn 'Finger oder Zehe, wenn sie schmerzen' Eb 617

cc) Plural als Aufzählung von Singularen in den speziellen Einzelfall aufgelöst[2]

ꜥ.t nb.t nt.t mr sj 'jedes Glied, das krank ist' H 78 (6,11). Trotz der Pluralschreibung (die Parallele Eb 1 ohne Pluralstriche) liegt möglicherweise aber auch der Singular vor (vgl. § 124,2), hier durch *nb* im Sinne von 'jedes einzelne Glied' zu verstehen, vgl. 'jeder (einzelne) Diener war bei seiner Pflicht' Sin B 246.[3] *ỉr rn.w-sn mꜣꜥ n rḫ.tw-f ỉs pw* 'was ihre wahren Namen anbetrifft, so kennt man ihn nicht' L 25c

III) Determination

§ 129 a) durch Suffixe

Für die Sprache des AR läßt sich nach Edel „im Gegensatz zur späten Sprache" (EAG § 165b) „ein Unterschied in der Behandlung von determinierten und indeterminierten Substantiven nicht nachweisen" (EAG § 302)[4]. Auch Gardiner (GG S. 643 Suffix-pronouns) stellt fest: "nouns followed by suffixes are not necessarily defined", denn "*pr.f* in Egyptian may mean, not merely 'his house', i.e. 'the house of him', but equally well 'a house of his'".

Dagegen zeigen die medizinischen Texte am Beispiel des Pap. Smith sehr gut die unterschiedliche Determinierung, wie H. v. Deines (DD S. 9) gezeigt hat: „Eine verschiedene Nuancierung der *wbnw*-Stellen mit *-f* und der *wbnw*-Stellen mit *pf* kann ich nicht erkennen. Beide zeigen die Rückbezüglichkeit auf die Einleitungsformel; ... Neben diesem doppelten

[1] In beiden Fällen deutlich als Dual verwendet: in Eb ist der Dual in *wꜥ – kjj* 'der eine – der andere' aufgelöst; Kah steht nach *ỉmj.tw.nj* 'zwischen', das sonst vor Dualen gebraucht wird (siehe Med. W. B. S. 51 § 1).

[2] Vgl. das von mehreren Personen gesprochene *nb-j* 'mein Herr' (Grapow, Anreden I S. 26).

[3] Daß in Verbindung mit *nb* jedoch auch der Plural gebraucht wird, zeigt *ꜥ.t-j nb.t ỉptn* 'alle diese meine Glieder' L 24.

[4] Wieweit jedoch die als Beispiele gebrachten Fälle in der Lage sind, diesen Befund zu stützen, ist § 435 (S. 303 Anm. 3) angezweifelt worden, da *nb* 'jeder (beliebige)' determinierend wirken kann.

Gebrauch kommt *wbnw* auch ohne *pf* und *-f* vor. Diese Stellen entsprechen denen beim Patienten, wo ganz allgemein von einem Kranken die Rede ist. Wenn es um eine Wundbehandlung geht, heißt es: *śrwḫ-k św m śrwḫ wbnw* 'du mögest ihn behandeln mit einer Wundbehandlung' (z. B. Sm 16,7). Oder: „Kühlmittel, die ausziehen die Hitze" *m rȝ n wbnw* 'aus der Öffnung einer Wunde' (z. B. Sm 14,3)". Derselbe Befund liegt auch vor bei dem „glossenartigen Zusatz" *śśrw wbnw pw* „Trocknung einer Wunde ist das" (DD S. 19) oder in der Glosse, die den Terminus *ȝj.wj* erklärt: *śśd.wj pw n ḥbs.w dd.tw ḥr sp.tj wbnw n kf.t* 'das sind zwei *śśd*-Binden, die man auf die beiden Wundränder einer Klaffwunde legt' (Sm 10 Glosse A). Sehr schön zeigt eine Gegenüberstellung dieses allgemein gehaltenen Glossenfalles mit einem solchen, der spezielle Angaben macht, die Unterschiede in der Determinierung: Sm 9 (Glosse A) erklärt den Ausdruck *ḥȝj.t nt ẖn swnw* 'Besteck des Arztes' folgendermaßen: *śśd pw wnn ẖr ᶜ pȝ wt dd-f ḥr tȝ pẖr.t nt.t ḥr pȝ wbnw ntj m ḥȝ.t-ḥr-f* 'das ist eine *śśd*-Binde, die zur Verfügung dieses Verbinders ist, die er auf dieses Heilmittel legt, welches auf dieser Wunde ist, welche an seiner Stirn ist'. Hier ist bei fast jedem Wort auf den gerade vorliegenden Fall zurückgegriffen: das unpersönliche *dd.tw* 'man gibt' in Sm 10 ist durch *dd-f*, bezogen auf den *wt*-Verbinder, ersetzt, und durch die Demonstrativa *pȝ* und *tȝ* wird auf vorher Erwähntes Bezug genommen (§§ 95–98). – Um allgemeine Aussagen handelt es sich auch bei den anatomischen Angaben der Gefäßbücher, und daraus erklärt sich auch das häufige Fehlen des Suffixes an Körperteilen, z. B. *iw mt.w 4 n mjs.t* 'es gibt vier Gefäße zur Leber' Eb 854 l, während gerade an den Körperteilen das Suffix sonst immer dann steht, wenn der betreffende Besitzer bekannt ist.

Daß die Suffixe auch bei den Drogen eine ähnliche Rolle spielen können wie sonst die Demonstrativa (*mw* 'Wasser' durch *mw-f* 'sein Wasser' aufgenommen), ist § 113bb (Bln 184 und 185) gezeigt worden.

Eine besondere Funktion üben die Suffixe auch bei der Gegenüberstellung zweier Substativa aus, und zwar übernimmt hierbei das Suffix die Bezeichnung des Näheren gegenüber dem suffixlosen Substantiv als dem Ferneren; es liegt dabei also kein absoluter Gegensatz 'determiniert – indeterminiert' vor, sondern vielmehr nur ein gradueller Unterschied: etwas mehr und etwas weniger determiniert. So steht z. B. in Verbindung mit dem „gehälfeten Topf" (*rmn.t*) bei der Herstellung von Hustensaft *gs-s . . . gs* (Eb 307 und 324) für 'seine eine Hälfte' (die man zuerst mit Wasser füllt) und 'die andere Hälfte' (die man danach mit Koloquinthen füllt), siehe dazu § 134bb[1]. – Ein anderer Fall, in dem ein

[1] Daß daneben auch die Opposition *gs-f . . . gs-f* existiert, entspricht der Verwendung von *wᶜ – wᶜ* bzw. *kjj – kjj* statt *wᶜ – kjj* (GG § 98; EAG § 378) oder *X pn – Y pn* statt *X pf – Y pn* (EAG § 186).

bereits erwähntes Wort (und daher also nicht als indeterminiert anzusehen) durch das Fehlen des Suffixes als der fernerstehende Partner einer Opposition ausgewiesen wird, ist § 101 b behandelt.

In Eb 384 (zitiert § 101 a) wird durch das Paar *ir.tj-kj — ir.tj* die Reihenfolge der Behandlungsvorgänge unterstrichen: *ir.tj* (als fernerstehendes Glied) tritt in der Nachbehandlung auf.

§ 130 b) durch den Artikel

Zur determinierenden Funktion des Artikels siehe § 107. Der unbestimmte Artikel *wꜥ* (GG § 262) ist nicht belegt.

§ 131 c) durch „echte Relativsätze“

Wie oben bei den Suffixen ist auch bei den Relativsätzen eine mehr graduelle Stufung, kein Gegensatz „determiniert – indeterminiert“ festzustellen. Wenn in Ram III B 32 und 34 *mn.t imj.t sš-s* ‘eine Schwalbe, die in ihrem Nest ist’ geholt werden soll, so ist die absolute Indetermination insofern aufgehoben, als es sich nicht mehr um „irgendeine“ Schwalbe handeln kann, da sie die Auflage erfüllen muß, daß sie noch im Nest ist; es liegt also eine eigentlich als Zwischenstufe zwischen Indetermination und Determination liegende Einengung vor. – Dagegen wird mit dem Relativsatz durch *ntj* eine vollständige Determinierung bewirkt: *rdj m wp.t nt s.t nt.t ḥr msj.t* ‘werde an den Scheitel der (betreffenden) Frau gelegt, die beim Gebären ist’ Ram IV C 30, siehe dazu im einzelnen § 435; 157,2.

IV) Koordination und Disjunktion

§ 132 a) Koordination

1) syndetisch

aa) durch *ḥnꜥ*

sjn.ḫr.t(w) ir.tj-fj ḥnꜥ ḏrw.w-f ḥnꜥ ꜥ.t-f nb.t ‘man soll einreiben seine Augen und seine Seiten und alle seine Glieder’ KV 41–42; ähnl. KV 50 *snwḫ.ḫr-k ḏꜣḏꜣ-f ḥnꜥ ḏnḥ.wj-fj* ‘du sollst seinen Kopf und seine Flügel verbrennen’ H 159 b[1]

bb) durch *ḥr*

ir wsš-s mwj.t ḥr ḥs ‘wenn sie Harn zusammen mit Kot ausscheidet’ Bln 195 *nḫt ḥkꜣ.w ḥr pḫr.t* ‘stark ist der Zauber zusammen mit dem Heilmittel’ Eb 3 (Zaub). – Für die Verwendung von *ḥr* zur Verbindung von zwei Drogen vgl. Med. W.B. bei *ḥr* B I a 1.

[1] Die Parallele Eb 733 ohne *ḥnꜥ*. – Im übrigen siehe im Med. W. B. bei *ḥnꜥ*.

cc) durch *m*[1]

gs wnmj gs i͗ꜣbj m ꜥ.wj m rd.wj 'die rechte Seite (und) die linke Seite zusammen mit (= einschließlich?) den Armen (und) mit den Beinen' Eb 854o *i͗rr.t m pẖr.t m pẖr.t* 'was man macht als Heilmittel zusammen mit (Nach-)Heilmitteln' Bln 163h (16,5)

dd) durch enklitisches *i͗s* (?)[2]

ḫꜣj.tjw n i͗mj.w-ḫt rnp.t ẖr.t i͗s Sm 19,9 wird von Breasted übersetzt: "Ye demons of disease, of the followers of the year and its yield".

2) asyndetisch durch Juxtaposition (die übliche Form)

šw.t ẖ.t 'Feder (und) Körper' H 115 *ḫm.n-f ꜥ.wj-fj rd.wj-fj* 'er ist seiner Arme (und) seiner Beine nicht mächtig' Sm 31 (10,13). – Vgl. auch Eb 733 (S. 87 Anm. 1). – Zur Wiederholung bzw. Auslassung von Präpositionen in asyndetischen Aufzählungen siehe § 452,2.

§ 133 b) Disjunktion

1) syndetisch

aa) durch *rꜣ-pw*[3]

swr i͗n s ntj ḥr mn tꜣw s.t rꜣ-pw 'werde getrunken vom Manne, der an Hitze leidet, oder (von) der Frau' Eb 154, vgl. Bln 42 ohne *rꜣ-pw* *rdj.t ꜣb s.t i͗wr m rnp.t 1 rnp.t 2 rnp.t 3 rꜣ-pw* 'Veranlassen, daß eine Frau aufhört schwanger zu werden, in (= für die Dauer von) einem Jahr, zwei Jahren oder drei Jahren' Eb 783[4].

Zum Gebrauch von *rꜣ-pw* in Genetivverbindungen siehe § 146aa 4 sowie § 147aa 2 und bb 2.

bb) durch *m* (distributiv)[5]

mn.t nb.t m wḫdw m wḫd.t m s.t-ꜥ m i͗ḫ.t nb.t 'jede schmerzende Stelle, sei es ein Schmerzstoff-Dämon, sei es eine Schmerzstoff-Dämonin, sei es eine (schädliche) Einwirkung, sei es irgend etwas Schlechtes (sonst)' Eb 246. – Im übrigen siehe im Med. W.B bei *m* F I a.

[1] Vgl. GG § 162,7a Ex. 3b.

[2] Ob statt des im AR gebrauchten *i͗st*? Vgl. EAG § 317. – Für die Beziehungen zwischen *i͗st* und *i͗s* vgl. § 381 mit Anm. 1 sowie GG § 247 und Äg. W. B. I 130,12–14.

[3] Handelt es sich um präpositionale Ausdrücke, so wird – im Gegensatz zur koordinierenden Aufzählung – die Präposition im allgemeinen nicht wiederholt (Ausnahmen: Eb 198c; Ram III B 12; B 14), vgl. dazu § 452,2b. – Im übrigen siehe im Med. W. B. bei *rꜣ-pw*.

[4] Vgl. dagegen Bln 139: *m šmw m pr.t* 'im Sommer (und) im Winter', d. h. 'sowohl im Sommer als auch im Winter'.

[5] Die Präposition *m* kann vor den einzelnen Gliedern wiederholt werden oder aber auch nur einmal vor dem ersten Glied erscheinen.

2) asyndetisch durch Juxtaposition

ỉr gmj-k ḏbꜥ sꜣḥ mr.w 'wenn du einen Finger (oder) eine Zehe findest, indem sie schmerzen' H 174, vgl. die Parallele Eb 617 (mit *rꜣ-pw*). *ỉrj.tw n s s.t ntj ẖr tꜣw* 'es wird gemacht für den Mann (oder) die Frau, die an Hitze leiden' Bln 42, vgl. Eb 154 mit *rꜣ-pw*[1] *ỉw-f mt-f ẖr-s ỉw-f ꜥnḫ-f ẖr-s* 'es (das Rind) stirbt infolgedessen (oder)[2] es lebt infolgedessen' KV 51–52 *mr.t ḫpr.t m-ꜥ ḥfꜣ.t m-ꜥ pnd* 'eine Krankheit, die entstanden ist durch einen *ḥfꜣ.t*-Wurm (oder) durch einen *pnd*-Wurm' Eb 66 *swnw nb wꜥb-Sḫm.t nb sꜣw nb* 'jeder Arzt (oder) jeder Sachmet-Priester (oder) jeder Zauberer' Eb 854a

c) Anhang: Ausdrücke für „der eine – der andere"[3]

§ 134 1) Wiederholung desselben Wortes

aa) absolute Identität

ỉw mt 2 n ḫpd.w: wꜥ n ḫpd kjj n ḫpd 'es sind zwei Gefäße zu den Hinterbacken: das eine zu der (einen) Hinterbacke, das andere zu der (anderen) Hinterbacke' Eb 854k *wdd n rr psš m gs.wj: dj.w gs-f ḥr bj.t . . . ḥnꜥ sšwj.t gs-f* 'Galle eines Schweins, geteilt in zwei Hälften: werde ihre (eine) Hälfte auf Honig gegeben . . . und ihre (andere) Hälfte trocknen' Eb 392; ähnl. Sm 22 (8,10) (*ḏbꜥ-k*); Eb 766f (*gs-f wꜥ*) *sp.tj wbnw n kf.t r rdj.t dmj wꜥ.t r wꜥ.t* 'die beiden Lippen einer Klaffwunde: um die eine an der einen (= anderen) haften zu lassen' Sm 10 (5,9) *nn r nn* 'dieses (eine) gegen dieses (andere)' L 43; ähnl. Eb 356b

bb) zweites Substantiv ohne Suffix (d. h. indeterminiert)

rmn.t: gs-s m mw gs m ḏꜣr.t 'ein Hälftengefäß: seine (eine) Hälfte mit Wasser, die (andere) Hälfte mit Koloquinthen' Eb 307 und 324, siehe dazu § 129a und Sm 35 unter § 135aa

§ 135 2) das erste Wort durch ein anderes Gegenstück aufgenommen

aa) gleichwertig

ỉrj m sp 2: wꜥ m nꜣ n pr.t kjj m sḫrw 'werde zu zwei Teilen gemacht: der eine aus diesen Früchten, der andere aus der Spreu' Sm 21,14–15; ähnl. Eb 854k *ỉwd ṯs n nḥb.t-f r sn.nw-f* 'Trennung eines Nackenwirbels von seinem zweiten' Sm 31 (Glosse A) ———— das zweite Wort ohne Suffix: *swš.wj n ḥbs.w: wdj.ỉn-k wꜥ-s(n)j m ẖnw gꜣb-f kjj m ḫrj gꜣb-f* 'zwei Bäusche aus Stoff: du mußt den einen von ihnen beiden an die Innenseite seines

[1] Möglicherweise fehlt jedoch *rꜣ-pw* hier gar nicht: 'sowohl für den Mann als auch für die Frau'.

[2] Vgl. Sm 4 (2,11) *mt-f r ꜥnḫ.t-f* 'er stirbt oder er lebt'.

[3] Vgl. GG § 98 S. 79; EAG § 378 und 379. – Vgl. auch die Ausdrücke für 'dieser' und 'jener' § 101.

Oberarmes legen, den anderen an die Unterseite seines Oberarmes' Sm 35 (12,7), vgl. dagegen Sm 36 (12,13) § 137 aa und Eb 307 und 324 unter § 134 bb

bb) zweites Wort als Teilbegriff des ersten

rdj.ḫr-k gꜣš m ẖnw-f ỉw gs-f m rꜣ n s 'du sollst ein Rohr in sein (des Topfes) Inneres stecken, indem seine (andere) Hälfte im Munde des Mannes ist' Bln 46, siehe auch § 136

§ 136 3) das zweite Element ausgelassen?

mt 2 ẖr-s wꜥ ḥr wnmj ḥr ỉꜣbj 'es sind zwei Gefäße darunter: das eine zur Rechten, (das andere) zur Linken' Sm 34 (Glosse A)[1].
In gewissem Sinne kann man auch in dem unter § 135 bb stehenden Beispiel die Auslassung des ersten Elementes annehmen: 'du sollst ein Rohr (und zwar seine eine Hälfte) in das Innere des Topfes stecken, indem seine (andere) Hälfte im Munde des Mannes ist'.

§ 137 4) Genuswechsel innerhalb der beiden Glieder[2]

aa) im Genus des einen der beiden Glieder

š 2 n sjn wꜥ.t ḥr ... kjj ḥr ... 'zwei Schalen aus Ton: die eine mit (Droge), die andere mit (Droge)' Eb 384 *twt n ỉr.tj-sj: wꜥ mj ꜥꜣmw k.tj mj nḥsj* 'die Iris ihrer beiden Augen: die eine wie ein Asiat, die andere wie ein Südländer' Bln 198, vgl. dazu die Parallele Carlsb VI mit maskulinem *kjj*, bezogen auf *ỉr.tj* 'Augen'. Wahrscheinlich fällt auch Sm 36 (12,13) als *wꜥ.t-snj ... kjj-snj* 'der eine von ihnen beiden ... der andere von ihnen beiden' hierunter. Das *t* von *wꜥ.t* ist offenbar über dem Armansatz schwarz nachgetragen (siehe die Faksimileausgabe); dagegen ist es wegen der Stellung nach dem Determinativ schwer möglich, das auf *wꜥ.t* folgende *r* (das eigentlich überflüssig ist)[3] für die Lesung von *t* in Anspruch zu nehmen. Der Parallelfall Sm 35 (12,7) in § 135 aa ist kein Beweis dafür, daß es bei der Lesung *wꜥ* (statt *wꜥ.t*) bleiben kann, da dort ein anderes Schema (*wꜥ* + Suffix ... *kjj* ohne Suffix) vorzuliegen scheint.

bb) im Suffix des zweiten Gliedes

nn kfj.t ỉn wꜥ r sn.nw-s 'nicht gibt es ein Klaffen von einem zu seinem Zweiten' Sm 1 (1,10); *wꜥ* und *sn.nw* beziehen sich auf *sp.t* 'Lippe', von Breasted S. 114 als Maskulinum erklärt. Man

[1] In Band IV 1 „(je) eins auf der rechten (und) auf der linken (Seite)" übersetzt.
[2] Vgl. dazu dieselbe Erscheinung beim Zahlwort *wꜥ* 'eins' § 158,1 ee.
[3] Oder fungiert hier *r* als Possessivausdruck *wꜥ r-snj* 'der eine an ihnen beiden'? Vgl. § 470. – Zum Nachtrag des *t* bei *wꜥ.t* siehe auch S. 91 Anm. 1.

erwartet *sn.nw-f*, bezogen auf *wꜥ*. *iḫ.t wnn dmj ḫft pḫd.tw wꜥ.t*[1] *r sn.nw-f* 'Dinge, die zusammenhängen, während eins von seinem Zweiten getrennt ist' Sm 31 (Glosse A)

V) Apposition[2]

§ 138 a) erklärender Zusatz („gewöhnliche Apposition")

1) asyndetisch

šš mw.t nt ḥm n nj-sw.t-bj.t 'Schesch, die Mutter der Person des Königs von Ober- und Unterägypten' Eb 468 *imj.tw-nj ḫpd.w* 'zwischen den Hinterbacken' (wörtlich: 'zwischen ihnen, den Hinterbacken') Kah 4 (1,13) *k.t pḫr.t* 'ein anderes Heilmittel' (wörtlich: 'ein anderes, ein Heilmittel') passim; ähnl. *sn.nw hrw* 'am zweiten Tage' Eb 337[3] *pfꜣ dbꜥ* 'dieser Finger' Kah 32; ähnl. *pḫr.t tn* 'dieses Heilmittel' Bln 121, siehe dazu § 94 *pḫr.t irj.t.n Rꜥ ḥr-f ḏs-f* 'ein Heilmittel, das Re gemacht hat für sich selbst' Eb 242[4] *srwḫ-k sj mj srwḫ wbnw m ꜥ.t nb.t nt s stꜣm snḏm mt.w* 'du sollst sie (die operierte Geschwulst) behandeln wie das Behandeln einer Wunde an jeder Körperstelle des Mannes, (nämlich durch) Schließenlassen (und) Lindern der Gefäße' Eb 871c. – Siehe auch die Nominalsätze mit *pw* als Kopula (§ 402 mit Anm. 3) sowie Eb 201a (zitiert § 146bb 2) mit Anm. 4 auf S. 92 und Eb 238 (zitiert § 146aa 6).

2) durch *in* angeschlossen

i.tj in ʾIs.t 'sagte sie, nämlich Isis' L 36[5].

Unklar bleibt, ob auch durch *ntj* an Stelle von *in* eine Apposition eingeführt werden kann: *sjn ir.tj-fj m ḏr.t-f ntj ḫr šꜣrw* 'es werden seine Augen gerieben mit seiner Hand, nämlich dessen, der an *šꜣrw* leidet' L 34[6]. – Für Berührungspunkte zwischen *in* und *ntj* siehe § 469. Möglicherweise ist auch der Text in *m ḏr.t n ntj ḫr šꜣrw* zu verbessern: 'mit der Hand dessen, der unter *šꜣrw* leidet'.

§ 139 b) korrigierender Zusatz („Badal-Apposition")

Der Idealfall der Badal-Apposition (*A*, *B-f* 'A, genauer: sein B') mit Aufnahme des erklärenden Gliedes durch ein Suffix ist nicht belegt,

[1] *wꜥ.t* aus ursprünglichem *wꜥ* durch Zusetzen eines roten *t* in *wꜥ.t* verbessert.

[2] Vgl. dazu Hintze, Neuäg. Erzählungen S. 117; EAG § 305ff.; GG § 90; LG § 135–136; Spiegel, ZÄS 71, 1935, 56–81.

[3] Siehe auch die Kardinalzahlen von 3–9 (§ 159,1).

[4] Das Suffix an der Apposition zeigt, daß der Übergang zur Badal-Apposition offenbar fließend ist.

[5] Vgl. dazu Faulkner, JEA 21, 1935, 182 (d).

[6] Vgl. auch die ähnliche Konstruktion in § 148dd (Erläuterung eines Suffixes durch den indirekten Genetiv).

wohl aber Fälle, in denen koordinierend angefügte Glieder eine Einengung des zuerst genannten Begriffes vornehmen: *ỉr dj-k ḏr.t-k ḥr ḳꜣb.t-f ḥr bn.wt ỉptf* 'wenn du deine Hand auf seine Brust legst, d. h. auf jene Geschwüre' (es handelt sich um: *bn.wt ḥmꜣ.tj ḥr ḳꜣb.t-f*) Sm 45 (15,11); ähnl. Sm 39 (13,7) *rdj-k pẖr.t tn m gs-ḥrj ỉr.tj ḥr stp pn* 'du mögest dieses Heilmittel auf die Oberseite der Augen geben, d. h. auf diese Binde (die zuvor auf die Augen gelegt wurde)' Ram III A 24.
Vielleicht ist auch die Aufzählung *ḏr.tj-f(j) ḏbꜥ.w-f* 'seine Hände, seine Finger' in Sm 1 (Glosse A) eine solche Apposition: 'seine Hände, genauer: seine Finger'; ob die Auslassung des Suffixes am ersten Glied in der Parallele Eb 854a (*ꜥ.wj ḏbꜥ.w-f* 'die Hände, seine Finger') als fehlerhaft abzutun ist oder eine „erlaubte" Zusammenziehung darstellt (§ 454aa), sei dahingestellt. – Siehe ferner die Fälle Eb 812 und Sm 6 (2,24) unter § 452,2b sowie den Bezug eines Suffixes bzw. Pronomens auf eine gedanklich zu ergänzende Badal-Apposition in § 84,12. – Siehe schließlich noch die § 174 zitierten Fälle, die auch als Badal-Appositionen aufgefaßt werden könnten: 'er, d. h. sein . . . ist . . .'.

§ 140 c) wie ein Adjektiv fungierend („feste Apposition")[1]

1) Gattungsbezeichnungen (Geschlechtsbestimmung)
šꜣj ḥm.t 'ein Schwein, eine Frau' = 'eine Sau' Bln 26 *sjn ṯꜣj* 'männlicher Ton' Drogen-W.B. S. 425A[2] *sw.t ḥm.t* 'weibliche Binse' Eb 800.
Ob *s ẖrd* in Ram III B 19 hierher gehört ('ein Mann, ein Kind' = 'ein Jugendlicher') oder disjunktiv aufzufassen ist wie deutlich in Ram III B 12 (*m ẖrd m s rꜣ-pw*), läßt sich nicht entscheiden, zumal von *s* nur das Determinativ erhalten ist; die Applikation Ram III B 20 spricht nur von 'ihm' (*n-f*), während in Ram III B 14 die disjunktive Auflösung (*n ẖrd n wr rꜣ-pw* 'dem Kinde oder dem Großen') beibehalten ist.

2) tautologisch
s.t-ḥm.t 'Frau' Ram IV C 27[3] *ḫ.t-sḏ.t* (?) 'Feuer' Bln 163a

§ 141 d) der sogenannte Listenstil (EAG § 310ff.: „scheinbare Apposition")

1) in der Diagnose
ḏd.ḫr-k r-f: snf pw sš 'dann sollst du dazu sagen: das ist ein Blutnest' (wörtlich: 'das ist Blut, ein Nest') Eb 198a[4], die Auflösung *sš n snf* liegt Eb 593 = H 143 vor

[1] Siehe dazu die Ausführungen bei Hintze, a. a. O. S. 123 und 128.
[2] Vgl. auch *sꜣ-ṯꜣj* 'männlicher Sohn', wie wahrscheinlich in Carlsb III und Kah 31 zu ergänzen ist.
[3] Durch das folgende Demonstrativum *tn* als syntaktische Einheit erwiesen (§ 94).
[4] Die formal gleich gebaute Stelle Eb 201a (*šnꜥ pw hj.t*) läßt sich nicht ebenso auflösen; vielmehr liegt entweder der direkte Genetiv vor 'das ist eine *hj.t*-

2) in Drogenaufzählungen

Fälle wie *srm.t hnw 2* 'zwei Hin-Gefäße Hefe' (Eb 323) oder *nrꜣw ꜥḏ* 'Fett des Steinbocks' (Ram V Nr. XV) sind als rein graphische Erscheinungen unter § 3 aufgeführt.

VI) Genetiv

§ 142 a) Verhältnis von direktem zu indirektem Genetiv

Zum Versuch, neben dem formalen Unterschied auch einen Unterschied in der Bedeutung zu sehen, siehe EAG § 318 und 319, GG § 85 und 86 sowie ENG § 208 Anm.

Zum Wechsel von direktem und indirektem[1] Genetiv vgl. die folgenden korrespondierenden Fälle: *ḥs mjw* Eb 498 = *ḥs n mjw* Eb 488 'Kot des Katers'; *ḫꜣ.w ššn* Eb 224 = *ḫꜣ.w nw ššn* H 82 'Blätter des Lotus'; *wꜣb ḳꜣd.t* H 64 = *wꜣb n ḳꜣd.t* Eb 278 'Wurzel der *ḳꜣd.t*-Pflanze'; *swḥ.t njw* H 260 und *swḥ.t nt njw* Eb 539 'Ei des Straußes'; *ẖrj pddw* Eb 790 und *ẖrj n pddw* H 168 (Droge); *ḥsꜣ ꜥwꜣj.t* Kah; Ram und *ḥsꜣ n ꜥwꜣj.t* Eb; H; Bln 'gegorener Pflanzenschleim'; *ḥs ꜥff* Eb 782; 810 und *ḥs n ꜥff* Eb 774; 802 'Kot der Fliege'; *mjs.t iḥ* L 35 = *mjs.t nt iḥ* Eb 351 'Leber des Rindes'; *s.t-ꜥ mt mt.t* neben *s.t-ꜥ n mt mt.t* 'Einwirkung eines Toten, einer Toten' Eb 811; *nfꜣ pẖr.t*[2] 'jene Heilmittel' Sm 46 (16,6) und *nfꜣ n ꜥꜣ.wt* 'jene Geschwülste' Eb 874a; *ꜥḏ iḥ* Eb und *ꜥḏ n iḥ* Ram IV C 10 'Rinderfett'; *ꜥn.t sꜣḥ* H 188 = *ꜥn.t nt sꜣḥ* Eb 618 'Nagel der Zehe'; *inm ḥꜥw-f* Eb 868a und *inm n ḥꜥw-f* Eb 863a 'Haut seines Fleisches'; *wnm snf* Eb 724 = *wnmw n snf* H 129 'Blutfraß'; *psḥ db* H 243 und *psḥ n msḥ* H 239 'Biß des Nilpferdes bzw. des Krokodils'; vgl. auch den Wechsel von direktem und indirektem Genetiv bei *šsꜣ.w* 'Heilkunde' im Med. W.B. – Die Verbesserung von 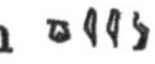 zu 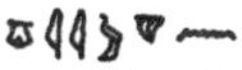 in Eb 484 (ZÄS 84, 1959, 48 zu 68,1) ist die Ersetzung des direkten durch den indirekten Genetiv.

Scheinbare direkte Genetive entstehen durch fehlerhaftes Auslassen der Genetivpartikel, z. B.: *ir ḫꜣj-k s [n] wnḫ m ꜥr.t-f* 'wenn du einen Mann mit einer Verschiebung in seinem Kiefer untersuchst' Sm 25 (9,2); ähnl. Sm 19 (7,15) (*s [n] thm*) *mw [nw] šmšm* Bt 13b und *skj [n] psḏn* Bln 90, siehe dazu im Drogen-W.B.

Zu *pẖr.t [nt]* + Infinitiv und *k.t [nt]* + Infinitiv siehe unten § 143,5 mit Anm. 5.

Verstopfung' (d. h. eine vom *hj.t*-Dämonen verursachte Verstopfung) oder es handelt sich um eine gewöhnliche Apposition 'das ist eine Verstopfung, und zwar ein Fall von *hj.t*' (vgl. Eb 201b: *sp pn n hj.t*). Zur Trennung des direkten Genetivs durch ein Demonstrativ siehe § 146bb 2 mit Anm. 4.

[1] Zur Schreibung der Genetivpartikel siehe im Med. W. B. S. 425.

[2] Statt der vermuteten direkten Genetivverbindung kann auch ein Appositionsverhältnis vorliegen, siehe § 94.

§ 143 b) Gebrauch[1]

1) Teile

gs tp 'Hälfte des Kopfes' Eb 250[2] *gs n ḫ.t* 'Hälfte des Bauches' Eb 40. – Siehe auch das partitive *wꜥ n tpꜣ* (§ 158,1bb) und *wꜥ-snj* (in Anm. 3 dazu).

2) Besitz; Zugehörigkeit

sꜣ Wsjr 'Sohn des Osiris' Sm 9 (5,3) *mw.t nt ḥm* ... 'Mutter der Person ...' Eb 468

3) Lokalisation[3]

mr.t ns 'Krankheit der Zunge' Eb 697[4] *mr n tp* 'Krankheit des Kopfes' H 75

4) Stoff

ḳꜣ.w/dḳ.w + Stoff 'Mehl von ...' Eb 8; 565; Sm 46 (16,4); in der Regel steht jedoch der indirekte Genetiv, vgl. Med. W.B. S. 436 Anm. 1

5) Bestimmung; Zweck

pḫr.t spnꜥ inm 'Heilmittel für das Umwenden der Haut' Sm 21,3[5] = *k.t nt spnꜥ inm* 'ein anderes (Heilmittel) für das Umwenden der Haut' Eb 714

6) Bezug

šsꜣ.w ꜥꜣ.t nt mṭ.w 'Heilkunde, eine Gefäßgeschwulst betreffend' Eb 872
šsꜣ.w nw ꜥꜣ.t nt ḫrj-n-ḫ.t-f 'Heilkunde, eine Geschwulst seines Unterleibes betreffend' Eb 865

7) logisches Subjekt

sḳr iḫ.t nb.t 'Schlag irgendwelcher Dinge' Eb 229 *sḳr n iḫ.t nb.t* 'Schlag irgendwelcher Dinge' Eb 876a

8) logisches Objekt

snfr inm 'Verschönerung der Haut' H 154 *snfr n inm* 'Verschönerung der Haut' Sm 22,8

9) Spezifikation

hrw mss.tw-f 'der Tag, an dem er geboren wird' Eb 838 *hrw n ms*[]*-s* 'der Tag, an dem sie gebiert' Kah 33

[1] Siehe für das Einzelne noch Med. W.B. S. 425 (indirekter Genetiv).

[2] Als Name einer Krankheit (*ἡμικρανια* = Migräne), also eine feste Verbindung, in der sich der direkte Genetiv erhalten hat.

[3] Zum Wechsel des Genetivs mit einem präpositionalen Ausdruck siehe im Med. W. B. bei der Präposition *m* § 3.

[4] Ob *mr.t-ns* die Bezeichnung einer speziellen Zungenkrankheit ist, wie *mr.t-ib* bzw. *mr-ib* Eb 217 = H 48 eine spezielle Herzerkrankung zu bezeichnen scheint? Vgl. auch Anm. 2 sowie *mr-ḫ.t* Eb 43 und *mr.t-snf* H 139.

[5] Es braucht keine Auslassung von *nt* vorzuliegen; vgl. *k.t snfr ḥr* Sm 21,6 und die Stellen bei *kjj* B I f im Med. W. B.

10) Ursache

ꜥꜣ.t nt sfṯ 'Geschwulst infolge der *sfṯ*-Krankheitserscheinung' Eb 866

11) Verbindung

s n wbnw 'ein Mann mit einer Wunde' Sm

12) Mittel

ḫ.t nt rjw 'Feuer mit Hilfe von Stroh' L 35

NB! Die Nebeneinanderstellung von Beispielen mit direktem und indirektem Genetiv soll nicht besagen, daß beide Möglichkeiten der Bildung anteilgleich verteilt sind: in der Regel steht der indirekte Genetiv, demgegenüber ist der direkte Genetiv seltener verwendet[1] (vornehmlich in den Gebrauchsweisen unter 1 und 2: Besitz und Zugehörigkeit).

c) Besonderheiten

§ 144 1) Verbindungen der beiden Genetivarten

aa) zwei direkte Genetive: A (BC)

ỉrtjw pr.t tms.t 'Farbe der Frucht der *tms.t*-Pflanze' Sm 7 (3,21) (Glosse) *mt.w pḥwj ꜣmꜥw.t-f* 'die Gefäße der Enden seines Krallenknochens' Sm 7 (3,17) (Glosse) *ḳꜣ.w/dḳ.w pr.t nḏḥꜥḏḥꜥ.t* 'Mehl der Früchte der . . .-Pflanze'[2] Eb 565 *sꜣ ꜥnḫ n.t* 'Schutz des Lebens der Neith' Sm 19,13 *sš md.w nṯr* 'Schreiber der Gottesworte' Bln 163a. – Siehe ferner die Fälle mit direktem Genetiv nach *s.t-ꜥ* 'Einwirkung' im Med. W.B.

bb) zwei indirekte Genetive: A (BC)

ḳꜣ.w/dḳ.w nw ḏrḏ n šnḏ.t 'Mehl von Blättern der Dornakazie' Eb 778; ähnl. Eb 568; 576; 577; 718 *snf n bḳs.w nw gbgw* 'Blut von der Wirbelsäule des *gbgw*-Vogels' Eb 457; ähnl. Eb 362; 454; 476; 614 *tp.w nw ḥn.w nw ḳꜣb.t-f* 'die Spitzen der Rippen seiner Brust' Sm 43 (Glosse A); ähnl. Sm 22 (Glosse B)[3] *gs n bꜣd.t nt ỉrṯ.t* 'die Hälfte eines *bꜣd.t*-Maßes von Milch' Kah 18 *ḏb.t n(t) tꜣf n ỉḳdw* 'Ziegel vom Ofen des Töpfers' Bln 90 *ꜥꜣ.t nt ḥbs.w nw ẖ.t-f* 'Geschwulst der Bedeckung seines Bauches' Eb 864b *bnn.t nt kfꜣ.w nw m(ꜥ)ḥ* 'Samenkapseln von Stengelenden des Flachses' Eb 179 *bj.t nt t n ỉt* 'Fladen von Gerstenbrot' Eb 630

[1] Vgl. Eb 336d *ḥꜣ.t-sꜣ* und *pḥwj-sꜣ* 'Anfang bzw. Ende der Nachbehandlung' (Körperteile als Regens) gegenüber *km n sꜣ* 'Vollendung der Nachbehandlung'.

[2] So Drogen-W. B. S. 320–321. – Falls eine Beziehung zu der Ram III B 10 genannten *dḥꜥḥr.t*(?)-Pflanze (Drogen-W. B. S. 615) besteht (zu *ḏḥꜥ* = *dḥr* siehe § 31,4), läge der sonst nicht belegte Gebrauch des indirekten Genetivs nach *pr.t* vor.

[3] In beiden Fällen ist *pw* nach dem ersten Glied interpoliert.

cc) direkter und indirekter Genetiv: (AB) C oder A (BC)

s.t-ꜥ n nṯr ‘Stelle der Einwirkung eines Gottes’ Eb 242 *sṯj ḥn n tp-f* ‘der Geruch des Kastens seines Kopfes’ Sm 7 (3,11) *pḥwj ꜣmꜥw.tj ntj ꜥr.t* ‘die Enden der beiden Krallenknochen des Unterkiefers’ Sm 25 (9,3–4) *ꜣht whnn n ẖrd* ‘die schwache Stelle des Scheitels eines Kindes’ Sm 6 (2,21) = Sm 8 (4,11) *mw.t ḥm.t nt rḫtj* ‘*mw.t*-Teil der Keule des Wäschers’ Bln 59 *iṯ.t gs n ḥr-f* ‘Verziehung der Hälfte seines Gesichtes’ Bln 76 *ḥw.t nṯr nt wnn-nfrw* ‘Tempel des Osiris’ Eb 589 *sp.tj wbnw n kf.t* ‘die beiden Ränder der Klaffwunde’ Sm 10 (5,9).

Die Vermutung, daß die engere Verbindung im direkten Genetiv steht, trifft nur bei *ḥw.t-nṯr nt wnn-nfrw* zu: ‘Gotteshaus des Osiris’, dagegegen ist bei *sp.tj wbnw n kf.t* ‘die beiden Ränder der Klaffwunde’ der indirekte Genetiv *wbnw n kf.t* der engere Begriff. Eindeutig sind solche Fälle, in denen die Genetivpartikel den Bezug anzeigt: *ḥw.t-nṯr nt wnn-nfrw* = (AB) C oder *pḥwj ꜣmꜥw.tj ntj ꜥr.t* = A (BC)

dd) indirekter und direkter Genetiv: A (BC)

ḥꜣj.t nt ẖn swnw ‘Binde vom Besteck des Arztes’ Sm 9 (4,21)[1] *ꜥnw.t nt šꜥ.t Ḫnsw* ‘Geschwulst des Chons-Gemetzels’ Eb 877 *snf n kꜣ.t ṯsm.t* ‘Blut der Vulva einer Windhündin’ H 156 *inr n rꜣ mw* ‘Stein vom Rand des Wassers’ Eb 495 = L 16; ähnl. Bln 45. Die engere Verbindung ist der direkte Genetiv.

ee) zwei indirekte, ein direkter Genetiv: A B (CD)

ḏb.t n(t) tꜣf n ikdw nḏs.t ‘Ziegel des Ofens vom Töpfer der Kleinwaren’ Bln 101

ff) ein indirekter, zwei direkte Genetive: A (BC)D

ṯꜣw n rꜣ-ꜥ wꜥb ‘Hauch der Tätigkeit eines Priesters’ Eb 855h.

§ 145 2) Rektum eines Genetivverhältnisses wird syntaktisch aufgenommen

ḏrḏ n šnḏ.t ẖr.w-s ‘Blätter der Dornakazie (und) ihre *ẖr*-Teile’; ebenso: *ḏrḏ n ꜥrw ẖr.w-f* ‘Blätter des *ꜥrw*-Baumes (und) seine *ẖr*-Teile’ Eb 99; vgl. dazu Eb 645 § 147bb7 *mw nw it šdj ẖnw-sn* ‘Schleim von Gerste, deren Inneres herausgeholt ist’ Eb 240 *gnn sp.tj wbnw-f pw wbꜣ n ẖnw rꜣ-f* ‘das bedeutet, daß die Ränder seiner Wunde weich sind, indem sie (die Wunde) offen ist zum Innern seines Mundes’ Sm 26 (Glosse A); ähnl. Sm 14 (Glosse A).

Siehe auch die Fälle vom Typ A (BC) in § 144, in denen B Rektum von A und Regens von C ist.

[1] Nach *ḥꜣj.t* ist *ḥr-f* ‘auf ihm’ interpoliert.

§ 146 3) Trennung des Genetivs durch Einschübe

aa) indirekter Genetiv

1) attributives Adjektiv (einschließlich *nb* 'jeder')[1]
sp.w šsm.w nw swr 'starke Trankmittel' Eb 190 b *ꜥ.t nb.t nt s* 'jede Körperstelle des Mannes' passim

2) Demonstrativpronomen (einschließlich Kopula *pw*)
sp pn n hj.t 'dieser Fall von *hj.t*' Eb 201 b *ꜥꜣ.t pw nt wḫdw* 'das ist eine Schmerzstoffgeschwulst' Eb 871 b

3) Präposition mit Suffix
rdj tꜣḥ.t ḥr-f nt ḥḳ.t nḏm.t 'werde Bodensatz von süßem Bier darauf gegeben' Kah 17 (2,27); ähnl. Eb 67

4) *rꜣ-pw* 'oder'
nḳꜥ.wt nt nh.t ḏꜣr.t rꜣ-pw nt wḥꜣ.t 'geritzte Sykomorenfrüchte oder Koloquinthe der Oase' Eb 212; ähnl. Eb 855 e

5) *ḥmw.t-rꜣ* 'und so weiter'
dḥr.t nb.t ḥmw.t-rꜣ nt rnp.t tn 'jede Bitternis und so weiter dieses Jahres' Sm 18,8[2]

6) Apposition (?)
k.t ḥrw-ꜥ nt dr ꜥꜣꜥ 'ein anderes (Heilmittel), ein Sofort-Trank, zum Beseitigen des ꜥꜣꜥ-Giftstoffes' Eb 238. – Wahrscheinlich liegt jedoch eine fehlerhafte Schreibung *nt* für *n* vor, vgl. Eb 230; 235 und 321.

bb) direkter Genetiv (EAG § 321)

1) Suffix
mw.t-f-rmṯ 'seine Plazenta' Ram IV C 17, vgl. dagegen *mw.t-rmṯ-s* L 13

2) Demonstrativpronomen[3] (einschließlich Kopula *pw*)
ir.tj iptn s 'diese Augen des Mannes' L 22 *ḏsr.t iptn Ḥr* 'dieses *ḏsr.t*-Bier des Horus' H 216 *šnꜥ pw hj.t* 'das ist eine Verstopfung des *hj.t*-Dämonen (?)' Eb 201 a[4]

[1] Zu *ikw 7 n tꜣ* Eb 576 siehe S. 111 Anm. 6.

[2] Breasted faßt *ḥmw.t-rꜣ* als "incentation" und beginnt damit einen neuen Abschnitt.

[3] Bei enger Verbindung steht das Demonstrativ nach dem Genetiv: *rꜣ-pr pn* 'dieser Tempel' L 25 b; vgl. S. 98 Anm. 1.

[4] Vgl. dazu S. 92 Anm. 4 und Bauer B 1,37–38 (*sp pw rdj.t*) neben Bauer B 1,46–47 (*sp pw n ḫsf.tw*). – Eine Trennung des direkten Genetivs durch *pw* liegt, historisch betrachtet, auch dann vor, wenn *pw* zwischen das *sḏm-f* und sein nominales Subjekt tritt: *rdj.t wsš pw s ṯsw nb* 'das ist ein Veranlassen, daß der Mann alle Stauungen ausscheidet' Eb 24. Siehe auch *ḫpr pw sꜣ-f* 'und so entstand sein Sohn' L 25 a; zur normalen Wortstellung *ḫpr X pw* vgl. Abel, Tonverschmelzungen S. 30–31.

3) *nb* 'jeder'[1]
s.t-ꜥ nb.t nṯr nṯr.t 'jede Einwirkung eines Gottes, einer Göttin' Eb 244. – Zweifelhaft bleibt: *ỉwḥ.t nb.t s* 'jede feuchte Stelle des Mannes' Ram IV C 11

4) abhängiges Pronomen[2]
nj wj Rꜥ Eb 1 = H 78 (siehe § 156,3)

5) *nb* + Adjektiv?
ỉḫ.t nb.t mn.t s 'jede schmerzende Stelle des Mannes (?)' Eb 530 = 536; *mn.t* wahrscheinlich besser als Relativform zu erklären: 'jede Sache, an der der Mann leidet'

6) *rꜣ-pw* 'oder'?
ꜥꜣ.t rꜣ-pw Ḫnsw bsj nb 'eine Chons-Geschwulst oder irgendeine Schwellung' Bln 52

§ 147 4) elliptische Verkürzungen

aa) im direkten Genetiv

1) Schema A (B + C) bzw. $A<^{B}_{C}$

ḏrḏ ṯr.t nbs 'Blätter der Weide (und) des Christdorns' Sm 41 (14,3) *ḥs ꜣpd* (?) *mn.t* 'Kot der Gans/Ente (und) der Schwalbe' Bln 69; ähnl. Bln 68.
Siehe auch *s.t-ꜥ mt mt.t* 'Einwirkung eines Toten (und/oder) einer Toten' H 72 als Schema AX (B + C)

2) Schema A (B + C *rꜣ-pw*) bzw. $A<^{B}_{C}\}$ *rꜣ-pw*

sṯj pr ḥbs.w rꜣ-pw 'Geruch des Hauses oder der Kleider' Eb 852 *mrḥ.t db šꜣj rꜣ-pw* 'Öl/Fett des Nilpferdes oder des Schweines' Eb 531 *ẖnw ꜥpr.t bꜣw rꜣ-pw* 'Inneres eines *ꜥpr.t*- oder *bꜣw*-Topfes' Eb 13

3) Schema A (B *ḥnꜥ* C) bzw. $A<^{B}_{C}\}$ *ḥnꜥ*

ḏrw.w smꜣ ḥnꜥ mjs.t 'Enden der Lunge und der Leber' Eb 855d

4) Schema A (B + C + D) bzw. A<(B, C, D)

šw.t/ḫꜣjb.t nṯr mt mt.t 'Schatten eines Gottes (und/oder) eines Toten (und/oder) einer Toten' Bln 89; ähnl. auch mit *s.t-ꜥ* (siehe Med. W.B. S. 702)

[1] Neben dem Gebrauch des indirekten Genetivs (§ 146aa 1) ist bei sehr enger Genetivverbindung auch nachgestelltes *nb* zu beobachten: *wꜥb-Sḫm.t nb* 'jeder Sachmet-Priester' Eb 854a; vgl. S. 97 Anm. 3.

[2] Historisch betrachtet, gehört hierher auch das abh. Pronomen als Objekt beim *sḏm-f* mit nominalem Subjekt: *mrj wj sn* 'der Geliebte bin ich des Bruders' > 'der Bruder liebt mich'.

5) Schema (A + B) C bzw. $\genfrac{}{}{0pt}{}{A}{B}\!>\!C$

šw.t ẖ.t ḫprr 'Flügel (und) Leib eines Mistkäfers' H 115

6) Schema A (BX + CY) bzw. $A\!<\!\genfrac{}{}{0pt}{}{BX}{CY}$

Ein Sonderfall zu 1 scheint (falls überhaupt der Text in Ordnung bzw. richtig übersetzt ist) Bln 76 darzustellen, insofern als die beiden Rekta selbst Genetivverbindungen sind: *ỉṯ.t gs n ḥr-f ỉdb rꜣ-f* 'Verziehung der Hälfte seines Gesichtes (und) des Winkels seines Mundes' Bln 76

bb) im indirekten Genetiv

1) Schema A *n* (B + C) bzw. $A\ n\!<\!\genfrac{}{}{0pt}{}{B}{C}$

ꜥꜣꜥ n mt mt.t 'Giftstoff eines Toten (und/oder) einer Toten' Eb 99; ähnl. Eb 811; Bln 58; 116 *sp.w nw sḏ twꜣ.w ỉnj.t rj.t* 'Mittel zum Zerbrechen der Erhebungen (und) Holen des Eiters' Eb 858c; ähnl. Eb 860c; Eb 91[1] *ḳs.w nw ꜥḥꜣ psj 1 dšrw psj 1* 'Knochen des *ꜥḥꜣ*-Fisches, gekocht, 1 (und) des *dšrw*-Fisches, gekocht, 1' Eb 248 = H 76 (es folgt: *ḏnn.t nt wḥꜥ psj 1* 'Schädel des *wḥꜥ*-Fisches, gekocht, 1') *ꜣ.t nt šm.t ỉj.t* 'Zeit des Gehens (und) Kommens' Bln 120 *ỉb.t [nt] s ẖrd* 'Durst eines Mannes (oder) eines Kindes (?)' Ram III B 19, siehe § 140,1

2) Schema A *n* (B + C *rꜣ-pw*) bzw. $A\ n\!<\!\genfrac{}{}{0pt}{}{B}{C}\Big\}$ *rꜣ-pw*

ꜥ.t nb.t nt s s.t rꜣ-pw 'jede Körperstelle des Mannes oder der Frau' z. B. H 133; ähnliche Fälle im Med. W.B. bei *rꜣ-pw* I a 1; vgl. auch Eb 67 *rwj n bd.t ỉt rꜣ-pw* 'Stroh von Emmer oder Gerste' L 35 *snf n ẖꜣ.t wḥꜥw rꜣ-pw* 'Blut vom *ẖꜣ.t*-Fisch oder vom *wḥꜥw*-Fisch' Ram III A 16 *k.t nt šdj.t wḥꜣw m ẖ.t smꜣ-f rꜣ-pw* 'ein anderes (Heilmittel) für das Herausholen der *wḥꜣw*-Krankheit im Bauch oder (für) das sie Töten' Eb 92, vgl. Eb 91 ohne *rꜣ-pw* *ṯꜣw pw n ntr n rw.tj mt rꜣ-pw* 'das ist der Hauch eines Gottes von außen oder eines Toten' Sm 8 (Glosse D)

3) Schema A *n* (B + C + D) bzw. $A\ n\!<\!\begin{array}{l}B\\C\\D\end{array}$

ḳꜣ.w/dḳ.w n šs ḳmj.t ḥmw.t wꜣḏ.t 'Mehl von Alabaster (und) Gummi (und) grünem Glasfluß' Eb 720 *k.t nt srwḫ šnb.t*

[1] Vgl. Eb 92 mit *rꜣ-pw*. — Unsicher bleibt Eb 861a: *ỉꜣr.t nt wḥꜥw srw wr* 'Ausscheidung (?) eines *wḥꜥw*-Fisches (oder?) eines großen Widders (?)', vgl. die Erläuterungen S. 172 Anm. 5.

dr mr.t nb.t m ẖ.t srwḫ smꜣ ‘ein anderes (Heilmittel) für das Behandeln des Brustraumes (und) das Beseitigen jeder Krankheit im Bauch (und) das Behandeln der Lunge’ Eb 185; ähnl. Bt 18

4) Schema AX *n* (B + C + D + E + F) bzw. $\mathrm{AX}\ n \left\langle \begin{array}{l} \mathrm{B} \\ \mathrm{C} \\ \mathrm{D} \\ \mathrm{E} \\ \mathrm{F} \end{array} \right.$

dr s.t-ꜥ n nṯr pw mt mt.t wḫdw wḫd.t ‘das ist ein Beseitigen der Einwirkung eines Gottes, eines Toten, einer Toten, eines Schmerzstoff-Dämonen, einer Schmerzstoff-Dämonin’ Eb 242

5) Schema A (*n* B) (*n* C) bzw. $\mathrm{A} \left\langle \begin{array}{l} n\ \mathrm{B} \\ n\ \mathrm{C} \end{array} \right.$

ꜥꜣꜥ n nṯr n mt ‘Giftstoff eines Gottes (und/oder) eines Toten’ Eb 225; 229; H 83; ähnl. L 42 *ws.t nt tj-šps nt wꜥn* ‘Sägemehl vom Zimtbaum (und) vom Wacholder’ H 101[1] *šfw.t nb.t nt wbnw nt sḫm* ‘irgendeine Schwellung infolge einer Wunde (oder) einer Quetschung’ Eb 877c *ꜥꜣ.t nt rj.t nt ꜥrw.t* ‘Geschwulst von Eiter (oder/und) *ꜥrw.t*-Stoff’ Eb 870c; ähnl. Eb 859 *ḳ.t nt tp nt smꜣ* ‘ein anderes (Heilmittel) für den Kopf (bzw.) für die Schläfe’ Eb 260

6) Schema $(\mathrm{A}_1\ r\ \mathrm{A}_2)\ n\ \mathrm{B}$ bzw. $r \begin{cases} \mathrm{A}_1 \\ \mathrm{A}_2 \end{cases} \!\!\rangle\ n\ \mathrm{B}$

iwd pꜣḳ.t pw r pꜣḳ.t nt ḏnn.t-f ‘das bedeutet, daß sich Scherbe von Scherbe seines Schädels getrennt hat’ Sm 4 (Glosse A)

7) Schema A *n* B, C [*n* B] bzw. $\left. \begin{array}{l} \mathrm{A} \\ \mathrm{C} \end{array} \right\rangle n\ \mathrm{B}$

iwf n iḥ 1, nnšm 1 ‘Fleisch des Rindes 1, Milz (des Rindes) 1’ Eb 645. – Daß es sich um ‘Milz des Rindes’ handelt, wird aus der Variante H 114 ersichtlich. – Eine andere Möglichkeit der Anknüpfung von C an B ist durch das Suffix gegeben: *ḏrḏ n ꜥrw ẖr.w-f* ‘Blätter des *ꜥrw*-Baumes (und) seine *ẖr*-Teile’ Eb 99 in § 145.

8) Schema (A + B) *n* C?
tpꜣ.wt ḳꜣꜣ n šnḏ.t ‘*tpꜣ.wt*-Teile (und) *ḳꜣꜣ*-Teile der Dornakazie (?)’ Eb 862c. – *ḳꜣꜣ* ist rot nachgetragen, vorher stand *tpꜣ.wt n šnḏ.t* da.

cc) Beispiele für Wiederholung des gemeinsamen Gliedes

Neben diesen Verkürzungen treten jedoch auch Fälle auf, in denen

[1] Vgl. die Parallele Eb 652 mit der Auflösung *ws.t nt tj-šps 1 ws.t nt wꜥn 1*. – Siehe auch Eb 729 (*mtw.t nt ꜥmꜥm nt ꜥmꜥ.t*).

das gemeinsame Element in jedem Einzelfall neu gesetzt ist, z.B. Eb 737 viermal die Verbindung *snf n* + Vogel oder Eb 722 dreimal die Verbindung *ḳꜣ.w/dḳ.w n* + Stoff oder Eb 131 siebenmal die Verbindung *s.t-ꜥ* mit direktem Genetiv.

§ 148 5) Verschiedenes

aa) *sḏm-f* im direkten oder indirekten Genetiv
Siehe §§ 227,3; 214,6

bb) Adjektiv oder Nisbe durch *n* mit dem Beziehungswort verbunden
Siehe § 154,3bb1; 156,2

cc) Partizip durch *n* angeschlossen
Siehe § 301

dd) Besitzer durch Suffix und indirekten Genetiv ausgedrückt[1]
ẖr.wj-f n Stẖ 'die beiden Hoden des Seth' Pap. Louvre E 4864 Rs 2,3

VII) Substantiv als Adverb

§ 149 a) als „bestimmendes Substantiv"[2]

1) beim Adjektiv und Partizip
ḫrw ỉjj r s m ḥsꜣ ḥr 'der Feind, der gegen den Mann kommt als Wildgesicht' Bln 99 *ỉrr.t r ꜥn.t sꜣḥ wn m wbnw wn rꜣ* 'was man macht gegen den Nagel der Zehe, die eine Wunde mit offener Öffnung hat' H 184 *wꜣḏ-ḥꜣ.t* 'Grün-Brust' Sm 19,12 als Name einer Gans

2) beim Pseudopartizip
Siehe Eb 193a (*spd.tj ḏbꜥ.w*) in § 178

§ 150 b) als Zeitbestimmung[3]

1) punktuell
swr ỉn s dwꜣ nb 'werde getrunken vom Manne jeden Morgen' Bln 116[4]; ähnlich mit *rꜥ nb* 'jeden Tag' (siehe Med. W.B.) oder *sp* + Zahl '. . .-mal' (siehe Med. W.B.) *kfj.ḫr-k sw ḫmt.nw hrw* 'du sollst sie (die Wunde) am dritten Tage entblößen' Sm 9 (5,1); ähnl. Eb 57 *ỉr gmj-k st wꜣḏ kkw mꜣꜣ-st* 'wenn du sie frisch findest in der Nacht, da du sie betrachtest' (wörtlich: 'in der Nacht des sie Betrachtens')

[1] Vorläufer der koptischen Konstruktion ⲕⲟⲩⲛϥ ⲛ̄ ⲁⲃⲣⲁϩⲁⲙ.

[2] Zu den Verbindungen Nisbe + Substantiv, die EAG § 370 auch zu dieser Rubrik stellt, siehe § 156,2.

[3] Zum Wechsel mit präpositionalen Ausdrücken siehe im Med. W. B. bei *m* § 5; bei *r* B II (z. B. *r sp.w ꜥšꜣ.w* H 138) und bei *ḥr* E (z. B. *ḥr tr n dwꜣ* Bln 138).

[4] Ungewöhnlich ist die Wortstellung von *dwꜣ nb* in Bln 65, siehe dazu § 457.

Bln 196; ähnl. Eb 283 (*sp tpj n mn-s*); Eb 838 (*hrw mss.tw-f*); Ram IV C 17 (*hrw msj.t-f/msj.tw-f*); vgl. auch Kah 33 (*hrw n ms*[.]-*s*)[1]

2) durativ

wt ḥr-s grḥ wꜥ 'werde damit verbunden eine Nacht lang' Eb 781. – Unsicher bleibt: *rdj ḳrf.t tn m šb.t hrw 1* 'werde dieser Beutel in Maische gegeben, einen Tag lang' Eb 311[2]

§ 151 c) als Ortsbestimmung·

iw-f mn-f gꜣb-f mnḏ-f gs n rꜣ-ib-f 'er leidet an seinem Oberarm (und) an seiner Brust, (und zwar) an der Seite seines Magens' Eb 191a = 194a *sbj ẖrw* 'abgegangen nach unten' Eb 204c[3]

§ 152 d) unklar oder verderbt

ḏd.tw rꜣ pn ṯnw ṯs.t nb(.t) 'werde dieser Spruch gesagt so oft, wie Knoten vorhanden sind' L 40. Wörtlich etwa: '(entsprechend?) der Anzahl aller Knoten'; ob die Präposition *mj* ausgefallen ist?

[1] Zu diesen Konstruktionen siehe Gunn, JEA 35, 1949, 22.

[2] Oder gehört *hrw dd.tw-s m ḫ.t* zusammen: 'an dem Tage, an dem man sie aufs Feuer gibt'? – Zur Schreibung von *hrw wꜥ* mit Sonne und Strich vgl. das Med. W. B.

[3] Oder ob die Präposition *r* vor *ẖrw* zu ergänzen ist?

C) *Adjektiv und Nisbe*

I) Adjektiv[1]

§ *153 a) Allgemeines

Zur Frage nach dem Verhältnis von Adjektiv zum Adjektivverbum können die medizinischen Texte keine entscheidende Antwort liefern. Es sei hier daher lediglich auf die Ausführungen Ursula Heckels (ZÄS 81, 1956, 76ff.) hingewiesen, die nicht entscheiden kann, ob dem Adjektiv[2] oder dem Adjektivverb[3] der Vorrang zusteht, sondern die Möglichkeit erwägt, „beides als primäre Bildung zu einer abstrakten Wurzel" zu sehen. Rein theoretisch möchte man die nominale Form als sprachgeschichtlich älter ansehen, wie es auch Faulkner (OLZ 1958, Sp. 32) tut[4]; formal gleicht das Adjektiv (*năfer*) dem aktiven Partizip.

§ 154 b) zum Gebrauch

1) attributiv nach dem Substantiv (in Genus- und Numeruskongruenz)

pẖr.t ꜣḫ.t 'ein nützliches Heilmittel' Eb 62; *šꜣw šw* 'trockener Kot' Eb 523.

Aufreihungen von mehreren Adjektiven: *iḫ.t nb.t bjn.t ḏwj.t dšr.t* 'alle bösen, schlechten, roten Dinge' Eb 2[5]; ähnl. Eb 198c (*nwd.t tp.t mꜣʿ.t*).

[1] Siehe auch die adjektivischen Zahlwörter (§ 158 und § 160a 1 und b 2).

[2] Heckel EV S. 77: „Nach Sethe dagegen ist für die vom Adjektiv nicht bildbaren verbalen Formen sekundär ein Eigenschaftsverbum entstanden", abgeleitet aus Sethes Bemerkung (Nominalsatz § 34), daß es „zu jedem Adjektiv eins gibt".

[3] GG § 135: "it is highly probable that the adjective was simply a participle from such a verb"; ebenso EG § 220; LG § 164; EAG § 332: „von Verben abgeleitete Adjektive".

[4] Woher Faulkner allerdings die Behauptung nimmt, daß Gardiner "diametrically opposed" zu Edel stehe und "the adjective as the basic word and the adjective-verb as derivative" ansehe, kann man dem oben Anm. 3 mitgeteilten Zitat aus Gardiners Grammatik nicht entnehmen. — Außerdem hätte Faulkner in diesem Zusammenhange EAG § 425 zitieren müssen, in dem Edel die Bildung von Eigenschaftsverben, abgeleitet von Substantiven, bespricht.

[5] Zu bemerken ist, daß *nb* 'jeder' wie ein Enklitikon nach vorn strebt; ebenso werden die Demonstrativa behandelt (§ 94 Ende). Beim Auftreten von *nb* und Demonstrativpronomen steht *nb* vorrangig: *ʿ.t-j nb.t ỉptn* 'alle diese meine Glieder' L 24.

Oft ist das Adjektiv bei Drogenbezeichnungen nicht vom Pseudopartizip zu unterscheiden: siehe dazu die § 165,1 aufgeführten Beispiele[1]; in anderen Verbindungen könnte auch das Partizip vorliegen, z. B. *sw.t ꜥnḫ.t* 'lebende (= frische) Binse' Eb 329 = Eb 331.

Zur Stellung des Adjektivs in Genetivverbindungen siehe § 146 aa 1 und bb 3 und 5. – Trennung des Adjektivs von seinem Beziehungswort durch ein Adverb liegt Eb 337 vor: *hꜣj mw im-s ꜥšꜣ* 'es fließt viel Wasser daraus herab'; Trennung durch *pw* z. B. Eb 855 v: *ꜣhd pw ꜥšꜣ* 'das ist häufige Schwäche'. – Ellipse des Substantivs siehe § 453,9.

Die Fälle, in denen als Adjektiversatz der Anschluß durch *n* erfolgt, siehe im Med. W.B. S. 440[2]; zur Voranstellung des Adjektivs siehe unter 3 bb.

Wie ein Geschlechtsadjektiv fungierende Substantiva in Apposition siehe § 140,1.

2) prädikativ vor dem Substantiv (unveränderlich)

Siehe § 406.

3) als Substantiv

aa) allein stehend

rdj n ẖrd n wr rꜣ-pw 'werde dem Kinde oder dem Großen gegeben' Ram III B 14.

Siehe auch *wnmj* 'rechts' im Med. W.B. S. 190 § 1.

bb) vor einem Substantiv

1) durch *n* verbunden[3]

ḏdꜣ n iwf 'fettes Fleisch' (wörtlich: 'Fettes von Fleisch') L 38 (statt *iwf ḏdꜣ*); *sḥm n ḏꜣr.t* 'zerstampfte Koloquinthe' (wörtlich: 'Zerstampftes von Koloquinthe') Eb 709 (statt *ḏꜣr.t sḥm.t[j]*); weitere Beispiele siehe im Med. W.B. S. 441 VI

2) durch den direkten Genetiv verbunden

r ṯnw sp 'bei jedem Male' (wörtlich: 'bei der Anzahl des Males') KV 28

[1] Danach sind also *ꜥꜣ.t* 'groß' Eb 874 a, *wꜣḏ.t* 'frisch' Kah 1, *šw.t* 'trocken' Eb 482 c ebensogut als defektiv geschriebene Pseudopartizipien anzusehen, wie auch die Auffassung als Adjektiv möglich ist (GG § 94 Ex. 2). – Andererseits gibt es Fälle, in denen ein ausgeschriebenes Pseudopartizip (Eb 842 *rdj.tj*; Eb 262 *snwḫ.tj*) nach einer „defektiv" geschriebenen Form (Eb 842 *šw.t*; Eb 262 *is.t*) steht, in der man dann natürlich das Adjektiv sehen möchte.

[2] Siehe dazu Passiv S. 141 Nr. 275 mit Anm. 2 sowie GG § 94,2.

[3] Siehe dazu EAG § 360 und GG § 94,1.

3) appositionell verbunden: *kjj* 'anderer'[1] (in Kongruenz mit der Apposition)[2]
k.t(j) pḫr.t 'ein anderes Heilmittel' passim *kjj-s mnḏ* 'ihre andere Brust' Ram IV D II 2

cc) nach dem Substantiv (im indirekten Genetiv)[3]
m ỉnm n wꜥ 'in einer Farbe' Bln 198 (= *m ỉnm wꜥ* Carlsb VI);
----- *k.t pḫr.t nt nfr.t nt snḏm mt.w* 'ein anderes gutes Heilmittel zum Lindern der Gefäße' Bln 51 (?)[4]

4) Adjektiv mit bestimmendem Substantiv[5]
ḥsꜣ ḥr 'mit wildem Gesicht' Bln 99 *wr.t ḥkꜣ.w* 'groß an Zauberkraft' Eb 2

5) Gebrauch als Adverb
Siehe § 333,2.

6) Steigerung
nfr nfr 'sehr gut' (wörtlich: 'gut, gut') L 21 *sḫm sḫm.w* 'der Mächtigste' (wörtlich: 'der Mächtige der Mächtigen') Sm 18,6; ähnl. Ram IV D III 2 (*ꜣḫw n ꜣḫ.w*)
----- bei Adverbien: *ꜥꜣ wr.t* 'sehr viel' Eb 786
ꜥšꜣ sp 2 'sehr oft' H 144; Sm 20,17

7) Beispiele für den Ersatz des Adjektivs durch das Adjektivverb

aa) virtuell konditional
ỉrr.t r mt nḫt-f 'was man macht für ein Gefäß, wenn es steif ist' Eb 694 = H 110

bb) Konditionalsatz nach *ỉr*
ỉr wr(r). dd-f sn-f 'wenn es viel ist, daß er Blut gibt' Eb 876c; ähnl. Eb 448 (*ḫm*); Ram IV C 24 (*nfr* und *bjn*)

cc) *n sḏm.n-f*
n tms.n ḥr.w-sn 'nicht ist ihre Oberfläche rot' Sm 46 (16,2); ähnl. Eb 872a

[1] Zur Frage, ob in der Endung *j* die Dualendung (GG § 98; EAG § 376 Anm.) oder ein Demonstrativelement vorliegt, siehe jetzt Vycichl, Muséon 71, 1958, 153–160.

[2] Vgl. dieselbe Erscheinung bei den Zahlwörtern (§ 160b 1 aa), z. B. *sn.nw-f hrw* 'sein zweiter Tag' Kah 5, sowie bei den Demonstrativpronomen *pfꜣ* und *pꜣ* (§ 94), z. B. *tfꜣ pḫr.t* 'jenes Heilmittel' Kah 8.

[3] Im Gegensatz zu dem § 154,1 erwähnten Adjektiversatz (z. B. *wbnw n kf.t* 'klaffende Wunde') handelt es sich hier um echte Adjektiva; siehe auch GG § 94,2.

[4] Wahrscheinlich ist das erste *nt* als fehlerhaft zu streichen; vgl. Bln 179.

[5] Ein Partizipium mit bestimmendem Substantiv liegt wahrscheinlich H 184 vor: *wbnw wn rꜣ* 'eine Wunde mit offener Öffnung'. — Nicht hierher gehören die Genetivverbindungen zwischen Nisbe und Substantiv, die EAG § 370 mit zu den „Adjektiven mit bestimmendem Substantiv" gezählt sind, siehe § 156,2.

dd) Pseudo-Verbalkonstruktion
pḥwj-f dns 'sein After ist schwer' Bt 13a

ee) Pseudopartizip mit bestimmendem Substantiv
spd.tj ḏbꜥ.w ḥr-f 'wenn du mit spitzen Fingern darauf bist' Eb 193a

ff) *pw*-Satz?[1]
wr rꜣ-ib-f pw 'das bedeutet, daß sein Magen groß ist' Eb 855r

gg) im Umstandssatz (Pseudopartizip)
ꜥꜣj.tj 'indem sie groß ist' Eb 861a

hh) im Umstandssatz (*sḏm-f*)?[2]
ḏwj stj-sn 'schlecht ist ihr Geruch' H 174 = Eb 617

ii) nach Konjunktionen
sḏ nḏs n ꜥpr-f sḏ mj ... 'der Bruch ist klein, weil er versehen ist mit einem Bruch wie ...' Sm 3 (1,24); ähnl. Sm 48 (17,17) (*n ḳsn*)

II) Nisbe (abgeleitetes Adjektiv)

§ 155 a) zur Form

1) von Substantiven[3] abgeleitet

aa) Suffix *j*[4] oder *w*[5]
wꜣḏw bjꜣ.j 'metallischer Malachit' Eb 372 *nṯr dwꜣ.j* 'morgendlicher Gott' Eb 786 *ḥmꜣj.t mḥj.t* 'unterägyptisches Salz' Drogen-W.B. S. 340.
In anderen Fällen (z. B. *bnr* bzw. *nḏm* 'süß') ist es angebrachter, das Substantiv (*bnr* 'Dattel' bzw. *nḏm* 'Baum mit süßer Schote') als sekundär anzunehmen.[6]
—— von femininer Basis abgeleitet: *ḥꜣ.tj* 'Herz'[7] z. B. Sm 1 (1,9)

[1] Zur Frage, ob hier ein Adjektivsatz mit *pw* vorliegt, siehe § 404,5; da die Negation durch *tm* erfolgt (z. B. *tm nbjbj.w inm-sn pw* 'das bedeutet, daß ihre Haut nicht glühend ist' Sm 46 Glosse B), ist das Adjektivverb durchaus wahrscheinlich. – Zur Form *wr* statt *wrr* (imperf. *sḏm-f*) vgl. das Beispiel unter bb.

[2] Auch hier vom Adjektivsatz formal nicht zu unterscheiden (vgl. ff); da aber in solchen Symptombeschreibungen das prosp. *sḏm-f* zur Bezeichnung der Gleichzeitigkeit verwendet wird (z. B. *dj-f snf* 'er blutet' Sm passim), ist das Eigenschaftsverb nicht ausgeschlossen.

[3] Bei *wꜥj.tj* und *ꜥwꜣj.tw* möglicherweise vom Verbalnomen (Infinitiv?) abgeleitet.

[4] Formen mit „Doppel-Schilfblatt" als Endung siehe z. B. *dwꜣ.j* 'morgendlich' Eb 786; *bjꜣ.j* bzw. *ḥmt.j* 'metallisch' Med. W. B. S. 1021; *sḫt.j* 'Fallensteller' H 216.

[5] Schreibung mit zusätzlichen Pluralstrichen bei *ḥr.w* 'befindlich über' = 'Oberster' in L 24; als Singular durch das Suffix *-f* an *nmj* erwiesen. Vgl. dazu § 2,4.

[6] Siehe dazu Schott, Hieroglyphen S. 110.

[7] L 14 hat es den Anschein, als ob davon eine weitere Nisbe gebildet wurde: *sgnn ḥꜣ.t(j)w* 'die zum Herzen gehörenden (Gefäße) erweichen'.

ẖnw.tj 'Lederhautschicht (?)' Eb 873a; ähnl. Eb 876d *ʿwꜣj.tw* 'Feind' Sm 9 (5,2) *wʿj.tj* 'einzig' Sm 18,15; ähnl. Sm 20,2[1]

bb) Präfix *nj* 'zugehörig'
n(j)-sw.t 'der zur Binse Gehörende' als Bezeichnung des Königs von Oberägypten Eb 468; L 14.
Ob *npḥw* 'Beckenraum' als *n(j)-pḥwj* 'das zum After Gehörende' zu erklären ist, siehe § 43,6dd mit Anm. 2.

2) von Präpositionen abgeleitet (Suffix *j* oder *w*)
Siehe im Med. W.B. bei *imj* 'befindlich in'; *irj* 'gehörig zu'; *nj* 'gehörig zu'; *ḥrj* 'befindlich über'; *ẖrj* 'befindlich unter'; *tpj* 'befindlich auf'. – Endung *w*: *ẖrw* 'befindlich unter' Ram IV A 4; *ḥrw* 'befindlich über' L 24 (siehe S. 106 Anm. 5)

§ 156 b) zum Gebrauch (wie das Adjektiv)

1) attributiv
mr.t imj.t tp.t-f 'Krankheit, die in seinem Kopfe ist' Eb 247.
Wie das Adjektiv kann die Nisbe durch ein Adverb getrennt werden: *gs s im ẖrj nkʿ.wt* 'werde der Mann damit gesalbt, der unter Schneiden leidet' Bln 94; sie kann mit dem Substantiv eine feste Einheit[2] bilden: *m gs-ḥrj-sn* 'an ihrer Oberfläche' Eb 516; sie kann durch *pw* getrennt werden: *tp pw ḥrj n fnḏ-f* 'das ist die obere Spitze seiner Nase' Sm 11 (5,14); sie kann durch *n* angeschlossen werden: *gs n ḥrj* 'Oberseite' Sm 22,6 (dieser Fall ist nur einmal belegt!).

2) Gebrauch als Substantiv
irj.t-f 'das zu ihm Gehörige' = 'seine pflichtmäßige Tätigkeit' H 216
ẖrj-ẖ.t 'Unterleib' Eb 175.
Die Verbindung zwischen Nisbe und Substantiv wird EAG § 370 unter dem Abschnitt „Adjektiv mit bestimmendem Substantiv" behandelt. Zur Ablehnung dieser Ansicht siehe MIO 7, 1960, 317, wo gezeigt wurde, daß die Nisbe einen Genetiv regiert: *ẖrj ẖ.t* 'das Untere des Bauches' bzw. *ẖrw ẖ.t-s* 'das Untere ihres Bauches' Ram IV A 4[3].

[1] Oder ist *wʿj.wtj* zu lesen?

[2] Vgl. z. B. *tꜣ-ḥḏ-sn* 'ihr Weißbrot' Siut I 225 statt der normalen Folge Substantiv-Suffix-Adjektiv. – Siehe dagegen Edel, Bibliotheca Orientalis XIV Nr. 3/4, 1957, S. 140 zu Sander-Hansen, Studien zur Grammatik der Pyramidentexte § 63: „Mit engen bezw. losen Verbindungen hat das überhaupt nichts zu tun" (es geht um die Frage, ob neben *tpj-k tꜣ* 'dein Nachkomme' auch die Bildung *tpj-tꜣ-k* möglich ist, was durchaus denkbar ist, da sich zu *mw.t-f-rmṯ* 'seine Plazenta' auch die Form *mw.t-rmṯ-s* findet, siehe § 146 bb 1).

[3] Schon das Suffix an *ẖ.t* spricht gegen das „bestimmende Substantiv", siehe dazu Spiegel, ZÄS 71, 1935, 69 Anm. 4, sowie Heckel, EV S. 34. – Bei determiniertem „Bestimmungsakkusativ" (d. h. beim Auftreten des Suffixes) wird der indirekte Genetiv verwendet (GG § 95).

Statt des direkten Genetivs kann auch der indirekte stehen: *ḫrj n ḫ.t* 'Unterleib' Eb 865 statt des sonst üblichen *ḫrj-ḫ.t* (siehe Med. W.B.) *imj n ḫ.t* 'im Bauch befindlich' H 216 statt *imj-ḫ.t* (z. B. H 213; Eb 349) *ḫrj n pddw* H 168 statt *ḫrj pddw* Eb 790; siehe dazu Drogen-W.B. S. 416 *irj n wbnw* 'was zur Wunde gehört' Sm 5 (2,17); 41 (14,10); ähnl. Sm 19 (7,21)

3) prädikativ

nj-wj-Rʿ 'zu Re gehörend bin ich' Eb 1 (1,7–8) = H 78 (6,9)[1]

4) als Adverb?

Siehe § 333,3.

§ 157 c) Umschreibung der Präpositionsnisbe

1) durch *wnn* + Präposition[2]

k.t dr mr.t wnn.t m ḫnw ḥʿw 'ein anderes (Heilmittel) zum Beseitigen einer Krankheit, die im Innern des Körpers ist' Eb 598[3]; ähnl. Bln 148[4]; vgl. auch Eb 272bis[5] *wn.ḫr-f wꜣḏ mj wnn tp tꜣ* 'da wurde er frisch wie einer, der auf Erden ist' Eb 3 (2,5) *wn im-f grg r nwḫ* 'nachdem das, was in ihm ist, zu zerkochen angefangen hat' Eb 463. – Für weitere Beispiele mit anderen Präpositionen siehe: Eb 539 und 782 (*r*); Eb 139 und 875c und Sm 34 (Glosse A) (*ḥr*); Sm 12 (Glosse C) (*mm*); Eb 875c (*mj*); Sm 9 (Glosse A) (*ḫr-ʿ*)

2) durch *ntj* + Präposition[6]

swr in s ntj ḫr mr pn 'werde getrunken vom Manne, der unter dieser Krankheit leidet' Bln 160; ähnl. Eb 780 und 751[7]

[1] Zum Eindringen des enklitischen Pronomens *wj* in die direkte Genetivverbindung siehe MIO 7, 1960, 318.

[2] Vgl. die Umschreibung des Partizips durch *wnn* § 303 β.

[3] Vgl. Eb 247: *dr mr.t imj.t tp.t-f* 'Beseitigen einer Krankheit, die in seinem Kopf ist'.

[4] Vgl. Eb 385: *iḫ.t nb.t dwj.t imj ir.tj iptn* 'alle schlechten Dinge, die in diesen Augen sind'.

[5] Vgl. die Parallele Ram III A 30–31: *imj ... nbj.t* statt *wnn.t m nbj.t* (allerdings gibt die Ausgabe eine ziemlich große Lücke zwischen *imj* und *nbj.t*).

[6] Vgl. die Umschreibung des Partizips durch *ntj* § 304.

[7] Vgl. z. B. Eb 204a: *ir ḫꜣj-k s ḫrj šnʿ* 'wenn du einen Mann untersuchst, der an einer Verstopfung leidet'. – Im Gegensatz zu den Fällen mit *ntj* (der betreffende Mann, welcher ...') wirkt die Nisbe wohl nicht so determinierend ('ein Mann, welcher ...), vgl. § 131.

D) Zahlwort[1]

I) Kardinalzahlen

§ 158 a) die Adjektiva

1) *wꜥ(j).w* 'eins'

aa) attributiv nach dem Gezählten
wnm in s n hrw wꜥ 'werde gegessen vom Manne an einem Tage' Eb 10[2] *wꜣ.t-s wꜥ.t* 'ihre eine Seite' Kah 13; ähnl. KV 40
----- wie ein Adjektiv durch *n* angeschlossen: *m inm n wꜥ* 'in einer Hautfarbe' Bln 198 = Carlsb VI (*m inm wꜥ*)

bb) vor dem Gezählten (durch den Genetiv verbunden)
wꜥ n tpꜣ 'eine *tpꜣ*-Krankheitserscheinung' Ram III B 9[3]; ähnl. L 36 (12,13)

cc) substantivisch (siehe auch schon bb)
iw mt 2 n ḫpd.w: wꜥ n ḫpd kjj n ḫpd 'es sind zwei Gefäße zu den Hinterbacken: das eine zu der (einen) Hinterbacke, das andere zu der (anderen) Hinterbacke' Eb 854k

dd) Indetermination als Ersatz für das Zahlwort *wꜥ*?[4]
wd sp 'werde einmal aufgekocht' H 109; vgl. auch L 38 (13,6)

ee) maskuline Form auf ein Femininum bezogen[5]
gmm-k sj m wꜥ ꜥšꜣ.w rꜣ-pw 'du findest sie (die Sohn-Geschwulst)

[1] Vgl. dazu Sethe, Zahlen; GG § 259ff.; EAG § 385ff. — Von den Schreibungen werden hier nur Besonderheiten erwähnt, im einzelnen siehe bei den Artikeln im Med. W. B.

[2] In der Verbindung *n hrw wꜥ* ist *wꜥ* ausgeschrieben (ebenso Eb 11 und 12); dagegen ist in der häufigen Zeitangabe *r hrw 1* das Zahlwort nur durch den Ideogrammstrich geschrieben, siehe im Med. W. B. bei *hrw*.

[3] Zur Erprobung des Medikamentes wird eine einzelne *tpꜣ*-Stelle der vorher im Plural (*dr tpꜣ.w*) genannten Krankheitserscheinungen behandelt. Der Genetiv steht hier ähnlich wie partitives *m* (vgl. *wꜥ im* 'einer davon' Eb 325). — Der Ausdruck 'einer von zweien' wird durch den direkten Genetiv gebildet: *wꜥ-snj* 'einer von ihnen beiden' Sm 36 (12, 13).

[4] Vgl. umgekehrt die Verwendung von *wꜥ* als unbestimmten Artikel (GG § 262,1).

[5] Vgl. dazu den Genuswechsel in den Ausdrücken für 'der eine — der andere' (§ 137). — Ob diese Erscheinung mit dem Genuswechsel in den semitischen Sprachen (mask. Zahlwort + fem. gezähltes Wort, und umgekehrt) zusammen hängt? Im Ägyptischen ist davon sonst nichts zu beobachten (vgl. EAG § 403).

als einzelne oder viele' Eb 868a[1] *iw wn wꜥ im wnn iḫ.t im-s mj*... 'es ist eine (ꜥꜣ.t-Geschwulst) darunter, es befinden sich Dinge in ihr wie ...' Eb 875c

2) *sn(.wj)* 'zwei'

aa) Allgemeines

Als Adjektiv steht das Zahlwort 2 nach seinem dualischen Beziehungswort im Dual (vgl. LG § 165 und 166), wie es im AR auch deutlich ausgeschrieben ist (Zahlen S. 58 = ÄAG § 391) und wie es das Koptische noch zeigt. Die Schreibungen der medizinischen Texte lassen davon nichts erkennen: in allen Fällen folgt das Zahlzeichen 2 auf das singularisch geschriebene Wort; eine Andeutung der femininen Dualendung ist vielleicht in *pnsj.t* Eb 597 zu erkennen, vgl. § 125ii. Auch das Suffix läßt keine Andeutung des Duals erkennen: *msḏr-f 2* Eb 854f (was jedoch als defektive Schreibung erklärt werden kann). Grammatisch wird z. B. *mt 2* als Plural konstruiert: *nt-sn dd* (Eb 854i).

bb) attributiv nach dem Gezählten

iw mt.w 4 n msḏr-f 2 'es sind 4 Gefäße zu seinen 2 Ohren' Eb 854f
hnw 2 n ḫꜣwj '2 Hin-Maße von *ḫꜣwj*-Getränk' Kah 11 (2,6)

cc) substantivisch

iw mt.w 4 n msd.tj-fj: in 2 dd nšw.t in 2 dd snf 'es sind 4 Gefäße zu seinen beiden Nasenlöchern: 2 sind es, die Schleim geben; 2 sind es, die Blut geben' Eb 854b; vgl. auch Eb 854f (als elliptische Fortsetzung von *mt 2*)

dd) in der Verbindung *m pꜣ sn(.wj)*[2]

[*ir rd-sn*] *m pꜣ 2* '[wenn sie wachsen][3] beide zusammen' Carlsb III

ee) in der Verbindung *r mḥ 2* 'zweiter'

Siehe § 160c.

§ 159 b) die Substantiva (vor dem Gezählten)

1) die Zahlen 3–9 (in Genuskongruenz mit dem appositionell folgenden Substantiv)[4]

aa) zur Schreibweise

Wie schon bei der Zahl 2 ist die Schreibweise anders als die

[1] Möglicherweise bezieht sich *wꜥ* nicht auf *sj* 'sie', sondern auf *sꜣ* 'Sohn'.

[2] Vgl. kopt. ⲙ̄ⲡⲉⲥⲛⲁⲩ, das angeblich von *pꜣ s 2* 'die zwei Männer' abzuleiten ist (Äg. W. B. III 405,7; Hintze, Neuäg. Erzählungen S. 131); siehe aber Till § 162.

[3] Ergänzt nach der Parallele Bln 199, die *r-ꜣw-sn* 'insgesamt' statt *m pꜣ 2* schreibt, bezogen auf *it* und *bd.t*.

[4] Ebenso werden auch *kjj* 'anderer' und die Demonstrativa *pfꜣ* bzw. *pꜣ* behandelt (siehe § 154,3bb 3 und § 94).

wahrscheinlich gesprochene Verbindung: statt *ḫmt.t rnp.wt* wird *rnp.(w)t 3* geschrieben (Eb 783)[1], nur zweimal ist das Zahlwort 5 vor seinem Substantiv geschrieben (neuägyptische Orthographie): *ir-m-ḫt irj-k thb.w 5 hn.w* 'nachdem du eine Eindickung von 5 Hin gemacht hast' Bln 138 (11,9)[2] *r 5 hrw.w* 'an 5 Tagen' Bt 6[3]. Siehe auch die Fälle mit dem Artikel vor dem Zahlwort unter cc.

bb) In allen anderen Fällen steht das Zahlzeichen hinter dem gezählten Substantiv, das selbst im allgemeinen im Plural geschrieben ist[4]: *ꜣbd.w 3* '3 Monate' Eb 462; *sp.w 4* 'vier Mal' H 170; *mt.w 6* '6 Gefäße' Eb 854g; *inr.w 7* '7 Steine' Eb 325; ähnl. Eb 763; Bln 46; ––––– Eb 519[5].

Seltener steht das Gezählte auch im Singular geschrieben: *rnp.t 3* '3 Jahre' Eb 783; *ꜥff 7* '7 Fliegen' Eb 576[6]; siehe auch bei *hrw* 'Tag' und *sp* 'Mal' im Med. W.B.

cc) In Verbindung mit dem Artikel sind folgende Fälle belegt, die nicht nur die Genuskongruenz, sondern auch das Zahlwort vor dem Gezählten zeigen[7]: *pꜣ 8 ntr.w ipw* 'diese 8 Götter' L 25c (8,13); ähnl. Bt Rs 2,5 *tꜣ 7 ḥw.t-Ḥr* 'die 7 Hathoren' Bln 190; ähnl. L 2.

dd) Substantivisch gebraucht ist nur *ḫmt* 'drei' belegt: *iw mt.w 6 sšm n rd.wj: 3 n rd wnmj 3 n rd iꜣbj* 'es sind 6 Gefäße, die zu seinen beiden Beinen führen: 3 zum rechten Bein, 3 zum linken Bein' Eb 854h; ähnl. Eb 854g.

2) die Zahlen ab 10

aa) die Zahl 10

Da nach Ausweis des Koptischen das Zahlwort für 10 neben *mḏw* ⲘⲎⲦ auch eine feminine Form *mḏ.t* ⲘⲎⲦⲈ besessen hat (Zahlen S. 17; EAG § 395), ist wahrscheinlich dieselbe Genuskongruenz wie bei den Zahlen von 3–9 anzunehmen.

[1] Siehe jedoch Gardiner (GG § 261): "It is just possible that Egyptian measurements like *mḥ 4* were sometimes read as *mḥ fdw*", vgl. auch Anm. 6.

[2] Daneben aber auch *hnw 5* in derselben Zeile.

[3] Möglicherweise ist *4* statt *5* zu lesen (Zahl des Datums verwendet; vgl. die Schreibung Ostr. Berl 5570,5).

[4] Das Zahlzeichen IIII III wird mitunter benutzt, um die Schreibung der Pluralstriche mit dem Zahlzeichen 4 zu verbinden, z. B. H 2; siehe auch Bt Rs 2,5 und 9.

[5] Hier deutlich der Listenstil erkennbar: *ḥdw tꜣ.w 7* 'sieben Knollen Zwiebeln'.

[6] Das danebenstehende *ikw 7 n tꜣ* wird danach auch ein Singular sein. – Ob die Schreibung des Zahlwortes inmitten der Genetivverbindung erkennen läßt, daß es nach seinem Substantiv gesprochen wurde (vgl. Anm. 1)? Bei reiner Listenstilschreibung sollte man *ikw n tꜣ 7* erwarten; vgl. *šnj n wšꜥ 7* Eb 519.

[7] Wie es im AR ausgeschrieben wurde (EAG § 393) und ebenso auch im NR (ENG § 244 und 246).

In den medizinischen Texten begegnet nur die Verbindung *ḥrw 10* (lies: *mḏw ḥrw.w?*), wobei *ḥrw* nur Eb 251d mit Pluralstrichen geschrieben ist, während es in der Parallele Eb 123 und auch Eb 112 als Singular geschrieben erscheint (EAG § 396).

bb) Verbindungen zwischen Zehnern und Einern

hnw 11 '11 Hin' Bln 138 (*hnw* im Singular)[1] *mt 12* '12 Gefäße' Eb 856b (*mt* im Singular); *nḥp 12* '12 Scheiben' Bln 75 (*nḥp* im Singular); *swj.t 12* '12 Pillen' Bt 5 (*swj.t* im Singular)[2] *hn.w 16* '16 Hin' Bln 138 (11,10) (*hnw* im Plural)[3] *mt 22* '22 Gefäße' Bln 163b (*mt* im Singular).

Der Numerus des Gezählten richtet sich also offensichtlich nach den Einern: bei 1 und 2 steht der Singular, bei 6 der Plural geschrieben; gelesen wurde in Verbindung mit 2 wahrscheinlich der Dual, vgl. § 158,2aa.

cc) *ḥḥ* 'Million'

Nur in der Verbindung *ḥḥ n sp* 'millionenmal' belegt, siehe im Med. W.B. S. 631[4].

§ 160 II) Ordinalzahlen

a) *tpj* 'erster' (Nisbe von *tp* 'Kopf')

1) als Adjektiv

hrw tpj 'am ersten Tage' siehe im Med. W.B. bei *hrw* I b 1 *sp tpj* 'beim ersten Mal' siehe im Med. W.B. bei *sp* C I a 1

2) als Substantiv

tpj n pr.t 'erster (Monat) der Winterzeit' Eb 393

b) mit dem Suffix *-nw*[5] gebildet (Zahlen 2–9)[6]

1) substantivisch[7] vor dem Gezählten (in Zeitangaben)

[1] Vgl. dagegen *hn.w 16* (*hn.w* im Plural).

[2] Dagegen *swj.t 4* in demselben Rezept als Plural.

[3] Vgl. dagegen *hnw 12* (*hnw* als Singular).

[4] *ḥḥ sp* in Pap. Tur PuR ist wahrscheinlich eine fehlerhafte Auslassung der Genetivpartikel.

[5] Im AR auch *nj* geschrieben (EAG § 408) und so auch noch in der Drogenbezeichnung *ḫmt.nj* (siehe im Drogen-W. B.). Ob eine Verbindung zu dem Präpositionaladverb *nj* (Edel, ZÄS 84, 1959, 20) oder der Nisbe *nj* 'zugehörig zu' besteht, d. h. eigentlich: 'zur Zahl ... gehörig'? Zum „Wechselverhältnis" von *-j* in *tpj* 'erster' und dem semitischen *-ān* in hebr. *rīšōn* vgl. Sethe, Zahlen S. 113.

[6] Die Zahlen 7–9 sind als Ordinalia nicht belegt.

[7] Fälle mit Suffix statt des gezählten Gegenstandes (*sn.nw-f* 'sein Zweiter') siehe im Med. W. B. bei *sn* II b.

aa) das Gezählte folgt als Apposition

sn.nw hrw 'zweiter Tag' Eb 337; 482b; H 17[1]; ähnl. Sm 9 (5,1) und Eb 482c (*ḫmt.nw*) sowie Eb 57 (*dj.nw*); ––––– *sn.nw-f hrw* 'sein zweiter Tag' Kah 5 *sn.nw sp* 'zweites Mal' Eb 369b

bb) das Gezählte durch *n* angeschlossen

sn.nw n hrw 'zweiter Tag' Eb 712b[2] *fdw.nw n pr.t* 'vierter (Monat) der Winterzeit' Eb 388 (neben *ḫmt.nw n pr.t*); ähnl. Eb 393 (*sn.nw n pr.t*)

2) adjektivisch nach dem Gezählten[3] (in Verbindung mit *pẖr.t* 'Heilmittel')

pẖr.t sjs.nw.t 'sechstes Heilmittel' H 75 = Eb 247; ähnl. Eb 243 und H 218 (*sn.nw.t*); Eb 434 = H 23 (*ḫmt.nw.t*); Eb 245 = H 73 (*fdw.nw.t*); Eb 246 = H 74 (*dj.nw:t*)

c) *r mḥ 2* (wörtlich: 'um die Zahl 2 vollzumachen') (ENG § 252)

[. . .] *r mḥ 2* 'ein zweites [Heilmittel?]' Ostr. Louvre 1

III) Anhang: Die Quanten

§ 161 a) Allgemeines

Eine genaue Bestimmung der in Verbindung mit den Drogen verwendeten Quantenangaben läßt sich nicht in allen Fällen geben. Ein Versuch, über das in Band IV Dargelegte hinauszukommen, ist einem besonderen Artikel in Band IX vorbehalten.

Als gesichert dürfen lediglich der sogenannte Scheffel (*ḥkꜣ.t*) mit seinen Teilen[4] und das Hin-Maß[5] gelten. Unsicher dagegen bleibt der Bezug der Bruchzahlen $^{1}/_{2}$, $^{1}/_{4}$ usw. bis $^{1}/_{64}$ und die Bruchzahlen $^{1}/_{3}$ (Eb 204b) und $^{2}/_{3}$ (z. B. Eb 21; H 10). Während Lefebvre (LG S. 113) sie auf den *ḥkꜣ.t*-Scheffel bezieht, also z. B.  und  als dieselbe Einheit 5 ro ansieht, behandelt Wreszinski (Hearst S. XII–XIII im Anschluß an Griffith, PSBA XIII, 1891, 396) die Bruchzahlen als Teile des Hin-Maßes, d. h. bei ihm ist  = $^{1}/_{2}$ ro (1 Hin = $^{1}/_{10}$ *ḥkꜣ.t* = 32 ro)[5]. Eine dritte Möglichkeit schließlich ergibt sich aus einigen Reihen im Pap. Rhind (z. B. Nr. 38 oder 47), in denen die Bruchzahlen Teile des ro-Maßes bezeichnen,

[1] Die Parallele Eb 712b hat *sn.nw n hrw*, vgl. bb.

[2] Die Parallele H 17 hat beim dritten Tag fälschlich *sn.nw n hrw* geschrieben; statt *sn.nw n hrw* in Eb 712b schreibt H 17 nur *sn.nw hrw*, vgl. aa.

[3] Nach Edel (EAG § 406) ist das für *sn.nw* (wie bei der Kardinalzahl) die normale Stellung.

[4] Siehe Möller, ZÄS 48, 1910–11, 99; GG § 266,1; LG § 213.

[5] Vgl. dazu Rhind Nr. 80 und 81.

d. h. wäre danach $^1/_{64}$ ro. Von diesen drei Möglichkeiten ist die von Lefebvre die unwahrscheinlichste, da nach seiner Tabelle die Quante = 1 $^1/_4$ ro die kleinste in den medizinischen Texten auftretende Einheit wäre (ca. 20 ccm), während nach unserer Meinung die Quante , die besonders in Verbindung mit bestimmten Drogen auftritt (Drogen-W.B. S. 453 § 2), als die kleinste Einheit anzusehen ist, die wir mit ca. 8 ccm (bezogen auf Hin) bzw. 0,25 ccm (bezogen auf ro) festsetzen müßten. Da es fraglich erscheint, ob 0,25 ccm (eine Messerspitze voll) überhaupt meßbar[1] waren, behält der Bezug der Bruchteile auf das Hin-Maß die größte Wahrscheinlichkeit[2].

Eine gewisse Sicherheit ist ferner für den „Einheitsstrich" I gegeben, der das „offizinelle Normalgewicht" (Wreszinski Hearst S. XII) = 5 ro bezeichnet: vgl. die in Bt 26 = 10 ro und Bln 179 = = 10 ro vorliegende Parallele; ähnlich erscheint auch = 20 ro (Bln 164b) in der Parallele Bln 163h (16,9–10) als , was sich additiv als 5 ro + 5 + 5 + 5 = 20 ro auflösen läßt (ähnlich ferner 15 ro in Bln 204 sowie 35 ro in H 51 und Bln 137). Weitere Quanten ergeben sich durch Multiplikation des Grundgewichtes: = 15 ro (3×5 ro) Bln 188 oder = 40 ro (8×5 ro) Bln 163h (16,6)[3]. – In Verbindung mit Flüssigkeiten bezeichnet der Strich möglicherweise das Hin-Maß (Eb 602 *ḥnw n šb.t 1* 'ein Hin Maische'): vgl. die Parallele Eb 7 *irṯ.t 25* ro = Eb 18 *irṯ.t-iḥ 1*, wobei für Eb 18 die Auflösung des „Einheitsstriches" in 1 Hin = 32 ro Kuhmilch den 25 ro der Parallele besser gerecht wird als die Gewichtseinheit 5 ro. – In anderen Fällen bezeichnen die Striche auch nur die Stückzahl, so deutlich Eb 53: *w3ḏw nkt.w 4* 'Grünstein, 4 Stück', siehe ferner *ḥḏw ṯ3.w 7* 'Zwiebeln, 7 Knollen' Eb 519; ähnl. Eb 542; Eb 28.

§ 162 b) Besonderheiten

1) Stellung

In der Regel ist die Quante nach der Droge geschrieben, z. B. *mw 10* ro 'Wasser, 10 ro' Eb 235 oder *ḥḳ.t ḥnw 1* 'Bier, 1 Hin' Eb 281. Mitunter kommt jedoch auch Voranstellung der Quante und Anschluß der Droge mit *n* vor, was wahrscheinlich dem gesprochenen Wortlaut

[1] Die von Sethe, Zahlen S. 81 (mit Anm. 2) angegebene Quante $^1/_{104}$ ro ist wohl nur noch rechnerisch, nicht aber praktisch von Bedeutung.

[2] In dem Artikel über die Quanten in Band IX wird als vierte Möglichkeit erwogen, die Bruchzahlen auf das Einheitsmaß 5 ro zu beziehen; die kleinste Einheit $^1/_{64}$ wäre dann mit ca. 1,25 ccm anzusetzen.

[3] Zum Untersetzen des Multiplikators (statt Voransetzen) siehe Sethe, Zahlen S. 9–10.

entspricht[1]: *20* ro *n mw* '20 ro Wasser' Eb 166, oder: *hnw* (*1*?) *n irṯ.t* '1 Hin Milch' Eb 309; ähnl. Eb 590.
Normalerweise steht die größere vor der kleineren Quante, z. B. 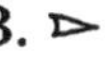 25 (= 20 + 5) ro; eine Ausnahme macht Eb 93: 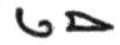 30 (= 10 + 20) ro.

2) eine Quante für zwei Drogen[2]

in.t tm.t 7 '*in.t*-Fisch (und) *tm.t*-Fisch, je (?) 7' Eb 542. – Oder ist gemeint: *in.t*-Fisch (oder) *tm.t*-Fisch, 7 Stück'? – Ähnlich unsicher (und möglicherweise fehlerhaft) ist die gemeinsame Quante bei den beiden Fischdrogen (*mrḥ.t* *ᶜdw* und *mrḥ.t nᶜr*) in Eb 656.

[1] Vgl. dazu § 159,1 (Zahlwort nach dem Gezählten geschrieben, aber vorher zu lesen) und § 3,2 (Schreibung *ᶜš ws.t* ist als *ws.t nt ᶜš* zu lesen).
[2] Vgl. dazu § 453.

E) Verbum

I) Pseudopartizip

a) zur Form

§ 163 1) Endungen

aa) 1. sg.: Zur phonetischen Bewertung der Endung *-kw* = *k* vgl. Bln 198 statt in der Parallele Carlsb VI

bb) 2. sg. masc.: , z. B. Eb 871c

cc) 3. sg. masc.:

, z. B. Sm 17 (7,5); 20 (8,4) Sm 15 (6,15–16); Eb 860a; Sm 28 (9,20); 41 (13,19); ---- die Fälle mit III-inf.-Verben siehe § 164bb

, z. B. Sm 7 (Glosse D)[1]; Sm 8 (4,6); Bln 154; ---- mit Pluralstrichen: Sm 41 (14,11) (*wnn-f pw šf.w*); ---- nur Pluralstriche: Bln 6; Bln 154 (*wrḏ.w* > *wrt.w*)

ohne Endung, z. B. KV 48; Sm 32 (11,2); Eb 207a

Besonderheiten: Sm 36 (12,10)[2]; Eb 192b[3]; Bln 84[4]

dd) 3. sg. fem.:

, z. B. Eb 797; Bln 93 (*wḥ*ꜥ*.t snwḫ.tj*)

, z. B. Kah 10 (2,4); Eb 837; Sm 20 (8,2); Ram III B 2

[1] Die Parallele Sm 7 (3,10) schreibt die Endung .

[2] Falls nicht ein Schreibfehler vorliegt, müßte als eine Verbindung des stammauslautenden *t* mit der Endung *j* angesehen werden, vgl. *ḫntj* Eb 195a.

[3] Die Parallele Eb 195b schreibt ; zur scheinbaren Gemination von ꜣ siehe § 21,3.

[4] Ob eine phonetische Wiedergabe von ⲣⲏⲧ 'gewachsen' oder ⲣⲟⲟⲩⲧ 'fest, frisch' beabsichtigt ist?

ohne Endung: Eb 855a (*ḫ.t tm*)[1]
Besonderheit: Sm 19 (7,17)[2]

ee) 2. pl.: : Sm 18,18 (Zaub)

ff) 3. pl. masc.:

, z. B. Eb 192a = Eb 195a; Sm 7 (3,10)[3]

: Sm 22,1

ohne Endung: z. B. Sm 7 (Glosse E); Sm 25 (9,5)

Besonderheiten: Bln 164c (*mw psj.w*)

gg) 3. pl. fem.:

: Eb 203c[4]

: oder Sm 45 passim[5]

: Eb 873a (*iḫ.t špt.j*)[6]; ––––– Sm 41 (13,22)

: Sm 43 (Glosse B) (*st.t*); Sm 39 (Glosse A). (*iḫ.t*)[6]

ohne Endung: nach femininen Drogen: Eb 119 (*sꜣj.t ḳnḳn*); Eb 270 (*iwrj.t snwḫ*); Eb 175 (*sw.t psj*); Eb 815 (*irṯ.t-iḫ psj*); H 45 (*ḥmꜣr.t psj*); – nach *iḫ.t*: Sm 7 (3,7) (*iḫ.t šm*); Sm 14 (Glosse A) (*iḫ.t gnn*); Sm 26 (Glosse A) (*iḫ.t gn*); – nach *nt.t nb.t*: Eb 767 (*ḫn*); – Sm 12 (Glosse B) (*ḳr.wt nb.t ḏbꜣ*).

Unsicher bleibt die Form Eb 207b in der Verbindung *nkꜥ.wt šww.jt* 'trockene (geritzte) Sykomorenfrüchte', die man unbefangen als imperf. Partizip ansehen würde. Da im allgemeinen die Angaben über Zustände oder Bereitungsformen von Drogen

[1] Ähnlich auch Eb 188a (*gmm-k ḫ.t-f tꜣ*); vgl. auch *ꜥ.t-f tm* 'seine gesamten Glieder Eb 855b und *ꜥ.t-f nb.t nnj* 'alle seine Glieder sind matt' Eb 854 zu c; aber Eb 189a (*iw ꜥ.t-f nb.t dns.tj*) und Eb 205c (*ꜥ.t-f nb.t nbj.tj*). – Zu *ḫ.t* siehe § 118,1 Anm. 2; zur Frage, ob *ꜥ.t nb.t* als Singular behandelt werden kann, siehe § 128cc.

[2] *iw ir.t-f ššm.tj m gs-f ḫrj sḳr pf* 'sein (eines) Auge ist entzündet, (und zwar) auf (dieser) seiner Seite, die mit jenem Schlag behaftet ist'; vgl. dazu Sm 8 (4,6) *iw ir.t-f gwš.t(j) ḫr-s m gs-f ḫrj sḳr pf*. – Die Schreibung mit der Endung deutet eigentlich auf den fem. Dual, so z. B. Sm 20 (7,23); auch die Glosse zu der obigen Stelle schreibt *ir.tj* statt *ir.t* (Sm 19 Glosse A). Zur Verwendung von statt siehe noch die Schreibung *ḥmꜣ.tj* unter gg mit Anm. 5.

[3] In der Glosse E ohne Endung geschrieben.

[4] Zu den auf *tj* endigenden Pseudopartizipien nach *ꜥ.t nb.t* 'jede Körperstelle', die z. T. als fem. Plural aufgefaßt werden können (GG § 309 Ex. 11; LG § 336; EAG § 574dd), siehe § 128cc.

[5] Entgegen den Paradigmen der Grammatiken (GG § 309; LG § 336; EAG § 572) ist die Endung also nicht auf den fem. Dual beschränkt; siehe auch *ššm.tj* Sm 19 (7,17) unter dd als Schreibung der 3. fem. Singular. – Zur Schreibung des Determinativs nach der Endung vgl. *dwn.j* Sm 7 (3,10) oder *ššm.tj* Sm 31 (10,15).

[6] Vgl. die endungslosen Formen nach *iḫ.t*.

jedoch im Pseudopartizip erfolgen (vgl. § 165aa1), bleibt die Frage, ob hier eine ungewöhnliche Schreibung vorliegt, wobei außer der Endung (zu *jt* statt *tj* siehe auch § 125ii) besonders das zweite *w* auffällig wäre, das man mit zu der Endung rechnen müßte, da es am Wortstamm beim Pseudopartizip („geminiert“??) keine Berechtigung hat. Vgl. auch die Form *šwj.t* Eb 349.

hh) 3. dual masc.:

: Sm 34 (11,18)

: Eb 561; Bln 163a

: Sm 7 (3,11)

ohne Endung: Sm 12 (5,19)

ii) 3. dual fem.:[1]

: Sm 31 (10,15); ähnl. Sm 20 (7,23)

: Eb 192a = 195a

: Sm 19 (Glosse A); ähnl. Eb 877a

: KV 60; Kah 25

: Sm 19 (Glosse A)

ohne Endung: Sm 19 (Glosse A)

Pluralstriche: KV 36

§ 164 2) Formen des Verbstammes (Besonderheiten)

aa) II-gem.:

geminiert: Eb 877c; Eb 860a; 870a; Sm 8 (Glosse B); ähnl. Eb 871a; Sm 14 (Glosse A); Eb 858a

ungeminiert: Eb 767; Sm 46 (Glosse A); Sm 26 (Glosse A); Eb 189c; Sm 7 (3,7); Sm 45 (Glosse A)

bb) III-inf.:

mit *j*-Augment: Sm 15 (6,15); Sm 8 (4,6); Sm 16 (6,19)

ohne schwachen Radikal: Sm 20 (8,2); Eb 861a; ähnl. Eb 862a

mit schwachem Radikal bzw. Endung: Eb 189d; 195b; Eb 191c = 194c; Bln 164c; Sm 22,1; – siehe auch oben die Formen mit *j*-Augment

mit scheinbarer Gemination: Eb 192b[2]

[1] Die angebliche Endung GG § 309 Ex. 15 (= Eb 877a) ist in die Endung und satzeinleitendes aufzulösen (vgl. Rec trav 35, 1913, 216–217). Oder liegt eine Dittographie im Zeilenbruch vor (*iw iwf-f* statt *iwf-f*)?

[2] Siehe dazu § 21,3. Die Parallele Eb 195b siehe S. 116 Anm. 3.

cc) 3-rad.:
mit *j*-Augment[1]: 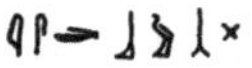 Sm 34 (11,21); 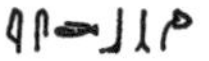 Sm 14 (6,7–8); ———— 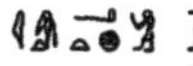 H 216 (?)[2]

dd) III-gem.:
geminiert: 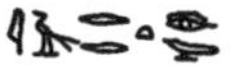 Ram IV C 23

ee) Kaus.II-gem.:[3]
geminiert: 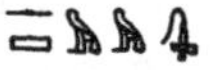 Eb 595 (?)

ff) Kaus.III-inf.:[4]
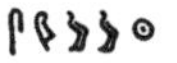 Eb 862c (?)

gg) unregelmäßige Verben[5]:
 Sm 12 (5,18); 25 (9,5); 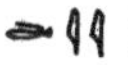 Sm 7 (3,15); 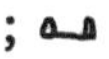 Eb 767; zu 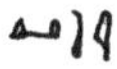 Eb 314 siehe § 187

b) zur Funktion

1) Angabe des Zustandes

§ 165 aa) wie ein Partizip oder Adjektiv einem Substantiv folgend

1) Zustand von Drogen[6]
drgj.t pḥḏ.tj 'eine Fledermaus, die gespalten ist' Eb 596 *ỉwf n ỉḥ ꜥnḫ* 'Fleisch des Rindes, das (noch) frisch ist' H 227[7] *swḥ.t nt njw nḏ.tj ỉrj.tj m tmtw* 'Straußenei, das zerrieben und zu einem Streupuder gemacht ist' Sm 9 (4,21) *šns ꜣmj.w ḥr ḥmꜣj.t mḥ.t* '*šns*-Gebäck, das mit unterägyptischem Salz gemischt ist' Eb 600[8]

[1] Sm 14 (6,14) ohne *j*-Augment geschrieben. – Nach EAG § 580 zeigen die 3-rad. Verben kein *j*-Augment; die einzige Belegstelle *ỉbḥn* Pyr 643c möchte Edel zu den IV-inf. rechnen.

[2] Wahrscheinlich besser als pass. Partizip aufzufassen, vgl. § 27ee.

[3] Oder pass. *sḏm*: 'nachdem (es) erhitzt ist'?

[4] Oder pass. Partizip: 'getrocknet'?

[5] Siehe dazu auch § 186.

[6] Das Pseudopartizip gibt hier den Zustand an, in dem sich die Drogen befinden sollen, bevor sie zur weiteren Verarbeitung bzw. Anwendung gelangen. Zur Frage, ob solche Fälle optativisch aufgefaßt werden können, siehe § 181ff.

[7] Daß *ꜥnḫ* hier nicht das Adjektiv 'frisch' ist, zeigt die Stellung nach der indirekten Genetivverbindung, vgl. z. B. *mjs.t nt ỉḥ ꜣšr.tj* 'Leber des Rindes, die gebraten ist' Eb 351; ähnlich Eb 460; 539 (siehe aber auch GG § 94 Ex. 2). Dagegen bleibt es zweifelhaft, ob in *ỉwf ḏdꜣ n ỉḥ* 'fettes Fleisch des Rindes' Eb 192b = 195b das Adjektiv oder das Pseudopartizip vorliegen, vgl. dazu *ỉwf n ỉḥ ḏdꜣ* Eb 635 (Pseudopartizip). Ebenso liegt das Pseudopartizip vor in *ḏrḏ šnḏ.t wꜣḏ* 'frische Blätter der Dornakazie' Ram V Nr. XIII, aber bei *bnr wꜣḏ* 'frische Datteln' oder *sntr wꜣḏ* 'frisches Terebinthenharz' kann es sich auch um das Adjektiv handeln. Zur Frage Adjektiv oder Pseudopartizip siehe auch § 154 S. 104.

[8] In der Übersetzung Band IV 1 trotz der Parallelfälle Eb 598 und 599 (fem. Droge *ꜣmj.tj ḥr* Droge) als pass. *sḏm* 'werde gemischt' aufgefaßt, entsprechend der dort angewendeten Methode, in Zweifelsfällen nur solche Verben der Drogenbereitung als Pseudopartizipien zu behandeln, die innerhalb der Drogenaufzählungen

2) Krankheitserscheinungen
bnw.t ḥmꜣ.tj 'kugelige Geschwüre' Sm 45 *snf ḳfn* 'gebackenes Blut' KV 29; Eb 831a *iḫ.t šf.w* 'etwas, das geschwollen ist' = 'etwas Geschwollenes' Sm 39 (13,10)[1]

3) Körperteile
ir.t tm.tj 'das gesamte Auge' Eb 854 zu c *rd.wj ḫtm.w* 'die beiden Beine, die (krampfartig?) geschlossen sind' Bln 163a

4) Geräte und Hilfsmittel
iꜣd.t nt ꜥꜣ.t stj.tj 'ein Netz von ꜥꜣ.t-Stoff, das geknüpft ist' Eb 766f *iḫ.t ḳꜣb* 'etwas, das gefaltet ist' = 'etwas Gefaltetes' Sm 35 (12,5)[1] *hnw mḥ m mw* 'ein Hin-Topf, der mit Wasser gefüllt ist' Eb 271 *mdꜣ.t nt ḫt ḏbꜣ.tj m ḥbs.w* 'ein Meißel aus Holz, der mit Stoff umwickelt ist' Sm 7 (3,14)

§ 166 bb) einen Zustandssatz vertretend: 'indem ...'

1) das Objekt von Verben qualifizierend (nach: finden, sehen, untersuchen usw.)
gmm-k ḫ.t-f tꜣ 'und du findest seinen Bauch, indem er heiß ist' Eb 188a *ḫr mꜣ.tw ḥr-f pds ḫr-s* 'dann sieht man sein Gesicht, indem es infolgedessen breitgedrückt ist' Sm 12 (Glosse B) *wdj.in-k sw sṯs.w* 'dann mußt du ihn hinlegen, indem er ausgestreckt ist' Sm 35 (12,5). – Unsicher bleibt der Fall Eb 312: *rdj.ḫr-k st swr*, der sich entweder 'dann sollst du es trinken lassen' (vgl. GG § 315 S. 241 Ex. 3)[2] oder 'dann sollst du es geben, werde getrunken' übersetzen läßt.

2) virtuell konditional
dr snf ꜥšꜣ 'Beseitigen von Blut, wenn es viel ist' H 18[3] *k.t pḫr.t irr.t r wbd.t ḥwꜣ.tj* 'ein anderes Heilmittel, das gemacht wird gegen eine Verbrennung, wenn sie faulig ist' L 61[4] *k.t nt ssnb sst.w mr* 'ein anderes (Heilmittel) für das Gesundmachen der *sst*-Beine, wenn sie krank sind' Eb 613[5]

den Zustand einer einzelnen Droge bezeichnen, während bei der eigentlichen Drogenverarbeitung des ganzen Rezeptes das pass. *sḏm* vorausgesetzt wurde (siehe auch § 182). Auf diese Weise mag, wie in dem obigen Falle, bei Rezepten mit nur einer Droge das eine oder andere Pseudopartizip fälschlich als pass. *sḏm* übersetzt worden sein. Siehe dazu noch Med. W. B. bei *snwḫ* § 1, wo sich auch Beispiele für den Wechsel von pass. *sḏm* und Pseudopartizip befinden.

[1] Zur Bildung *iḫ.t* + Pseudopartizip siehe Med. W. B. S. 103 § 2.

[2] Zu GG § 315 Ex. 2 (Sin B 201) siehe Passiv S. 71 Anm. 6.

[3] Die Parallele Eb 49 mit prosp. *sḏm-f*: *ꜥšꜣ-f*.

[4] Die Parallele Eb 491 mit prosp. *sḏm-f*: *ḥwꜣ-s*.

[5] Vgl. die Entsprechung *mr.w* (Pseudopartizip) in H 174 = *mr-sn* (prosp. *sḏm-f*) in Eb 617.

3) adverbiell

wrš-s ḥḳr.tj 'sie verbringe den Tag hungrig' Kah 10 (2,4) *šm-f sj* 'er geht lahm' Sm 8 (4,7)[1] *iw ḥꜥw-f ḫmꜣꜣ-f šmꜣj* 'sein Körper ist anomal schrumpelig' Eb 197a *ḳnḳn smnḫ* 'werde tüchtig zerkleinert' Kah 24[2]

4) virtuell konsekutiv (Pseudopartizip des Resultats)

sḫr.in-k sn (w)dj m s.t-sn 'dann mußt du sie (die gebrochenen Knochen) fallen lassen, so daß sie gelegt sind an ihre (richtige) Stelle' Sm 25 (9,5) *r sbj ḫnt-f hꜣj m st.t* 'so daß seine *ḫnt*-Krankheit schwindet (und schließlich) abgegangen ist als Schleimstoff' Eb 195b = 192b *irr-f hrw grḥ sḏr-f snb.w* 'es (das Kind) soll einen Tag und eine Nacht verbringen, indem es schläft (und schließlich) gesund ist' Mutt u Kind J 7,5[3] *ḏd.n-j ḫ.kw ḫꜣ.kw* 'ich habe (den Spruch) gesagt, und (schon) war ich verjüngt (und) wiedergeboren (?)' Eb 2 (1,17–18) (nach LG § 350). – Zu *ꜥḥꜥ-s hꜣj.tj* 'dann wird es abgegangen sein' (Futurum exactum) siehe § 321bb1.

5) virtuell konzessiv

ḥwj.tw-j ir-f wḏꜣ.kw 'soll ich denn geschlagen werden, der ich doch unversehrt bin?' Sm 18,19–19,1. – Zu *inrj r-f* 'es schaudert ihn'[4] siehe § 201a und 212,2a sowie Med. W.B. *nrj* A 2.

6) virtuell relativ[5]

ḥnḥn.t nt rj.t m ḫtj.t nt s ꜥꜣj.tj 'eine Eitergeschwulst an der Kehle des Mannes, die groß (geworden) ist' Eb 861a *wbnw m gmꜣ-f ꜥr n ḳs* 'eine Wunde an seinem Joch-Schläfenbein, die bis zum Knochen reicht' Sm 20 (7,22) *mj irtjw ḫsd ḫnn* 'wie die Beschaffenheit einer *ḫsd*-Geschwulst, die verwest ist' Eb 858a

7) virtuell kausal

n nḏm.n-s n-f r šm.t gnn.tj pꜣḫd.tj 'nicht ist sie (die Fußsohle) ihm angenehm zum Gehen, da sie weich (und) herabhängend ist' Sm 8 (Glosse B)

[1] In der Glosse B mit *sḏm-f* (*sj-f*) statt Pseudopartizip.

[2] Vgl. *r mnḫ* als Adverb in derselben Bedeutung; siehe auch *nḏ snꜥꜥ* in § 175.

[3] Vgl. die sonst gebräuchliche Schlußformel *r snb-f* 'so daß er gesund ist' (Med. W. B. *snb* I a) sowie *r nḏm gꜣb šwj m iḫ* 'so daß es dem Arm besser geht (und er schließlich) frei (ist) vom Leiden' Eb 191c = 194c.

[4] LG § 351 „même s'il (ou: quoiqu'il) tremble"; ähnlich Vergote, La fonction du pseudoparticipe, Grapow-Festschrift S. 347, Nr. 34.

[5] Die schon § 165 gegebenen Beispiele, die ebenfalls relativisch übersetzt sind, zeigen deutlich, daß die Aufteilung in „wie ein Partizip" und „wie ein Zustandssatz" eigentlich nicht berechtigt ist, da das Pseudopartizip auch im ersten Falle einen Nebensatz vertritt.

8) virtuell adversativ
n prj.n-f r ḥrw n h3j.n-f r ḫrw m-ᶜ iḫ.t mn m s.t-f 'nicht kann es (das Herz) nach oben aufsteigen, nicht kann es nach unten herabgehen durch irgend etwas, sondern es bleibt an seiner Stelle' Eb 855p; ähnl. Eb 855e (*inb3*)

cc) als Prädikat in Sätzen

§ 167 1) Substantiv + Pseudopartizip

a) Beschreibung eines krankhaften Zustandes, als Fortführung von Untersuchungsbefunden[1]
ᶜḥᶜ.w h33 im b3ḳ.j 'die Flüssigkeitsansammlung, die daraus herabfällt, ist klar' Sm 41 (14,1) *pḥwj-f dns* 'sein After ist belastet' Bt 13a

b) virtuell konditional
ssnb wnbw wḫdw ḫpr 'Gesundmachen einer Wunde, wenn Schmerzstoffe entstanden sind' Eb 130

c) virtuell relativ
3bḏw r3 mḥ m sntr 'ein *3bḏw*-Fisch, (dessen)[2] Maul mit Terebinthenharz gefüllt ist' H 85

d) adverbial
šm-f ṯb.t-f nnj.t(j) 'er geht, indem seine Sohle lahm ist' Sm 8 (Glosse B); siehe auch § 174

e) Vorzeitigkeit (virtuell temporal)
mt.w šm wt ḥr-s 'nachdem die Gefäße erwärmt worden sind, werde damit verbunden' Eb 637[3] *wn im-f grg r nwḫ ḫtb ḥr mrḥ.t* 'nachdem sein Inhalt angefangen hat zu zerkochen, werde (es) in Öl/Fett getaucht' Eb 463[4]

§ 168 2) mit einleitendem *iw* (+ Suffix bzw. Substantiv)

a) in Hauptsätzen (selbständige Feststellung)
iw-s nfr.tj m h3w NN 'es (das Rezept) ist (schon) gut gewesen zur Zeit des Königs NN' L 14; 44; 51 *ḏd pw iw-f mn s3w* 'das bedeutet, daß man sagt: es (das Glied) bleibt

[1] Sm 41 (Glosse A) parallel zu Substantiv + *ḥr* + Infinitiv. — Bln 154 (*ib-f wḫ3* 'sein Herz ist umnachtet') = Eb 855 w (*iw ib-f wḫ3-f* 'sein Herz ist umnachtet').

[2] Auffällig ist das Fehlen des Suffixes an *r3* 'Mund'; vgl. Kah 15 (2,20) *šs3.w s.t kns-s šf*[. .] 'Heilkunde für eine Frau, deren Schamgegend geschwollen ist'.

[3] Siehe dazu die Erläuterungen S. 45 Anm. 2. — Vgl. auch Eb 598 *m-ḫt prr-s* (bzw. *pr.t-s*) *m ḫ.t* 'nachdem es vom Feuer gekommen ist' mit der Entsprechung *srf.tj* 'nachdem es gewärmt ist' in Eb 599.

[4] Zu *wn im-f* als Umschreibung der Nisbe *imj-f* siehe § 157,1; zum Sachlichen vgl. H 144 *ir-m-ḫt nwḫ-s ḫr.tw dj.tw-s ḥr mrḥ.t* 'nachdem es zerkocht ist, soll man es in Öl/Fett geben'.

in Ruhe' Sm 31 (Glosse B) *ḏd.ḥr-k*: *iw nnjw-f hꜣj* 'dann sollst du sagen: seine Schwäche ist abgegangen' Eb 189d; ähnl. Eb 188d; 191c = 194c; 207c *ir*: *iw ḥr-f tms* 'was anbetrifft: sein Gesicht ist gerötet' Sm 7 (Glosse F)[1]

b) als Fortsetzung eines Untersuchungsbefundes[2]
iw-f dgm.j 'er ist benommen' Sm 13 (6,6)[3] *iw-s nḥꜣ.tj* 'sie (die Geschwulst) ist uneben' Eb 874a *iw ir.t-f šsm.tj* 'sein (eines) Auge ist entzündet' Sm 19 (7,16–17)[4] *iw ḥr-f ꜥꜣḏ* 'sein Gesicht ist blaß' Eb 207a[5]

c) virtuell relativ
ꜥꜣ.t iw-s šnj.tj m ḥr-k nn sj mj nfꜣ n ꜥꜣ.wt 'die Geschwulst, die vor dir (d. h. in Eb 873d) beschworen ist, sie ist nicht wie jene Geschwülste' Eb 874a[6] *ṯb-ḥr-ṯb iw pꜣ ḥrj wft* 'ein Topf- auf-Topf-Gefäß, dessen Oberteil durchbohrt ist' Bln 46[7]

§ 169 3) mit einleitendem *wnn* statt *iw*[8]

a) in *pw*-Sätzen der Glossenerklärung
wnn-f pw gr 'das bedeutet, daß er in Schweigen versunken ist' Sm 22 (Glosse C)[9] *wnn iwf-f pw wrḏ ḫr-s* 'das bedeutet, daß sein Fleisch infolgedessen müde ist' Eb 855x[10]

[1] So in der Glossenüberschrift (d. h. eigentlich selbständig), im Textzusammenhang (Fortführung eines Untersuchungsbefundes, siehe § 167a) ohne *iw* (3,10). — Siehe jedoch auch den umgekehrten Fall in Sm 19 unter b mit Anm. 4.

[2] Es handelt sich um die überwiegende Masse der Belege (20 Fälle). — Zur Verwendung von Hauptsätzen in Perioden von untergeordneten Sätzen vgl. U. Heckel EV S. 23 und die Bemerkung in § 204. — Daß z. B. *iw-f šf.w m ḫnw-f mj kꜣ n stꜣ* in Eb 767 als untergeordnet aufzufassen ist, wird durch den parallelen Satz *nꜥrꜥ.t-f ḫr mw mj mw nw mstꜣ* wahrscheinlich gemacht, der als Hauptsatz einleitendes *iw* haben müßte.

[3] Es bleibt unsicher, ob derselbe Satz in Sm 22 (8,12) als Hauptsatz zu *ir njs.n-k* 'wenn du ihn angerufen hast' zu fassen ist (wie in der Übersetzung IV 1: 'so ist er benommen'), oder ob er unterzuordnen ist (so Breasted und Heckel EV S. 23 Anm. 3.)

[4] In der Glosse ohne einleitendes *iw*! Vgl. Anm. 1. — Vgl. auch denselben Befund Eb 192a = 195a parallel zu *iw fnḏ-f tꜣḫb-f* 'seine Nase läuft' (Zustand neben andauernder Bewegung).

[5] Zwischen parallelen Sätzen vom Typ *iw* + Substantiv + *sḏm-f* (vgl. Anm. 4).

[6] Vgl. dazu Junker-Festschrift (MDAIK 15, 1957) S. 297 sowie die abweichende Übersetzung in Band IV 1.

[7] Auch der folgende unterzuordnende Adverbialsatz hat einleitendes *iw*: '(dann sollst du das Rohr in sein Inneres stecken)' *iw gs-f m rꜣ n s* 'indem seine (andere) Seite im Munde des Mannes ist'.

[8] Umschreibung des Partizips durch *wnn* + Pseudopartizip siehe § 170a.

[9] Als Erklärung von *iw-f dgm.j* 'er ist benommen'.

[10] Als Erklärung von *iw iwf-f r-ḏr-f ḏdnw* 'sein ganzes Fleisch ist heiß'.

b) bei betonter adverbialer Bestimmung[1]
wnn-s rwḏ.tj ḳb.tj r ẖrj ḏr.t-k mj dmj.t(w) n nꜣ n šfw.t 'sie (die *ḥmꜣj.t*-Frucht) ist (ebenso) fest (und) kühl, wie wenn man diese Schwellungen berührt' Sm 45 (Glosse A)
wnn ir.tj-fj dšr dꜣw mj ir.t ḥr pḥwj ꜣhd-s 'es sind seine Augen (ebenso) rot (und) *dꜣw* wie das Auge an seiner schwachen Stelle' Sm 19 (Glosse A)[2]

c) *wn.ḫr-f sḏm*
wn.ḫr-f wꜣḏ mj wnn tp tꜣ 'dann war er frisch wie einer, der auf Erden ist' Eb 3 (2,4–5)

d) *wnn-f* + Pseudopartizipsatz: siehe § 174

e) nach Konjunktionen bzw. Präpositionen
[i]r wnn-f wꜣj r mw 'wenn er vom Wasser entfernt ist' KV 48[3]

dd) Besonderheiten

170 1) Umschreibung des Partizips (das Beziehungswort determinierend)

a) durch Partizip von *wnn* + Pseudopartizip[4]
ꜥnꜥr.t nb.t nt snf wnn.t ṯs.tj m ḫnw msd.t-f 'das ganze Blutgerinnsel, das verknotet ist im Innern seines Nasenloches' Sm 14 (6,10)[5] *k.t nt dr wḥꜣw wnn dns r ḥꜥw* 'ein anderes (Heilmittel) für das Beseitigen der *wḥꜣw*-Hautkrankheit, die gegen den Körper lastet' Eb 91[6]

b) durch Relativpronomen *ntj* + Pseudopartizip
ꜥnꜥr.t nb.t nt snf nt.t ṯs.tj m ḫnw msd.tj-fj 'das ganze Blutgerinnsel, das verknotet ist in seinen Nasenlöchern' Sm 12

[1] Abweichende Erklärungen siehe bei Heckel EV S. 30 Beleg 1 und 6.

[2] Ob ein zweites *pw* zu ergänzen? Vgl. Sm 41 (14,10–11). – Umgekehrt haben die Fälle unter a auch eine adverbiale Bestimmung, so daß nicht eindeutig zu entscheiden ist, ob *pw* oder die adverbiale Bestimmung für die Ersetzung von *iw* durch *wnn* verantwortlich zu machen sind; vgl. auch Anm. 1.

[3] Vgl. auch KV 63 (*n? wn* vor dreimaligem Substantiv + Pseudopartizip).

[4] Weitere Beispiele siehe Med. W. B. S. 192 unter bb. – Auffällig ist *wnn mn* Sm 43 (Glosse A), das man eigentlich durch 'indem sie verblieben sind' übersetzen möchte; vgl. die ähnliche Stelle Sm 34 (Glosse A) sowie die Erläuterungen zur Übersetzung.

[5] Vgl. die Parallele mit dem Relativpronomen *ntj* statt *wnn* unter b.

[6] Es muß sich um eine besondere Art der *wḥꜣw*-Hautkrankheit handeln (nicht um eine ihr gewöhnlich innewohnende Eigenschaft), da das Partizip sein Beziehungswort determiniert, während das Pseudopartizip es beschreibt; siehe dazu Vergote, Grapow-Festschrift S. 359–360. – Aus demselben Grunde ist wohl auch die Stelle *wnn mn* Sm 43 (Glosse A) im Sinne Breasteds zu übersetzen (nicht als Umstandssatz, wie in Band IV 1).

(5,19)[1] *ỉrṯ.t ntj psj* ‘die Milch, die gekocht ist’ Eb 310[2] *ꜥ.t nb.t nt s nt.t mr.tj* ‘jede Körperstelle des Mannes, die krank ist’ Eb 1 (1,11); ähnl. H 78 (6,5–6)[3] ––––– substantiviert: *nt.t nb.t ẖn ỉm-f* ‘alles, was darin verwest ist’ Eb 767

§ 171 2) Pseudopartizip durch *nfr sj* (bzw. *sḏm sj*) ersetzt[4]

Zu § 165,3: *mꜣꜥ m wꜥr.tj-kj ḳrf sj* ‘strecke doch deine beiden Beine aus, die gekrümmt sind’ Sm 48 (17,16)[5]

Zu § 165,4: Unklar bleibt, ob *mḥ sn* ‘indem sie gefüllt sind’ in Carlsb II hierher gehört, oder ob optativisch zu übersetzen ist (§ 188)

Zu § 166,4: *n prj.n-s ḫpr sj m ḥsb.t* ‘er (der Schleimstoff) kann nicht herauskommen und ist (schließlich) zu Gewürm geworden’ Eb 102 = 296

Zu § 167,1: *ꜣmꜥ.t pḥ sj m gmꜣ-f* ‘der Krallenknochen endet in seinem Joch-Schläfenbein’ Sm 22 (Glosse A) (hier Fortführung einer anatomischen Beschreibung)

Zu § 168a: *ỉw-s nfr sj* ‘es (das Heilmittel) ist gut’ Bln 180

Zu § 168b: *ỉw-s wr sj* ‘sie (die Geschwulst) ist groß’ Eb 868a

Zu § 170b: *ꜥ.t nb.t ntj mr sj* ‘jede Körperstelle, die krank ist’ H 78 (6,11) = Eb 1 (1,11) (*nt.t mr.tj*) *wt ỉr.t ḥr-s nt.t tẖn sj* ‘werde das Auge damit verbunden, das verletzt ist’ Eb 381[6]

§ 172 3) Pseudopartizipsätze nach Partikeln und Konjunktionen

a) nach *ỉsk* bzw. *m-k*: siehe § 381aa und § 382cc

b) *m-ꜥ nt.t*

ḥr ḥr-f pds ẖr-s nn sw m ḳd-f mtj m-ꜥ nt.t ḳr.wt nb.t ḏbꜣ m

[1] Vgl. die Parallele mit dem Partizipium *wnn.t* statt des Relativpronomens unter a.

[2] Hier deutlich determiniert, im Gegensatz zu der eingangs genannten *ỉrṯ.t ỉḥ psj* ‘gekochte Rindermilch’.

[3] Ähnlich Eb 251a: *tp ntj mr* ‘der Kopf, der krank ist’. – Der Gebrauch des determinierenden Partizips bestätigt den § 209b gemachten Schluß, daß in Fällen wie *tp mr-f* (z. B. Eb 253; 254; 257; 259) *mr-f* nicht einen beschreibenden Umstandssatz vertritt (der doch durch *n* negiert würde, siehe § 344), sondern einen determinierend wirkenden virtuellen Konditionalsatz (negiert durch *tm*, wie z. B. Eb 266).

[4] Vgl. dazu Grapow, ZÄS 71, 1935, 52 und Passiv S. 71–75. – Hier sind nur die statisch gebrauchten Fälle aufgenommen; zur Form *sḏm sj* in optativischer Bedeutung (= pass. *sḏm* mit Objektspronomen) siehe § 188.

[5] Siehe dazu § 88.

[6] Aus *tẖn.tj* verbessert, woraus zu ersehen ist, daß in diesem Falle die beiden Formen offenbar nicht als gleichwertig angesehen wurden bzw. bei gleicher Funktion eine Ablösung der einen Form durch die andere stattgefunden hat.

šfw.t 'und so ist sein Gesicht breitgedrückt infolgedessen, nicht ist es in seiner gewohnten Form, denn alle seine Vertiefungen sind verstopft mit Schwellungen' Sm 12 (Glosse B)

c) *ẖr*: siehe oben bei b

§ 173 4) Pseudopartizipsätze nach Hilfsverben

a) *ꜥḥꜥ*: siehe § 321 bb

b) *prr*: siehe § 322 aa

§ 174 5) Pseudopartizipsätze als Adverb zu *ꞽw-f* bzw. *wnn-f*[1]

wnn-f ꞽr.tj-fj sṯp mꜣꜥ.wj-f(j) wḏn wꜣb.w nw ꞽbḥ.w-f dšr 'er ist, indem seine Augen triefend, seine Schläfen belastet und die Wurzeln seiner Zähne gerötet sind' KV 36 *ꞽw-f pḥwj-fj dns* 'er ist, indem sein After belastet ist' Bln 154[2]

§ 175 6) Pseudopartizip nach unpersönlichem pass. *sḏm*[3]

sḏr šbn.w ḥr bj.t 'werde nachts stehengelassen, indem es mit Honig gemischt ist' Bln 4; ähnl. Bln 107 *ṯs pẖr* 'werde zusammengefügt, indem es umgekehrt (angeordnet) ist', z. B. Eb 763; L 24 (8,5) *gmj wš* 'es wurde gefunden, indem es zerstört war', z. B. Eb 57.

Vielleicht gehört hierzu auch die häufig verwendete Drogenbereitungsangabe *nḏ snꜥꜥ* bzw. *nḏ nꜥꜥ* 'werde fein zerrieben', die dem oben § 166,3 aufgeführten *ḳnḳn smnḫ* 'werde tüchtig zerkleinert' entsprechen würde. Man beachte auch die Schreibungen 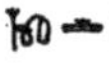 H 33, 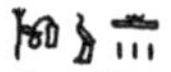 H 147 sowie 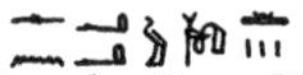 H 16[4] und 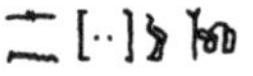 Kah 10, die sich jeweils durch ihre Endung vom vorhergehenden *nḏ* differenzieren. Daß es nach einer femininen Droge nicht *nḏ snꜥꜥ.tj* heißt (z. B. Eb 32; 316; 420), ließe sich durch die auch sonst oft zu beobachtende endungslose Form des Pseudopartizips nach femininen Drogen erklären (§ 163 gg)[5].

§ 176 7) Pseudopartizip nach unpersönlichem *ꞽw*[6]

ḏd.ḫr-k r nw ntj m rꜣ-ꞽb-f: ꞽw hꜣj 'dann sollst du zu dem, was

[1] Siehe dazu § 167 d. – Es ist kein Unterschied zwischen *ꞽw-f* und *wnn-f* festzustellen (§ 169).

[2] Die in Band IV 1 S. 105 sowie im Med. W. B. S. 28 Anm. 5 vorgenommene Streichung des *-f* hinter *ꞽw* wird durch die Kahun-Stelle überflüssig.

[3] Trotz des Fehlens eines formalen Beziehungswortes wohl nicht als „absolut" gebrauchtes Pseudopartizip anzusprechen, vgl. auch § 176.

[4] GG § 425 Ex. 4 als pass. *sḏmm-f* aufgenommen.

[5] Vgl. jedoch auch Eb 212: *nḏ snꜥꜥ rdj.tj* 'werde fein zerrieben, gegeben (in Bier)'.

[6] Siehe auch § 175 sowie LG § 663 S. 330 und GG § 467 Ex. 6a (*ꞽw nfrw*).

in seinem Magen war, sagen: es ist abgegangen' Eb 207d[1]
mj ḏd iw wnḫ r iḫ.t wnn dmj ḫft pḫḏ.t(w) wˁ.t r sn.nw-f 'wie man „es ist verschoben" zu Dingen sagt, die (noch) zusammenhängen, während eins vom anderen getrennt ist' Sm 31 (10,19)
iw ḳsn r-f 'es ist schwierig für (?)[2] ihn' Eb 295; ähnl. Eb 707 (*iw ꜣḫ*); siehe aber auch *iw* + Adjektiv § 406cc und *iw* + unpersönliches *sḏm-f* § 235

§ 177 8) Pseudopartizip absolut gebraucht (in direkter Rede)
mj ḏd sdb r iḫ.t gnn 'wie man „es ist aufgeweicht" zu etwas sagt, das weich ist' Sm 14 (Glosse A); ähnl. Sm 26 (Glosse A) (*isdb*); Sm 41 (Glosse E) (*nš.w*)

§ 178 9) Pseudopartizip mit bestimmendem Substantiv[3]
rdj.ḫr-k ḏr.t-k ḥr-f gmm-k ḥꜣj.t-f swmt.w-f ꜣwr spd.tj ḏbˁ.w ḥr-f 'dann sollst du deine Hand auf ihn (den Magen) legen, und findest du . . ., wenn du mit spitzen Fingern darauf bist' (wörtlich: 'wenn du spitz in bezug auf die Finger darauf bist') Eb 193a[4]

§ 179 10) eine Endung für zwei Pseudopartizipien?
ir.tj-fj wꜣḏ šsm.tj 'seine beiden Augen sind *wꜣḏ* (und?) entzündet' Eb 877a; siehe dazu § 454

2) Bezeichnung eines Vorganges (optativisch)

§ 180 aa) 2. sg.

1) an den Arzt gerichtet
sꜣw.tj r mt 'sei behutsam gegenüber dem Gefäß' Eb 871c. – Es liegt wohl kein Umstandssatz vor: *irj.ḫr-k n-s ḏw-ˁ sꜣw.tj r mt* 'dann sollst du ihr eine Messerbehandlung machen, indem du behutsam bist gegenüber dem Gefäß', vgl. nämlich dazu den Imperativ in Eb 860b: *mr irj-j m ḏw-ˁ sꜣw mt.w* 'eine Krankheit, die ich behandele durch eine Messerbehandlung. Beachte die Gefäße!'.

2) an einen Krankheitsdämonen gerichtet
ḥrj.tj r-j 'mögest du entfernt sein von mir' Sm 19,2 (Zaub)

[1] Zur Form *hꜣꜣ* als Pseudopartizip vgl. § 164bb.

[2] Oder ist *r-f* die Partikel, die zur Betonung des Pseudopartizips z. B. Bauer B 1,22—23 (*wꜣḏ r-f*) oder Westcar 7,13 (*gnḫ r-f*) gebraucht wird?

[3] Siehe § 149. – Nach Edel (EAG § 370) wurde die Konstruktion Adjektiv mit bestimmendem Sustantiv als „Genetivverbindung gefühlt", was jedoch unmöglich wird, sobald es sich um Adjektivverben handelt, wie in dem obigen Fall oder GG § 88,2 Ex. 15 (*ꜣḫ-j n-f ib* "I was beneficial to him in heart").

[4] Oder ist *spd.tj* auf *ḏr.t* 'Hand' zu beziehen: 'wenn sie . . .' (so in Band IV 1 übersetzt).

bb) 3. sg. (in der Drogenbereitung und der Behandlung)

§ 181 1) Problemstellung

An der Funktion als Optativ der 3. sg. des Pseudopartizips bestehen grundsätzlich keine Zweifel[1], fraglich ist nur, ob die in den medizinischen Texten innerhalb der Drogenbereitungs- und Behandlungsangaben auftretenden Pseudopartizipien dem pass. *sḏm* parallel zu stellen sind (d. h. ebenfalls optativisch zu übersetzen sind), oder ob ein Zustand im Sinne der unter §§ 165–179 (E I b 1) gegebenen Beispiele bezeichnet werden soll[2].

§ 182 2) Es seien zunächst einige Fälle aufgeführt, in denen bei gleichbleibendem Subjekt das Pseudopartizip mit dem pass. *sḏm* wechselt, und zwar bezeichnet das Pseudopartizip die Drogenbereitung, das pass. *sḏm* die Applikation, mit anderen Worten: das Pseudopartizip den Zustand, das pass. *sḏm* den Vorgang. Würden beide Verbformen dieselbe Funktion ausüben, wäre der konstante Wechsel nicht verständlich.

mjs.t nt iḥ ꜣšr.tj ꜥꜥf.tj dj r-s 'Rinderleber, gebraten, ausgedrückt, werde daran gegeben' Eb 351 *pꜣḳ.t nt hnw mꜣ kꜣp.tj ḥr ḥsꜣ rdj r ir.tj* 'Scherbe eines neuen Topfes, beräuchert mit Pflanzenschleim, werde an die Augen gegeben' Eb 396 *ḏnn.t nt nꜥr snwḫ.tj ḥr mrḥ.t dj r rꜣ-s* 'Schädel des Welses, zerkocht in Öl/Fett, werde an seine Öffnung gegeben' Eb 730 *wḏꜥj.t psj.tj dj r-s* 'Süßwassermuschel, gekocht, werde daran gegeben' Eb 496[3] *ꜥnꜥr.t psj.tj snwḫ.tj ḥr mrḥ.t dj.w r tp* 'Wurm, gekocht, zerkocht in Öl/Fett, werde an den Kopf gegeben' Eb 474[3] *irj.ḫr-k n-f swḫ.t nt njw nḏ.tj ḥr mrḥ.t rdj m rꜣ n wbnw-f* 'dann sollst du ihm machen: Straußenei, zerrieben in Öl/Fett, werde an die Öffnung der Wunde gegeben' Sm 9 (4,20).

In den soeben aufgeführten Beispielen hätte das Verbum der Applikation ebensogut das Pseudopartizip *rdj.tj* sein können,

[1] Vgl. dazu EAG § 591 sowie die Passiv S. 75 Anm. 3 zitierte Literatur.

[2] Die ausführliche Behandlung dieser Frage ist hier vorgenommen worden, da sich innerhalb unserer Arbeitsgemeinschaft keine Einmütigkeit der Auffassung ergab. Vielmehr wird von Frau von Deines in weit stärkerem Maße die Optativfunktion des Pseudopartizips vertreten, besonders in Fällen wie Eb 842 (§ 183). Die hier etwas breit ausgeführten §§ 182–188 sind als vorweg genommene Erwiderung auf einen von Frau von Deines für Band IX angekündigten Artikel gedacht.

[3] Eb 496 (*wḏꜥj.t*) und 474 (*ꜥnꜥr.t*) zeigen, daß dieser Gebrauch nicht nur bei Genetivverbindungen auftritt, bei denen der Gebrauch des Pseudopartizips an Stelle des pass. *sḏm* zur Verdeutlichung des Bezuges begründet wäre: *ḏnn.t nt nꜥr snwḫ* 'Schädel eines Welses, werde zerkocht' könnte z. B. nämlich sonst auch als 'Schädel eines zerkochten Welses' aufgefaßt werden; vgl. auch S. 134 zu Eb 463.

wenn eine Gleichwertigkeit der Formen ('werde zerrieben, werde gegeben') bestünde. Offensichtlich soll jedoch das pass. *sḏm* gegenüber dem Pseudopartizip differenzierend wirken, und zwar doch wohl in der bei der obigen Übersetzung vorgenommenen Weise (Zustand – Vorgang); und dieselbe Unterscheidung wird auch beabsichtigt sein, wenn die Subjekte beider Formen nicht mehr identisch sind:
sḥjḥ.t sḥm.tj m šd . . . wt ḥr-s '*sḥjḥ.t*-Vogel/Insekt, zerstampft im Mörser, . . . werde damit verbunden' Eb 606 *mjs.t nt iꜥꜣ rdj.tj m ḏꜣḏꜣ r ḥwꜣ-s snwḫ.tj rdj.tj ḥr mrḥ.t wrḥ im* 'Eselsleber, in einen Topf gegeben, so daß sie verfault, zerkocht, in Öl/Fett gegeben, werde damit gesalbt' H 148.
In den beiden letzten Beispielen wären die Pseudopartizipformen *wt.tj* bzw. *wrḥ.tj* (falls eine der Drogenbereitung gleichwertige Ausdrucksweise beabsichtigt wäre) grammatisch nicht möglich; der Wechsel Pseudopartizip – pass. *sḏm* ließe sich somit erklären. Für die eingangs aufgezählten Fälle (gleichbleibendes Subjekt) versagt diese Erklärung jedoch, so daß man für die Fälle mit Subjektswechsel wohl besser auch die syntaktischen, nicht die formalen Gründe für den Wechsel von Pseudopartizip und pass. *sḏm* annehmen sollte.
Der Wechsel beider Formen braucht sich nicht immer mit der Teilung Drogenbereitung und Applikation zu decken: die Übergänge sind z. T. fließend, je nachdem man Wert auf die Abgeschlossenheit (Zustand) oder das Einsetzen (Vorgang) der Verbalhandlung legt[1]:
pꜥnn.t phḏ.t(j) m gs.wj rdj.t(j) r-s wt ḥr-s 'Wassermolch (?), gespalten in zwei Hälften, daran gegeben, werde damit verbunden' Ram III B 2 *ẖꜥḳ.t nt ḥfꜣw psj nḏ ḥr mrḥ.t ꜥpnn.t wgs.tj psj.tj ḫtm.tj ḥr mrḥ.t rdj r-s* 'Schlangenhaut, werde gekocht, werde zerrieben in Wassermolchfett (wörtlich: 'Fett vom Wassermolch' [der folgendermaßen zubereitet ist]), aufgeschnitten, gekocht, in Fett eingeschlossen; werde an seine Öffnung gegeben' Eb 727 *mrḥ.t wꜥḥ sꜥꜣm swj.t nḏ.tj ḥr bj.t irj m iḫ.t wꜥ.t wnm* 'Öl/Fett; *wꜥḥ*-Körnerfrucht; *sꜥꜣm*-Pflanze; Perle, zerrieben in Honig; werde zu einer Masse gemacht; werde gegessen' Eb 43.
Besonders das letzte Beispiel zeigt instruktiv, wie das Pseudopartizip die Vorzeitigkeit angibt: die Behandlung der Einzeldroge muß abgeschlossen sein, bevor die eigentliche

[1] Vgl. z. B. den Wechsel von Pseudopartizip und pass. *sḏm* beim Verbum der Drogenbereitung in Eb 474 = H 157.

Drogenbereitung ('werde zu einer Masse gemacht') beginnen kann; ähnlich ist Eb 727 die Herstellung des Wassermolchfettes vor der eigentlichen Drogenbereitung erfolgt[1].

In einem Falle scheint tatsächlich die Gleichwertigkeit von Pseudopartizip und pass. *sḏm* vorzuliegen, jedoch nicht als Optative, sondern beide als Zustandsformen: *ʿpnn.t wgs.tj tmt.w ẖ.t-s m ḥmȝj.t wt ḥr-s* 'Wassermolch (?), aufgeschnitten, sein Bauch mit Salz bestreut[2]; werde damit verbunden' H 197.

§ 183 3) Schwieriger zu beurteilen sind solche Fälle, in denen das am Ende stehende Verbum der Applikation im Pseudopartizip erscheint, während doch normalerweise als letzte Verbform das pass. *sḏm* in optativischer Funktion anzutreffen ist: *irj.in-k n-f sšn.t nt ḥbs.w ṯs.tj ḥr mkȝ-f* 'dann mußt du ihm eine Binde aus Stoff machen, die an seinem Hinterkopf verknüpft ist' Eb 766h *in.t šwj.t rdj.tj r rȝ n bȝbȝw* 'trockener Bulti-Fisch, an die Öffnung ihres (sc. der Schlange) Loches gegeben' Eb 842[3] *ḏd.tw rȝ pn ḥr swj.t nt ḥrs.t rdj.tj r pḥwj [n] s.t* 'man möge diesen Spruch sagen über einer Perle aus Karneol, die an den After der Frau gegeben ist' L 37.

Wollte man auch hier das Pseudopartizip zur Bezeichnung der Vorzeitigkeit in Anspruch nehmen, so ergäbe sich als Zeitabfolge: erst die Perle in den After geben, dann sie besprechen, was aber wohl kaum zutrifft. Will man die optativische Übersetzung ('werde gegeben' bzw. 'werde geknüpft') vermeiden, so bleibt noch die Möglichkeit, eine Art „Pseudopartizip des Resultats" anzunehmen, das den endgültig erreichten Zustand angäbe (vgl. § 166,4). Daß bei dieser Annahme die (dynamische) Applikationsangabe damit fehlen würde, entspräche ihrem Fehlen in solchen Fällen, in denen die Applikationsart sich aus anderen Angaben (z. B. aus der Überschrift) eindeutig ergibt: Eb 419 *kjj sdm.w* 'ein anderes Schminkmittel' in der Überschrift, die Applikation fehlt. Eb 391 hat die Angabe *m sdm* 'durch Schminken' in der Überschrift, die Applikationsanweisung wird dadurch überflüssig. Eb 620a schließt mit der

[1] Es ist sogar denkbar, daß einige der durch Pseudopartizipien qualifizierten Drogen nicht erst kurz vor dem Gebrauch fertiggestellt wurden, sondern in dem angegebenen Zustand aufbewahrt worden sind.

[2] In Band IV 1 durch 'werde bestreut' übersetzt; zum pass. *sḏm* als Zustandsform siehe § 254–256; zum Wechsel von Pseudopartizip (pronominales Subjekt) mit dem pass. *sḏm* (nominales Subjekt) siehe MIO 1, 1953, 49–50.

[3] Wahrscheinlich liegt bei den Parallelfällen Eb 843 und 844 in den auf jeweils eine maskuline Droge folgenden Verbformen (*rdj*) auch das Pseudopartizip vor; zur Übersetzung 'werde gegeben' (pass. *sḏm*) in Band IV siehe S. 119–120 Anm. 8.

Drogenbereitungsangabe *irj m tmtw* 'werde zu einem Streupuder gemacht', woraus sich die Applikationsangabe ergibt (siehe im Med. W.B. bei *tmt* § 2 und *ʿmj* § 1).
Ein Beispiel für die Verwendung einer Applikationsanweisung nach einem Pseudopartizip des Resultats ist Eb 767: *irj.ḫr-k n-f mrḥ.t bj.t rdj m ẖnw-f ftt dj m mḏḥ n ḥbs.w wt ḥr-s* 'dann sollst du ihm bereiten: Öl/Fett (und) Honig, werde in sein (sc. des Ohres) Inneres gegeben; (und) Fasern, die gegeben sind in eine Stirnbinde aus Stoff; werde darüber ein Verband gemacht'.

§ 184 4) In einigen Fällen steht das Pseudopartizip bzw. die Ersatzform *sḏm sj* scheinbar den optativischen Formen *sḏm-k* bzw. *sḏm.ḫr-k* parallel (siehe die Erläuterungen zur Übersetzung S. 173 Anm. 6 zu Eb 863):
irj.ḫr-k n-s dw-ʿ srwḫ.tj mj srwḫ wbnw 'dann sollst du ihr (der Geschwulst) eine Messerbehandlung machen, behandelt wie das Behandeln einer Wunde' Eb 867c und 868c *ḏd.in-k r-s: ʿꜣ.t pw nt ḥʿw mr irj-j dʿr.tj m sd.t srwḫ sj mj srwḫ sꜣ-ḥmm* 'dann mußt du dazu sagen: das ist eine Fleischgeschwulst; eine Krankheit, die ich behandele, nachdem sie abgetastet ist, mit Feuer. Behandle sie wie das Behandeln eines mit dem *ḥmm*-Gerät Behandelten' Eb 863b–c.
Die Parallelität[1] der Formen *srwḫ.tj* (Eb 867c und 868c) und *srwḫ sj* (Eb 863c) mit *srwḫ-k* (Eb 864c; 865c; 871c; 876c) bzw. *srwḫ.ḫr-k* (Eb 866c; 872c) ist jedoch trotz der inhaltlich gleichen Aussage formal nicht gegeben: Die beiden Fälle *srwḫ.tj* stehen im direkten Anschluß an *irj.ḫr-k n-s dw-ʿ* 'dann sollst du ihr eine Messerbehandlung machen' und unterscheiden sich darin von den übrigen Fällen, die entweder noch Einschübe zwischen *irj.ḫr-k n-s dw-ʿ* aufweisen (Eb 871c; 872c; 876c) oder gar den *irj.ḫr-k*-Abschnitt nicht besitzen, sondern die *srwḫ*-Formel im Anschluß an *ḏd.in-k* und *mr irj-j* bringen (Eb 863c; 864c; 865c; 866c)[2]. Somit steht der Fall *srwḫ sj* (Eb 863c) auf derselben Ebene wie die mit *srwḫ-k* bzw. *srwḫ.ḫr-k* gebauten Beispiele. Falls man die in den Erläuterungen S. 173 Anm. 6 vorgeschlagene Verbesserung in *srwḫ[-k] sj* vermeiden will, bleibt noch immer die Möglichkeit, einen Imperativ in *srwḫ* zu sehen: zum Gebrauch des Imperativs

[1] In Band IV 1 zwar durch „indem sie behandelt wird" übersetzt, durch die oben zitierte Note in den Erläuterungen jedoch als „an Stelle der optativischen Formen" stehend erklärt.

[2] Vgl. auch Sm 39 (13,7–8) und 46 (16,7).

gerade nach *mr irj-j* vgl. z. B. Eb 860b sowie § 286,1. Für die beiden *srwḫ.tj*-Beispiele gilt hinsichtlich des Pseudopartizips wahrscheinlich dieselbe Erklärung wie im vorhergehenden Paragraphen: es wird sich um eine Art „Pseudopartizip des Resultats“ handeln, das hier angibt, daß nach der Spezialbehandlung (Schnitt) „schließlich“ noch die allgemeine Wundbehandlung erfolgt.

§ 185 5) Obwohl wie die in § 184 behandelten *srwḫ.tj*-Formen direkt auf *irj.ḫr-k n-s ḏw-ꜥ* folgend, lassen sich die beiden Pseudopartizipien *pḥḏ.tj* und *nḏrj.tj* in Eb 875c nicht als das „Pseudopartizip des Resultats“ erklären. Vielmehr möchte man hierin die Erklärung dafür sehen, worin die ‘Messerbehandlung’ bestehen soll: ‘aufgespalten mit dem *ds*-Messer, gefaßt mit dem *ḥnw*-Gerät’. Das Pseudopartizip wäre danach hier als Ersatz für einen Umstandssatz (§ 166) gebraucht.

§ 186 6) Wohl nicht als Pseudopartizip, sondern als pass. *sḏm* möchte man die Form *dj* in der Wendung *dj r tꜣ ḥr mnjw-f* ‘werde zur Erde gelegt auf sein Ruhebett’ ansehen: Sm 3 (1,22; 2,1); 29 (10,8); 47 (17,13). Dafür spricht vor allem die Verwendung nach *ir-m-ḫt* in Fall 29, die mit dem Pseudopartizip nicht möglich wäre[1]. Aus der Schreibung läßt sich die Entscheidung nicht treffen, da neben Sm 7 (3,15) auch Sm 12 (5,18) als Pseudopartizip 3. sg. masc. belegt ist; zu als pass. *sḏm* siehe Sm 41 (14,3 und 4); 46 (16,12). Auch die *rdj* statt *wdj* verwendenden Parallelfälle Sm 4 (2,7); 5 (2,15) und 28 (10,3) mit der Schreibung sprechen nicht eindeutig für das pass. *sḏm*, da dieselbe Schreibung auch beim Pseudopartizip auftritt: siehe Eb 767 in § 183 Ende und Eb 314 in § 187.

§ 187 7) Ein scheinbar optativisches Pseudopartizip liegt einmal in der Drogenbereitung vor: *rdj r rmn.t dj.tj m ḫ.t* ‘(Drogen) werde in einen gehälfteten Topf gegeben, (und dieser) ins Feuer gegeben’ Eb 314. – Die Schreibung des Pseudopartizips neben der Schreibung des pass. *sḏm* ist auch Eb 767 (§ 183 Ende) belegt[2]; dort handelte es sich um das Pseudopartizip des Resultats, und dieselbe Funktion mag auch Eb 314 vorliegen, da die Zustandsform (‘ein Topf, der [schon vorher] aufs Feuer gesetzt ist’) weniger wahrscheinlich ist. – Dagegen sieht Lefebvre (LG § 446) in *dj.tj* ein prospektives passives

[1] Zu adverbialem *ir-m-ḫt* vor optativischen Formen der Suffix-Konjugation siehe Med. W. B. S. 66 B I c.

[2] Siehe auch GG § 310 S. 236 Exx. 16–19 und EAG § 579.

Partizip: „A mettre dans un vase-*rémenet*, qui sera mis (ensuite) sur le feu". Nach Vergotes klaren Richtlinien zur Unterscheidung von Pseudopartizip und Partizip (Grapow-Festschrift S. 360) möchte man ein Partizip hier jedoch ablehnen, da *dj.tj* den Topf keineswegs determiniert ('ein so beschaffener Topf, der ins Feuer gesetzt werden kann')[1]; vielmehr wird durch *dj.tj* die Beschreibung der Drogenbereitung fortgesetzt.

§ 188 8) Eine größere Gruppe von Beispielen, die für optativisches Pseudopartizip sprechen könnten, wird von der „Ersatzform" *sḏm sj* geboten, die in § 171 als Zustandsform bereits abgehandelt ist; sie tritt jedoch auch in dynamischer Verwendung auf.

a) sichere optativische Fälle (Behandlung)[2]
irj.ḫr-k r-s kꜣp sj ḥr Droge 'dann sollst du dagegen machen: sie werde beräuchert mit ...' Kah 2 (1,8)[3] *irj.ḫr-k r-s kꜣp sj ḥr* Droge *kꜣp kꜣ.t-s ḥr-s kꜣp ir.tj-sj ḥr* Droge 'dann sollst du dagegen machen: sie werde beräuchert mit ..., es werde ihre Vulva damit beräuchert, es werden ihre Augen beräuchert mit ...' Kah 1 (1,3)[4] *ḏd.tw rꜣ pn sp.w 4 ḥr* Drogen *šnj sj im ḫtm sj m ḫtm.w* 'es möge dieser Spruch viermal gesagt werden über ...; sie (die Krankheit) werde damit beschworen, sie werde gebannt (wörtlich: versiegelt) mit Siegelsteinen' H 170

b) unsichere Fälle (Drogenbereitung)
mjs.t nt iꜥꜣ rdj sj m Topf Eb 463 = *mjs.t nt iꜥꜣ rdj.tj m ḏꜣḏꜣ* H 148. – Auf den ersten Blick scheint durch diese Parallele die Entsprechung *sḏm sj* = Pseudopartizip gesichert zu sein, und zwar als Zustandsform: 'Eselsleber, die in einen Topf gelegt ist'. Vergleicht man jedoch beide Parallelen vollständig miteinander (Band V S. 513), so stellt man fest, daß H 148 sämtliche Verben der Drogenbereitung im

[1] Vgl. Vergotes Beispiel Nr. 118 (= LG § 446): *ꜥ.t ḫtm.tj* 'une chambre qui puisse être fermée' Westc 11,16 = 11,17–18. – Legt man jedoch nicht auf die Determinierung, sondern die Beschreibung das Schwergewicht ('eine Kammer, die dann verschlossen ist'), so kann *ḫtm.tj* sehr wohl das Pseudopartizip sein; vgl. Vergotes Beispiel Nr. 112 = Bauer B 1, 24 sowie oben die Fälle in § 183 und § 184.

[2] Zu *srwḫ sj* in Eb 863c siehe oben § 184.

[3] Vgl. die ebenso gebauten Fälle Kah 5 (*irj.ḫr-k r-s kꜣp.in-k [sj] ḥr*); Kah 7 (*irj.ḫr-k r-s ꜥmꜥ rd.wj-sj wꜥr.tj-sj m*); Kah 17 (*irj.ḫr-k r-s sḫr n-s sꜣṯw*), die *sḏm.in-k* bzw. das pass. *sḏm* parallel zu *sḏm sj* verwenden.

[4] Bemerkenswert die parallelen Formen mit nominalem Subjekt als deutliches pass. *sḏm*; vgl. auch Anm. 3 zu Kah 2.

Pseudopartizip stehen (zitiert § 182), während Eb 463 die Drogenbereitung im pass. *sḏm* beschrieben wird. Und noch eine Abweichung findet sich Eb 463: statt nur der einen Droge *mjs.t nt iꜥꜣ* ist noch eingangs die Droge *srf n sḏr* genannt. Ob die Wahl der Form *sḏm sj* statt des einfachen pass. *sḏm* etwa deshalb erfolgte, um den sicheren Bezug auf das feminine *mjs.t* zu gewährleisten? Vgl. S. 128 Anm. 3.

Drogen *ḳnḳn sj ḥr ir-ḥnn.t ḳnḳn sj ḥr šw.t-s wt ḥr-s* 'Drogen, zerkleinert auf *ir-ḥnn.t*-Vogel/Insekt; zerkleinert auf seinen Flügeln; werde damit verbunden' Eb 678. – Die Übersetzung ist die in Band IV 1 S. 26 gegebene; dazu die Erläuterungen S. 44 Anm. 2: „*ḳnḳn sj* = *ḳnḳn.tj* wohl mit Bezug auf alle vorher aufgezählten Drogen, was ungewöhnlich ist, da ein Verbum der Drogenbereitung im Pseudopartizip sonst auf eine Einzeldroge geht". – Wahrscheinlich bezieht sich aber *ḳnḳn sj* als Ersatzform für *ḳnḳn.tj* (§ 171) doch nur auf eine Einzeldroge[1]: das am Ende der Drogenaufzählung stehende quantenlose 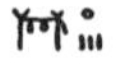 würde sich am zwanglosesten dazu anbieten; die Lesung *išd.t* findet sich auch Eb 580; 582; 683, jedoch ist nach Drogen-W.B. S. 66 wegen des Fehlens einer Genetivverbindung hier *išd* zu lesen. Somit bliebe nur noch *iwrj.t* 'Bohnen' als Bezugswort, was insofern nicht ausgeschlossen ist, da es Beispiele für den Bezug des Verbums der Drogenbereitung auf eine innerhalb der Drogenaufzählung stehende Einzeldroge gibt (vgl. Med. W.B. *ḳnḳn* § 2).

ꜥꜣgj.t nt šnḏ.t šwj.t(j) nḏ sj ḥr šꜥ.t nt it psj ḏꜣr.t 'trockenes Harz der Dornakazie, (es werde?) zerrieben in Gerstenteig; werde Koloquinthe gekocht' Eb 482c. – Es ist zweifelhaft, ob es sich um die Zustandsform (= *nḏ.tj*) handelt; parallel zu *psj* (pass. *sḏm*) ist 'es werde zerrieben' wahrscheinlicher.

rdj.ḫr-k inj.tw n-k mḥ.t mꜣ.t mḥ sj m mrḥ.t 'dann sollst du veranlassen, daß man dir eine neue Schale bringt, (sie werde?) gefüllt mit Öl/Fett' Eb 787   *wḫꜣ ḳrf.t tn rdj sj m ḥnw rdj n-s mw* 'werde dieser Beutel entleert, es (= sein Inhalt?) werde in einen Topf gegeben, werde dazu Wasser

[1] Daß damit für die übrigen Drogen das Verbum der Drogenbereitung entfiele, würde solchen Rezepten entsprechen, die überhaupt kein Verbum der Drogenbereitung nennen, z. B. Eb 669; 672, 676; 677; 685; 687; um nur einige Rezepte der Umgebung von Eb 678 anzuführen. – Unwahrscheinlich ist, *ḳnḳn sj* einem dynamisch gebrauchten pass. *sḏm* gleichzusetzen und es auf sämtliche Drogen zu beziehen: 'es (das Drogengemisch? *sj* = *pḫr.t*?) werde zerkleinert'.

gegeben' Eb 311. – Zum Bezug des Pronomens *sj* und des Suffixes *-s* in Eb 311 siehe § 84,12; falls *sj* nicht auf den Inhalt des Beutels, sondern auf diesen selbst zu beziehen ist, wäre auch die Zustandsform (= *rdj.tj*) denkbar: 'werde dieser Beutel entleert, nachdem er (zuvor) in einen Topf gegeben ist'.

§ 189 cc) 2. pl. (im Zauberspruch)

ḥrj.t(w)n(j)[1] 'möget ihr entfernt sein' Sm 18,18 in einer beschwörenden Aufforderung an Krankheitsdämonen

§ 190 dd) Zusammenfassung

Als Ergebnis der in § 180ff. durchgeführten Untersuchung läßt sich über die Funktion des Pseudopartizips als optativische Form in den medizinischen Texten feststellen, daß außer den Fällen in der 2. Person (§ 180 und § 189) keine sicheren Stellen nachweisbar sind. Die Beispiele mit scheinbar optativischem Charakter erweisen sich entweder als Zustandsformen, die ihre optativische Färbung z. T. durch vorhergehende Optativformen bekommen haben[2], oder als das pass. *sḏm* mit Objektspronomen (*sḏm sj* in § 188)[3]. In einem Fall (Eb 863c in § 184) liegt statt der vermuteten „Ersatzform" *srwḫ sj* wahrscheinlich der Imperativ mit Objektspronomen vor.

§ 191 3) aktivisch-transitiv (Zauber)

i.t(j) in 'Is.t 'sagte sie, nämlich Isis' Ram IV C 13; siehe dazu Med. W.B. S. 15–16 [. .] *rḫ.kw rn n itj*[. .] 'ich kenne den Namen [deines?] Vaters' L 9

[1] Zur Lesung der Endung als *-tun* o. ä. siehe Thacker, Systems S. 124.

[2] Das Pseudopartizip gleicht darin etwa dem neuägyptischen Konjunktiv, indem Tempus und Modus des übergeordneten Satzes übernommen werden.

[3] Zum Gebrauch des Objektspronomens als grammatisches Subjekt des pass. *sḏm* im Optativ vgl. Passiv S. 43–44 Nr. 104 = Admon 4,3: *tm sw* 'beseitigt sei er'.

II) Suffix-Konjugation

a) Prospektives *sḏm-f*

§ 192 1) Allgemeines

Die Frage nach der Existenz des prospektiven *sḏm-f* als einer eigenen Form, d. h. gleichwertig dem perfektischen und imperfektischen *sḏm-f* gegenübergestellt, ist seit Gunns Entdeckung prospektiver Formen (Studies S. 1–44) bislang keineswegs einhellig beantwortet. Die Meinungen variieren von der Anerkennung dieser Form[1] über die Zwischenstufe (Variante des perfektischen *sḏm-f*)[2] bis zur Ablehnung[3].

Nachdem die auf *w* endigenden aktiven *sḏm-f*-Formen, die bisher verschieden gedeutet wurden und in den Grammatiken nicht so recht zur Geltung kamen, von Edel nunmehr als eine eigene grammatische Form erkannt worden sind (EAG § 511: Die *sḏmwf*-Form), läßt sich für das prospektive *sḏm-f* nun auch von der Form her neues Beweismaterial beibringen, sofern man die Gleichung prospektives *sḏm-f* = *sḏm.w-f* vollzieht[4]. Diese Gleichung erklärt auch das EAG § 511 konstatierte Fehlen von *sḏm.w-f* in der historischen Erzählung; und daß diese Gleichung für die AR-Beispiele aufgeht, hat mir Prof. Edel brieflich bestätigt: „Falls Sie nun die *sḏmwf*-Form ‚prospektives *sḏmf*' nennen (wie Sie es im Brief tun), wäre das falsch. Es müßte heißen ‚prospektives *sḏmwf*'. Dann kann es aber beim Namen *sḏmwf* bleiben, weil es ein nicht-prospektives *sḏmwf* – wenigstens nach den in der Grammatik gegebenen Fällen – nicht zu geben scheint" (Brief vom 31. 8. 1959). – Daß hier dennoch an der Bezeichnung „prospektives *sḏm-f*" festgehalten wird, hat

[1] Z. B. Polotsky, Études S. 92–93; Thacker, Systems S. 213 (allerdings vom Imperativ abgeleitet); Westendorf, Passiv S. 136–137; Clère bei Gardiner GG (2. Aufl.) S. 427 zu P. 364, n. O; Vergote, CdE 31, 1956, 32 und MDAIK 15, 1957, 281.

[2] Z. B. Gardiner GG § 447.

[3] So eigentlich zuletzt Faulkner in der Besprechung der Altägyptischen Grammatik von Edel, OLZ 1958, Sp. 34 "I entirely agree with the author in his rejection of the supposed prospective participles", denn mit der Ablehnung des prosp. Partizips ist die des prosp. *sḏm-f* verbunden, wie umgekehrt die Annahme einer prospektiven Relativform (so z. B. Lefebvre LG § 483–486) zwangsläufig zum prosp. *sḏm-f* hätte führen müssen, da Partizip, Relativform und *sḏm-f* genetisch nicht zu trennen sind.

[4] Siehe schon Gardiner, GG S. XXXIV über die *sḏm.w-f*-Form: "Some of them, especially the *sḏdw.ṯn* of p. 365, n. 18, clearly have prospective or future meaning".

folgende Gründe: die Benennung einer Form nach ihrer Funktion (perf. *sḏm-f*, imperf. *sḏm-f*) halte ich für angebrachter als die nach den Formativen, die ohnehin in der Schrift nicht immer ausgedrückt werden bzw. in Varianten auftreten (siehe die Möglichkeiten in §§ 193–199). Man spricht ja schließlich auch vom maskulinen Dual oder vom femininen Plural und nicht von der Form *sn.wj* bzw. *šn.wt*, die in den seltensten Fällen ausgeschrieben vorliegt. Ebenso ist nicht nur jede mit *w* geschriebene Form eine *sḏmwf*-Form (Fälle mit *j* statt *w* auch bei Edel EAG § 531).

2) zur Form[1]

§ 193 aa) futurisch bzw. optativisch (auch nach Negationen)

1) Endung *j*

Bln 2; Bt Rs 2,4; Bln 190; Bln 199; L 43b; Bt Rs 2,4[2]; L 2 (1,7); L 2 (1,7); Sm 19,4[3]. – Siehe auch die Formen mit *j*-Augment unter 4.

2) Endung *w*

Bln 191; Bln 196; ähnl. Bln 138; Bln 161; Eb 61; Bln 190; L 14 (5,11); ----- Bln 195; L 2; Bln 199[4]. – Siehe auch die Form mit *j*-Augment unter 4.

3) Pluralstriche zur Schreibung der Endung *w*

Bln 103[5]; L 40; ----- L 22; L 24 (8,5)

4) *j*-Augment[6]

Sm 20 (8,1); Sm 29 (10,5); ----- neuäg. Schreibweise: Bt Rs 2,7

5) Besonderheiten

Eb 500; Eb 873d; L 34 (12,1)

[1] Hier sind nur die sich formal als prosp. *sḏm-f* ausweisenden Fälle aufgenommen. Die defektiv geschriebenen Formen (und das sind die meisten!) sind dabei nicht berücksichtigt. Die Entscheidung, welche defektiv geschriebenen Fälle als prosp. *sḏm-f* anzusprechen sind, liefern die durch die ausgeschriebenen Beispiele sich ergebenden grammatischen Kategorien, d. h eine gesicherte prosp. Form nach *ir* 'wenn' macht es wahrscheinlich, daß auch defektives (formal perfektisches) *sḏm-f* als prospektiv bezeichnet werden muß, wenn es nach *ir* 'wenn' steht.

[2] Die Verdiktformel *mr irj-j* siehe § 203b.

[3] Vgl. dazu § 360.

[4] Zur Schreibung mit *t* statt *w* siehe S. 138 Anm. 5.

[5] In Band IV 1 sind die Pluralstriche als Schreibung des Suffixes der 3. Pluralis (§ 84,7) aufgefaßt.

[6] Zum Auftreten von *j*-Augment und Endung *w* bzw. *j* siehe § 27aa mit Anm. 3.

§ 194 bb) in Bedingungssätzen

1) nach *ir* 'wenn'

a) Endung *j*

Carlsb V; ---- Eb 766c (?)

b) Endung *w*

Eb 448; Carlsb II; Bln 184; Bln 199[1]; Bln 161; ---- [·] Kah 12 (2,9); ---- Bln 195[2]

c) Pluralstriche zur Schreibung der Endung *w*

Bln 154; Bln 199[3]; L 14 (zweimal)

d) Besonderheiten

Kah 34 (3,27); Kah 31 (3,24); Eb 839; Sm 20 (7,24); 45 (15,11); ---- Sm 29 (10,4–5) (*ḫ3j*)[4]

2) virtuell konditional

a) Endung *w*

Bln 174

b) Endung *m* statt *w* (§ 34,3aa)

Eb 518

c) Besonderheiten

Eb 770; 765

§ 195 cc) in Umstandssätzen (Gleichzeitigkeit)

1) Endung *w*

Eb 855w[5]; Sm 31 (Glosse C); siehe auch *išw.w* unter 4; ---- Bln 163b; ----- negiert: Kah 11

2) Endung *j*

Sm 31 (10,17); Sm 18,7; siehe auch *išw.j* unter 4

3) Endung *m* statt *w* (§ 34,3aa)

Sm 41 (Glosse E)

[1] Vgl. das parallel stehende *rd.w* unter c.

[2] Zur Schreibung mit *t* statt *w* siehe Anm. 5.

[3] Vgl. das parallel stehende *rd.w* unter b.

[4] Siehe dazu § 29 (mit Hinweis auf S. 16 Anm. 1).

[5] Die Parallele Bln 154 schreibt *dp.t*; dieselbe Endung auch bei *iwḥ* Bln 199 (optativisch) sowie beim Negationswort *tm* in Bln 195 (nach *ir*), Bln 192 (final). Ob *t* in diesen Fällen besser als *w* zu lesen ist? Oder liegt eine besondere Endung *t* vor, die auch bei *inj* (Eb 500) und *iwj* (Kah 34) auftritt? Vgl. schließlich auch das „prospektivische" *t* in der Form *inj.t.ḫr.tw-f* (§ 271) sowie bei *sḏm.tj-fj* (§ 309), bei *sḏm.t-f* (§ 265) und bei *n sḏm.t.n-f* (§ 246).

4) *j*-Augment[1]
Sm 4 (2,4); ähnl. Sm 5 (2,13) und 11 (5,10);
Sm 12 (5,17); Sm 42 (14,18)

5) Besonderheiten
Sm 17 (7,2); –––– negiert: Eb 863a

§ 196 dd) nach *rdj* 'veranlassen'

1) Endung *j*
Eb 206b; Bln 120; Bln 184; 185; ––––
Eb 199a[2]

2) Endung *w*
Bln 31; 161; Carlsb VI; Sm 20,6;
Bt Rs 2,7

3) Pluralstriche statt *w*
Bln 138

4) Besonderheiten
Eb 797; –––– Eb 294[3]

§ 197 ee) final und konsekutiv

1) Endung *j*
L 46 (14,11); –––– Eb 102 = 296[4]

2) Endung *w* (geschrieben *t*)[5]
Bln 192

§ 198 ff) nach Konjunktionen

1) Endung *j*
Bln 164c (*r*)

2) Endung *w*
Eb 734 (*r*); Eb 766f (*n-ib-n*); Bln 185 (*m-ḫt*)[6];
–––– Eb 196 (*mj*) (?); –––– Bln 189 (*mj*)[5]

3) Pluralstriche statt Endung *w*
Bln 163a (*m-ḫt*); Bln 163h (*m-ḫt*); Bln 190
(*mj*)

§ 199 gg) unklar

1) Endung *j*
Eb 131 (30,8) (futurisch?)

[1] Zum Auftreten von *j*-Augment und Endung *-w* bzw. *-j* siehe § 27aa mit Anm. 3.
[2] Zur Ergänzung von *rdj* siehe die Erläuterungen in Band IV 2 S. 87 Note 1.
[3] Siehe dazu § 21,3.
[4] Siehe dazu § 210,2.
[5] Zur Schreibung mit *t* statt *w* siehe S. 138 Anm. 5.
[6] Diese Form auch nach *ir* 'wenn' (ZÄS 43, 1906, 30 Zeile 26).

2) Endung *w*

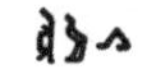 Ram IV D I 2 (optativisch oder final?)

§ 200 hh) Formen der II-gem.-Verben

Eine weitere Möglichkeit zur formalen Bestimmung des prospektiven *sḏm-f* bieten die Verben der II-gem.-Klasse, die normalerweise Gemination zeigen (so schon SV II § 253 und EG § 294–296)[1], z. B. *mꜣꜣ* nach *ỉr* in der Formel *ỉr mꜣꜣ-k* 'wenn du siehst', nach *rdj* Eb 212; L 38, final Eb 131 (30,9)[2]. Zu demselben Befund, nur zu einem anderen Ergebnis, ist auch Edel EAG § 490 gekommen, der für das „gewöhnliche *sḏm-f*" neben Schreibungen wie 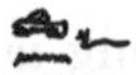 in einer Reihe von Fällen gleichzeitig auch Schreibungen wie 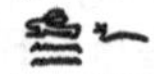 feststellt: „Es sind dies die Fälle § 473bb (Präsens, Futur), 476bb (Wunsch), 479bb (final), 481β (nach *rḏj* 'veranlassen'), 482 (nach *mrj* 'wünschen'), 488bb (Umstand) und 489bb (nach *jr* 'wenn'). Das läßt sich wohl nur so verstehen, daß zumindest in diesen Fällen neben **wˇnnaˁf* noch eine ältere, vollere Form **wˇnˇnaˁf* existierte, die entsprechend auch in den anderen Verbalklassen (**sˇḏˇmaˁf, *mˇrˇjaˁf*) vorhanden gewesen sein wird, ohne daß wir dort ihre Existenz direkt nachweisen könnten". Das von Edel als „ältere, vollere Form" bezeichnete *sḏm-f* tritt in gerade den Fällen auf, die oben §§ 193–198 aufgeführt sind, so daß der Schluß nahe liegt, daß es sich nicht um eine ältere Nebenform des „gewöhnlichen *sḏm-f*", sondern um das prospektive *sḏm-f* handelt, das sich bei den II-gem.-Verben durch die Gemination im allgemeinen deutlich vom perf. *sḏm-f* abhebt.

3) Gebrauch

aa) futurisch

§ 201 1) Folge bzw. Resultat (wie *sḏm.ḫr-f* gebraucht)

a) nach einem Konditionalsatz mit *ỉr* 'wenn'

ỉr kꜣs-s msj-s 'wenn sie erbricht[3], wird sie gebären' Bln 193 und 194 *ỉr ḫꜣj-k*[4] *wbnw pf ỉnrj.w r-f* 'wenn du jene Wunde untersuchst, wird es ihn schaudern' Sm 29 (10,5); ähnl. Sm 20 (8,1) *ỉr gs.tw mn.t nb.t snb.w ḥr ˁ.wj* 'wenn man jede schmerzende Stelle [damit] salbt, so wird (er bzw. sie)[5] sofort gesund werden' Bln 103

[1] Dagegen setzt Thacker, Systems S. 221, die Form *mꜣ-f* als das prosp. *sḏm-f* an.

[2] Von Gardiner, GG § 444,4 sowie S. 579 und § 442,1, fälschlich als imperfektisch bezeichnet; ebenso auch Lefebvre, LG § 727a und § 690 Anm. 1.

[3] Nach *ỉr* 'wenn' sollte man korrekter futurisch übersetzen, ('wenn sie erbrechen wird'), da hier ebenfalls das prosp. *sḏm-f* steht (§ 208a).

[4] Geschrieben *wḫꜣ-k*; siehe dazu § 29 (mit Hinweis auf S. 16 Anm. 1).

[5] Die Pluralstriche werden hier zur Schreibung der Endung *w* dienen, wohl kaum als Suffix 3. pl. (§ 84,7) aufzufassen sein (wie in Band IV 1 und 2); vgl. *snb.w-f* in Bln 191. Zum Fehlen des Suffixes siehe § 455a.

—— negiert durch *nn*[1]: *ỉr gr.t m3n-k ỉẖ.t ḥr ỉr.tj-sj nn msj-s r nḥḥ* 'wenn du aber Dinge auf ihren Augen findest, wird sie niemals gebären' Kah 31 (3,24); ähnl. Kah 27 (3,17); 29 (3,20); Carlsb V; VI; Bln 198; 199[2] *ỉr ỉrj.w-sn fnṯ.w nn wn ỉt m t3 r-ḏr-f nn ỉrj.tw*[3] *ḥtp-nṯr ỉm-f n nṯr.w* 'wenn sie Würmer hervorbringen, so wird es kein Getreide im ganzen Lande geben, so wird man keine Opfer in ihm (oder: davon) machen für die Götter' L 14 (Zaub)

b) in ähnlichem Gebrauch, aber ohne *ỉr*-Satz davor

swr ỉn s snb.w-f ḥr ʿ.wj 'werde getrunken vom Manne; dann wird er sofort gesund sein'[4] Bln 191; ähnl. Bln 2 (*ḥ3j*); Eb 189b (*ỉwj*); Eb 251d = Eb 123 (*ʿḥʿ*); Eb 782 (*tm*) *sjn ỉr.tj-fj m ḏr.t-f ntj ẖr š3rw ʿḥʿ-f m3n-f ḥr ʿ.wj* 'werde eingerieben die Augen dessen, der unter der *š3rw*-Krankheit leidet, mit seiner (eigenen) Hand; dann wird er sofort sehen' L 34[5]; ähnl. Eb 64 (*wsš*). *ỉrj m33-k* 'tue es und du wirst (den Erfolg) sehen', z. B. Bln 46 (weitere Fälle siehe im Med. W.B. S. 345 IId1) *wdj.ḫr-k ʿ-k ḥr fnḏ-f m h3w sḏ pf nḫbḫb-f ẖr ḏbʿ.w-k* 'du sollst deine Hand auf seine Nase legen in der Nähe jenes Bruches, dann wird er sich wegschieben unter deinen Fingern' Sm 13 (6,4–5); ähnl. Sm 17 (7,2)

§ 202 2) in der Konstruktion *ỉn* + Nomen (bzw. *nt-f*) + *sḏm-f*[6]

ỉn ḥm m3r ḥwj-f nḫt 'der Schwache aber ist es, der den Starken schlagen wird' L 43b (Zaub) *ỉn-m ỉr-f ỉnj-f sw gmj-f sw* 'wer ist es denn, der ihn bringen wird, der ihn finden wird?' Eb 360 (Zaub)

§ 203 3) in Relativsätzen

a) nach dem Relativpronomen *ntj*

s.t-ʿ nṯr s.t-ʿ nṯr.t ḏ3j.w ḏ3j.t mt mt.t ḫftj ḫftj.t ntj ḏ3j.w-sn st m ỉr.tj ỉptn s 'die Einwirkung eines Gottes, die Einwirkung einer Göttin, eines Widersachers, einer Widersacherin, eines Toten, einer Toten, eines Feindes, einer Feindin, die sich stürzen werden (oder: könnten?) auf diese Augen des Mannes' L 22. –

[1] Zum Teil auch nur ~~ geschrieben, siehe dazu § 343.

[2] Zur Frage, ob *ḏd.ḫr-k* (als der eigentliche Hauptsatz zu *ỉr* 'wenn') zu ergänzen ist, vgl. § 424.

[3] *nn ỉrj.tw* auch Eb 131 parallel zu *prj.j-j*.

[4] Vgl. den Gebrauch von *sḏm.ḫr-f* in derselben Konstruktion (§ 273,6); denkbar ist nach § 211,2 auch die Auffassung als Konsekutivsatz ('so daß er sofort gesund ist').

[5] Das prosp. *sḏm-f* ist hier gut an der Form *m3n* erkennbar (vgl. Kah 31 nach *ỉr*; Westc 8,11 nach *rdj*); *ʿḥʿ* wird dazu parallel stehen (wie *sḏm.n* nach *ʿḥʿ.n*).

[6] Siehe dazu Passiv S. 136–137 sowie die „*sḏmwf*-Form" bei Edel (EAG § 520).

Vgl. die Form *ḏ3j.(w)tj-fj* statt *ntj* + prosp. *sḏm-f* in Eb 2 nach derselben Aufzählung von Dämonen.

b) virtueller Relativsatz

k.t iḫ.t irr.w n-f hrw msj.tw-f 'etwas anderes, was man für es (das Kind) zu machen pflegt an dem Tage, (an dem) es geboren wird' Ram IV C 17[1].

Ob die Verdiktformel *mr irj-j* 'eine Krankheit, die ich behandeln werde' (Med. W.B. S. 89 C I) hierher gehört oder als prospektive Relativform (siehe § 316) zu erklären ist, bleibt zweifelhaft. Die Negation durch ⲛ (nicht durch *tm*) spricht eigentlich gegen die Relativform; vgl. jedoch Bln 193: *sj3 s.t msj.t(j) r s.t [nn] msj-s* 'Erkennen einer Frau, die gebären wird, gegenüber einer Frau, die nicht gebären wird', wo sich ebenfalls positiv ein „echter Relativsatz" (das aktive prospektive Partizip) und negiert ein virtueller Relativsatz gegenüberstehen.

§ 204 4) als Objekt von *m33* 'sehen'

kjj m33 msj s.t nn msj-s 'eine andere Feststellung(smethode), daß eine Frau gebären wird, (oder) daß sie nicht gebären wird' Bln 199. – Ungewöhnlich ist die Negation durch *nn*; in Abhängigkeit von *m33* sollte eigentlich *tm-s msj* stehen (GG § 347; EAG § 499 Anm. 2). Ob durch den positiven Satz die Abhängigkeit aufgehoben ist und die Fortsetzung durch einen Hauptsatz erfolgt? Vgl. dazu U. Heckels Bemerkungen (EV S. 23: „wonach ein untergeordneter Satz von einem gleichwertigen, also im logischen Verhältnis genau so untergeordneten Satz in Form einer Hauptsatzkonstruktion abgelöst wird") sowie § 168b.

§ 205 5) als Prädikat von *pw*

ir k3ˁ-f st mt-f pw ir [ˁm-f] st ˁnḫ-f pw 'wenn er es erbrechen wird, so bedeutet es, daß er sterben wird; wenn [er] es [schlucken wird], so bedeutet es, daß er leben wird' Ram IV C 18–19; ähnl. Eb 838 und 839; vgl. auch Eb 190c. – Vgl. dazu den Gebrauch des imperfektischen *sḏm-f* mit *pw* (§ 226). Obwohl keine formal sicheren prosp. *sḏm-f*-Belege (Endung *w* oder *j*; ungeminiert bei III-inf.) auftreten, dürfte kein Zweifel bestehen, daß es sich um das prosp. (nicht das imperf.) *sḏm-f* handelt. Zum Gebrauch des prosp. *sḏm-f* als nominaler Form (also eigentlich der erstarrten Relativform, siehe Passiv S. 11) vgl. die Form nach *ir* 'wenn'

[1] Vgl. *hrw n ms[]-s* 'der Tag, (an dem) sie gebären wird' Kah 33; aber auch imperfektisch *hrw mss.tw-f* Eb 838.

(eigentlich: 'was die Tatsache anbetrifft, daß ...') § 194,1 sowie nach *mꜢꜢ* 'sehen' § 204 oder im Fragesatz (z. B. Westc 9,15 *msj-s*)

bb) optativisch[1]

§ 206 1) in Anweisungen an den Arzt oder an den Patienten

a) im Hauptsatz, nach *ỉr* 'wenn'
ỉr gmj-k bn.wt ḥmꜢ.tj m ꜥ.t nb.t nt s ḫꜢj-k sw ḫft šsꜢ.w ỉpn 'wenn du ballartige Geschwüre an irgendwelchen (anderen) Körperstellen des Mannes findest, so mögest du ihn (auch) nach dieser Heilmethode untersuchen' Sm 45 (15,16); 47 (17,6); ähnl. Sm 41 (14,7); vgl. ferner Eb 273 (*ꜥm-f* und *sjn.tw*); Kah 13 (*wšꜥ-s*); Sm 47 (17,14) (*srwḫ-k*); KV 48 (*sjn.tw-f*)[2]

b) im Hauptsatz, nach *ỉr-m-ḫt* bzw. *ḫr-ỉr-m-ḫt*?
Da keine sicheren Beispiele (Endung *w* oder *j*; ungeminiert bei III-inf.) vorliegen, muß die Frage offen bleiben, ob *srwḫ-k* 'du mögest behandeln' in Eb 435 und Sm 30 (10,11) bzw. Bln 52 das prosp. oder das imperf. *sḏm-f* ist (vgl. *ỉrr-k* in Eb 616 und 766b). Außerdem besteht die Möglichkeit, in diesem *srwḫ-k* eine Schreibung von *srwḫ.ḫr-k* zu sehen (§ 55,2); auch Eb 435 und Bln 52 stehen die Formen *rdj.ḫr-k* und *gs.ḫr-k* parallel zu *srwḫ-k*.

c) mit folgender (betonter?) adverbialer Bestimmung
ỉrj.tw m nhp r ḫpr.t nw n stj-rꜢ 'man möge es am Morgen machen, bevor die Zeit des Frühstücks da ist' Eb 283; ähnl. Bln 42 *dwꜢ.w-k r mꜢꜢ-s* 'du mögest früh auf sein, um sie zu betrachten' Bln 196; ähnl. Bln 138; Eb 59 = Bln 4; Eb 384; ----- Eb 207c *rdj-k*[3] *pḫr.t tn m gs-ḥrj ỉr.tj ḥr stp pn* 'du mögest dieses Heilmittel auf die Oberseite seiner Augen geben, (d. h.) auf diese Binde' Ram III A 24; ähnl. Eb 462; 853a *ḏd.tw rꜢ pn sp 4* 'man möge diesen Spruch viermal sagen', z. B. L 30 *wrš-s ḥkr.tj r ỉw.t nw n sꜢ ỉꜥw-rꜢ* 'sie möge den Tag verbringen, indem sie hungert, bis die Zeit nach dem Frühstück kommt' Kah 10 (2,4).
Siehe ferner Eb 205a (*ꜥḫꜢ-k*); Eb 123 (*ḫnm.tw-f*)[4]; Eb 837

[1] Vgl. den ähnlichen Gebrauch von *sḏm.ḫr-f* (§ 272), *sḏm.ỉn-f* (§ 281aa) und *ḫr-f sḏm-f* (§ 277) sowie die Verwendung des imperf. *sḏm-f* in Verbindung mit adverbialen Bestimmungen (§ 224).

[2] Vgl. aber auch KV 47 das imperfektische *šdd.tw-f*, das möglicherweise ebenfalls Hauptsatz zu einem *ỉr*-Satz ist (Band IV 2 S. 239 Anm. 8 und 9), so daß dadurch die Beispiele mit starken Verben unter Umständen ebensogut als imperfektische *sḏm-f*-Formen angesehen werden können.

[3] Auffällig die Form mit ausgeschriebenem *r*; vgl. § 249bb *dj* neben *rdj* im pass. *sḏm* ('werde gegeben').

[4] = Eb 251d (*ḫnm-f*).

(*wnm.tw*); Eb 856f (*sbšj.tw-f*); KV 44 (*kꜣp.tw*); Bln 161 (*wnm.w-f*); L 46 (*wt-k*); Bln 196 (*gs-k* bzw. *gs.w-k*); Bln 199 (*iwḥ.w*). – Zu den Fällen *srwḫ-k sw/sj mj/m srwḫ* . . . 'du mögest ihn/sie behandeln wie . . .' (Med. W.B. *srwḫ* B III) vgl. § 206b.

d) als Fortsetzung von *sḏm.ḫr-k*
ḏd-k n-f: . . . 'du mögest zu ihm sagen: . . .' Sm 19 (7,16)[1]

e) in der Form *ḫr-f sḏm-f*: siehe § 276.

§ 207 2) in Zaubersprüchen

a) positiv
dj-k ms-j mꜣꜥ.t n rꜥ 'mögest du mich die Maat zu Re bringen lassen' Eb 873d *inj.t-ṯ mw ḥr sp.t nwj.t* 'mögest du Wasser vom Rande der Flut holen'. Eb 500[2] *nwd.w bꜣgj* 'weichen möge die Schwäche' Eb 61 *rwj-k tw ḥr gꜣb n NN* 'mögest du dich entfernen aus dem Arm des NN' Pap. Leid Verso IX 12; ähnl. Eb 873d und Pap. Beatty V Rs 6,5 (*šp-k*)

b) negiert
durch *nn*: *nn ꜥḥꜥ nšfw-k im-f* 'nicht soll dein Gift in ihm stehenbleiben' Pap. Leid Verso IX 12
durch *n*[3]: *n smꜣ-k m smꜣ.w ḫnsw* 'nicht sollst du dich mit der Vereinigung des Chons vereinen' Eb 873d[4] *n snḏ.w iḥj* 'nicht möge sich der Knabe fürchten' L 40
durch *bn*: *bn hꜣj.j šmw ḥr-j bn sfḫ.w ḥꜥw-[j]* 'nicht soll die Hitze über mich kommen; nicht soll sich [mein] Körper auflösen' Bln 190

cc) in Bedingungssätzen

§ 208 1) nach Konjunktionen

a) nach *ir* 'wenn'[5]
ir wr(r)[6] *dd-f snf* 'wenn es viel ist, daß er Blut gibt' Eb 876c *ir ḫm.w-s* 'wenn sie (die Kopfkrankheit) staubtrocken ist'

[1] Vielleicht stellt die direkte Rede das zu betonende Adverb dar; vgl. ⲡⲉϫⲁϥ 'was er sagte, (war . . .)'.

[2] Vgl. GG § 447 Obs.: "It may turn out that such forms as *int.f*, *iwt.f* and *gmy.f* are exclusively prospective in meaning".

[3] *n npw mt im* Sm 9 (5,3) wohl parallel zu *nn sbn mꜣꜥ* in *n(n) npw* zu verbessern.

[4] Parallel zu optativischem *šp-k* 'mögest du ausfließen'.

[5] Zu scheinbar imperfektischen Formen nach *ir* siehe § 200 mit Anm. 2 sowie § 229,8.

[6] Ungewöhnlich die Schreibung mit nur einem *r*, da die II-gem-Verben normalerweise nach *ir* geminieren; dieselbe Schreibung von *wrr* liegt jedoch auch beim imperfektischen *sḏm-f* vor (Eb 855r; Sm 4 [2,10]).

Eb 448[1] *ỉr nfr-f* 'wenn sie (die Räucherung) gut ist' Ram IV C 24

b) nach *m* 'wenn'[2]
pḫr.t nt dr st.t m mn.tw-s ḥr ḫrj mnḏ 'Heilmittel für das Beseitigen von Schleimstoff, wenn man daran leidet an der unteren Brust' Bln 142[3]

§ 209 2) virtuell konditional

a) vor dem Hauptsatz[4]
gmj-k mt.w-s wꜣḏ nfr 'findest du ihre Gefäße schön frisch' Bln 196 (zweimal neben *ỉr gmj-k*)[5]; ----- Eb 860a (?)

b) nach dem Hauptsatz[6]
k.t nt msḏr dj-f mw ḥwꜣ 'ein anderes (Heilmittel) für das Ohr, wenn (= für den Fall, daß) es fauliges Wasser absondert' Eb 765; ähnl. Eb 770 *k.t nt sṯꜣ ṯsj.w-f*[7] 'ein anderes (Heilmittel) für das *sṯꜣ*-Sekret, wenn es hochsteigt' Eb 518. – Siehe ferner H 179 = Eb 622 und H 8 (*ḫr*); Eb 349 (*ṯs*); Eb 392 (*ḫpr*); Eb 764 (*nḏs*); Eb 696 (*dꜣ*); Eb 766e (*sḏ* und *stj*); Eb 694 = H 110 (*nḫt*); Eb 732 (*šʿd*); Eb 767 (*hb*); Eb 681 und Eb 644 = H 99 (*nhp*); Bln 165 (*wsš*); Bln 139 (*mn*)[8]; Bln 174 (*nrj.w*); Eb 274 und Eb 277 = H 63 (*ʿšꜣ*); siehe schließlich den häufigen Gebrauch von *mn-f* 'wenn er leidet' und *mr-f* (*mr-s*; *mr-sn*) 'wenn er (sie) schmerzt (schmerzen)' im Med. W.B.

----- im Wechsel mit dem Pseudopartizip (§ 166,2): Eb 49 (*ʿšꜣ-f*) = H 18 (*ʿšꜣ*) Eb 491 (*ḥwꜣ-s*) = L 61 (*ḥwꜣ.tj*) Eb 617 (*mr-sn*) = H 174 (*mr.w*)

[1] Nach EAG § 511 sind *sḏm.w-f*-Formen nach *ỉr* nicht belegt; vgl. weiter die Übersicht der Schreibungen in § 194,1b.

[2] Zum Gebrauch von „*sḏmwf*" nach *m* vgl. EAG § 525 und ZÄS 84, 1959, 109 (Kairo 20609a).

[3] Bln 139 und 140 ohne das *m* vor *mn.tw-s*, d. h. im virtuellen Konditionalsatz (§ 209b), falls man nicht einen Zusammenfall der Konjunktion mit dem anlautenden *m* des Verbums annehmen will (vgl. § 41,3).

[4] Vgl. den Gebrauch des imperfektischen *sḏm-f* in dieser Funktion (§ 230,2).

[5] Die Parallele Kah 26 hat an allen drei Stellen *ỉr gmj-k*, wonach wohl Bln 196 zu verbessern ist, falls man nicht *gmj-k* als Fehler für *gmm-k* ansehen will (so z. B. auch Eb 860a). Zum Gebrauch des prosp. *sḏm-f* im Bedingungssatz ohne *ỉr* vgl. GG § 454,1 Ex. 6 und EAG § 530.

[6] Vgl. dazu den Gebrauch der prosp. Relativform (§ 308d) und des Pseudopartizips (§ 166,2). – Zur Begründung, daß es sich um einen konditionalen Fall handelt (nicht um einen Umstandssatz 'indem'), vgl. auch Ursula Heckel, EV S. 32.

[7] Geschrieben *ṯsm-f*; zur Schreibung *m* statt *w* vgl. § 34,3.

[8] Vgl. die Parallele Bln 142 mit der Konjunktion *m* vor *mn.tw-s* (§ 208b).

––––– negiert durch *tm*[1]: *k.t* [*nt*] *smꜣꜥ mwj.t tm-s mꜣꜥ.w* ‘ein anderes (Heilmittel) für das Regeln des Harns, wenn er nicht geregelt ist’ Eb 266 *rdj.t šsp ẖrd tm-f snḳ.w* ‘Veranlassen, daß ein Kind (die Brust) annimmt, wenn es nicht saugen will’ Ram III B 11

§ 210 dd) in Finalsätzen

1) nach *n-ib-n*

sf.in-k gs-f wꜥ n-ib-n hꜣj.w[2] *snf-f ḥr gs-f wꜥ* ‘du mußt seine eine Seite anschneiden, damit sein Blut auf seine andere Seite fällt’ Eb 766f

2) virtuell final

itj.ḫr-f ꜥ-f r ḥr-f ꜥšꜣ sjn-f ir.tj-fj m sꜣ n ḏr.t-f ‘und so hebt er seinen Arm oft zu seinem Gesicht, damit er seine Augen mit dem Rücken seiner Hand abwische’ Sm 20 (8,2); ähnl. Sm 32 (11,3) (*dgj*); Sm 7 (Glosse I) (*mdw*) *prj-j r p.t mꜣꜣ-j irr.t im* ‘ich werde zum Himmel gehen, daß ich sehe, was darin geschieht’ Eb 131[3] (Zaub); ähnl. L 46 (14,11) (Zaub).

Hierher mag auch der wegen seiner ungewöhnlichen Schreibung unsichere Fall Eb 102 = 296 gehören: *wnn st.t-f m ẖ.t-f n gmj.n-s wꜣ.t nt prj.t n gr.t wꜣ.t prr.j-s im-f* ‘es ist sein Schleimstoff in seinem Bauch, nicht findet er einen Weg zum Herausgehen; es gibt auch keinen Weg, daß er herausgehen könnte aus ihm (dem Patienten)’. – Die von Sethe im Kommentar zu den Lesestücken 55,18 vorgenommene Ergänzung *n gr.t wꜣ.t prr*[*.t-s im-s* ‘weil es keine Öffnung gibt’ *pr.*]*j-s im-f* befriedigt nicht sonderlich, zumal vorausgesetzt werden muß, daß der Fehler bereits in der Vorlage zu Eb 102 und Eb 296 enthalten war, was jedoch unwahrscheinlich ist, da im übrigen beide Texte nicht völlig übereinstimmen (vgl. Band V S. 188–189), also wohl nicht auf dieselbe Vorlage zurückgehen. – Gardiner (GG § 358 Ex. 11) führt *prry.s* als imperfektisches passives Partizipium auf, scheint also ebenfalls ein maskulines Beziehungswort davor zu ergänzen. – Da es kaum wahrscheinlich ist, daß man statt 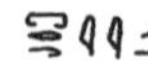 vielmehr 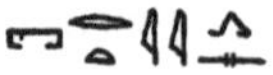 zu lesen hat, wobei das *t* als das Tempuszeichen prospektiver Verbformen (wie z. B. am Stamm *inj* oder *iwj*, in der Form *n sḏm.t.n-f*, in der Form *sḏm.tj-fj*) erklärt werden müßte, bleibt noch die Möglichkeit, die Verdoppelung von *r* hier als eine ähnliche Erscheinung zu betrachten wie die Verdoppelung von ꜣ (dem

[1] Im Umstandssatz würde die Negation durch *n* erfolgen; vgl. §§ 212,2a und 344.

[2] Die „*sḏmwf*-Form“ von *hꜣj* in finalem Sinne auch EAG § 526.

[3] Denkbar ist auch die Parataxe: ‘ich werde gehen . . ., ich werde sehen’.

r ja lautlich nahesteht, siehe § 22,6) in gewissen III-inf.-Formen, die normalerweise keine Gemination aufweisen (siehe § 21,3)[1].

§ 211 ee) in Konsekutivsätzen

1) nach *r* 'so daß'[2]

dd-k st r hꜣj.w snf 'du mögest es geben, so daß das Blut abgeht' Eb 734 *sꜥm m ḥḳ.t r prj nt.t nb.t m ẖ.t-f* 'werde mit Bier heruntergeschluckt, so daß alles herauskommt, was in seinem Bauche ist' Eb 25. – Siehe ferner bei *snb* Ia und *nḏm* Ia im Med. W.B. – Zu *r sḏm-f* als Fortsetzung einer Negation siehe § 351 d Anm. 1.

2) virtuell konsekutiv

rdj.ḫr-k ḏr.t-k ḥr-f ḳꜥḥ.tj nḏm gꜣb 'du sollst deine Hand darauf legen, indem sie gebeugt ist, so daß es dem Arm besser geht' Eb 194c[3] *srwḫ-k sw m mrḥ.t bj.t nḏm-f* 'du sollst ihn mit Öl/Fett (und) Honig behandeln, so daß es ihm besser geht' Bln 52[4]

–––– negiert durch *tm*: *dr šfw.t tm wnn rꜣ-sj* 'Beseitigen von Schwellungen, so daß (sie) überhaupt nicht mehr sind' Eb 590 *kꜣp.ḫr-k sj ḥr mjmj ḥr ḥm.t-s tm.w-s*[5] *rdj šsp-s* 'du sollst sie mit Samenkorn des Emmer beräuchern an ihrer Gebärmutter, so daß sie nicht zuläßt, daß sie empfange' Bln 192

§ 212 ff) im temporalen Umstandssatz (synchrones Tempus)[6]

1) nach der Präposition *m* 'indem'[7]

bnw.t ḥr šptj.t st.t m rꜣ-ꜥ.t-f m wdj-f mw. r-ỉwd ḫpd(w)-f 'indem

[1] Eine solche eigenartige Verdoppelung des *r* liegt auch in dem GG § 442,1 Ex. 6 gebrachten Beispiel vor, da man nach *wḏ* 'befehlen' eigentlich das prosp. *sḏm-f* erwartet (GG § 184,1). – Siehe aber auch EAG § 497 und 528 (sowohl imperf. als auch prosp. *sḏm-f* nach *wḏ*).

[2] Zum Teil nicht von der temporalen Nuance 'bis daß' oder der finalen 'damit' zu trennen. – Vgl. auch den entsprechenden Gebrauch von *sḏm.t-f* (§ 267,1) und vom imperf. *sḏm-f* (§ 229,1).

[3] Die Parallele Eb 191c schreibt *r nḏm gꜣb*.

[4] Die ebensogut hierherzustellenden Fälle Bln 191 (*snb.w-f*) und Bln 2 (*hꜣj*) siehe § 201b.

[5] Zur Schreibung *tm.t* statt *tm.w* siehe S.138 Anm. 5; vgl. auch Amenemhet 1,3 *tm.t ḫpr* 'damit nicht geschieht'.

[6] Von Erman (EG § 294–296) auf Grund der II-gem-Verben bereits als eigene Gruppe aufgeführt; bei Gardiner ist diese Gruppe aufgelöst: Die nicht-geminierenden Formen der infirmen Verben erscheinen beim perfektischen *sḏm-f* (GG § 454), während die II-gem-Fälle beim imperfektischen *sḏm-f* aufgeführt werden (GG § 444), obwohl die morphologische Gemination der II-gem-Verben mit der syntaktischen Gemination der infirmen Verben nichts zu tun hat.

[7] Zum Gebrauch von „*sḏmwf*" nach *m* vgl. EAG § 525 sowie ZÄS 84, 1959, 109 (Kairo 20609a). – Zu *m* 'als' mit (perfektischem?) *sḏm-f* siehe § 218,3b.

Geschwüre auf seiner Blase sind, indem Schleimstoffe in seinen Gelenken sind, indem er Wasser ausscheidet zwischen seinen Hinterbacken' Bt 13a

2) virtueller Umstandssatz

a) Beschreibung von Krankheitssymptomen[1]
ir ḫ3j-k s ẖr(j) šnʿ irj-f f3j.t nt srj.t 'wenn du einen Mann mit einer Verstopfung untersuchst, (indem) er macht einen Anfall (wörtlich: Hebung) von Husten' Eb 190a *dj-f snf m msd.tj-fj* '(indem) er gibt Blut aus seinen beiden Nasenlöchern' Sm 6 (2,22) und ähnlich oft (siehe Med. W.B. S. 551 D I a 1) *dp.w-f*[2] *ḥ3.tj-f* 'er schmeckt sein Herz' Bln 154 *nnj.w*[3] *mwj.t-f* 'sein Harn ist schwach' Sm 31 (Glosse C) *šmm-f* 'er ist heiß' Eb 862a[4] *išwj.w tḫb ntj ḥr-f* 'die Aufschwemmung, die darauf ist, steigt hoch' Sm 4 (2,4) und 5 (2,13) *inrj.w r-f wr* 'es schaudert ihn sehr' Sm 42 (14,18)
———— negiert durch *n*: [*šs3.w*] *s.t ḥr mrj.t sḏr n dwn.w-s* '[Heilkunde] für eine Frau, die das Liegen liebt und nicht aufsteht' Kah 11 *gmm-k sj ... n šm-s iw.t-s ḥr ḏbʿ.w-k* 'und du findest sie (die Geschwulst), ... nicht kommt sie (und) geht sie mit deinen Fingern' Eb 863a

b) in Konstruktionen mit *iw* und *isṯ*
iw sḏm-f: siehe § 235
iw-f (bzw. *iw* Nomen) *sḏm-f*: siehe §§ 233–234
isṯ sw (bzw. Nomen) *sḏm-f*: siehe § 381aa3a

c) Verschiedenes
šm-f sj-f 'er geht, indem er lahmt' Sm 8 (Glosse B)[5] *irr-f hrw grḥ sḏr-f* 'es (das Kind) soll einen Tag und eine Nacht verbringen, indem es schläft' Mutt u Kind J 7,5[6] *n itn*

[1] Eine sehr zahlreich belegte Gruppe, aus der hier nur einige Beispiele gegeben werden, die sich formal als das prospektive *sḏm-f* ausweisen. – Vgl. den Gebrauch des Pseudopartizips (§ 166,1; 167a) und der *iw*-Konstruktionen (§ 233a; 261; 399,2). – Das imperfektische *sḏm-f* ist auf wenige Sonderfälle beschränkt (§ 223,2b).

[2] Die Schreibung *dp.w* nach Eb 855w; im Pap. Bln ist *dp.t* geschrieben, siehe dazu S. 138 Anm. 5.

[3] Vgl. auch Bln 157 *wdn.w ẖ.t*[*-f*] *r-f* (sofern die Endung ernst zu nehmen ist). – Die Parallele Sm 31 (10,17) schreibt *nnj.j*.

[4] Vgl. dazu U. Heckel, EV S. 32–33. – Daß *šmm-f* hier nicht das imperfektische *sḏm-f* ist (wie Breasted S. 377 vermutet), zeigt die Verbindung *isṯ s pf šmm-f* Sm 41 (13,20); zum Gebrauch des prosp. *sḏm-f* nach *isṯ* vgl. § 381aa 3a.

[5] Im Diagnosentext Sm 8 (4,7) steht stattdessen das Pseudopartizip *sj* (oder fehlt das Suffix *-f*?).

[6] Ähnliche Fortführung einer Optativform liegt auch Eb 307 vor (*wrš-s* und *sḏr-s*).

dj-f sw 'bei Sonnenaufgang' (wörtlich: bei der Sonne, indem sie sich zeigt) Bln 163a (15,4). – Unklar ist, ob die Form *itḥ.w-sn* Bln 163b hierher zu stellen ist: sie könnte aus einer Diagnose stammen (wie *dp.w* in Eb 855w aus Bln 154).

§ 213 gg) als Subjekt oder Objekt von Verben

1) nach *rdj* 'veranlassen'
Zur Form siehe oben § 196; die Belegstellen siehe im Med. W.B. S. 553 E.

2) nach *sꜣw* 'verhüten'[1]
sꜣw ḫpr ḥꜣtj 'verhüte, daß Verschleierung entsteht' Eb 811 (Zaub)

3) nach *gmj* 'finden, bewerkstelligen'
n gmj.n-f dgj-f n ḳꜥḥ.wj-fj 'er kann es nicht bewerkstelligen, daß er auf seine beiden Schultern blickt' Sm 3 (1,25) und sonst Sm

4) nach *ḳsn* 'schwierig sein' und *nḏm* 'angenehm sein'
iw ḳsn fꜣj-f ꜥ-f 'es ist schwierig, daß er seinen Arm hebt' Sm 47 (16,19–20) *n nḏm.n n-f dgj-f n ḳꜣb.t-f* 'es ist ihm nicht angenehm, daß er auf seine Brust blickt' Sm 3 (1,26)

5) nach *mꜣꜣ* 'sehen', *rḫ* 'wissen', *sjꜣ* 'erkennen'
Ein sicheres Beispiel für das prosp. *sḏm-f* nach *mꜣꜣ* siehe oben § 204. – Nach *rḫ* ist Carlsb V und VI das prosp. Partizip (§ 307; 308) und nach *sjꜣ* Kah 19 die Form *sḏm.tj-fj* (§ 310; 311) belegt, so daß es nicht ausgeschlossen ist, daß die § 225,2 als imperfektisch aufgenommenen Beispiele hierherzustellen sind. Zur grundsätzlichen Frage, ob statt des imperfektischen *sḏm-f* auch das prospektive *sḏm-f* als nominale Form nach solchen Verben stehen kann, vgl. noch die Bemerkung in § 205 sowie GG § 184 Ex. 4[2].

§ 214 hh) nach Präpositionen

1) Nach *m* 'wenn' siehe § 208b; nach *m* 'indem' siehe § 212,1

2) Dreimal scheint das prosp. *sḏm-f* nach *m-ḫt* im Pap. Bln vorzukommen[3]: *ir sp-f tpj n ḏdḥ m-ḫt wbd.w-f nḥf pꜣ-wr* 'wenn es

[1] Vgl. EAG § 523 („*sḏmwf*" nach *ḫwj* 'verhüten').

[2] Es ist daher nicht notwendig, das prosp. *ḥmw-k* Urk I 63,6 als „nichtgeminierendes" imperf. *sḏm-f* eines III-inf. Verbums zu erklären (wie in EAG § 491c). – Die Form *itj.tw* nach *sḫꜣ* 'erinnern' in Eb 3 ist wahrscheinlich das perf. *sḏm-f*.

[3] Vgl. Westc 3,2 [*ḫr-m-*]*ḫt hꜣj.w nḏs r pꜣ š mj n.t-ꜥ-f nt rꜥ nb kꜣ-k ḥꜣꜥ-k pꜣ msḥ* [. .] *r-sꜣ-f* 'sobald der Bürger zu dem See herabgestiegen sein wird entsprechend seiner täglichen Gewohnheit, sollst du das Krokodil hinter ihn werfen' (vgl. EAG § 525). Hier ist *hꜣj.w* deutlich als „Futurum exactum" durch den optativischen Hauptsatz erwiesen, der Gebrauch des prospektiven *sḏm-f* ist also durchaus verständlich. Ähnlich ließen sich auch Bln 185 und Bln 163h erklären; dagegen scheint in Bln 163a das prosp. *sḏm-f* die Gleichzeitigkeit auszudrücken: 'gerade zu der Zeit, als . . .';

das erste Mal aufwallt, sobald es erhitzt sein wird, soll die *pꜣ-wr*-Flüssigkeit hinzugefüllt werden' Bln 163h (16,6) *irr.t m ḥr.t-ib m-ḫt šm.w-f*[1] 'was man macht (bzw. machen soll) als etwas Angenehmes für das Herz, sobald es heiß geworden ist' Bln 185.

In gleicher Weise wie Bln 163h und Bln 185 (und Westc 3,2 S. 149 Anm. 3) ließen sich auch die Fälle als prospektiv ansehen, in denen der Hauptsatz futurisch/optativisch ist, z. B. *ir-m-ḫt id-k sw wt.ḫr-k sw ḥr iwf wꜣḏ* 'nachdem du sie genäht hast (oder: sobald du sie genäht haben wirst), sollst du sie mit frischem Fleisch verbinden' Sm 26 (9,10); ähnl. 10 (5,7) *ir-m-ḫt iꜥj-s ḥr-s rꜥ nb ḫr-s gs-s ḥr-s im* 'sobald sie ihr Gesicht täglich gewaschen haben wird, soll sie ihr Gesicht damit salben' Eb 717 *ir-r-sꜣ ḥwꜣ-s sjn.ḫr-k sj* 'sobald sie verfault sein wird, sollst du sie verreiben' Sm 20,18 *dj r-s m-ḫt ḳbb-s* 'werde daran gegeben, sobald es abgekühlt sein wird' Eb 484.

Beim dritten Bln-Beispiel ist eine Beziehung auf die Zukunft nicht erkennbar: *m-ḫt ẖsj.w-f* '(ein medizinisches Buch wurde gefunden zur Zeit des Königs NN,) nachdem er elend geworden war' Bln 163a (15,2). – Selbst wenn man den Nebensatz zum Folgenden zieht, bleibt es eine Erzählung der Vergangenheit: 'nachdem er elend geworden war, brachte man es zum König NN wegen seiner (des Buches) Vortrefflichkeit'. – Ob das prosp. *sḏm-f* hier als synchrones Tempus (§ 212) gebraucht ist? Das heißt, wir hätten *m-ḫt* nicht durch 'nachdem' zu übersetzen, sondern wie *m* 'als'. Zum Wechsel von *m* mit *m-ḫt* siehe Med. W.B. S. 324 Anm. 2.

3) Nach *mj* 'wie' könnte das prosp. *sḏm-f* an folgenden Stellen vorliegen: *iw ib-f bꜣgj-f mj kḥ.w*[2] *ḫpj* 'es ist sein Herz müde, wie einer keucht, der gelaufen ist' Eb 196 [. . .] *mj wbn.w rꜥ n tꜣ* 'wie Re aufgeht für das Land' Bln 190 (21,8) (Zaub). – Ob danach auch Fälle wie z. B. Sm 22 (Glosse A) (*mj mḥ ꜥn.t ꜣmꜥ m iḫ.t* 'wie die Kralle des *ꜣmꜥ*-Vogels nach etwas greift') oder Sm 32 (Glosse A) (*mj ns rd m ꜣḥ.t* 'wie der Fuß im Acker einsinkt') hierherzustellen sind?

vgl. dazu noch Hamm Nr. 114,15 *ḫr[-m-]ḫt iw.t(-j) m wꜣḏ-wr irj.n-j*, wo die Form *iw.t* sich durch das *t* als das prosp. *sḏm-f* ausweist (die Form *sḏm.t-f* sollte nach EAG § 731 *ij.t* lauten), auch hier vielleicht die Gleichzeitigkeit bezeichnend: 'kaum war ich zum Meere gekommen, da tat ich auch schon . . .'.

[1] Dieselbe Form nach *ir* 'wenn' ZÄS 43, 1906, 30 Zeile 26.

[2] Das Verbum *kḥ* (*kḥw*?) ist sonst nicht belegt; vgl. jedoch Äg. W. B. V 138,15 *kḥkḥ.t* 'Husten'.

4) Wie nach *r* 'so daß' (§ 211,1) steht auch nach *r* 'bis' zweifellos das prosp. *sḏm-f*[1], z. B. *rdj.tj m ḏ3ḏ3 r ḥw3-s* 'gegeben in einen Topf, bis es verfault' H 148[2] *wrš-s ḥkr.tj r iw.t nw n s3 iʿw-r3* 'sie möge den Tag verbringen, indem sie hungert, bis die Zeit nach dem Frühstück kommt' Kah 10 (2,5)[3]

5) Nach der Präposition *n* 'weil' könnte das prosp. *sḏm-f* in folgenden Fällen vorliegen: *ḳrf.ḫr-f sj ḥr ʿ.wj n ḳsn irj.t-f m ṯs n psḏ-f mn.j-f* 'dann wird er sie (die Beine) sofort (wieder) zusammenziehen, weil es schwierig ist (sein wird), es zu tun, infolge seines Rückenwirbels, an dem er (dann) Schmerz empfinden wird' Sm 48 (17,17) *im-k s3w n wb3-f ḏs-f im* 'du sollst dich nicht sorgen, weil sie (die Wunde) sich von selbst dabei öffnet (öffnen wird)' Sm 39 (13,8)

6) Nach genetivischem *n* mag das prosp. *sḏm-f* ebenso gebraucht werden wie das imperf. *sḏm-f* (GG § 442,5): *mwj.t nt iʿ3 ḳm3j sn.nw-f hrw n wsš-f*[4] *sj* 'Harn eines falben Esels, am zweiten Tage, nachdem er ihn ausgeschieden hat (haben wird)' Kah 5 (1,18). – Vgl. auch Kah 33 (*msj*) und L 46 (*wḥʿ*).

7) Das prosp. *sḏm-f* nach *n-ib-n* 'damit' siehe § 210,1.

§ 215 4) Vokalisation und Betonung

Die Vokalisation *a* bzw. *o* des Tonvokals der Form nach *rdj* ist durch die koptischen ϯ-Kausative bekannt (SV II § 208). „Dieselbe Vokalisation liegt aber auch bei den unabhängigen *sḏmf*-Formen vor" schließt Edel (EAG § 490) aus der griechischen Umschreibung *Χαπ-ον-χωνσις* = *ʿnḫ-f n ḫnsw* 'er lebt (möge leben) für Chons'. Was Edel als die Vokalisation des „gewöhnlichen *sḏmf*" angibt, ist jedoch die des prosp. *sḏm-f*[5], das bei Edel sowohl beim „gewöhnlichen *sḏmf*" (EAG §§ 473; 476; 479; 481; 482; 488 und 489) als auch beim *sḏmwf* (EAG § 511ff.) aufgenommen ist. – Da die Endungen *w* bzw. *j* im Koptischen nicht mehr nachweisbar sind[6], sei hier der Verdacht geäußert, daß es sich gar

[1] Vgl. GG § 454,4 S. 374: "After *r* 'until' . . . *relative future* time is indicated".

[2] Vgl. die Parallele Eb 463 mit der *sḏm.t-f*-Form (*r ḫpr.t m pds.t*); zum Wechsel von *r sḏm-f* mit *r sḏm.t-f* in der Bedeutung 'bis daß' vgl. § 269,1a.

[3] *iw.t* ist wahrscheinlich die prosp. Form mit *t*-Erweiterung, nicht die *sḏm.t-f*-Form, die nach EAG § 731 *ij.t* lautet.

[4] Geschrieben *wš-f*; die Kontraktion von *wsš* zu *wš* (**waš-šáf*) ist im Pap. Ebers nur im prosp. *sḏm-f* belegt (Eb 24; 64; 262); nur Ram III A 29 schreibt auch den Infinitiv so, der übrigens auch hier vorliegen könnte.

[5] Siehe dazu S. 156 Anm. 1.

[6] Edel, ZÄS 84, 1959, 111: „als **sḏm*ʾ*f* (Übergang des *j* in einen Stimmritzenverschluß) mußte sie noch immer in der Silbenteilung und Zahl der Vokale deutlich unterschieden sein von einem *sḏmf*".

nicht um „Endungen“, sondern um Vokalandeutungen des Tonvokals handelt[1], wie es § 294 teilweise auch für die Endungen der Partizipien vermutet wird.

Ein sozusagen zeitgenössisches Zeugnis für den betonten *a*-Vokal bieten die medizinischen Texte: Bt 6 (5,2) schreibt statt 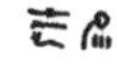 ‘Blut’ [SB]ⲤⲚⲞϤ: [AF]ⲤⲚⲀϤ die *sḏm-f*-Form 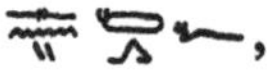, die also offenbar ebenso oder ähnlich gelautet haben muß.

[1] Zu „Matres lectionis“ beim Pseudopartizip siehe S. 135 Anm. 1. — In diesem Falle müßte der § 34,3aa angenommene Wechsel von *w* mit *m* (*ṯs.m-f* und *nš.m-f*), der nur bei konsonantischem *w* denkbar ist, als graphische Erscheinung erklärt werden (wie es Breasted S. 390 angenommen hat).

b) Perfektisches *sḏm-f*

§ 216 1) Allgemeines

Nachdem die Hauptmasse der (nicht-geminierenden) *sḏm-f*-Formen im vorhergehenden Kapitel als prosp. *sḏm-f* abgehandelt worden ist, entsteht die Frage, welche Funktionen dann noch für das perfektische *sḏm-f* übrigbleiben: naturgemäß noch immer die Bezeichnung der abgeschlossenen Handlung in der Vergangenheit[1], die sonst im allgemeinen durch das jüngere *sḏm.n-f* erfolgt. Entsprechend dem Charakter des perfektischen Partizips (GG § 355: "presenting the verbal action simply as occurring") wird das perfektische *sḏm-f* dann auch in unabhängigen Aussagesätzen verwendet, die wir präsentisch wiedergeben. – Eine Trennung gegenüber dem Futurum läßt sich bei den II-gem.-Verben erkennen: *wn-k* 'du bist' (perf. *sḏm-f*), aber *wnn-k* 'du wirst sein' (prosp. *sḏm-f*), vgl. dazu EAG § 473bb.

§ 217 2) Zur Form

Die Formen zeigen keine Besonderheiten (weder Gemination noch Reduplikation, kein *j*-Augment und keine der beim prosp. *sḏm-f* aufgetretenen Endungen *w*, *j* oder *t*), vgl. auch Anm. 1.

3) Zum Gebrauch

§ 218 aa) Form der Vergangenheit

1) bei intransitiven[2] Verben (statt *sḏm.n-f*)[3]

a) Beschreibung von Krankheitssymptomen

iṯj.n-s ḥrw.w ꜥšꜣ.w ḫpr imj.w im-s irj.n-s ꜥḏ 'sie (die Geschwulst)

[1] Vgl. EAG § 470: „Die *sḏmf*-Form zum Ausdruck der Vergangenheit ist merkmallos". – Schon in diesem Befund liegt der Ansatz, die beiden nicht-geminierenden *sḏm-f*-Formen zu trennen.

[2] Bei der Ausnahme mit transitivem Verb (*ṯs-f* Sm 9 [5,1] unter b) handelt es sich um einen Nachtrag des Schreibers. Ob das Suffix *-f* besser an *pꜣḳ.t* nachzutragen ist: *ṯs pꜣḳ.t-f* 'seine Scherbe hat sich zusammengeknotet'?

[3] Das Auftreten des transitiven *sḏm.n-f* neben dem intransitiven *sḏm-f* hat seine Parallele in dem gleichwertigen Gebrauch von intransitivem Pseudopartizip und transitivem *sḏm.n-f* (MIO 1, 1953, 42), d. h. an Stelle der jüngeren Analogiebildung *ḫpr.n-f* werden die älteren Formen *ḫpr* bzw. *ḫpr-f* verwendet. – Siehe auch EAG § 471.

hat viele Tage verbracht; es ist (eitriger) Inhalt darin entstanden; sie hat Fett gemacht' Eb 862a[1] *gmm-k sw ḫr ṯs m sn.nw-f* 'und du findest ihn, indem ein Wirbel in seinen Zweiten gefallen ist' Sm 33 (11,10); ähnl. Eb 855 l bis; Eb 855v *sḏ wbnw ḥr-f* 'aufgebrochen ist eine Wunde darauf' Sm 24 (9,1) und oft Sm

b) Verschiedenes

Substantiviert: im *pw*-Satz: *ḫr-f pw sḫd ḥr ḏ3ḏ3-f* 'das bedeutet, daß er kopfüber auf seinen Kopf gefallen ist' Sm 33 (Glosse B)

–––– als Objekt von Verben: *ir-m-ḫt rḫ.n-k dmḏ-f* 'nachdem du festgestellt hast, daß es sich zusammengefügt hat' Eb 766g *gmm-k ṯs-f p3ḳ.t* 'und du findest, daß er (der Puder) die Scherbe geknotet hat' Sm 9 (5,1)[2]

–––– nach der Präposition *r*: *ḏd-f r hrp ṯs n nḥb.t-f n ḫnw nḥb.t-f* 'er sagt (es) zu (der Tatsache, daß) ein Wirbel seines Nackens in das Innere seines Nackens gesunken ist' Sm 32 (Glosse A)[3].

Nach *iw*: *iw m3.n-j iw ḫpr m-ᶜ-j* 'ich habe (den Erfolg) gesehen, es ist durch mich geschehen' Eb 509 und L 12[4].

Nach dem Relativwort *ntj*: *iwtj sfḫ tp n 3mᶜ.t m ḳᶜḥ-f ḥnᶜ ntj ḫr ᶜn.t-f m ḥrj-ib n ḏr.t-f* 'einer, dessen Krallengelenkskopf in seiner Schulter nicht gelöst ist, und einer, dessen Daumen (nicht) in die Mitte seiner Hand gefallen ist' Sm 8 (4,8)[5]

2) *sḏm-f* im Wechsel mit *sḏm.n-f*

Siehe die Fälle bei *sḏm.n-f* (§ 243,3). – Zu Eb 856a (*inj.tw-s*, wahrscheinlich aber *inj.n.tw-s* zu lesen) = Bln 163a (*inj-s* pass. *sḏm*) siehe § 243,2a.

3) im Temporalsatz[6]

a) virtuell

swr-f st ᶜḥᶜ rdj irj-f 3.t nt šm.t ij.t 'nachdem er es getrunken

[1] Vgl. auch *iwj ḫpr* Eb 863a und 874a (§ 323); zu *ḫpr* in Eb 392 und Eb 818 vgl. § 209b bzw. § 315,2.

[2] Siehe S. 153. Anm. 2

[3] Daß *hrp* hier *sḏm-f* und nicht der Infinitiv ist, zeigt Sm 8 (Glosse B): *ḏd-f r šm-f* 'er sagt (es) dazu, daß er geht ....

[4] Vgl. H 25 ohne *iw* vor *ḫpr*.

[5] Das intransitive *ḫr* 'fallen' steht hier dem wohl transitiven *sfḫ* 'lösen' (pass. *sḏm*) parallel.

[6] Die Beispiele sind keineswegs als sicher zu bezeichnen: die beiden Fälle unter a haben optativisch-futurische Formen im Hauptsatz, es kann im temporalen Nebensatz also auch das prosp. *sḏm-f* („futurum exactum") stehen: 'sobald er es getrunken haben wird', vgl. § 214,2 Anm. 3. Die Fälle mit der Konjunktion *m* unter b sind möglicherweise ebenfalls besser als prosp. *sḏm-f* anzusetzen (synchrones Tempus), siehe § 212.

hat, werde dann veranlaßt, daß er eine Zeitlang mit Hin- und Hergehen verbringe' Bln 120 *sdr-s gs-k k3b.t-s* 'nachdem sie sich hingelegt hat, mögest du ihre Brust salben' Bln 196. – Vgl. auch Ram III A 16 *fdj.t[w-f]* mit Eb 425 oder 429 (*m-ht fdj.t-f*).

b) nach Konjunktionen
wḥ^c Ḥr in 'Is.t m dwj.t irj.t r-f in sn-f Sth m sm3-f itj-f Wsjr 'gelöst wurde (werde?) Horus durch Isis von dem Schlechten, das ihm angetan worden ist durch seinen Bruder Seth, als er seinen Vater Osiris tötete' Eb 2 (Zaub); ähnl. Eb 3 (*m nd.tw*) (Zaub) *ir m33-j iḥ hr wš^c.w m pr.t m kbw dr iwj r-f m šmw* 'wenn ich ein Rind sehe mit der *wš^c.w*-Krankheit im Winter infolge der Kühle, während (die Krankheit) zu ihm gekommen ist im Sommer' KV 63

4) substantiviertes *sdm-f* (transitiv) als Objekt
in iw tr sh3.n-k itj.tw Ḥr hn^c Sth r is.t ^c3.t nt iwnw 'erinnerst du dich denn, daß Horus und Seth zu dem großen Palast von Heliopolis geholt wurden?' Eb 3 (Zaub)

§ 219 bb) Form des Präsens (in erklärenden Bemerkungen)[1]
smw sn-wt.t rn-s rd-s[2] *hr h.t-s mj k3d.t* 'ein Kraut, Schlangenkraut mit Namen; es wächst auf seinem Bauche wie die *k3d.t*-Pflanze' Eb 294 = H 35 *^cmm n n^cr gmj.tw-f imj.tw d3d3-f* 'Gehirn (?) des Welses, man findet es inmitten seines Kopfes' Eb 128[3] *sj3-k snb-f* 'du erkennst, daß er gesund ist' KV 31; ähnl. Sm 21,17 (*rh-k*); Sm 21,20 und 22,3 (*rh.tw*) *hpr m-^c swr mw* 'es entsteht durch das Trinken von Wasser' Eb 855v[4]; ähnl. Sm 6 (2,21) = 8 (4,11) *dd pw kfj.tw in h^cw* 'das bedeutet, daß man sagt: es wird ein Klaff gemacht von seinem Fleisch' Sm 1 (1,11). – Das die Glossen einleitende *dd-f* 'er sagt' bzw. *dd.tw* 'man sagt' (Med. W.B. S. 1013 IIa) ist wahrscheinlich die imperfektische Form, vgl. *iw dd.tw* Eb 191a = 194a.

§ 220 cc) Negation
Zur Negierung des perf. *sdm-f* durch *n* siehe § 344β und 345.

[1] Gesicherte Beispiele sind nur die beiden Fälle mit schwachen Verben (*gmj.tw* und *kfj.tw*); im übrigen kann ebensogut auch das imperfektische *sdm-f* vorliegen (z. T. sogar „emphatisch", d. h. mit betonter adverbialer Bestimmung).

[2] Vgl. jedoch Eb 28 mit imperfektischem *sdm-f*: *wnn-s mj iwrj.t kftw* 'sie ist wie kretische Bohnen'.

[3] Die hier vorliegende „imperfektisch/präsentische" Bedeutung wird in einem ähnlichen Falle durch das Partizipium bestätigt: *w^cwj.t gmm.t m hs* 'Wurm, den man im Kot findet' Eb 461. Zu der funktionellen Entsprechung *mrj-f* (Erzählungsform) = *mrr-f* (Relativform) siehe Passiv S. 10–11.

[4] Vgl. das parallel stehende imperfektische Partizip *dd hpr* 'veranlassend, daß geschieht'.

§ 221 4) Zur Vokalisation und Betonung

Da § 215 die Vokalisation **sadmáf* für die prosp. *sḏm-f*-Form in Anspruch genommen worden ist, kann sie nicht auch noch für das perf. *sḏm-f* herangezogen werden[1]. Es wäre auch ungewöhnlich, den Tonvokal nach dem letzten Radikal zu finden, während das zugrunde liegende perf. pass. Partizip **márja* den Ton auf der ersten Silbe trug (EAG § 638)[2]. Auch die Relativform *sḏm.n-f* (und somit also auch die Form *sḏm.n-f*) läßt den Akzent so weit am Wortanfang, wie es die Silbengesetze erlauben: **saḏémnaf* (S. 170 Anm. 1). Es läßt sich daher für das perf. *sḏm-f* eine ähnliche Entwicklung erwarten. Das Fehlen eines *j*-Augmentes und die ungeminierten Formen bei den II-gem.-Verben und III.-inf.-Verben (EAG § 470) deuten auf **sáḏmaf*[3].

[1] In diesem Punkt hat Sander-Hansen, Modi S. 8 Anm. 1, völlig recht: „Diese koptischen Kausativformen sagen übrigens nur etwas über die Vokalisation des betreffenden *śḏm-f*, des *śḏm-f* als Objekt von Verben aus, nicht aber z. B. etwas über das indikativische *śḏm-f*." — Edel, der prosp. und perf. *sḏm-f* nicht trennt, gibt (EAG § 490) nur die Endbetonung **sᵛḏmᵛ* für „die gewöhnliche *sḏmf*-Form".

[2] Siehe aber auch die Möglichkeit der Akzentverlagerung S. 219 Anm. 1.

[3] So auch Thacker, Systems S. 221 und Vergote, Vocalisation S. 32.

c) Imperfektisches *sḏm-f*

§ 222 1) Zur Form

2-rad.: Eb 855h (parallel: *prr*); Sm 21,21 (parallel: *ʿḫḫ* und *prr*)

II-gem.: Eb 855l bis; Eb 28; Eb 855r; Sm 4 (2,10)[1]

3-rad.: KV 31; Sm 19 (7,16)

III-inf.: Eb 855n; Mutt u Kind J 7,4

III-gem.: Eb 197a (?)[2]

IV-inf.: Eb 526; ———— Eb 855h (?)[3]

unregelmäßig: Eb 766g; KV 31[4]

2) zur Funktion

§ 223 aa) in Aussagen mit adverbialer Bestimmung[5]

1) anatomische (= allgemeingültige) Angaben

dd-sn n smꜣ-f '(zwei Gefäße:) sie geben (Luft) zu seiner Lunge' Sm 34 (Glosse A) *wnn ḥʿw n bbj.t ḥr-s* '(die Schlüsselbeine:) es befindet sich das Fleisch seiner Schlüsselbeinregion darüber' Sm 34 (Glosse A) *ḫꜣꜣ-f n ḥꜣ.tj* 'er (der Arzt) mißt wegen des Herzens' Eb 854a

2) pathologische Angaben

a) allgemeingültige Angaben

ir dḥr.t nb.t ʿḳ-s m ir.t iꜣb.t prr-s m ḫpꜣ 'was jede Art von *dḥr.t*-Krankheit anbetrifft: sie tritt ein in das linke Auge; sie geht heraus aus dem Nabel' Eb 855h

[1] Oder liegt das Adjektiv vor (LG § 613 S. 301 Anm. 2)? Siehe dazu § 404,5.

[2] So nach GG § 439 Ex. 10. — Da aber in der Konstruktion *iw* + Nomen + *sḏm-f* stehend (§ 232,2), wohl besser als das prosp. *sḏm-f* anzusehen.

[3] Zum Auftreten von nicht-geminierenden imperfektischen passiven Partizipien der IV-inf.-Klasse siehe EAG § 642ee (darunter auch *bʿḥj*); möglich ist jedoch auch, daß es sich um das prosp. *sḏm-f* (im Hauptsatz zu *ir* 'wenn') handelt, siehe § 201a und besonders § 205.

[4] Nach *sjꜣ ḥr* 'erkennen an'; vgl. *rḫ ḥr* + imperf. *sḏm-f* Sm 21,17—22,3. — Zu der Defektivschreibung von *iww* vgl. EAG § 491.

[5] Nach Polotsky, Études § 28, „emphatisches *sḏm-f*" (substantivierte Verbalform als Subjekt zu dem betont gedachten adverbialen Prädikat).

b) Untersuchungsbefund eines speziellen Falles
h3ꜣ mwj.t m bꜣḥ-f n rḫ-f st 'es fällt Harn aus seinem Glied, ohne daß er es weiß' Sm 31 (10,14) *šdd-f srf ḫr-s* '(Mann mit einer Wunde:) er bekommt (bzw. hat bekommen) Fieber infolgedessen' Sm 28 (9,20–21); ähnl. Sm 28 (10,2) (*šmm-f ḫr wbnw pf*) *wnn-s mj inm ḥꜥw-f* 'sie (die Geschwulst) ist wie die Haut seines Fleisches' Eb 868a

3) Drogenbeschreibung
wnn-s mj iwrj.t kftw 'sie (die Pflanze) ist wie Bohnen von Kreta' Eb 28

4) in allgemeinen Behandlungsangaben[1]
irr.tw-f r dr dḫr.t-sbj.t 'man macht es (bzw. es werde gemacht), um die . . .-Krankheit zu vertreiben' Eb 750[2] *irr.t(w) nn ḥr sḥm n ḥsmn* 'es wird (bzw. werde) dies (auch) mit *sḥm* von Natron gemacht' Kah 22 *irr-k mj n s nb gmm-k pšn dnn.t-f* 'ebenso handle du an jedem Mann, den du findest, indem sein Schädel gespalten ist'. Sm 4 (2,8) *irr-k m mj.t.t n dbꜥ ḥsb-f* 'ebenso handle du an einem Finger, wenn er gebrochen ist' Eb 766e *wnn.t mj dꜣdꜣ wnn-s m mj.t.t* 'eine (Geschwulst), die wie ein Kopf ist, sie ist ebenso (zu behandeln)' Eb 875c

§ 224 bb) in Aufforderungen, Wünschen und Anordnungen[3]

1) Untersuchung
wpp-k sw r skr.n ꜥḳ.t m rw.tj 'du mögest ihn unterscheiden von einem, den etwas geschlagen hat, das von außen eingetreten ist' Sm 8 (4,7)

2) Drogenbereitung
dd-k ḥr-s ꜣs.t nt ds 'du mögest Feuersteinsplitter darauf geben' Eb 734 *šdd.t(w) dwꜣ sp 2* 'man möge (es) herausnehmen am frühen Morgen' Ram III B 19 *prr-f m ḫ.t r ꜣmj-f ḥr inj.t nt bnr* 'sie (die Gerste) möge vom Feuer kommen, um mit Dattelkernen gemischt zu werden' Eb 206b *irr-k srf n tr nb im-f* 'du mögest (es) machen, indem die Wärme der jeweiligen Jahreszeit darin ist' Eb 35 = 185 *dd-k hꜣj bj.t tp-ꜥ šdj.t-f* 'du mögest veranlassen, daß der Honig hinzukommt, bevor es (vom Feuer) genommen wird' Eb 23

[1] Es ist schwer zu trennen, ob eine Aussage oder eine Anordnung (§ 224) vorliegt.

[2] Oder ist *irr.tw* von *m-ḫt* abhängig (so GG § 444,3 Ex. 8 und LG § 722 Anm. 1)?

[3] Vgl. Eb 616 (*irr-k*) = H 173b (*irj.ḫr-k*) sowie Eb 457 (*stj.in-f* durch *dd-f* fortgeführt). Siehe auch die Verbesserung von *irj.ḫr-k* zu *irr-k* in Eb 766b. — Bis auf die Fälle, in denen das imperfektische *sḏm-f* nach adverbialem *ir-m-ḫt* als Einleitung des Hauptsatzes steht (Eb 616; 766b), folgt eine adverbiale Bestimmung.

3) Behandlung und Applikation
dd-f tp-f r mn.t ˁnḫ.t 'er möge seinen Kopf an eine lebende Schwalbe legen' Eb 457[1] *irr-f hrw grḥ sḏr-f snb.w* 'es (das Kind) möge einen Tag (und) eine Nacht verbringen, indem es liegt, (und) ist dann gesund' Mutt u Kind J 7,4 *dd-k st r hꜣj.w snf* 'du mögest es (das Mittel) geben, bis Blut hervorkommt' Eb 734 *dd.tw n ẖrd m hnw* 'man möge (es) dem Kinde in einem Hin-Topf geben' Eb 272bis; ähnl Eb 93

4) in Zaubersprüchen
hꜣ-k r bw n[. . .]-k im 'du mögest herabsteigen zu dem Ort, an dem du . . .' Kah 30 (3,21) *irr-k pꜣ wdn n nꜣ ntr.w* 'du mögest das Opfer machen für die Götter' Pap. Beatty VIII Vs. 5,1

§ 225 cc) als Subjekt oder Objekt von Verben

1) Subjekt
ir wr(r) dd-f snf 'wenn es viel ist, daß er Blut gibt' Eb 876c *ir ḏr gmm-k* 'wenn es schließlich ist, daß du findest' Sm 4 (2,6); 7 (3,7); 8 (4,10); 20 (8,4)[2] *šr hꜣ* 'wenig ist es, daß (etwas) herabfällt' Sm 20 (7,24)[3]; ähnl. Sm 19 (7,16) (*šr pẖr n-f nḥb.t-f*)

2) Objekt[4]
sjꜣ-k snb-f 'du erkennst, daß er gesund ist' KV 31 *rḫ-k mt-f* 'du stellst fest, daß er stirbt' Sm 4 (2,11) *ḳsn mꜣꜣ ḫpr m-ˁ-f* 'es ist schwierig zu beobachten, daß es durch ihn geschieht' Sm 30 (10,10)

§ 226 dd) als Prädikat in *pw*-Sätzen
rww-f sw pw ḥr mnḏ-f iꜣbj 'das bedeutet, daß es (das Herz) sich von seiner linken Brust entfernt' Eb 855n *wnn mt.w pw n ḥꜣ.tj ẖr ḥs* 'das bedeutet, daß die Gefäße des Herzens sich voll Kot befinden' Eb 855g *gnn sp.tj wbnw-f pw* 'das bedeutet, daß die Lippen seiner Wunde weich sind' Sm 14 (Glosse A)

§ 227 ee) in temporalen Umstandssätzen

1) nach dem Hauptsatz
gmm sw ḏr.t-k '(Hitze ist groß darin,) wenn deine Hand ihn befindet' Sm 39 (13,5); ähnl. Sm 45 (15,12) *pẖr.t nt šnd.t*

[1] Das *r* vor *tp-f* ist wohl zu streichen; andernfalls wäre zu übersetzen 'wenn er (das Mittel) an seinen Kopf legt'; dann bleibt aber *r mn.t ˁnḫ.t* ohne Zusammenhang. — Wahrscheinlich setzt *dd-f* hier das optativische *stj.in-f* fort (§ 228,3).

[2] Abweichende Auffassung (Präposition *ḏr* mit einleitendem *ir*) siehe bei LG § 721c und EAG § 510. — Möglicherweise gehört auch Eb 855o hierher: *ir ˁšꜣ dḥr ib-f* 'was anbetrifft: viel ist, daß sein Herz bitter ist'.

[3] Breasted übersetzt: „a little drops".

[4] Vgl. den Gebrauch des imperfektischen pass. *sḏm* nach *rḫ* (§ 258); siehe auch EAG § 498. — Vgl. aber auch das prosp. *sḏm-f* (§ 204 und 213,5) in diesem Gebrauch.

šꜥd.tw-s prr snf im-s 'Heilmittel für einen Akaziendorn, wenn er herausgeschnitten wird, indem Blut aus ihm herauskommt' Eb 732

2) vor dem Hauptsatz[1]

irr-f ḳsn mꜣꜣ 'wenn er (es) macht, so ist es schwierig zu beobachten' Sm 30 (10,10)[2] *irj m pnsj.t 2 prr hꜣꜣ gs m mrḥ.t bꜣḳ* 'werde zu zwei Klößen gemacht; wenn (sie) auf- und absteigen, werde mit Öl/Fett (und) Behenöl gesalbt' Eb 597

3) als direkter Genetiv

hrw dd.tw-s m ḫ.t 'an dem Tage, an dem sie ins Feuer gegeben wird' Eb 311[3] *hrw mss.tw-f* 'an dem Tage, an dem es geboren wird' Eb 838

§ 228 ff) als Fortsetzung anderer Verbformen

1) *ir* + *sḏm-f*[4]

ir ḫꜣj-k s ḥr mn rꜣ-ib-f gmm-k st ḥr psḏ-f mj . . . 'wenn du einen Mann untersuchst, der an seinem Magen leidet, und du findest es auf seinem Rücken wie . . .' Eb 200a; im einzelnen siehe bei *gmj* A I a im Med. W.B.

2) *sḏm.ḫr-f* (resultativ)

ir swr-f mw stp.ḫr-f prr m rꜣ n wbnw-f 'wenn er Wasser trinkt, so würgt er (es) herab und (es) kommt aus der Öffnung seiner Wunde heraus' Sm 28 (9,20)

3) *sḏm.in-f* (optativisch)

stj.in-f ꜥ-f ḥr sꜣ n ḏrj.t ꜥnḫ.t dd-f tp-f r mn.t ꜥnḫ.t 'er muß seinen Arm auf den Rücken einer lebenden Weihe ausstrecken und er möge seinen Kopf an eine lebende Schwalbe legen' Eb 457

§ 229 gg) nach Präpositionen und Konjunktionen

1) *r* 'so daß; damit; bis daß'[5]

sꜣw.in-k nfꜣ pḫr.t r hꜣꜣ mw nb 'du mußt mit jenen Heilmitteln warten, bis alles Wasser abgeflossen ist' Sm 46 (16,6–7); ähnl.

[1] Siehe auch die virtuellen Konditionalfälle § 230,2.

[2] Abweichende Übersetzung bei U. Heckel, EV S. 42 Nr. 9 und S. 43 Anm. 3: „Vielmehr gilt *irr-f* als gleichgeordnet zu dem *ḏd-n*(sic)-*k n-f*". Das vermeintliche *ḏd.n-k*, das in Heckels Übersetzung ('und du zu ihm sagst') das einleitende *ir ḫꜣj-k* aufnimmt, ist jedoch nach Sm 48 (17,16) in *ḏd.in-k* zu verbessern (siehe auch § 23,2).

[3] Oder ist zu trennen: 'einen Tag lang; man soll es ins Feuer geben' (vgl. § 150,2 mit Anm. 2)?

[4] Bemerkenswert die Fortsetzung von *ir ḫꜣj-k* durch *n gmj.n-k* in Eb 197a (statt des positiven *gmm-k*); dieselbe Entsprechung *irr-f* und *n irj.n-f* auch Pyr 412b (EAG § 506; Gardiner JEA 33, 1947, 99). Wäre *gmm-k* hier „emphatisch", müßte es durch *tm* negiert werden (Polotsky, Revue 11, 1957, 109 Anm. 3).

[5] Unsicher bleiben *hꜣꜣ* Sm 46 und *nꜥꜥ* Sm 8, die beide auch als prosp. *sḏm-f* angesehen werden können (§ 21,3 bzw. § 200 und § 214,4).

Eb 203d und e *psj ḥr ḥḳ.t nḏm.t r ngg-k sp pn n hj.t* 'werde gekocht in süßem Bier, so daß du diesen Fall von *hj.t* zerbrichst' Eb 201b *srwḫ-f ḥmsj.t r nʿʿ-f* 'seine Behandlung sei Sitzen, bis er (der Bruch) sich glättet' Sm 8 (4,9) *iw ḳmj3 r ḏr.t r šdd-k snf kfn* '... an der Hand, bis du gebackenes Blut herausholst' KV 29. – Unsicher, ob *prr* oder *pr.t* zu lesen ist, bleiben die Fälle Sm 12 (5,18) und Ram III A 19, vgl. § 267,1.

2) *m-ḫt* bzw. *ir-m-ḫt* 'nachdem'[1]
m-ḫt h33-f m k3.t nt mw.t-f 'nachdem er aus der Vulva seiner Mutter herausgekommen ist' Ram IV C 16 *m-ḫt šww-f* 'nachdem er trocken geworden ist' Eb 343 *m-ḫt prr-s m ḫ.t* 'nachdem er aus dem Feuer gekommen ist' Eb 598 (oder ob *pr.t* zu lesen? Vgl. Absatz 1 Ende) *ir-m-ḫt šww ḥr ḳd* 'nachdem (es) ganz und gar trocken geworden ist' Sm 21,11 *ir-m-ḫt irr-k*[2] *thb.w 5 hnw* 'nachdem du die Eindickung von 5 Hin gemacht hast' Bln 138 (11,9).
Zweifelhaft bleibt die Stelle H 159b (*ir-m-ḫt mrr-k dr st*) mit der Parallele Eb 733 (*ir-m-ḫt mrj-k dr st*), die man übersetzen möchte: 'wenn du sie danach (völlig) beseitigen willst, (dann sollst du ...)'; zu *ir* + scheinbar imperfektischem *sḏm-f* siehe unten § 229,8. Oder ist zu übersetzen: 'danach mögest du danach trachten, sie (völlig) zu beseitigen: (dann sollst du ...)'; zum imperfektischen *sḏm-f* als Optativ nach *ir-m-ḫt* vgl. Eb 616 (= H 173b *sḏm.ḫr-k*); zum Wechsel von prosp. (*mrj-k* Eb 733) und imperfektischem (*mrr-k* H 159b) *sḏm-f* im Optativ vgl. GG § 440,5. Schließlich bleibt die Möglichkeit, *mrj-k* bzw. *mrr-k* perfektisch zu übersetzen: 'nachdem du sie hast beseitigen wollen (und es nicht geglückt ist), sollst du ...'. – Wieder anders übersetzt Lexa (Magie I S. 74 und II S. 104), der die Vorstellung von Gift und Gegengift hat: „[Au contraire] quand tu veux empêcher cela", d. h. durch die zweite Hälfte des Rezeptes wird die schädigende Wirkung des Käfers dadurch aufgehoben, daß man ihn wieder vollständig zusammenfügt.

3) *m* 'wenn (auch)' (konzessiv)
rdj sḫp-f st m msdd-f 'werde veranlaßt, daß er (es) einnehme, auch wenn er nicht will' Eb 526

4) *ḥr* 'an; wegen'
rḫ-k pss-sn ḥr ʿḫḫ mw-irj ḥr šww-sn 'du erkennst, daß sie gekocht sind, daran, daß ihr Wasser aufsteigt, (und) daran, daß sie trocken

[1] Möglicherweise gehört auch Eb 750 (*m-ḫt irr.tw-f*) hierher, siehe S. 158 Anm. 2.
[2] Das *t* ist zu streichen; wohl kaum *ir.t-k* (*sḏm.t-f*) zu lesen.

werden' Sm 21,17–18; ähnl. Sm 22,4 (*prr*) und 21,21 (*dp*) *sjꜣ-k snb-f ḥr ỉw(w)*[1] *ḥsꜣ* 'du erkennst, daß er gesund ist, daran, daß Schleim kommt' KV 31

5) *ḏr* 'weil'
ḏr ngg ꜣjs n ḏnn.t-f '(es zittert und flattert unter den Fingern des Arztes,) weil das Gehirn seines Schädels aufgebrochen ist' Sm 6 (2,22) = 8 (4,11)[2]. – Zu *ỉr ḏr gmm-k* 'wenn es schließlich ist, daß du findest' siehe oben § 225,1 Anm. 2.

6) *m-ꜥ nt.t* 'wegen der Tatsache, daß'
nḏhḏh r-f ḥꜣ.tj m-ꜥ-sn m-ꜥ nt.t prr-f psj 'ihretwegen sinkt das Herz, wegen der Tatsache, daß es gekocht herauskommt' Eb 855h

7) nach der Partikel *kꜣ* (mit betonter adverbialer Bestimmung)
kꜣ ỉrr-k sp.w nw wsš m-ḫt ḏdḥ r ẖ.t-f '(erst) nachdem es gegenüber seinem Bauch abgesperrt ist, dann sollst du ihm Mittel zum Ausscheiden machen' Eb 90. – Nach der Partikel *kꜣ* steht wie nach *ỉḫ* in der Regel die perfektische/prospektive *sḏm-f*-Form; daher führt Gardiner unsere Form unter dem perfektischen *sḏm-f* auf (GG § 450,5d) und bemerkt dazu: "A form (= Eb 23,12) looks as though it were imperfective (*ỉrr.k*), but is possibly either a mistake or a writing of the perfective *ỉr.k*". – Abgesehen davon, daß im Pap. Ebers in keinem Falle sonst die Schreibung für prospektives bzw. perfektisches *ỉrj* belegt ist, liegt gar kein Grund für die Annahme einer perfektischen Form vor, denn auch nach *ỉḫ* steht einmal die imperfektische Form, und zwar in der scheinbar eindeutigen[3] Schreibung (Urk IV 80,15 = GG § 440,4). Gardiner selbst muß bei dieser Ausnahme zugeben: "The last words contain the point of the sentence: when offerings are made, the name of Tuthmosis I is to be invoked". Nur liegt m. E. hier nicht die Betonung der Wiederholung vor ("the *custom* to be observed throughout the reign"), sondern höchster Wert wird auf den neuen Königsnamen gelegt, der hier anläßlich der Thronbesteigung mitgeteilt wird und auf den in Zukunft die Opferungen zu erfolgen haben. – Ähnlich wird die imperfektische (= emphatische) Form *ỉrr-k* nach *kꜣ* verwendet, um die adverbiale Bestimmung zu betonen. Das Rezept gliedert sich in zwei Abschnitte: zuerst wird eine äußerliche Einreibung gegen die *wḥꜣ.w*-Krankheit im Bauch vorgenommen, und erst wenn ein bestimmter Anfangserfolg der Behandlung erreicht ist, soll die Weiterbehandlung durch innerliche Mittel erfolgen.

[1] Zu dieser Defektivschreibung vgl. EAG § 491.
[2] *ngj* hier wohl nicht passivisch, sondern intransitiv, vgl. § 258 Ende.
[3] Doch siehe auch Edel, ZÄS 84, 1959, 105–106.

8) nach *ỉr* 'wenn' (?)

ỉr swt gmm-k 'wenn du aber findest' Sm 34 (11,21) und 37 (12,19). – Es heißt sonst *ỉr swt gmj-k* (siehe im Med. W.B. bei *gmj* A I b 5 aa); möglicherweise liegt eine fehlerhafte Beeinflussung durch *ỉr ḏr gmm-k* (siehe § 225,1) vor.
Bei *ỉr-m-ḫt mrr-k* (H 159 b) = *ỉr-m-ḫt mrj-k* (Eb 733) hängt die Verbform wahrscheinlich von *m-ḫt*, nicht von *ỉr* ab, siehe dazu oben § 229,2 Ende.
Statt der Lesung *ỉr ỉrr-j* und der Übersetzung 'wenn ich mache' (so Wreszinski und Band IV 2 S. 199 Anm. 7) ist 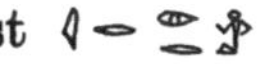 in H 75 besser als *ỉr ỉrr(.w)* zu lesen und durch 'was den anbetrifft, (dem) man (dies Heilmittel) macht' zu übersetzen[1].

§ 230 hh) Besonderheiten

1) *wnn* und *prr* in Hilfsverb-Konstruktionen: siehe §§ 319 und 322

2) Einleitung eines Konditionalgefüges (?)[2]

gmm-k st rwḏ . . . *btw pw* 'und findest du es hart, . . . so ist es ein hoffnungsloser Fall' Kah 13; ähnl. Bln 196 (?)[3].
Ähnlich gebaut sind auch die im Med. W.B. bei *gmj* A I a 2 aufgeführten Fälle; in den Beispielen unter A I a 3 folgt *gmm-k* auf eine *sḏm.ḫr-* oder *sḏm.ỉn*-Form ohne vorhergehendes *ỉr sḏm-k*. Beachtenswert ist ferner die Folge *ỉr ḫȝj-k* . . . *ỉr gmj-k* in Eb 192 a = 195 a statt des sonst üblichen *ỉr ḫȝj-k* . . . *gmm-k*, woraus die Gleichwertigkeit von *ỉr gmj-k* und *gmm-k* abzulesen ist, die aber nicht aus der Funktion des imperf. *sḏm-f* als Einleitungsform des Konditionalgefüges abgeleitet zu werden braucht, sondern sich ebensogut aus der Rolle als Anschlußform (siehe oben § 228) ergibt. – Die § 227,2 aufgeführten temporalen Umstandssätze sind wegen der Nuance 'wenn (= dann, wann)' von den hier vorliegenden Beispielen mit der Bedeutung 'wenn (= für den Fall, daß)' abgesondert worden.

3) ungewöhnliche Schreibungen

a) scheinbare Gemination bei perfektischen bzw. prospektiven Formen

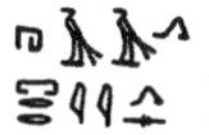 Eb 294 (nach *rdj*), siehe dazu § 196,4 mit Anm. 3
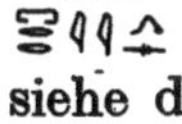 Eb 102 = 296 (wahrscheinlich prospektives *sḏm-f*), siehe dazu § 210,2. – Zu dieser Gruppe scheinbar imperfektischer Formen gehören auch die Fälle mit Gemination bei

[1] Die Parallele Eb 247 ist nicht *ỉrj.tw* zu lesen (wie Wreszinski), sondern *ỉrr.w*.
[2] Vgl. GG § 444,2; EAG § 504; LG § 726; de Buck § 117.
[3] Zur Form *gmj-k* statt *gmm-k* vgl. Eb 860 a unter 3 b.

Verben der II-gem.-Klasse, die in einigen Grammatiken fälschlich als „imperfektisch“ aufgeführt sind (z. B. GG § 444,4; LG § 727a; de Buck § 118)[1].

b) scheinbar perfektische Form bei imperfektischem Gebrauch (?) 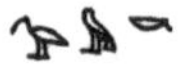 Eb 860a statt des sonst üblichen *gmm-k*[2]

§ 231 3) Zur Vokalisation und Betonung

Die Konsonantenverdoppelung der II-gem.-Verben und der ult.-inf.-Verben deutet auf **s˘ḏ´m˘f* (vgl. EG § 297 und EAG § 492). Ob daneben noch eine echte Gemination (= Konsonantenschärfung) im Sinne der semitischen Pielbildung[3] bestand, läßt die Schrift nicht erkennen. Als Möglichkeiten bieten sich **saḏ-ḏắ-maf*[4] bzw. **sa-ḏám-maf*[5] an.

Anhang zu c): *iw(-f) sḏm-f* (jüngere Habitativform)

§ 232 1) Allgemeines

Die zusammengesetzte Verbform *iw(-f) sḏm-f* ist die Ersatz- bzw. Nachfolgeform des imperfektischen *sḏm-f* (*mrr-f*)[6] und dient wie jene zur Bezeichnung der Dauer, der Wiederholung, der Gewohnheit sowie zu allgemeingültigen Aussagen (GG § 462). In einigen Fällen (z. B. H 35; KV 51–52; Eb 872b; 871c) könnte eine betonte adverbiale Bestimmung vorliegen[7].

2) Zur Form

Die nach *iw* bzw. *iw-f* stehende *sḏm-f*-Form ist das prosp. *sḏm-f* (§ 192ff.)[8], offenbar subjunktivisch gebraucht: ‘es ist, daß er ...’ bzw. ‘er ist, indem er ...’. So deutet es Erman (EG § 295), der EG § 294 eine eigene (vom gewöhnlichen *sḏm-f* verschiedene)[9]

[1] Siehe auch § 232,2 sowie S. 140 Anm. 2 und S. 147 Anm. 6.

[2] Vielleicht gehört auch Bln 196 (2mal) (§ 230,2) hierher. Möglich ist jedoch auch die Deutung als prosp. *sḏm-f*; siehe § 209a mit Anm. 5.

[3] Abgelehnte Pielbildungen bei Till, ZÄS 73, 1937, 131, und Hintze, MIO 1, 1953, 27.

[4] Siehe z. B. Gardiner, GG § 438 Obs.: **wennănef*, oder zuletzt Vycichl, Muséon 65, 1952, 1 und OLZ 48, 1953, Sp. 293.

[5] So zuletzt Vergote, Vocalisation S. 32, nach Thacker, Systems S. 219.

[6] Siehe dazu Passiv S. 84 Anm. 5.

[7] Siehe dazu Westendorf, ZÄS 84, 1959, 155, Nr. 4.

[8] Die mögliche Ausnahme mit perfektischem *sḏm-f* siehe unten § 235,7c.

[9] Daß jedoch das „gewöhnliche *sḏm-f* mit dem Ton auf der letzten Silbe“ (EG § 288) im Grunde auch das prosp. *sḏm-f* ist, stehe dahin: entscheidend ist, daß Formen wie *mꜣꜣ* und *wnn* nicht durchweg „imperfektisch“ sein müssen. Siehe dazu auch Thacker, Systems S. 211: “Morphologically *ḥss.f* and *mꜣꜣ.f* are of different structure” und Edel, ZÄS 84, 1959, 106: „Daß Verba II gem. in diesem Fall (nach *rdj*) Gemination aufweisen können, ist ja eine vollkommen andere Sache“.

sḏm-f-Form behandelt, die „man daran erkennt, daß die II-gem. den zweiten Radikal verdoppeln, während die III-inf. dies nicht tun". Leider ist diese Erkenntnis von Gardiner und Lefebvre nicht berücksichtigt worden (vgl. Passiv S. 92), so daß in den Grammatiken die II-gem.-Formen mit verdoppeltem Radikal als „imperfektische" Ausnahmen auftreten (siehe § 200 Anm. 2), so natürlich auch bei der Form *iw-f sḏm-f*: "Here too the perfective *śḏm.f* is employed, except in *2ae gem.* and *caus. 2ae gem.*" (GG § 463).

3) Zum Gebrauch

aa) *iw* + Subjekt + *sḏm-f*

§ 233 1) *iw-f sḏm-f*[1]

a) Beschreibungen von Krankheitssymptomen

iw-s bšj-s iḫ.t mj ... 'sie erbricht (mehrmals?) etwas wie ...' Eb 833a; ähnl. Eb 202a; Eb 192a = 195a *iw-f mn-f šw.tj-fj* 'er leidet (ständig?) an seinen beiden Seiten' Eb 205a; ähnl. Eb 296[2]; 191a = 194a; 295 *iw-s šf-s m-ḫt dr-s* 'sie schwillt (üblicherweise?) an, nachdem sie beseitigt ist' Eb 871c; ähnl. Eb 872b (*ḫpr-s*); 869c (*pẖr-s*) *iw-s gnn-s ẖr ḏbʿ.w-k* 'sie ist weich unter deinen Fingern' Eb 857a; 874a (dreimal); 869c

b) Beschreibung einer Droge

iw-s irj-s ḥrr.t mj ... 'sie (die Pflanze) macht eine Blüte wie ...' H 35[3]

c) Aussagen über den Ausgang einer Krankheit

ḏd.ḫr-k r-f: ḫrj dm.t pw iw-f mt-f ḫr-s iw-f ʿnḫ-f ḫr-s 'dann sollst du dazu sagen: Das ist ein (Rind) mit einem Operationsschnitt; es stirbt infolgedessen (oder) es lebt infolgedessen' KV 51–52 *ir irr.w n-f nb pẖr.t tn ... iw-f nḏm-f ḥr ʿ.wj* 'jeder, dem man dieses Heilmittel macht, ... es geht ihm sofort besser' Eb 247[4]

d) Beschreibung einer (permanenten?) Gotteseigenschaft

sšmw-f pw ḏḥwtj iw-f dj-f mdw drf irj-f dmḏ.t dj-f ꜣḫ n rḫ.w-iḫ.t 'sein Führer ist Thot; er läßt die Schrift reden, er macht die

[1] Bis auf H 35 und KV 51–52 stammen die Belege nur aus dem Pap. Ebers.

[2] Die Parallele Eb 102 hat *iw-f ḥr mn* statt *iw-f mn-f*.

[3] Als Fortsetzung von einfachem *sḏm-f* (*rd-s* 'sie wächst (auf ihrem Bauche wie die *ḳꜣd.t*-Pflanze)'); die Parallele Eb 294 schreibt *iw irj-s* statt *iw-s irj-s*. — Gardiner, GG § 468,2 Ex. 7 sieht hier "a strong *contrast*" durch *iw* ausgedrückt.

[4] Die Parallele H 75 hat *iw nḏm.n-f* statt *iw-f nḏm-f*; dieselbe Entsprechung auch Eb 1 = H 78, siehe S. 166 Anm. 1.

Sammelhandschriften, er gibt nützliche Kenntnis den Sachkundigen' Eb 1 (1,8–9)[1]

§ 234 2) *iw* + nominales Subjekt + *sḏm-f*

a) Beschreibung von Krankheitssymptomen

dauernde Vorgänge: *iw fnḏ-f tꜣḫb-f* 'seine Nase läuft ständig' Eb 192a = 195a[2]; ähnl. Eb 207a (*ꜥꜥw-f* und *irj-f*)[3]; 206a (*ꜥꜥw-f*); Bln 154 (*mr-f*) dauernde Zustände: *iw ib-f ḥws-f iw rꜣ-ib-f ḫm-f* 'sein Herz ist eng (?), sein Magen ist staubtrocken' Eb 198a; ähnl. Eb 205a (*dns-f*); Bln 154 (*wdn-s*); Eb 855w (*wḫꜣ-f*)[4]; Eb 855s (*tꜣ-f*)[5]; Eb 196 (*bꜣgj-f*); Eb 197a (*ḫmꜣꜣ-f*)[6]

b) anatomische Angabe

iw gr.t pḥwj.t wbꜣ-s n mt nb 'der After aber ist offen zu jedem Gefäß' Eb 854o

c) Nachsatz über die Verwendung einer Droge

iw gr.t pr.t-s dj.tw-s ḥr t n wḫd.j r rdj.t . . . 'ihre Frucht aber gibt man (üblicherweise?) den (bzw. dem) an Schmerzstoffen Leidenden auf Brot, um zu veranlassen, daß . . .' Eb 294

§ 235 bb) *iw sḏm-f*

1) Beschreibung von Krankheitssymptomen

iw ḥns swꜣ ḥr rꜣ-ib-f iw mn-f wꜥr.tj-fj dbb.w nn mn.tj-fj 'eng ist das Vorbeigehen an seinem Magen; er leidet an seinen Beinen, die verstopft sind (?), nicht (aber) an seinen Oberschenkeln' Eb 206a; ähnl. Eb 189a (*šm iwj*); 873a (*rwḏ*); 864c (*wḏb*); Bln 154 (*wdn*); Carlsb I (*pꜣ*)[7]; – Eb 854o (*ibḥ*)[8] *iw ḳsn fꜣj-f ꜥ-f* 'es ist schwierig, daß er seinen Arm hebt' Sm 47 (16,19); ähnl. Sm 21 (8,7); 13 (6,5–6); 17 (7,3); 19 (7,16); 7 (3,3)

2) Beschreibung einer Droge

iw irj-s ḥrr.t mj . . . 'sie (die Pflanze) macht eine Blüte wie . . .' Eb 294[9]

[1] Zu beachten das gemeinsame *iw* vor drei *sḏm-f*-Formen. – Die Parallele H 78 (6,9) hat *iw rdj.n-f* statt *iw-f dj-f*; dieselbe Entsprechung auch Eb 247 = H 75, siehe S. 165 Anm. 4.

[2] Parallel dazu: *iw ir.tj-fj šsm.tj* 'seine Augen sind entzündet'.

[3] Dazwischen der Pseudo-Verbalsatz *iw ḥr-f ꜥꜣḏ* 'sein Gesicht ist blaß'.

[4] = Bln 154 (*ib-f wḫꜣ*).

[5] = Bln 154 (*iw ib-f tꜣ.w*).

[6] Vgl. Eb 206a (*iw ḥr-f ḫmꜣꜣ*). – GG § 439 Ex. 10 ist *ḫmꜣꜣ-f* als "possible" imperfektisch aufgenommen, aber in Verbindung mit *iw* doch wohl besser als prosp. *sḏm-f* zu bezeichnen (siehe § 232,2).

[7] Vgl. Eb 831a ohne *iw*.

[8] Zur Möglichkeit *iw* + Pseudopartizip siehe § 176.

[9] Die Parallele H 35 (*iw-s irj-s*) siehe oben § 233b mit Anm. 3.

3) Angaben über die Verarbeitung bzw. Verwendung von Drogen
iw gr.t irj.tw mrḥ.t-f m tȝj-f pr.t 'man macht aber (üblicherweise?) ihr Öl aus ihrer Frucht' Eb 251d; ähnl. Eb 251a und c; Eb 853b

4) allgemeine Neben- oder Zusatzbemerkungen
iw ḏd.tw r-f wȝḏ pw 'man sagt dazu: das ist ...' Eb 191a = 194a *iw ȝḫ n dr wḫdw* 'es ist nützlich für das Beseitigen der Schmerzstoffe' Eb 707[1] *iw irj.tw r ꜥ.t nb.t mrj.t-k* 'es wird an jedem beliebigen Körperteil gemacht' Eb 604; ähnl. Eb 705 *iw wšr wbnw nb ḫpr m kȝb.t-f ḏr wbȝ-f ḏs-f* 'es trocknet (im allgemeinen) jede Wunde, die auf seiner Brust entstanden ist, sobald sie sich von selbst öffnet' Sm 39 (13,9)

5) anatomische Angaben
iw iwj r ȝw n ḥȝ.tj-f iw psš n šr.t-f dmḏ r ȝw n pḥ.wj-fj 'es kommen (die Gefäße) alle zu seinem Herzen, teilen sich zu seiner Nase, vereinigen sich alle zu seinem After' Eb 856h = Bln 163h[2]

6) allgemeingültige Aussage im Zauberspruch (?)
iw-j m mk.t ȝḫ.t iw nḥm.t(w) sȝ Wsjr '(nicht soll ...) denn ich bin im Schutz der Isis, (und immer wieder) wird der Sohn des Osiris gerettet' Sm 9 (5,3)[3]

7) Besonderheiten

a) virtueller Temporalsatz[4]
ḏd.ḫr.tw ... iw sjp.tw m mw 5 r 'dann soll man sagen: „...", während man (die Drogen) mit 5 ro Wasser auffüllt' Eb 48

b) virtueller Konditionalsatz (?)[5]
iw wn wꜥ im wnn iḫ.t im-s mj mnḏr n pnw šdj.in-k st 'ist eine (Geschwulst) darunter, in der sich etwas befindet wie Mäusegalle, dann mußt du es herausholen' Eb 875c

[1] Zur Möglichkeit *iw* + Pseudopartizip siehe § 176; zu *iw* + Adjektiv siehe § 406cc.

[2] Bln 163h hat ein gemeinsames *iw* vor der ersten Verbform; vgl. S. 166 Anm. 1 und § 453,1.

[3] Breasted übersetzt: "My rescue is the son of Osiris".

[4] Vgl. dazu GG § 463 (S. 386): *iw-f sḏm-f* in "virtual subordinate clauses" sowie die Bemerkung "Passive examples of *iw.f sḏm.f* are rare, the *iw sḏm.f* form being regularly substituted for it".

[5] Ob *iw* in *ir* zu verbessern ist (vgl. § 49,4)? — Ungewöhnlich ist *wn* statt *wnn*, doch zeigen die II-gem. ja auch sonst mitunter das prosp. *sḏm-f* ohne Gemination (*mȝ-sn* Eb 786 nach *rdj*; *wr* Eb 876c nach *ir*). Vgl. aber auch § 230,2 (imperf. *sḏm-f*

c) *iw* + perfektisches *sḏm-f* (?)

iw ḫpr m-ꜥ-j 'es ist durch mich (schon oft?) geschehen' Eb 509; siehe dazu § 218,1b sowie GG § 462 Exx. 11 und 12 ("past habit, past custom")

d) *iw inj-sn* statt *iw inj.n-sn* (?)[1]

ir-m-ḫt psj-sn iw inj-sn thb.w-sn šdj.ḫr-k st 'nachdem sie gekocht sind (und) ihre Eindickung erreicht haben, sollst du sie (vom Feuer) nehmen' Bln 138(11,10–11)[2]

in der Einleitung eines Konditionalsatzes); ob auch diese Funktion an die jüngere Habitativform übergegangen ist?

[1] Siehe dazu § 243,3.

[2] *iw sḏm-f* als temporaler Nebensatz auch Eb 48 (unter a), so daß die Verbesserung in *inj.n-sn* nicht zwingend erscheint.

d) *sdm.n-f*

1) Zur Form (Entstehung und Bildung)

§ 236 aa) Tempuszeichen *n*

Entgegen der auf Sethe (ZÄS 47, 1910, 140) zurückgehenden Ansicht, die Form *sdm.n-f* als passives perfektisches Partizip mit folgendem Dativ zu erklären[1], wirft Edel (EAG § 667) auf Grund der Keilschriftumschreibung *šatepnaria* (= *stp.n R*ᶜ) zweifelnd die Frage auf, „ob in dem *n* die Dativpräposition *n* steckt, für die wir wegen des Koptischen **ni* erwarten dürften; vielleicht entspricht das *na* der Präposition *(j)n* 'durch' (EAG § 756), für die ja auch andere Gründe sprechen". – Nun ist die Präposition *in* 'durch' offenbar nur eine vollere Nebenform der Präposition *n* (MIO 1, 1953, 230)[2], die Unterschiede zwischen beiden Formen müssen jedoch groß genug gewesen sein, daß sich zwei verschiedene Verbformen daraus entwickeln konnten: *sdm.n-f* und *sdm.in-f*[3] (zu *sdm.in-f* siehe § 280). Nimmt man nun *in* für *sdm.n-f* in Anspruch, so scheidet es als Element der *sdm.in*-Form doch aus, und daher schreibt Edel selbst (EAG § 464 Anm. 3), daß es „gut passen würde, wenn das *n* der *sdmnf*-Form mit der Dativpräposition identisch wäre". Daß es dies tatsächlich auch ist, scheint mir aus folgenden Schreibungen ersichtlich: Kah 2 (1,5) vor nominalem Subjekt[4]; zur Schreibung der Präposition *n* vor nominalem Dativ durch siehe im Med. W.B. S. 416 und 421 § 1; auch die Schreibung für den Infinitiv *gnn* (**gnan* > ϭNON) 'weich sein' Urk IV 943,4 ergibt die Lesung *na* für . Für den Status pronominalis sei auf Schreibungen wie *rdj.n-s* (Pyr 1321 a) verwiesen: hier deutet die Schreibung mit der 'Zunge' (**lis* bzw. **nis* > ⲖⲀⲤ) ebenfalls auf die Dativpräposition.

[1] So zuletzt Vycichl, ZdMG 109 N. F. 34, 1959, 255.

[2] Dagegen GG § 168: "Very much more doubtful is the question whether it is at all connected with the preposition *n*, of which ... the rare initial form is *in*".

[3] Gelegentliche fehlerhafte *sdm.n*-Formen statt *sdm.in* siehe § 23,2.

[4] Gunn, Studies S. 89, liest „**emran*", vgl. aber die Keilschriftform *šatepna* mit dem Auslaut *na*.

§ 237 bb) Akzent und Silbentrennung

Die von Sethe (SV II § 380) auf Grund der versehentlichen Schreibung statt in Eb 37 erschlossene Form *fgʿnnef* wird durch die Keilschriftform *šatepna* (= **sad̲émnaf*)[1] aufs beste bestätigt. Der Zusammenfall des stammauslautenden *n* mit dem Tempuszeichen *n* als Doppelkonsonant liegt auch in *n wdn(.n)-s* L 23 vor (parallel dazu *n fꜣj.w.n-s*); ebenso muß L 25b als *wbn(.n)-f* gelesen werden, da futurisches *in iʿḥ wbn.f* nicht in den Kontext paßt. Möglicherweise gehört schließlich auch Sm 46 (16,1) statt *n ʿbꜣ.n* (so richtig 16,14) unter diese Rubrik: der Zusammenfall der beiden lautverwandten Konsonanten ꜣ und *n* (§ 22,5) könnte der Grund für das nicht geschriebene *n* sein. Vgl. ferner die Verbesserung von *rd-f* zu *rd.n-f* in Eb 425 (§ 46,8).

§ 238 cc) Besonderheiten bei den verschiedenen Verbklassen

1) II-gem.

ohne Gemination: Eb 509; H 25; Bln 197; Eb 872a mit Gemination: Kah 19 (3,2) (?); Bln 184 (19,9) (??)[2]

2) III-inf.

Eb 206; Eb 861a[3]; Eb 856a[4]. – Die auf *w* bzw. *t* endigenden Formen nach der Negation siehe unten §§ 245–246.

2) Zur Funktion

§ 239 aa) präsentisches Perfekt

1) in Aussagen über Untersuchungsbefunde

d̲d.in-k r-s: ḫrj ḥnḥn.t nt wḫdw ḳmꜣ.n-s rj.t ‘dann sollst du dazu sagen: einer mit einer Schmerzstoffgeschwulst; sie hat Eiter gebildet’ Eb 858b *šsp.n-f sp* ‘er (der Patient) hat das Mittel angenommen’ Eb 188d

2) von *gmj* ‘finden’ abhängig

a) direkt

ir gmj-k ṯs.n-f ḥr gs-f wnmj ‘wenn du findest: es hat sich festgesetzt auf seiner rechten (Bauch-)Hälfte’ Eb 203a; ähnl.

[1] Siehe dazu Albright, JEA 23, 1937, 192 Anm. 3, und EAG S. 334 Anm. 2. – Dagegen setzen Thacker, Systems S. 264, und Vergote, Vocalisation S. 37, den Ton auf die erste (d. h. drittletzte!) Silbe. Darüber hinaus trennt Vergote (MDAIK 15, 1957, 281) die Erzählungsform von der Relativform durch verschiedene Vokalisationen: *šād̲amnaf* und *šád̲munaf*; siehe dagegen EAG § 532.

[2] Falls *wd* in H 109 zu diesem Stamm gehört, könnte daraus auf ein Verbum II-gem. geschlossen werden.

[3] Sm 11 (5,11) *dj.n-f* sicher Fehler statt des sonst üblichen *dj-f*.

[4] Wahrscheinlich *inj.n.tw-s* zu lesen (vgl. GG § 413, S. 329 Ex. 16), die Parallele Bln 163a schreibt *inj-s* (pass. *sd̲m*).

Eb 198a *gmm-k sḳdj.n-sn ḥr ḳ3b.t-f* 'und du findest: sie haben sich ausgebreitet auf seiner Brust' Sm 45 (15,10)

b) als Umstandssatz das Objekt von *gmj* erläuternd
gmm-k sj ḳm3.n-s mw 'und du findest sie, indem sie Wasser hervorgebracht hat' Eb 871a *ir swt gmj-k s pf sḥḏ.n-f p3.n-f wdj.t nhd* 'wenn du aber jenen Mann findest, indem er blaß geworden ist (und) einen Schwächeanfall erlitten hat' Sm 7 (3,13–14)

3) virtuell relativ
šs3.w ḥnḥn.t nt ʿrw.t iṯj.n-s hrw.w ʿš3.w 'Heilkunde für eine *ʿrw.t*-Geschwulst, die viele Tage (schon) alt geworden ist' Eb 862 *bnr š3ʿ.n-f rd* 'Dattel, die zu wachsen (reifen?) angefangen hat' H 62

4) virtuell temporal: Vorzeitigkeit
ir wnḫ idr.w-f šsp.n-k n-f iwf w3ḏ wt.ḫr-k sw 'wenn seine Naht verschoben ist, nachdem du ihm das frische Fleisch abgenommen hast, sollst du ihn verbinden' Sm 14 (6,11–12) *ḳsn ʿḳ n-f wnm.n-f t nb* 'schwierig ist das Eingehen in ihn (den Magen), sobald er irgendein Stück Brot gegessen hat' Eb 206a

§ 240 bb) *iw + sḏm.n-f*

1) in Aussagen über Untersuchungsbefunde (präsentisches Perfekt)
iw šsp.n iwf-f ṯ3w 'sein Fleisch hat Luft aufgenommen' Sm 31 (10,14) *ḏd.ḫr-k r-f: iw irj.n-f wḏb ṯs.n-f šʿj.t* 'dann sollst du dazu sagen: sie (die Verstopfung) hat ein Ufer gebildet (und) eine Sandbank befestigt' Eb 204a; ähnl. Eb 203a

2) über Vorgänge der Vergangenheit berichtend (Präteritum)
iw ḏd.n ṯ3w n irj n wt r-f 'es hat das Buch vom Verbinder dazu gesagt' Sm 19 (Glosse A); ähnl. Sm 5 (Glosse A) und Sm 41 (Glosse A) *iw m3.n-j iw ḫpr m-ʿ-j* 'ich habe (den Erfolg) gesehen; es ist durch mich geschehen'[1] Eb 509; ähnl. H 25

3) habitativ? (mit *iw-f sḏm-f* als Parallele)
sšm.w-f pw ḏḥwtj iw rdj.n-f mdw drf 'sein Führer ist Thot, er hat veranlaßt, daß die Schrift redet' H 78 (6,9) = Eb 1 (1,8) (*iw-f dj-f*) *ir irr.w n-f pḫr.t tn . . . iw nḏm.n-f ḥr ʿ.wj* 'was den anbetrifft, für den man dies Heilmittel macht, . . . es geht ihm sofort besser' (ob: dem ist es bisher immer sofort besser gegangen?) H 75 = Eb 247 (*iw-f nḏm-f*)

4) virtuell temporal: Vorzeitigkeit[2]
ḏd mdw iw rdj.n-k ṯs.t 2 . . . r r3 n ḫnw iwf-s 'werde gesprochen, nachdem du zwei Knoten . . . an die Öffnung des Innern ihres

[1] Zu beachten der Wechsel von *sḏm.n-f* (transitiv) und *sḏm-f* (intransitiv), siehe § 218,1 mit Anm. 3.

[2] Vgl. *iw* + pass. *sḏm* zur Bezeichnung eines Umstandssatzes (§ 261).

Genitals gelegt hast' L 42 *iw rdj.n-k pgꜣ 2 ḥr ḫ.t r šmm-sn rdj šd.t tn r-s* 'nachdem du zwei Schalen aufs Feuer gelegt hast, so daß sie heiß werden, werde dieser Teig darein gegeben' Eb 313

§ 241 cc) negiert durch 𓂜

1) allgemeine Verneinung, z. T. mit der Nuance 'nicht können'

ir ḫꜣj-k sw n gmj.n-k ḫꜣj.t m ẖ.t 'wenn du ihn untersuchst und du findest kein Leiden im Bauch' Eb 197a[1] *n pẖr.n n-f nḥb.t-f* 'nicht kann sich ihm sein Nacken drehen' Sm 32 (11,2) *n nḏm.n n-f wn rꜣ-f* 'nicht ist es ihm angenehm, seinen Mund zu öffnen' Sm 7 (Glosse B); ähnl. Sm 8 (Glosse B)[2] *n ḫpr.n n-s swr* 'nicht ist es ihr möglich zu trinken' Kah 6 (1,21); ähnl. Eb 295 *n gmj.n-s wꜣ.t nt prj.t* 'nicht findet er einen Weg zum Herausgehen' Eb 296[3]

2) präsentisches Perfekt

n ḏꜣj.n-f tꜣ 'sie (die Verstopfung) hat nicht das Land überfahren' Eb 204a[4] *n irj.n-sn mw n ḳmꜣ.n ꜥḥꜥ.w nw mw* 'sie (die Geschwüre) haben nicht Wasser gebildet, sie haben nicht Ansammlungen von Wasser geschaffen' Sm 45 (15,13)[5]

3) relatives Futurum (Parallelen: *n sḏm.t-f*, siehe § 268,1)

mj ꜣht whnn n ẖrd n ꜥḏ.n-f 'wie die schwache Stelle des Scheitels eines Kindes, die noch nicht festgeworden ist' Sm 6 (2,21) = Sm 8 (4,11) (*n ṯs.t-f*) *sš n snf n ṯs.n-f* 'ein Blutnest, das sich noch nicht festgesetzt hat' Eb 593 = H 143 (*n ṯs.t-f*)

§ 242 dd) nach Partikeln und Konjunktionen[6]

1) nach *ir* 'wenn; sobald; nachdem'

Nach den Grammatiken bezeichnet *ir* + *sḏm.n-f* die irreale Bedingung (EG § 539; GG § 151; LG § 727b; de Buck § 257); als Beispiele werden Amenemhet 2,3 (nach Pap. Millingen) und die unsichere Stelle Admon 12,6 herangezogen, die jedoch beide den geforderten Sinn nicht mit Sicherheit bieten: Die Amenemhet-Stelle (*ir šsp.n-j ꜣs ḥꜥ.w m ḏr.t-j iw dj.n-j ḥtj ḥm.w m bꜣbꜣ*) übersetzt Volten (Zwei altägyptische politische Schriften, S. 111) im Sinne

[1] *n gmj.n-k* hier als negative Entsprechung des sonst positiv gebrauchten imperfektischen *gmm-k*.

[2] Bemerkenswert die *n*-Form von Eigenschaftsverben; vgl. auch *n wr.n-s* Eb 872a.

[3] Die Parallele Eb 102 schreibt *n gmm.t-s*, siehe § 269,2.

[4] Vgl. die positive Entsprechung *ḏꜣj.n-f mr* 'sie hat den Kanal überfahren' Eb 198a und 205a.

[5] Vgl. z. B. positiv: *irj.n-sn wḏꜥ.w nw rj.t* 'sie haben Absonderungen von Eiter gebildet' Sm 39 (13,6).

[6] Vgl. dagegen den Befund im AR: „Die *n*-Form wird ebensowenig wie die *jn*-, *ḫr*- und *kꜣ*-Form in Abhängigkeit von einer Präposition gebraucht" (EAG § 534).

der Grammatiken[1]: „Falls ich schnell Waffen mit meiner Hand ergriffen hätte, hätte ich die Feiglinge (auch nur) mit einer Lanze zurückgetrieben“[2]. – Bei dieser Auslegung der Stelle wird vorausgesetzt, daß der König gar keine Gelegenheit mehr fand, zu den Waffen zu greifen (denn eine andere Begründung, weshalb er von der Möglichkeit der Verteidigung keinen Gebrauch machte, scheidet doch wohl aus). Zieht man jedoch die nächsten Zeilen des Textes mit hinzu, so kann man zu dem Schluß kommen, daß sehr wohl ein Kampf stattgefunden hat, der jedoch für den König ungünstig ausging, da er im Dunkeln allein kämpfen mußte: „Es gibt aber keinen Starken in der Nacht; es gibt (auch) keinen, der allein kämpfen kann; nicht gelingt eine erfolgreiche Tat ohne Helfer“. In diesen entschuldigenden Worten liegt die Begründung für das Unterliegen des Königs, obwohl er sich tapfer verteidigte. Bei solcher Annahme ergibt sich für die angebliche Irreal-Konstruktion folgende Übersetzung: 'Nachdem ich schnell die Waffen in meine Hand genommen hatte, trieb ich[3] die Feiglinge (zwar) mit einer Lanze zurück, aber . . .'. – Für eine andere Deutung der unklaren Admonitionsstelle siehe Passiv S. 99 Nr. 215.

Auch die *ỉr-sḏm.n-f*-Fälle der medizinischen Texte lassen keinerlei irreale Deutungen zu, stützen im Gegenteil die oben vorgenommene Änderung der Amenemhet-Übersetzung[4]: *ỉr njs.n-k n-f ỉw-f dgmj n mdw.n-f* 'wenn/nachdem du ihm zugerufen hast, (stellst du fest:) er ist benommen, er kann nicht antworten' Sm 22 (8,12)[5] *ỉr ṯsj.n-f ỉm-f ḫpr.n-f m šnꜥ ỉrj.ḫr-k . . .* 'wenn/nachdem es sich in ihm angehäuft hat (oder: aufgestiegen ist) (und) zu einer Verstopfung geworden ist, dann sollst du machen . . .' Bln 154. Unsicher bleibt die folgende, im Zusammenhang zerstörte Stelle: *ỉr ꜥnn.n ꜣbd ꜣbd ꜥḳ* [. . .] 'wenn/nachdem Monat auf Monat wiedergekehrt ist, tritt ein . . . (?)' Kah 19

2) nach *ỉr-m-ḫt* bzw. *m-ḫt* 'nachdem'
ỉr-m-ḫt rdj.n-f tp-f ỉrj.ḫr-k 'nachdem sie (die Regel) ihren Anfang genommen hat, sollst du machen . . .' Eb 832c *ỉr-m-ḫt rḫ.n-k dmḏ-f ỉrj.ḫr-k* 'nachdem du festgestellt hast, daß es aneinander haftet, sollst du machen . . .' Eb 766g *ỉr wḥm.w-f r ḏdḥ m-ḫt wdd.n-f* 'wenn es noch einmal aufwallt, nachdem es heiß geworden ist' Bln 184

[1] Zur Stellung des Adverbs *ꜣs* (bei GG und LG als Objekt von *šsp* aufgefaßt) siehe GG § 507,2.

[2] Ähnlich aus Posener, Littérature et Politique, S. 67.

[3] Oder "imperfectum de conatu": 'ich versuchte zurückzutreiben'.

[4] Siehe auch *ỉr* + pass. *sḏm* § 259a.

[5] Möglicherweise ist erst die folgende *ḏd.ỉn-k*-Form der Hauptsatz.

3) nach *mj* 'wie'
ỉr mj šnj.n Sth̠ p3 w3d̠-wr šnj t̠n Sth̠ m mj.t.t 'wie Seth das Meer beschworen hat, so beschwört dich Seth ebenso' H 170 (Zaub)

4) nach *ḥr-nt.t* 'denn'
ḥr-nt.t ᶜḳ.n-j m ḫ.t prj.n-j m mw 'denn ich bin in das Feuer eingetreten (und) ich bin aus dem Wasser herausgekommen' Eb 2 (1,16–17)

5) nach *ỉsk/ỉst̠* in Umstands- bzw. Zustandssätzen
d̠d mdw ḥr(j) ỉsk nd̠.n-k šb.t ḥr mw 'werde darüber gesprochen, nachdem du Maische in Wasser zerrieben hast' Bln 191 *ḫnj.ỉn-k ỉm m d̠.t-s ỉst̠ 3m.n-k mnj3-s m d̠bᶜ.w-k* 'dann mußt du damit umherfahren auf ihrem Leib, nachdem/indem du ihren *mnj3*-Körperteil mit deinen Fingern gepackt hast' Bln 197 *sk ỉrj.n-k n-f wt ḥr(j) r b3g-st m ḥ3.t sk n ỉr.t-k sp pn* '(vorher) hast du ihm einen Verband darüber gemacht, um es zuvor gerinnen zu lassen, (und zwar) bevor du dies Mittel gemacht hast' Eb 198c[1] *ỉsk nḥm.n-k wj m-ᶜ ỉḫ.t nb.t bjn.t d̠wj.t* 'du hast mich ja gerettet vor allem Bösen (und) Schlechten' Eb 2 (1,19) (Zaub)

6) nach *m-k* 'siehe'
m-k ỉnj.n-j ḥs n wnm r-k. 'siehe, ich habe Kot zum Essen gegen dich gebracht' H 85b (Zaub)

7) nach *nḥm.n* 'auch'
nḥm.n rdj.n-k [. . .] 'und auch hast du gegeben . . . (?)' Ram III B 11 (Zaub)

8) nach *wnn* bzw. *wn.n* (vgl. GG § 475)
wnn ᶜrf.n-s tm3.t 'sie (die Geschwulst) hat eine beutelähnliche Tasche gemacht' Eb 871c

§ 243 ee) Besonderheiten

1) *sd̠m.n(j)* = *sd̠m.n-sn*[2]

a) negiert
n mt.n n pḫr.t nb.t 'sie (die Würmer) sterben nicht durch irgendein (anderes) Heilmittel' Eb 62 *sp.w mn m ḥᶜw n tp-f n ḫr.n r t3* 'Stücke sind im Fleisch seines Kopfes geblieben, die nicht zu Boden fallen' Sm 4 (Glosse A); ähnl. Sm 7 (3,4) *n ḳm3.n ᶜḥᶜ.w nw mw* 'sie (die Geschwüre) schaffen (oder: haben geschaffen) keine Ansammlungen von Wasser' Sm 45 (15,13)[3]. – Zu *n ỉrj.w.nj* siehe unten § 245.

[1] Vgl. *sk* + pass. *sd̠m* in derselben Bedeutung Eb 199b (§ 259d).
[2] Siehe dazu GG § 486 Obs. 2 und Edel, ZÄS 84, 1959, 30.
[3] Es gehen zwei *n-sd̠m.n-sn*-Formen voraus.

b) positiv

ḳmꜣ.n sꜣ 'sie (die kranken Finger oder Zehen) haben einen *sꜣ*-Wurm geschaffen' H 174[1]

2) *sḏm.n.tw*

a) positiv: emphatisch?[2]

gmj.n.tw-s m sjp.tj m ḥw.t-nṯr nt Wnn-nfrw 'es (das Heilmittel) wurde gefunden bei einer Revision im Tempel des Osiris' Eb 589 *ỉnj(.n).tw-s*[3] *n ḥm n nj-sw.t-bj.t* 'es (das Buch) wurde gebracht zu der Person des Königs von Ober- und Unterägypten' Eb 856a *gmj.n.tw wḏꜣw pn m grḥ* 'gefunden wurde dieser Schutzzauber in der Nacht' L 25b

b) negiert

n sṯs.n.tw-f 'nicht kann sie (die Ansammlung) hochgebracht werden' Eb 196. – Es folgt *n wꜣḥ ỉb ḥr sp ḥwrw* 'nicht ist das Herz freundlich gestimmt (wörtlich: geneigt) wegen des schlimmen Falles'. – Der Wechsel von pass. *sḏm* bei nominalem Subjekt mit *sḏm.n.tw* bei pronominalem Subjekt entspricht dem in der Lit MR festgestellten Gebrauch (Passiv S. 98). – Auch die adverbiale Bestimmung *ḥr sp ḥwrw* vermochte nicht, die eigentlich geforderte „emphatische" Form *wꜣḥ.n.tw* hervorzubringen.

3) *sḏm.n-f* im Wechsel mit *sḏm-f*

gmm-k sw ḫm.n-f ꜥ.wj-fj rd.wj-fj 'und du findest ihn, indem er seiner Arme und seiner Beine nicht mächtig ist' Sm 31 (10,13), in der *ḏd.ỉn-k*-Formel (10,17) heißt es dagegen *ḫm-f*. Auch Sm 33 steht in beiden Fällen *ḫm.n-f*. *ḳmꜣ.n sꜣ* 'sie haben einen Wurm geschaffen' H 174 = *ḳmꜣ-sn*[4] *sꜣ* 'sie schaffen (?) einen Wurm' Eb 617 *mj s wnm.n-f kꜣ.w nw nh.t* 'wie ein Mann, der *kꜣ.w*-Früchte der Sykomore gegessen hat' Eb 855t = Bln 154 (*wnm-f*); ähnl. Eb 855x (*gmj.n*) = Bln 154 (*gmj*); vgl. ferner *n ḫpr* + Infinitiv 'nicht kann ... geschehen' Bln 99 mit *n ḫpr.n* + Infinitiv Eb 295 und Kah 6[5] *k.t nt srwḫ šnꜥ m gs wnmj ḏꜣj.n sw nsj.t* 'ein anderes (Heilmittel) für das Behandeln einer Verstopfung in der rechten Bauchhälfte, nachdem ein *nsj.t*-Dämon sie befallen

[1] Die Parallele Eb 617 hat *ḳmꜣ-sn sꜣ*, siehe dazu Anm. 4.

[2] Siehe dazu Polotsky, Revue 11, 1957, 109ff. – Siehe aber auch Westendorf, ZÄS 84, 1959, 149, und Passiv S. 97 Abschnitt 3. 4.

[3] Zur Lesung vgl. GG § 413, S. 329 Ex. 16. – Die Parallele Bln 163a schreibt *ỉnj-s* (pass. *sḏm*), wodurch die „emphatische" Funktion von *sḏm.n.tw* fraglich wird (bzw. auf das pass. *sḏm* ausgedehnt werden muß).

[4] Zwischen *ḳmꜣ* und *-sn* ist Zeilenbruch.

[5] Vgl. den Ersatz von mäg. *sḏm.n-f* durch näg. *sḏm-f* bei Erman, ENG § 312.

hat' Eb 209; vgl. *irr.t n s ntj d3j sw nsj.t* 'was man macht für einen Mann, den ein *nsj.t*-Dämon befallen hat' Bln 112[1].
Fehlerhaftes *sḏm.n-f* statt *sḏm-f* liegt an folgenden Stellen vor: *dj.n-f snf* 'er blutet' Sm 11 (5,11) statt des sonst ständig im Pap. Smith gebrauchten *dj-f snf*. *n gmj.n-f dgj.n-f n kꜥḥ.wj-fj* 'nicht ist es ihm möglich, daß er auf seine Schultern blickt' Sm 29 (10,5) statt des sonst üblichen *dgj-f*. *ꜥḥꜥ.n rdj irj-f* 'dann werde veranlaßt, daß er mache' Bln 120 statt *ꜥḥꜥ rdj* (GG § 477,2); wahrscheinlich durch die häufige Erzählungsform *ꜥḥꜥ.n* + *sḏm.n-f* bzw. pass. *sḏm* beeinflußt.

4) *in* + Nomen + *sḏm.n-f* (SV II § 364)
in iꜥḥ wbn(.n)-f ḥr mḏ3.t tn ḥr w3.t-s nb.t 'der Mond war es, der aufging über diesem Buch auf seinem ganzen Wege' L 25b; zur Lesung *wbn.n-f* statt *wbn-f* siehe § 237.

5) Wortstellung Nomen-*sḏm.n-f*: Zustand im präsentischen Perfekt[2]
w3b 3b.n-f sp 'der Ausfluß hat aufgehört zu fließen' Sm 24 (9,1)[3]
isk s pf šdj.n-f tj3 'und jener Mann hat (nun) Zahnschmerzen bekommen' Sm 7 (3,9) *Ḥr t3j.n-f m njw.t m š3* 'der Falke Horus hat (bisher) ständig in der Stadt und auf dem Lande geraubt' Eb 848 (Zaub). — Nach *m-ꜥ nt.t* siehe Bln 195 § 437a3aa2.

ff) Exkurs: Gibt es ein prospektives *sḏm.n-f*?[4]

§ 244 1) Allgemeines

Mit der Konzeption eines prospektiven Partizips (§ 306), das dem prosp. *sḏm-f* (§ 192ff.), der prospektiven Relativform (§ 316) und wahrscheinlich auch dem prosp. pass. *sḏm* (§ 250–253) zugrunde liegt, entsteht auch die Frage nach einer auf diesem Partizip basierenden *sḏm.n*-Form, d. h. die bisher als besonderer Gebrauch des (perfektischen) *sḏm.n-f* angesehenen futurischen oder optativischen Fälle sind unter Umständen auch formal von den perfektischen zu trennen[5]. Voraussetzung ist natürlich, daß sich auch formale Unterscheidungsmerkmale finden lassen: Ein Beispiel für futurisches *sḏm.n-f* gibt Edel (EAG § 541) *išm.n-f* 'der wird gehen (können)' Pyr 1327. Ein Vergleich der 2-rad.-Formen beim gewöhnlichen *sḏm-f* (*mrj-f*) zeigt, daß die Form „zum Ausdruck der Vergangenheit merkmallos ist" (EAG § 470), während „zum Ausdruck des Präsens und Futurs" *j*-Augment auftritt

[1] Siehe Anm. 5 auf S. 175.
[2] Zu dieser Art „Pseudo-Verbal-Konstruktion" vgl. MIO 1, 1953, 337.
[3] Die Übersetzung ist nicht gesichert, siehe Med. W. B. S. 162.
[4] Zu der ungewöhnlichen Form *n gmm.n-s* siehe § 269,2 mit Anm. 2.
[5] Vgl. Thacker, Systems S. 245: "The grammarians treat the *šdm.n.f* formation as a unity, but analysis of the Pyramid Texts shows that this is not so".

(EAG § 472aa: *jšm-k* 'du gehst' Pyr 960). Die *sḏm-f*-Form zum Ausdruck des Futurs ist oben (§ 192ff.) als „prospektives *sḏm-f*" bezeichnet; es liegt nahe, die Form *išm.n-f* Pyr 1327 mit dem prospektiven *sḏm-f* (*išm-k* Pyr 960) zusammenbringen. – In den sogenannten „Verheißungen" durch die Götter steht die *n*-Form: *dj.n-j n-k* 'gegeben sei dir von mir . . .'[1]. Das Verbum *rdj* erscheint hier in der Form *dj*, die auch im prospektiven *sḏm-f* auftritt (§§ 193–196), und Thacker (Systems S. 248) fragt nicht unberechtigt: "Can it be a prospective *śḏm.n.f* form 'let me give', 'may I give', or 'I wish to give'?"[2].

Die Formen des prospektiven *sḏm-f* zeichnen sich (sofern sie nicht defektiv geschrieben sind) durch die Endungen *w*, *j* oder in einigen Fällen sogar durch *t*[3] aus. Nun gibt es innerhalb der medizinischen Texte einige *sḏm.n*-Formen mit der ungewöhnlichen Endung *w* bzw. *t*, die kaum anders als futurisch, optativisch oder potential übersetzt werden können:

§ 245 2) *n sḏm.w.n-f*[4]

a) *mr n irj.w.nj*[5] 'eine Krankheit, die man nicht behandeln kann'. Diese häufige Verdiktformel des Pap. Smith 

[1] Vgl. dazu Passiv S. 39–40 und EAG § 539. Die von Erman, Sprache des Pap. Westcar § 226, und Passiv S. 39 Anm. 3 im Zusammenhang mit den „Verheissungen" behandelte Form *ḏd.n-j* Westc 9, 14 ist jetzt von Brunner, ZÄS 85, 1960, 77, als „synchrones Praesens" erklärt worden. – Siehe auch § 382bb mit Anm. 4.

[2] Dagegen spricht allerdings das vereinzelte Auftreten von *dj* im perfektischen *sḏm.n-f*, z. B. Eb 861a; EAG § 533,4 S. 251, sowie im perfektischen *sḏm.in-f*, z. B. Urk IV 158,17 (= GG § 428) und Urk I 39,2 (= EAG § 548).

[3] Diese prospektive Endung *-t* tritt beim Stamm *inj* 'bringen' im Optativ auf (Eb 500), ebenso in der optativischen Form *inj.t.ḫr.tw-f* (siehe § 271); sie begegnet bei *iwj* 'kommen' (Kah 34); sie steckt wahrscheinlich in der *sḏm.t*-Form (siehe § 264–265), und wahrscheinlich spielt sie auch bei der Bildung der *sḏm.tj-fj*-Form eine Rolle (zum Ansatz dieser Form siehe Passiv S. 134). – Zu den Fällen im Pap. Berlin mit der Schreibung *t* statt *w* siehe S. 138 Anm. 5.

[4] Da es sich bei den Beispielen um III-inf.-Verben handelt – das unsichere *s3k(.w).n-s* unter c kann nicht berücksicht werden –, liegt der Verdacht nahe, daß die Endung *w* der schwache Radikal des Stammes sei. Dieser Einwand wird jedoch für die Fälle aus Pap. Smith dadurch entkräftet, daß die *n*-Form von *irj* dort sonst nie ein *w* zeigt. – Auch die Annahme von Edel, daß es sich um das Tempuszeichen *w* des pass. *sḏm* handelt (siehe Anm. 5), scheidet aus, da im Pap. Smith das pass. *sḏm* von *irj* ohne *w* geschrieben wird. – Zum Auftreten eines formativen *w* bei den infirmen Verben vgl. die Bildung der Form *sḏm.tj-fj* EAG § 681 sowie unten § 309.

[5] Siehe die Bemerkungen von Faulkner, JEA 42, 1956, 37 Anm. 87. – Siehe auch Edel, ZÄS 84, 1959, 20, der das pass. *sḏm* mit adverbialem *nj* darin erkennen will: „eine Krankheit, für die man nichts tun kann"; er läßt jedoch den positiven Fall *mr irj-j* unberücksichtigt, der dasselbe adverbiale *nj* enthalten müßte (siehe auch Med. W. B. bei *irj* § 5 auf S. 94).

'eine Krankheit, die man nicht behandeln kann', z. B. Sm 5 (2,15), hat das positive Gegenstück 'eine Krankheit, die ich behandeln werde', z. B. Sm 1 (1,2) oder Eb 857b. Schon die Endung der positiven Form deutet auf das prospektive *sḏm-f* bzw. die prospektive Relativform. Daß im negierten Fall das Suffix *-j* 'ich' durch das allgemeinere und unpersönlichere *nj* = *n-sn* 'sie' oder 'man' ersetzt ist, soll wohl besagen, daß auch kein anderer Arzt hier etwas ausrichten kann.

b) *n fꜣj.w.n-s* 'sie (die Binde) soll nicht drücken' L 23[1]

c) *n sꜣḳ(.w).n-s*[2] 'er (der Harn) kann sich nicht halten' (?) Sm 31 (10,22). Das ergänzte *w* ist aus dem Verlust des *ḳ* erschlossen, der nach § 64,1 vor *w* zu erfolgen scheint.

§ 246 3) *n sḏm.t.n-f*

'(eine Frau mit kranken Augen) sie kann nicht sehen' Kah 1 (1,1) '(eine Frau leidet an ihren Ohren) sie kann nicht hören' Kah 8 (1,26)[3]

§ 247 4) Defektiv-Schreibungen?

Die Annahme eines prosp. *sḏm.n-f* bei diesen formal ungewöhnlich geschriebenen *n*-Formen führt dazu, bei Formen in gleicher Funktion Defektiv-Schreibungen des prosp. *sḏm.n-f*[4] zu sehen (wie es ja beim prosp. *sḏm-f* für die Mehrzahl der Fälle gilt): z. B. 'nicht wird sie (die Schlange) herauskommen können' Eb 842–844 als Resultat der Behandlung des Schlangenloches; vgl. dazu ähnliche Schlußbemerkungen in § 201b oder *snb.ḫr-f ḥr ꜥ.wj* 'dann wird er sofort gesund werden' Eb 251a.

[1] Vgl. EAG § 546: *n mdwj.n-f* 'sie (die Erde) soll nicht sprechen (können)' Pyr 277c.

[2] Geschrieben: *sꜣ.n-s*

[3] Vgl. auch das unsichere *n rḫ[.t].n-s* 'sie kann nicht (ihren Mund öffnen?)' in Kah 5 (1,15–16).

[4] Von der perf. *sḏm.n*-Form kann sie sich hinsichtlich der Silbenstruktur allerdings nicht unterschieden haben, da auch in den angeblich „prospektiven" Fällen der Zusammenfall des 3. Radikals mit dem *n* auftritt, siehe dazu § 237; ob analog zum prosp. *sḏm-f* der Ton vor dem Suffix lag: *sa*ḏ*emnáf?

e) Passives *sḏm*

§ 248 1) Allgemeines

Das passive *sḏm*[1] ist, was die Häufigkeit der Verwendung anbetrifft, die wichtigste Verbform innerhalb der medizinischen Texte; und zwar tritt es vorwiegend in optativischer Verwendung in den Rezepten auf, z. T. als Fortführung finiter optativischer Formen auch in den Diagnosen. Sofern es die Vergangenheit bezeichnet, handelt es sich in den meisten Fällen um das präsentische Perfekt zur Beschreibung eines Krankheitsbefundes, z. B. *thm gmꜣ-f* 'durchlöchert (worden) ist sein Joch-Schläfenbein'. – Die übrigen Funktionen treten demgegenüber in den Hintergrund.

§ 249 2) Zur Form

aa) Zur Endung[2]

1) Die Endung *-w* wird oft (besonders in den älteren Papyri) nicht geschrieben. – Ideographische Schreibungen erscheinen z. B. im Pap. Hearst ohne Endung, während die phonetischen Schreibungen die Endung zeigen, z. B.  H 104 und 105, aber 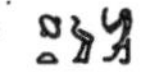 H 101. – Nach aus *r* entstandenem *j* tritt die Endung fast regelmäßig auf (jedoch nicht bei *swr* 'trinken'): 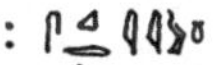 Eb 696 (neben *sʿwꜣ* ohne Endung); 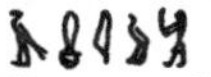 Eb; H; L (aber ohne Endung in Ram III; Ram V; Eb 13; Sm 21,8); vgl. auch 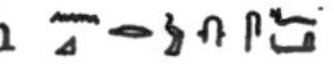 in Eb 604 mit der Parallele 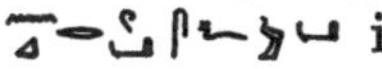 in Ram III A 3–4. – Siehe auch die Schreibungen Eb 696 (Kaus.III-inf.) und Eb 381 (III-inf.) unter bb. – Die *nd snʿʿ.w* geschriebenen Fälle siehe § 175.

2) Die jüngeren Papyri (vorwiegend Bln, einmal Bt) schreiben mitunter Pluralstriche statt oder zusätzlich zu der Endung *w*: 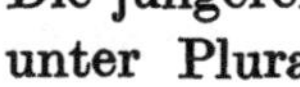 Bln 103; 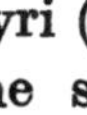 Bln 43; –––– 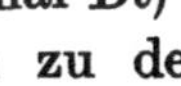 Bt 38; 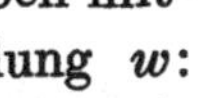 Bln 153; 163f; 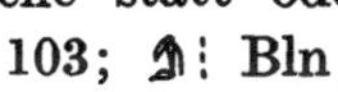 Bln 163e; 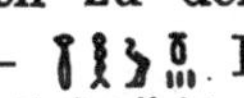 Bln 47; 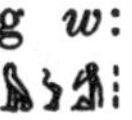 Bln 121.

3) Formen mit der Endung *j* siehe unter bb.

[1] Zur Begründung dieser Bezeichnung siehe Passiv S. 38.

[2] Zur Frage, ob hierin eine Vokalandeutung vorliegt, siehe § 294.

bb) Zur Form des Verbstammes (Besonderheiten)[1]

2-rad.: 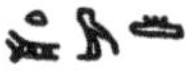 L 24 (8,6); 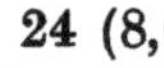 L 24 (8,6)[2]

II-gem.: 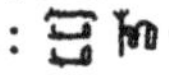 Ram III A 31[3]; 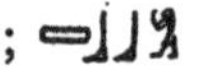 Eb 188b[4]; 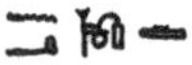 Bt 38[5]

III-inf.: 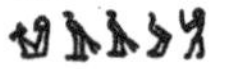 Eb 381[6]; 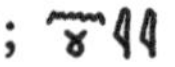 Sm 6 (2,18)

Kaus.2-rad.: 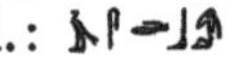 Eb 184[7]

Kaus.II-gem.: 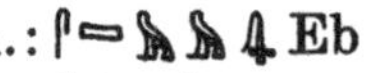 Eb 78; 124; ähnl. H 155[8]; 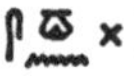 Ram III A 3[9]

Kaus.III-inf.: 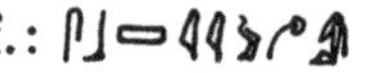 Eb 696

unregelmäßig: Sm 41 (14,3 und 4); 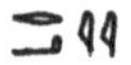 Sm 7 (3,14); zum Wechsel von  und  siehe besonders Eb 527 und Bt 6 sowie Med. W.B. S. 556 § 2

unklar: 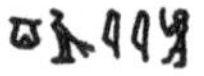 Eb 428[10]

3) Zur Funktion[11]

aa) optativisch[12] (prospektiv)

§ 250 1) Verschiedenes

a) Angaben der Drogenbereitung (Rezepte, Diagnosen, Prognosen) *ḏnn.t nt nʿr snwḫ ḥr mrḥ.t* 'Schädel des Welses, werde zerkocht mit Öl/Fett' Eb 250

[1] Die imperfektischen Formen siehe § 258.

[2] Zur Bildung des pass. *sḏm* durch Reduplikation (bei starken Verben) vgl. GG § 425 und EAG § 558 sowie Vycichl, Muséon 70, 1957, 353 (Ein passives Partizip im Ägyptischen und im Hausa: vokalisiert **ḏadaddi*). — Daß *tmm* hier nicht als eigene *sḏmm*-Form aufgenommen wurde, erklärt sich daraus, daß diese Form in den medizinischen Texten sonst nicht mehr lebendig ist und *tmm* in L 24 wie eine Nebenform des pass. *sḏm* wirkt, was übrigens auch Edel eigentlich für die *sḏmm*-Form annimmt, wenn er EAG § 556 beide Formen auf das perf. pass. Partizip zurückführt, das „Nebenformen mit Verdoppelung des letzten Radikals aufweist". — Daß L 24 einen Unterschied zwischen *tmm* (im Vordersatz eines virtuellen Konditionalgefüges) und *tm* (im dazugehörigen Hauptsatz) macht, kann kaum als Kriterium für die Funktionsunterschiede der beiden Formen gewertet werden, da das ähnlich aufgebaute Beispiel Pyr 492a–b in EAG § 568 von dieser Möglichkeit keinen Gebrauch macht.

[3] Vgl. GG § 425 Ex. 8 (*sḏmm-f*) und EAG § 555b (*w*-Passiv) und Passiv S. 17 Nr. 32.

[4] Ob die nur *šb* geschriebenen Formen Eb 199b und Eb 154 der Form *nʿ* in Bt 38 (ähnlich H 73 und Ostr. Louvre 2) entsprechen (also II-gem-Formen sind) oder von *šbj* (III-inf) abzuleiten sind, bleibt unsicher.

[5] Vgl. GG § 420 S. 338 Ex. 2 (passives *sḏm.f*).

[6] Siehe dazu § 21,3.

[7] Nach EAG § 427 Kaus. 2-rad; nach Sethe SV II § 654 und 686 IV-inf. — Siehe dazu § 27bb.

[8] Vgl. EAG § 555f (*w*-Passiv), aber GG § 425 Ex. 9 (*sḏmm-f*).

[9] Die ungeminierten Formen neben den geminierten würde dem Tatbestand beim Simplex (*nʿʿ* neben *nʿ*) entsprechen.

[10] Nach Äg. W. B. V 150,14 und 15 *gꜣj*, also wohl III-inf.

[11] In der Regel unpersönlich (*ỉrj* 'werde gemacht') oder vor nominalem Subjekt (*gs s ỉm* 'werde der Mann damit gesalbt'); die Fälle mit pronominalem Subjekt (*sḏm-f* oder *sḏm sj*) sind § 260 besonders zusammengestellt.

[12] Die Fälle mit scheinbar parallelem Pseudopartizip siehe § 181ff.

b) Angaben der Behandlung (Rezepte, Diagnosen, Prognosen)[1]
ỉr-m-ḫt (w)dj r tꜣ ḥr mnjw-f 'danach werde (er) gelegt zur Erde auf sein Ruhebett' Sm 29 (10,8)[2]

c) Angaben der Applikation (Rezepte, Diagnosen, Prognosen)[1]
ꜥmꜥ rd.wj-sj wꜥr.tj-sj m ꜥmꜥ.t 'werde eingerieben ihre Füße (und) ihre Beine mit Lehm/Schlamm' Kah 7 (1,24)

d) Beschwörungen (Zaubersprüche)
dr ḫftj ỉmj wbnw 'beseitigt sei der Feind, der in der Wunde ist' Sm 9 (5,2)

e) Rezitationsanweisungen (Zaubersprüche)
ḏd mdw 'werde rezitiert' Med. W.B. S. 1014 VIa[3] *ṯs pẖr* 'werde umgekehrt angeordnet' Med. W.B. S. 283 IV[4]

§ 251 2) optativisch, als Fortführung einer finiten Optativform (*sḏm.ḫr-k* bzw. *sḏm.ỉn-k*[5] oder *ḫr.tw sḏm.tw* bzw. *sḏm.ḫr.tw*) bei gleichbleibendem logischen Subjekt

ḏꜥr.ḫr-k wbnw-f nḏrj n-f kf.wt-f m ỉdr 'dann sollst du seine Wunde abtasten; werde ihm ihre Klaffen mit einem Faden zusammengefaßt' Sm 10 (5,6)[6] *sḫr.[ỉ]n-k sw dj m s.t-f sk n-f ỉmjw msd.tj-fj m swš.wj n ḥbs.w* 'dann mußt du ihn (den Bruch) fallen lassen, so daß er (wieder) an seine Stelle gelegt ist; werde ihm das Innere seiner Nasenlöcher ausgewischt mit zwei Bäuschen aus Stoff' Sm 12 (5,18)[7] *rdj.ḫr.tw sd ỉm-f rdj mrḥ.t ḥr-f r ꜥꜣ.t* 'dann soll man einen Drain darein geben; werde viel Öl/Fett darauf gegeben' Eb 571 *ḫr.tw wrḥ.tw-f m mrḥ.t rm.w sn.nw hrw wrḥ m mrḥ.t db ḥmt.nw hrw wrḥ m ỉbr fdw.nw hrw* 'dann soll man ihn salben mit Öl/Fett von Fischen am zweiten Tage; werde gesalbt mit

[1] Die Fälle mit scheinbar parallelem Pseudopartizip siehe § 181 ff.

[2] Vgl. die vollere Form *wdj.ḫr-k [sw] ḥr mnjw-f* in Sm 11 (5,12).

[3] *ḏd* wohl kaum als Infinitiv anzusehen (wie z. B. GG § 306 und EAG § 703). Für die passivische Auffassung sprechen die Ablösung von *ḏd mw* durch *ḏd.tw rꜣ pn* (§ 263e) und vor allem die Schreibung *ḏd.w* statt *ḏd mdw* bei Schott, Die Reinigung Pharaos in einem memphitischen Tempel, Nachr. Akad. Göttingen, Phil.-Hist. Klasse 1957 Nr. 3, S. 50, 6. Spruch, Anm. a.

[4] Vgl. dazu Westendorf, Grapow-Festschrift S. 383.

[5] Entspricht der Fortführung von *sḏm.n-f* durch das pass. *sḏm* in der Erzählung, vgl. dazu Passiv S. 20—21 Nr. 54.

[6] Breasted ergänzt ohne Notwendigkeit *nḏrj[.ḫr]-k*. Der ägyptischen Konstruktion entspricht eigentlich besser die Übersetzung: 'abgetastet sei von dir seine Wunde (und) zusammengefaßt seien ihm ihre Klaffen mit einem Faden'. Daß *sḏm.ḫr-k* hierbei nur das um *ḫr-k* vermehrte pass. *sḏm* ist, siehe § 271.

[7] Vgl. Sm 11 (5,11), wo die Behandlung mit dem Auswischen beginnt und demzufolge die Form *sk.ḫr-k* verwendet ist.

Öl/Fett des Nilpferdes am dritten Tage; werde gesalbt mit Ladanum am vierten Tage' Eb 712b; vgl. H 17.

NB! Die umgekehrte Folge liegt Kah 20 vor: nach den im pass. *sḏm* stehenden Verben der Drogenbereitung (*nḏ snʿʿ, iwḥ, rdj*) folgt die Applikation *kꜣp.ḫr-k* am Schluß. Es ist jedoch kaum anzunehmen, daß dadurch ein Subjektswechsel angedeutet werden sollte. – Interessant ist der Wechsel von *sḏm.ḫr-k* + pass. *sḏm* mit *sḏm.ḫr-k* + *ḥnʿ* Infinitiv: Eb 786 (*ḥnʿ rdj.t ḥmsj s.t ḥr-s*) entspricht Eb 787 (*rdj ḥmsj s.t ḥr-s*); die „Konjunktivfunktion" des pass. *sḏm* in solchen Fällen wird dadurch bestätigt.

§ 252 3) optativisch, mit betonter adverbialer Bestimmung

wnm tp-ʿ sḏr 'werde vor dem Schlafengehen gegessen' Eb 38[1] *psj r sp n mw 25 r* 'werde gekocht bis zu einem Rest von 25 ro' Eb 93 *sš rꜣ pn [ḥr-f] mj ḳd* 'werde dieser Spruch ganz und gar [darauf] geschrieben' L 39 *rdj pḫr.t r snb.t* 'werde das Heilmittel gegeben, bis (er) gesund) ist' Eb 877e[1] *ḏd mdw sp 4 dwꜣ sp 2* 'werde gesprochen viermal am frühen Morgen' Eb 873d *irj wʿ mj wʿ* 'werde eines wie das andere gemacht' Sm 21,15 *ḫꜣj mj.t.t ḫpr.t nb.t m nꜣ n pr.t* 'ebenso werde alles das gemessen, was von diesen Früchten entstanden ist' Sm 21,13–14 *irj ʿ n ḫ.t-s m ḫsꜣw* 'werde die Art ihres Feuers mittels *ḫsꜣw*-Brennmaterials gemacht' Eb 837.

Diese Auswahl von Fällen mit betonter adverbialer Bestimmung nach dem optativischen pass. *sḏm* zeigt, daß formale Unterschiede zwischen der prädikativen und der „emphatischen" Form nicht bestehen. Nach Polotsky[2] ist *sḏm.n.tw-f* das emphatische Gegenstück zum pass. *sḏm*. Diese Regel gilt – falls sie überhaupt so ausschließlich wirkt[3] – jedoch dann nur für das pass. *sḏm* als Form der Vergangenheit. In Fällen mit futurischem Charakter (z. B. in den Fragesätzen Pyr 1965 und 1970 oder den obigen Optativbeispielen) steht dasselbe pass. *sḏm*, das auch als prädikative Form gebraucht ist. Die Frage tritt jedoch auf, ob es auch dasselbe ist wie das, was als Form der Vergangenheit gebraucht wird. Es ist nämlich durchaus denkbar, daß – analog dem aktiven *sḏm-f* – auch beim pass. *sḏm* eine Aufspaltung in das perfektische und das prospektive pass. *sḏm* vorgenommen werden muß, die sich

[1] Als aktive Form erscheint das imperfektische („emphatische") *sḏm-f*, was als Bestätigung für die betonte adverbiale Bestimmung gewertet werden darf, z. B. *dd-k ḥꜣj bj.t tp-ʿ šdj.t-f* 'du sollst den Honig hinzutun, bevor es vom Feuer genommen wird' Eb 23; H 45; oder: *dd-k st r ḥꜣj.w snf* 'du sollst es verabfolgen, bis Blut herauskommt' Eb 734.

[2] The "emphatic" *sḏm.n.f* form, Revue 11, 1957, 109ff.

[3] Vgl. Westendorf, ZÄS 84, 1959, 147ff.

jedoch formal (bisher) nicht nachweisen läßt, da z. B. eine Form wie 'werde gegeben' Sm 7 (3,14) sich auch als Form der Vergangenheit findet (GG § 420 S. 338 Ex. 21 = München 3,23) und die schöne prospektive Form 'werde geholt' nicht belegt ist; lediglich die häufige Form bzw. 'werde gegeben' erinnert an die Form des aktivischen prosp. *sḏm-f* (§§ 193–196)[1]. Mit der Annahme eines prospektiven Partizips (§ 306), einer prospektiven Relativform (§ 316) und eines prospektiven aktiven *sḏm-f* (§ 192ff.) ist jedoch im Interesse der Harmonie des Verbalschemas bis zum prosp. pass. *sḏm* kein weiter Schritt mehr (siehe auch den nächsten Paragraphen).

§ 253 4) subjunktivisch nach *rdj* 'veranlassen'[2]

In aktiven Fällen steht nach *rdj* das prosp. *sḏm-f* (§ 196); es ist daher durchaus wahrscheinlich, daß als täterloses Gegenstück das prosp. pass. *sḏm* angewendet wird[3]. Es ist in den medizinischen Texten jedoch kein zwingendes Beispiel nachweisbar, da die im folgenden gebrachten Fälle jeweils auch anderweitiger Erklärungsmöglichkeiten der grammatischen Form fähig sind (z. B. Infinitiv; intransitives Verbum)[4]: *rdj swr r hrw 4* 'werde veranlaßt, daß (es) getrunken werde an 4 Tagen' Eb 856c *rdj wdḥ m iwf-s* 'werde veranlaßt, daß (es) eingegossen werde in ihr Genital' Eb 823[5] *rdj ẖpꜥ* 'werde veranlaßt, daß (es) im Munde bewegt werde' L 11 *rdj.in-k wt ḥr-s* 'dann mußt du veranlassen, daß darüber verbunden werde' Eb 875a[6] *ḏꜥꜥ n šnḏ.t rdj ꜥḥꜥ-f* 'Zweig der Dornakazie; werde veranlaßt, daß er aufgestellt werde (?)' Eb 848[7] *nt-sn dd ḳmꜣ n-s mw ṯꜣw* 'sie (die Gefäße) sind es, die veranlassen, daß ihm (dem After) Wasser (und) Luft geschaffen werden' Eb 854o[8] *in ḫr-f m isḫdḫd dd sḥm ṯs m sn.nw-f* 'sein Kopfüberfallen ist es, das veranlaßt, daß ein Wirbel in seinen Zweiten gequetscht wurde' Sm 33 (11,11)[9]

[1] Siehe aber auch S. 177 Anm. 2.

[2] Subjunktivisch nach den Negationsverben *im* und *tm* siehe § 375 und 377b.

[3] EAG § 564: „Nach *rdj* 'veranlassen' ist das *w*-Passiv nicht selten".

[4] Siehe dazu Passiv S. 58 Abschnitt 1. 26. 21.

[5] In den Parallelfällen Eb 824–827 ohne *rdj*; ob durch Zeilenbruch hier ein Fehler entstanden ist?

[6] Möglicherweise ist *wt* hier Substantiv: 'dann mußt du einen Verband darüber legen' (so in Band IV 1 und im Med. W. B. S. 230 aufgefaßt).

[7] Besser wohl intransitiv: 'daß er stehe', vgl. ⲧⲁϩⲟ 'aufstellen'.

[8] Oder: 'Sie sind es, die ihm geben (und) schaffen Wasser (und) Luft' (so in Band IV 1).

[9] Oder intransitiv: 'daß sich gequetscht hat' (so Band IV 1).

bb) perfektisch[1]

§ 254 1) Beschreibung von Krankheitszuständen

a) als Untersuchungsbefund

ḥtr wꜣ.t nt ꜥr.tj-fj 'gebunden ist das Band seiner Unterkiefer' Sm 7 (3,6) *pšn dnn.t-f* 'gespalten ist sein Schädel' Sm 4 (2,2)

b) in Aussagen oder Glossenerklärungen mit *pw*[2]

ḏd.ḫr-k r-s: tm mꜣꜥw-s pw in ḥsmn-s 'dann sollst du dazu sagen: das bedeutet, beseitigt ist ihre Regelmäßigkeit infolge ihrer Regel' Eb 832b *ḳfn snf pw m ẖnw msd.tj-fj* 'das bedeutet, gebacken ist das Blut im Innern seiner Nasenlöcher' Sm 12 (Glosse C). – Zur Negierung durch *tm* siehe Sm 8 (Glosse E) § 377b.

c) als Umstandssatz nach *gmj* 'finden'

ir gmj-k wbnw pn wnḫ idr.w-f 'wenn du diese Wunde findest, indem ihre Naht verschoben ist' Sm 10 (5,8) *gmm-k sw ḥꜣꜥ iwf-f wḏꜥ šw.tj-fj* 'und findest du sie (die Wunde), indem ihr Fleisch aufgeworfen ist (und) ihre beiden Seiten getrennt sind' Eb 436 *s nb gmm-k pšn dnn.t-f* 'jeder Mann, den du findest, indem sein Schädel gespalten ist' Sm 4 (2,8)

d) temporaler Umstandssatz: 'indem/nachdem'

irj mw n rw.tj '(die Schwellung ist eingesunken) indem/nachem Wasser nach außen abgesondert wurde' Eb 877c *irj sp n sfr.t (sft.t?) n ḥrw sp n kꜣp n ḫrw* '(seine Augenbrauen sind verzogen) indem/nachdem ein Fall von Ziehen nach oben (und) ein Fall von Klappen nach unten ausgeführt wurde' Sm 7 (4,3)[3]

e) virtuell relativ[4] oder virtuell konditional[5]

wnm in s.t ḥsf ẖ.t-s 'werde gegessen von der Frau, deren Bauch behindert ist' (bzw. 'wenn ihr Bauch behindert ist') Eb 169[6]

[1] Siehe auch die Fälle mit *iw* (§ 261).

[2] Siehe dazu ZÄS 84, 1959, 150 mit Anm. 2, in der weitere Belege gegeben sind.

[3] Die präsentische (fientische) Übersetzung in Band IV 1 („es verziehen sich seine beiden Augenbrauen, die einen Fall von Ziehen nach oben (und) einen Fall von Herabklappen nach unten machen") ist aus zwei Gründen zu berichtigen: *iꜣṯ inḥ.wj-fj* muß perfektisch-zuständlich übersetzt werden, da es die Glossenerklärung zu dem Pseudopartizipsatz *inḥ.wj-fj sdj* darstellt; *irj* als Partizip kann keinen Umstandssatz vertreten, ganz abgesehen davon, daß man das perf. Partizip schwerlich hier als Verlaufsform wiedergeben kann (Breasted: "making"), man also dann wenigstens *irr* erwarten sollte.

[4] Vgl. z. B. Eb 41: *wnm in s ntj mr.t m ẖ.t-f* 'werde gegessen vom Manne, in dessen Bauch eine Krankheit ist'.

[5] Vgl. z. B. Eb 765: *k.t nt msḏr dj-f mw ḥwꜣ* 'ein anderes (Heilmittel) für ein Ohr, wenn es fauliges Wasser absondert'.

[6] Die Fälle mit pronominalem pass. *sḏm* siehe § 260c. – Wohl nicht hierherzustellen ist Sm 19 (7,15): *ir ḫꜣj-k s thm gmꜣ-f* 'wenn du einen Mann untersuchst,

§ 255 2) in Angaben der Drogenbereitung

a) relative Vergangenheit: nachdem[1]

wt nn ḥr mjkꜣ.t swšr nḏ ꜣmj 'werde dies verbunden mit *mjkꜣ.t*, nachdem (es) getrocknet, zerrieben (und) gemischt worden ist' Eb 199b *smn.ḫr.tw irj m iḫ.t wꜥ.t ḥr mw* 'dann soll man (es) in Wasser ansetzen, nachdem (es) zu einer Masse gemacht worden ist' Sm 21,15 *rdj.ḫr-k ḥmsj-s ḥr sꜣtw sḫr m tꜣḫ.t nt ḥḳ.t nḏm.t rdj dḳ.w bnr [ḥr-f]* 'du sollst veranlassen, daß sie sich auf den Erdboden setzt, nachdem (er) mit Bodensatz von süßem Bier bestrichen (und) nachdem Mehl von Datteln [auf ihn] gegeben worden ist' Kah 27 (3,15)

b) virtuell relativ[2]

ḥꜣp.ḫr-k sw m ḥnw mꜣ whb kfꜣ-f 'dann sollst du ihn bedecken mit einem neuen Topf, dessen Boden durchbohrt ist' Eb 325 *ḏd.tw rꜣ pn ḥr hbj n sjn mḥ rꜣ-f m ꜥmꜥꜥ* 'werde dieser Spruch gesagt über einem Ibis aus Ton, dessen Schnabel mit *ꜥmꜥꜥ* gefüllt ist' L 44[3] *mw nw it šdj ḫnw-sn* 'Schleim von Gerste, deren Inhalt herausgenommen worden ist' Eb 240[4]

c) Zustandssatz (parallel zum Pseudopartizip)

ꜥpnn.t wgs.tj tmt.w ḫ.t-s m ḥmꜣj.t 'Wassermolch (?), aufgeschnitten, sein Bauch mit Salz bestreut' H 197[5]

§ 256 3) in Angaben der Behandlung und Applikation

a) relative Vergangenheit: nachdem

wt ḥr-s gs m ꜥntjw 'werde damit verbunden, nachdem mit *ꜥntjw*-Harz gesalbt worden ist' Eb 652; ähnl. Eb 651; 649[6]

dessen Joch-Schläfenbein durchlöchert ist', da nach dem Schema der übrigen Fälle wohl *s [n] thm [m] gmꜣ-f* 'Mann mit einem Loch in seinem Joch-Schläfenbein' zu ergänzen ist.

[1] Das Beispiel Bln 60 mit pronominalem Subjekt siehe § 260b; vgl. auch Med. W. B. S. 6 *ꜣmj* § 3 zu Eb 313 und Eb 602. – Ob *sšmm* in Eb 595 hierher gehört ('nachdem es erhitzt worden ist') oder als Pseudopartizip ('indem es erhitzt ist') aufzufassen ist, bleibt unsicher.

[2] Unterscheidet sich von den Beispielen unter a nur durch die Wiederaufnahme des Beziehungswortes; die Übersetzung 'nachdem' ist ebenso möglich.

[3] Danach ist wohl auch die Übersetzung zu Eb 848 in Band IV 1 zu berichtigen: 'werde gesprochen über einem Zweig der Dornakazie, auf den ein Kuchen gegeben ist' (nicht: 'werde gegeben . . .').

[4] Ob besser: 'deren Schale (= Hülle, vgl. Äg. W. B. III 367,15) fortgenommen worden ist'?

[5] Zur Entsprechung Pseudopartizip (pronominal) = pass. *sḏm* (nominal) siehe MIO 1, 1953, 49–50.

[6] Daß hier die Vorvergangenheit bezeichnet ist, beweisen die Parallelfälle mit dem adverbialen Zusatz *ḫr-ḥꜣ.t* 'zuvor' (H 101; 107; 228).

b) Zustandssatz

[rdj] ḥmsj-s ḥr-s wpj.w mn.tj-sj '[werde veranlaßt,] daß sie darüber sitze, indem ihre Oberschenkel geöffnet sind' Kah 24 (3,9) *srwḫ-f pw ḥmsj.t ỉrj n-f mkꜣ.tj ntj ḏb.t* 'seine Behandlung sei Sitzen, indem ihm zwei Stützen aus Ziegeln gemacht sind' Sm 4 (2,7)[1]

cc) imperfektisch[2]

§ 257 1) Allgemeines

Entsprechend den drei Partizipien (perfektisch, prospektiv, imperfektisch) sollte man auch drei davon abzuleitende Formen des *sḏm-f* (mit und ohne Täter, d. h. aktivisch und passivisch) ansetzen: Zu den drei aktivischen *sḏm-f*-Formen siehe oben §§ 192 bis 231; zum perfektischen und prospektiven pass. *sḏm* siehe die Beispiele unter aa und bb. Für das imperfektische pass. *sḏm* ließen sich schon AR-Beispiele von IV-inf.-Verben nachweisen, wenn man die EAG § 558c gebrachten Fälle aus der Gruppe „Passiv mit Wiederholung des letzten starken Radikals" (abgeleitet vom perfektischen Partizip) herausnehmen könnte und sie als Ableitung des imperfektischen Partizips deutet[3]. Die medizinischen Texte bieten drei Beispiele für das imperfektische pass. *sḏm*:

§ 258 2) Formen und Gebrauch

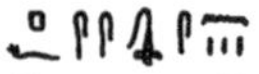 Sm 21,17; ähnl. 22,3; 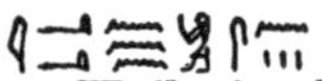 Sm 21,20.

Sm 21,9ff. wird die Bereitung eines Heilmittels beschrieben: die Drogenmasse wird aufs Feuer gesetzt und hinlänglich (*r mnḫ*) gekocht. Als Probe, ob der Kochvorgang lange genug gedauert hat, wird angegeben: *rḫ-k pss-sn ḥr ꜥḫḫ mw-ỉrj ḥr šww-sn* 'du erkennst, daß sie (lange genug) gekocht worden sind[4], daran, daß ihre Flüssigkeit verdampft, und daran, daß sie trocken werden' Sm 21,17–18; ähnl. Sm 22,3–4[5]. – Danach wird die Masse

[1] Von Breasted als Imperativ aufgefaßt. – Beachte die Parallelstelle Sm 7 (3,15) mit dem Pseudopartizip: *srwḫ-f pw ḥmsj.t djj ỉmj.tw mkꜣ.tj ntj ḏb.t* 'seine Behandlung sei Sitzen, indem er gesetzt ist zwischen zwei Stützen aus Ziegeln', siehe dazu S. 185 Anm. 5.

[2] Siehe dazu Westendorf, ZÄS 84, 1959, 147–155.

[3] Von Edel wird wegen des fehlenden *j*-Augmentes ausdrücklich auf die Parallelität zum imperfektischen *sḏm-f* hingewiesen: „beachte, daß das *j*-Augment bei *nḏrrk* nicht zufällig fehlen wird: auch die geminierende Form des *sḏmf* der III. inf. (*mrrf*) weist nie das *j*-Augment auf". – Auch läßt sich ein perfektisches pass. Partizip mit verdoppeltem letzten Radikal bei den IV-inf. nicht nachweisen (EAG § 640), wohl aber ein solches imperfektisches pass. Partizip (EAG § 642ee).

[4] Breasted übersetzt: "that they boil"; *psj* 'kochen' wird jedoch stets transitiv gebraucht. Die folgende Form *ỉꜥꜥ-sn* übersetzt Breasted auch passivisch: "that they are washed".

[5] Suffix *-sn* im Zeilenbruch ausgelassen?

gewaschen, auch wieder 'hinlänglich' (*r mnḫ*), und die Probe für ausreichende Waschung wird vorgenommen: *rḫ.tw iꜥꜥ-sn ḥr dp.tw dp.t nꜣ n mw* 'man erkennt, daß sie (ausreichend) gewaschen worden sind, dadurch, daß man den Geschmack dieses Wassers schmeckt' Sm 21,20–21.
Die grammatische Begründung für die Wahl dieser Form ist wahrscheinlich durch die „imperfektische" Sphäre der Verbalhandlung (hinlängliches Kochen bzw. ausreichendes Waschen) gegeben; möglich ist auch die Abhängigkeit von *rḫ* 'wissen' (GG § 442; EAG § 498)[1].
Unsicher muß 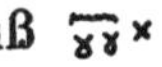 Sm 6 (2,22) = 8 (4,11) bleiben: Das Gehirn zittert und flattert *ḏr ngg ꜣjs n ḏnn.t-f* 'weil das Gehirn seines Schädels aufgebrochen ist'. Wahrscheinlich ist *ngj* hier intransitiv gebraucht wie Sm 6 (2,24) (*ꜣjs-f sḏ.ḫr-f* 'und so ist sein Gehirn aufgebrochen').

dd) Besonderheiten

§ 259 1) nach Präpositionen und Konjunktionen

a) *ir* 'wenn; sobald; nachdem'[2]
ir wnḫ idr.w-f 'wenn ihre Naht verschoben ist' Sm 14 (6,11); ähnl. Sm 31 (10,16) (*ir swt*)[3] *ir swt iꜣṯ šmm.t-f* 'wenn aber seine Fieberhitze verringert ist' Sm 47 (17,13–14) *ir ḫsfj r-s nn sp.w ḳb.w* 'wenn/sobald diese Kühlmittel daran angebracht sind' Sm 46 (16,5–6)

b) *ir-m-ḫt* bzw. *ir-r-sꜣ* 'wenn danach; nachdem'[4]
ir-m-ḫt psj 'nachdem (es) gekocht ist' Eb 314; ähnl. Bln 138 (*psj-sn*) *ir-r-sꜣ psj ꜥtḫ* 'nachdem (es) gekocht (und) durchgepreßt ist' Eb 312; ähnl. Eb 215

c) *ḥr* 'und'
psj ḥr swšr 'werde gekocht und getrocknet' Eb 577 *nḏ snꜥꜥ ḥr psj* 'werde fein zerrieben und gekocht' Bln 153[5]

d) (*i*)*sk* 'und'
sk wt nn ḥr mjkꜣ.t 'und (zuvor) werde dieses verbunden mit *mjkꜣ.t*-Droge' Eb 199b

e) unsichere Fälle bleiben die nächsten Beispiele, da es sich auch um den Infinitiv handeln kann: *mj ḏd* 'wie gesagt ist' bzw. 'wie das Sagen' Sm passim *r dr-sn* 'so daß sie beseitigt

[1] Zur Ablehnung der „emphatischen" Funktion siehe ZÄS 84, 1959, 148.
[2] Siehe auch *ir* + *sḏm.n-f* § 242,1.
[3] Kah 26 (*ir gmj mt.w*) ist sicher nach 3,14 zu *ir gmj*[-*k*] zu ergänzen.
[4] Zu *m-ḫt* und *r-sꜣ* siehe unten bei e.
[5] Oder ist *ḥr* hier adverbiell ('werde fein zerrieben darin')? — Vgl. auch *ḥr rdj* in L 36 (12,12).

werden' bzw. 'um sie zu beseitigen' Eb 123 = 251 d[1] *r-sꜣ ṯs-f* 'nachdem er geknüpft ist' bzw. 'nach seiner Knüpfung' H 233; 226 *m-ḫt dr-s* 'nachdem sie beseitigt ist' bzw. 'nach ihrer Beseitigung' Eb 871 c *ḥr-sꜣ šdj*(?) *fnṯ* 'nachdem der *fnṯ*-Wurm herausgeholt ist' bzw. 'nach dem Herausholen des *fnṯ*-Wurmes' Bln 20[2] *ḫft irj*(?) *n-f* Drogen 'dadurch, daß ihm gemacht werden ...' bzw. 'durch das Machen für ihn ...' Pap. Beatty VIII Vs. 5,2[3]

§ 260 2) Gebrauch mit pronominalem Subjekt

a) Allgemeines

Die Theorie der Entstehung des pass. *sḏm* aus dem passiven Partizip führt dazu, bei pronominalem Gebrauch ursprünglich die abhängigen Pronomina anzusetzen[4]; die Verwendung der Suffixe in dieser Funktion ist wahrscheinlich erst eine Analogiebildung zum aktivischen *sḏm-f*. – Beide Gebrauchsweisen sind in den medizinischen Texten belegt, beide allerdings nicht häufig, so daß hier alle vorkommenden Fälle angeführt werden.

b) mit Pronomen

optativisch: *tm rdj hꜣj bn.tj bꜥbꜥ st m snf* 'Verhindern, daß die Brüste herabhängen: sie werden begossen mit Blut' Eb 808. – Die weiteren Fälle sind in Gegenüberstellung mit dem Pseudopartizip § 188 behandelt.

perfektisch (Zustandsform): *dj.w ḥr nḥp 7 rkḥ.w st* [*m*] *sḏ.t* '(Droge) werde auf sieben Scheiben gelegt, nachdem sie [im] Feuer erhitzt worden sind' Bln 60. – Die weiteren Fälle sind beim Pseudopartizip (§ 171) aufgeführt.

c) mit Suffix

optativisch: *ḫnm-f swt m wrḥ* 'er werde aber behandelt durch Salben' Eb 251 d[5];

virtuell konditional: *pḫr.t nt ṯs ḳs sḏ-f* 'Heilmittel für das Knoten eines Knochens, wenn er gebrochen ist' H 217; ähnl. H 15; Eb 766 e *srwḫ msḏr pw pḫḏ-f* 'das ist eine Behandlung des Ohres, wenn es abgespalten ist' Eb 766 f; ähnl. Eb 766 g; Ram III A 15;

[1] Falls es sich um das pass. *sḏm* handelt, so würde hier die prospektive Form anzusetzen sein (vgl. *r* + prosp. *sḏm-f* § 198 und 211,1). – Unsicher bleibt *r rdj ḏwj.t ḥr* [...] in Ram III N III.

[2] Diese Schreibung von *šdj* dient Bln 19 zur Schreibung des Infinitivs!

[3] Vgl. Eb 210 *ḫft ꜥḫm* 'durch Ablöschen'.

[4] Siehe dazu Passiv S. 29 Abschnitt 1.23. – Dagegen setzt Edel das Suffixpronomen als Subjekt an: „und ursprünglich in **sḏmw f* 'gehört ist er' zu zerlegen sein wird" (EAG § 556; siehe auch EAG § 463).

[5] Die Parallele Eb 123 hat *ḫnm.tw-f*; ob Eb 251 d danach zu verbessern ist?

Erzählung in der Vergangenheit: *inj-s n ḥm [n] nj-sw.t-bj.t* 'es (das Buch) wurde zur person des Königs von Ober- und Unterägypten gebracht' Bln 163a[1];
nach *ir-m-ḫt* 'nachdem': *ir-m-ḫt psj-sn* 'nachdem sie gekocht sind' Bln 138;
imperfektisch nach *rḫ* 'wissen': siehe § 258;
negiert durch *n*: *n wn.t wnḫ n ḥsb-f* 'nicht ist eine Verschiebung vorhanden, nicht ist er gebrochen' Sm 42 (14,18);
unklar: *stwt-f pw n hn* 'er ist einem Kasten ähnlich gestaltet' Sm 7 (Glosse H)[2]. – Siehe auch Fälle wie *r dr-sn*, *r-sꜣ ṯs-f* oder *m-ḫt dr-s* in § 259e.

§ 261 3) *iw* + pass. *sḏm* (temporaler Umstandssatz: nachdem/indem)[3]
bšj pw iw wnm.w rm.w ḥr ḏꜣs iwf rꜣ-pw 'ein Erbrechen erfolgt, nachdem Fische und *ḏꜣs*-Pflanze oder Fleisch gegessen worden ist' Bln 163f *iw rdj n s.t r pḥwj-sj ḫsf snf ... pw* 'nachdem es der Frau an ihren After gegeben ist, erfolgt ein Abwehren des Blutes ...' L 40 *ḏd s rꜣ pn iw rdj n-f šꜣms m ḏr.t-f* 'es spreche der Mann diesen Spruch, nachdem/indem ihm eine *šꜣms*-Pflanze in seine Hand gegeben ist' Sm 20,11–12

§ 262 4) negiert

a) durch *n*

α) Zustandssatz (Krankheitsbeschreibung)
n wꜣḥ ib ḥr sp ḥwrw 'nicht ist das Herz geneigt wegen des schlimmen Falles' Eb 196[4] *n ḥsb-f* 'nicht ist er gebrochen' Sm 42 (14,18)

β) optativisch
n rdj mrḥ.t bj.t r-f 'nicht werde Öl/Fett (und) Honig daran gegeben' Eb 766f; ähnl. Eb 766g *n wḥm sp rꜣ-sj* 'nicht soll das Mittel jemals wiederholt werden' Eb 194c[5]

b) durch *bn* (prosp. pass. *sḏm* im Wunschsatz) (?)
bn sfḫ ḥꜥw[-j] 'nicht soll [mein] Körper gelöst werden' Bln 190 (Zaub)[6]

[1] Die Parallele Eb 856a hat *inj.tw-s* (wohl *inj.n.tw.s* zu lesen).
[2] Ob nominal: "The likening of it is to a chest" (Breasted)?
[3] Unsicher bleibt, ob Eb 196 (*iw sḥwꜣ.w rj.t* 'es sind Fäulnisprodukte des Eiters' oder 'der Eiter wurde zum Faulen gebracht') hierherzustellen ist; zu beachten sind die beiden umgebenden Formen *iw sḏm.n-f*, die parallel zu *iw* + pass. *sḏm* stehen könnten; zur Schreibung des pass. *sḏm* mit Pluralstrichen siehe § 249aa 2.
[4] Parallel zu *n sḏm.n.tw-f* bei pronominalem Subjekt (§ 243,2b).
[5] Parallele Eb 191c mit optativischem (aktiven) *sḏm-f*, siehe § 343β.
[6] Transitive Übersetzung nach Wreszinski; wahrscheinlich liegt jedoch intransitives *sfḫ* 'sich auflösen' vor, siehe § 468.

c) durch *iwtj*?: siehe § 373b

d) durch *tm* umschrieben (optativisch): siehe § 365

§ 263 5) Verschiedenes

a) nach Hilfsverbum *ʿḥʿ* (optativisch)
ʿḥʿ[1] *rdj irj-f ꜣ.t nt šm.t ij.t* 'dann werde veranlaßt, daß er eine Zeitlang hin und hergehe' Bln 120

b) logisches Subjekt durch *in* eingeführt
psḥ [...] *in* [...] 'gebissen worden ist [...] von [...]' L 54 (Zaub)

c) pass. *sḏm* durch Substantiv + Demonstrativpronomen aufgenommen
hnw (?) *mꜣ whb kfꜣ-f rdj.ḫr-k šbb n nbj.t m whb pn* 'ein neuer Topf, dessen Boden durchbohrt ist; dann sollst du ein Schilfrohr in diese Durchbohrung stecken' Eb 325 *ir ḫꜣj-k s n wbnw n kf.t m tp-f ... sḏ ḏnn.t-f ... gmm-k sḏ pf ntj m ḏnn.t-f* 'wenn du einen Mann mit einer Klaffwunde an seinem Kopf untersuchst, ... gebrochen ist sein Schädel, ... und du findest jenen Bruch' Sm 5 (2,12–13); ähnl. Sm 6 (2,19–20).
Man ist versucht, aus diesem Gebrauch des pass. *sḏm* einen Anhalt für die partizipiale (= nominale) Herkunft dieser Form zu gewinnen: 'ein Topf, ein Durchbohrtes ist sein Boden, ... in dieses Durchbohrte stecken' oder 'ein Gebrochenes ist sein Schädel, ... und du findest jenes Gebrochene'[2].

d) pass. *sḏm* + Pseudopartizip: siehe § 175

e) Ablösung des pass. *sḏm* durch aktives *sḏm-f*
ḏd mdw 'werden die Worte gesagt' Eb 499 = *ḏd.tw rꜣ pn* 'man sage diesen Spruch' L 47 *wnm.tw in s.t* 'werde gegessen von der Frau' Eb 837 statt des häufigen *wnm in s.t* *wt-k st ḥr* Droge 'du sollst es verbinden mit ...' L 46 statt des häufigen *wt ḥr-s* 'werde damit verbunden'. – Vgl. auch die Beispiele Eb 856a (*inj.tw-s*) = Bln 163a (*inj-s*) und Eb 123 (*ḫnm.tw-f*) = Eb 251d (*ḫnm-f*) oben § 260c.

[1] Lies *ʿḥʿ* (statt *ʿḥʿ.n*), siehe § 243,3.

[2] Siehe jedoch auch bei anderen Verbformen die ähnliche Aufnahme durch Demonstrativa: Herman Bell, Dissertation (in Vorbereitung).

f) *sḏm.t-f*

§ 264 1) Allgemeines

Von den drei[1] Gebrauchsweisen der Form *sḏm.t-f* im Mitteläegyptischen ist in der Sprache der medizinischen Texte die ohnehin zweifelhafte Funktion als erzählende Form der Vergangenheit (GG § 406) nicht belegt[2]. Der Charakter der Form *sḏm.t-f* wird in den Grammatiken als „perfektisch“ angegeben: „Elle a toujours la signification d'un temps *passé*“ (LG § 419)[3]. Es trifft dies jedoch in keinem sicheren Fall zu. Vielmehr ist die Form *sḏm.t-f* stets gebraucht, um das relative Futurum auszudrücken: *n sḏm.t-f* besagt doch, daß die gegenüber der Haupthandlung in der Zukunft liegende Nebenhandlung (noch) nicht erfolgt (ist), z. B. *sr-sn ḏꜥ n ij.t-f nšnj n ḫpr.t-f* ‘sie pflegten den Sturm vorherzusagen, ehe er kam, das Unwetter, ehe es entstand’ (Schiffbr 97–98). Ebenso verhält es sich mit der Form *sḏm.t-f* nach Präpositionen[4]: *fꜣj.n-j tꜣw šbb ꜥtḫ tp-mꜣꜥ-j r pḥ.t-j dmj n itjw* ‘ich segelte, während gebraut und gemaischt wurde neben mir, bis ich „die Stadt des Eroberers“ erreichte’ (Sin B 247), d. h. das ‘Erreichen’ liegt gegenüber dem ‘Segeln’ in der Zukunft.

Offensichtlich hatte der Ägypter ein feines Gefühl[5] für die relativen Zeitverhältnisse, und vielleicht ist hieraus auch die einzige sichere *sḏm.t-f*-Form der erzählenden Vergangenheit erklärbar: der zu Tode erschöpfte Sinuhe berichtet: *tsj.t-j ib-j sꜣḳ.t-j ḥꜥw-j sḏm.n-j ḫrw nmj n mnmn.t* (Sin B 23–25). Daß die beiden Sätze mit der *sḏm.t*-Form dem Satz mit

[1] Edel bringt (EAG § 739) als vierte Möglichkeit: „*sḏmtf* als Objekt hinter Verben“. Vgl. dazu mäg. den Gebrauch von *wn.t* (GG § 233), das ebenso nach der Negation *n* auftritt (§ 268,2).

[2] L 46 (14,10) *prj.t ’Is.t* ist wahrscheinlich der historische Infinitiv.

[3] GG § 407 (*sḏm.t-f* nach Präpositionen): “the time of the action appears to be *relatively past*, i.e. anterior to the time of the main verb”. – Auch Edel (EAG § 732 Anm.) spricht von der „besonderen Beziehung dieser Konstruktion auf die Vergangenheit“.

[4] Sichere Fälle nur nach *r* ‘bis daß; so daß’ und *ḏr* ‘bevor’ (GG § 407,1; EAG § 734 und 735). – Zu *m* ‘als’ siehe § 267,3.

[5] Vgl. dazu die Bemerkungen Ursula Heckels über die „Empfindlichkeit des Ägyptischen für die logischen Zusammenhänge und seine Fähigkeit, diese grammatisch darzustellen“ hinsichtlich der “Temps Seconds” (ZÄS 82, 1957, 44).

der *sḏm.n*-Form syntaktisch nicht gleichwertig sind[1], liegt auf der Hand: vielmehr ist das Aufraffen durch das Hören des Rindergebrülls ausgelöst, d. h. es ist die Folge davon[2], was nichts anderes bedeutet, als daß die durch *sḏm.t-f* geschilderten Vorgänge gegenüber dem im *sḏm.n-f* stehenden Vorgang in der Zukunft liegen. Wahrscheinlich liegen hier also zwei virtuelle Konsekutivsätze[3] vor, die – vor den Hauptsatz gestellt – einen guten Kontrast zu den vorher geschilderten Erschöpfungszuständen bilden: 'Daß ich mein Herz aufrichtete und meinen Körper aufraffte, erfolgte, (weil) ich das Gebrüll einer Rinderherde hörte'.
Außer dieser für die Form *sḏm.t-f* charakteristischen Funktion zur Bezeichnung des relativen Futurums finden sich jedoch auch Fälle, in denen *sḏm.t-f* zur Beschreibung einer gleichzeitig erfolgenden Nebenhandlung dient, und zwar sowohl nach der Negation *n*[4] als auch nach der Präposition *m* '(zur gleichen Zeit) als'[5].

§ 265 2) Zur Entstehung der Form[6]
Der Auffassung von *sḏm.t-f* als Infinitiv[7] oder als Nomen actionis[8] hat Gardiner[9] die Theorie vom pass. perf. Partizip als Basis der Form *sḏm.t-f* gegenübergestellt[10], gleichzeitig jedoch eine Art Synthese zwischen beiden herzustellen versucht, indem er nämlich den „femininen Infinitiv" (= Nomen actionis) ebenfalls von perf. pass. Partizipien herleitete (GG § 405, S. 319 unten; ebenso LG § 413 S. 210). Edel (EAG § 732 Anm.) lehnt die partizipiale Herkunft ab[11] und greift wieder auf die „Nomina actionis" zurück.

[1] Gardiner (GG § 406) meint, daß *sḏm.t-f* "occasionally takes the place of *sḏm.n.f* in narrative"; die Sinuhe-Stelle übersetzt er: "(when) I had lifted . . . and collected . . ., I heard . . ."

[2] Nicht temporal (erst B, dann A), wie Lefebvre (LG § 420a) übersetzt: „je relevai . . ., après que j'eus entendu . . .", sondern im Verhältnis von Grund und Folge (weil B, darum A); vgl. auch Grapow, Sinuhe S. 19: „denn (ich hörte)".

[3] Zu konsekutivem *r sḏm.t-f* siehe § 267,1 und besonders dort Bln 1.

[4] Siehe GG § 402 Ex. 10 (= Urk IV 892) sowie die Negation *n wn.t* 'ohne daß vorhanden ist/war' (unten § 268,2).

[5] Siehe unten § 267,3 sowie EAG § 735cc. Wieweit unter den GG § 407,2 gegebenen Fällen noch *sḏm.t*-Formen stecken, läßt sich schwer sagen.

[6] Siehe die zusammenfassende Darstellung bei Gunn, Studies S. 174ff.

[7] Sethe, SV II § 357.

[8] Erman, Ägyptische Grammatik (1911) § 418.

[9] Revue égyptologique (Nouvelle Série) 2, 1921, 55.

[10] Übernommen von LG § 415; ebenso Passiv S. 111. – Siehe auch Thacker, Systems S. 267, der die Form *sḏm.t-f* als eine spezielle Verwendung der fem. sg. Relativform erklärt.

[11] „Das Fehlen des schwachen Konsonanten bei den III. inf. und jeder Spur eines *j*-Augmentes" werden als Kriterien angeführt. Das Fehlen des *j*-Augmentes läßt sich durch EAG § 454 erklären, denn nur nach der Negation *n* und nach Präpositionen tritt *sḏm.t-f* im AR auf.

Geht man von der Frage aus, welche Verbform sonst noch zur Bezeichnung des Futurums und der gleichzeitigen Nebenhandlung dient, so stößt man auf das prosp. *sḏm-f* (§§ 201–205 und 212), das zudem in dem Element *t*[1] eine weitere formale Verwandtschaft aufweist. Es sei daher hier in Abänderung der Theorie von Gardiner an Stelle des perfektischen das prospektive passive Partizip als Basis vorgeschlagen, d. h. es wird zurückgekehrt zu "The Prospective Relative form of § 389,2 in the Ist ed.", die von Gardiner seit der Entdeckung der perfektischen Relativform durch Clère leider wieder aufgegeben worden ist (GG § 405 S. 319 Ex. 1). Als wichtiges Indiz gegen die Existenz der prospektiven Relativform wird (GG § 409 und § 387,2 S. 304) die Form 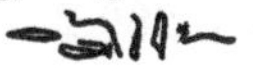 'bevor er gesagt hat' (Ptahh 267) angesehen, da diese *sḏm.t*-Form die Schreibung  für bloßes *t* erweise. Bei Zugrundelegung eines prospektiven passiven Partizips in der *sḏm.t*-Form scheidet nicht nur ein Hauptbeweisstück gegen die prospektive Relativform aus, es wird vielmehr durch das Element *tj* die enge Verwandtschaft zwischen *sḏm.t-f*, *sḏm.tj-fj* und der prospektiven Relativform auch formal erwiesen[2].

Das Auftreten von passiven Beispielen ist für Edel (EAG § 738) ein weiterer Einwand gegen Gardiners Theorie, und zwar ein durchaus berechtigter, sofern man an dem femininen bzw. neutrischen Charakter der Form festhält: *n ỉrj.t X* 'nicht gibt es das, was von X getan ist'. Sieht man jedoch in *ỉrj.t* das prospektive Partizip schlechthin (d. h. unveränderlich wie ein prädikatives Adjektiv oder wie die Basis *sḏm.tj* der *sḏm.tj-fj*-Form, vgl. Passiv S. 134–135), so liegen keine anderen Verhältnisse vor, als wir sie vom *sḏm-f* her kennen: *sḏm sn* 'der Bruder hört(e)' oder 'der Bruder wurde gehört', beide Konstruktionen (aktiv und passiv) basieren auf demselben passiven Partizip. Durch die Negation *n* vor *sḏm.t-f* ändert sich daran nichts. Unregelmäßig (aber nicht unregelmäßiger als beim pass. *sḏm*) ist das Auftreten des Suffixes bei pronominalem logischen Objekt[3].

§ 266 3) Zur Formenbildung (besondere Schreibungen)

Die Form weist im allgemeinen – von dem zusätzlichen *t* abgesehen –

[1] Siehe dazu S. 138 Anm. 5. – Bedenklich bleibt lediglich, daß von *ỉwj*/*ỉjj* 'kommen' als prosp. *sḏm-f* stets die Form *ỉw.t* verwendet wird, während beim *sḏm.t-f* die Form *ỉj.t* Verwendung findet (siehe unten § 267,1 zu Kah 10). – Doch bleibt derselbe Widerspruch auch bei Annahme eines „Nomen actionis", das nach EAG § 724,4 ebenfalls *ỉw.t* lautet.

[2] Siehe jetzt auch E. Otto, ZÄS 85, 1960, 150 Anm. 7 (*ḫpr.tj-fj* statt *ḫpr.t* in der Form *n sḏm.t* 'als noch nicht . . .'); vgl. dazu S. 194 Anm. 1.

[3] Der Versuch, das Auftreten von passiven Beispielen als Genetivus objectivus zu deuten (Passiv S. 112), lief auf die Anerkennung eines Nomen actionis als Basis der Form *sḏm.t-f* hinaus und ist durch die obige Deutung hinfällig.

keine Besonderheiten gegenüber dem „normal“ (d. h. defektiv) geschriebenen prosp. *sḏm-f* auf; vermerkt seien nur folgende Schreibungen:

aa) wie das prospektive Partizip geschrieben[1]
H 111

bb) *w* oder *j* vor dem *t*[2]
Bln 149; Bln 1 (?); vgl. auch Bln 52 (*whn.w.t-f?*)

cc) Endung *tw* statt *t* geschrieben
H 143 (= Eb 198a *ṯs.t-f*); L 58 (vgl. Kah 7 und 9 *snb.t-s*; ähnl. Eb 877e *snb.t*)

dd) „imperfektisches“ *sḏm.t-f?*
Eb 102 (= Eb 296 *gmj.n-s*); siehe dazu unten § 269,2.

4) Zum Gebrauch

§ 267 aa) nach Präpositionen

1) *r* ‘bis daß; so daß’

wnm mrḥ.t r snb.t-s ‘werde Öl/Fett gegessen, so daß sie gesund wird’ Kah 9; ähnl. Kah 7; L 58; Eb 877e *rdj.ir-k hꜣj mrḥ.t-f r psj.t-f*[3] *ḥr-f* ‘dann mußt du sein Öl/Fett hinzukommen lassen, so daß es darin gekocht wird’ Bln 184; ähnl. Bln 185. – Weitere Fälle siehe im Med. W.B. S. 505b2.

––––– *rḫ-k mt-f r ꜥnḫ.t-f* ‘du weißt, daß er sterben oder daß er leben wird’ Sm 4 (Glosse C); *r* hier zum Ausdruck des Komparativs. *swr hꜣj.w.t m pḥwj.t ḥr ꜥ.wj* ‘werde getrunken, [so daß] (er = der Wurm) sofort abgeht’ Bln 1; wahrscheinlich ist *r* ausgelassen, andernfalls läge virtuell konsekutives *sḏm.t-f* vor, wie es oben § 264 für das Sinuhe-Beispiel vermutet wurde. Die Form *sḏm.t-f* ohne Subjekt auch Eb 877e. *wrš-s ḥkr.t(j) r iw.t nw n-sꜣ iꜥw-rꜣ* ‘sie möge hungrig liegen, bis die Zeit nach dem Frühstück kommt’ Kah 10 (2,5); *iw.t* ist hier vielleicht nicht die *sḏm.t*-Form, da diese normalerweise *ij.t* lautet (EAG § 731; GG § 403); bei der GG § 409 neben *ij.t* genannten Form *iw.t* kann – wie Kah 10 – der Infinitiv oder das prosp. *sḏm-f* vorliegen.

2) *ḏr* ‘bevor’[4]

ḏr wn.t wn.tj ‘bevor das, was zum Existieren bestimmt war, existierte (?)’ L 45 (14,7)

[1] Vgl. Passiv S. 133 Anm. 1 (*ḫpr.t* statt *ḫpr.tj-sn*); zur prosp. Relativform mit Pluralstrichen siehe Gunn, Studies S. XIV Ex. 29 A.

[2] Wohl kaum der schwache Radikal, sondern wie das *w* oder *j* beim prosp. *sḏm-f* (§ 193ff.) bzw. das *w* beim *sḏm.tj-fj* (EAG § 681,3) zu werten.

[3] Geschrieben *psj.tw-f* (vgl. § 266cc); oder ist *sḏm.tw-f* statt passivischem *sḏm.t-f* zu lesen?

[4] Vgl. EAG § 735 und GG § 407,1 Ex. 4.

3) *m* 'als' (EAG § 735cc)
mnḏ pw nn mn.n 'Is.t m Ꜣḫ-bj.t m msj.t-s Šw ḥnꜤ Tfn.t 'dies ist die Brust, an der Isis litt in Chemmis, als sie Schu und Tefnut gebar' Eb 811; oder Infinitiv nach EAG § 713?

4) *m-ḫt* 'nachdem'?[1]
m-ḫt prj.t-s m ḫ.t 'nachdem es aus dem Feuer gekommen ist' Eb 598 (ob *prr-s* zu lesen?) *m-ḫt irj.t-f nn* 'nachdem er dies getan hat' Bln 118 (ob *irr-f* zu lesen?)

§ 268 bb) nach der Negation *n*

1) *n sḏm.t-f* 'er hat noch nicht gehört' bzw. 'bevor er hört(e)'
ḏd.ḫr-k r-f snf pw sš n ṯs.t-f 'dann sollst du dazu sagen: das ist ein Blutnest, es hat sich noch nicht festgesetzt' Eb 198a *bjꜢ/ḥmt pw wdḥ.w bjꜢ.tj/ḥmt.j n pds.t-f m ꜤꜢ.t* 'das ist das Metall, das der Metallarbeiter gießt, bevor es mit einem Stein breitgeschlagen wird' Sm 6 (Glosse B)

2) *n sḏm.t-f* 'ohne daß er hört' bzw. 'indem er nicht hört'
k.t nt dr šnꜤ m ḫ.t n hꜢj.t-f 'ein anderes (Heilmittel) für das Beseitigen einer Verstopfung im Bauch, die nicht abgeht' Bln 149 *wbnw n wn.t kf.t-f* 'eine Wunde, die keinen Klaff hat' Sm 18 (7,12); weitere Fälle mit *n wn.t* siehe im Med. W.B. S. 193c1.

§ 269 cc) Besonderheiten

1) *sḏm.t-f* im Wechsel mit anderen Formen

a) prosp. *sḏm-f*[2]
H 111 (*r ḫpr.t*) = Eb 642 (*r ḫpr*) Bln 52 (*r whn.t-f*), vgl. Eb 569 (*r whn-f*) Sm 19 (7,18) (*r swꜢ.t*), vgl. Sm 4 (2,7) (*r swꜢ*); im übrigen siehe im Med. W.B. S. 510 § 3.
Zu erwähnen sind hier noch solche Fälle, in denen statt der Endung *w* des prosp. *sḏm-f* im Pap. Bln ein *t* geschrieben ist: Eb 855w (*dp.w-f*) = Bln 154 (*dp.t-f*), siehe dazu noch S. 138 Anm. 5.

b) *sḏm.n-f*[3]
Eb 198a und H 143 (*n ṯs.t-f*) = Eb 593 (*n ṯs.n-f*) Sm 8 (4,11) (*n ṯs.t-f*) = Sm 6 (2,21) (*n Ꜥḏ.n-f*)

[1] Vgl. die Bemerkungen zu *m-ḫt* + prosp. *sḏm-f* (§ 214,2 mit Anm. 3) sowie GG § 407,2.

[2] Man könnte hier geradezu von einer „defektiven" Schreibung der *sḏm.t*-Form sprechen. Ähnlich verhält sich auch *sḏm.tj-fj* zum prosp. *sḏm-f* (Passiv S. 137). — Vgl. ferner *irj-j r ḥsj.t-k* neben *irj-j ḥsj-k* (EAG § 734) sowie weitere ähnliche Bildungen bei Gunn, Studies S. 9—10.

[3] Gemeint ist das § 244 vermutete prosp. *sḏm.n-f*.

2) „imperfektisches“ *sḏm.t-f*[1]?
Eb 102 ist ein Rezept zum Abgehenlassen von Schleimstoff: *wnn st.t-f m ẖ.t-f n gmm.t-s wꜣ.t nt prj.t* ‘es ist sein Schleimstoff in seinem Bauch, nicht findet er einen Weg zum Herausgehen’. Die Parallele Eb 296 hat *n gmj.n-s* statt *n gmm.t-s*[2], was entweder ‘er kann nicht finden’ (§ 241,1) oder ‘der noch nicht gefunden hat’ (§ 241,3) bedeuten kann. In beiden Fällen liegt das prosp. Partizip zugrunde, das man auf keinen Fall geminiert ansetzen kann. Falls man das überflüssige *m* nicht einfach als Fehler forterklären will, so bleibt noch ein weiterer Ausweg, der jedoch von größter Tragweite ist, da er die einzige formale Möglichkeit der Unterscheidung zwischen perfektischen bzw. prospektiven und imperfektischen Formen bei den infirmen Verben berührt, nämlich die Gemination: schon bei den III-inf.-Verben mit *ꜣ* als 2. Radikal sind scheinbar „imperfektische“ Formen aufgetreten (§ 21,3), und gleich im Anschluß an *gmm.t-s* findet sich die ebenso ungewöhnliche Form *prrj-s*, die § 210,2 als Schreibung für das prospektive *prj-s* gedeutet wurde. So könnte auch *gmm* eine in diese Kategorie gehörende Schreibung für einfaches *gm* sein, zumal außer der Verwechselung von *gmj-k* und *gmm-k* (Med. W.B. S. 914 Eb 860; Sm 34 und 37) noch ein weiterer Fall bekannt ist, in dem *gmm* statt eines erwarteten *gm* auftritt: *ỉw gmm.tw-s* Ptahh 59 (L 2) statt *ỉw gmj.tw-s* (Prisse), siehe dazu GG § 462 Ex. 6.

[1] Nicht gemeint sind solche Fälle, in denen statt des imperf. *sḏm-f* noch die Relativform gebraucht ist, z. B. *mj ỉrr.t ẖrd* ‘wie es ein Kind tut’ Sm 20 (8,2); zum Übergang von *ỉrr.t* zu *ỉrr* siehe Passiv S. 11.

[2] Die „Erklärung“ Sethes in Lesest S. 55 Anm. f ( aus  verlesen) ist keine, da er die Deutung der ungewöhnlichen Form *gmm.n-s* schuldig bleibt.

g) *sḏm.ḫr-f*

§ 270 1) Allgemeines

Von den drei Gebrauchsweisen der *sḏm.ḫr*-Form (Erzählungsform der Vergangenheit; futurisch bzw. optativisch in Aufforderungen; Angabe des Resultats) (GG § 431) sind in den medizinischen Texten nur die beiden letztgenannten Funktionen anzutreffen[1], und zwar besonders häufig der Gebrauch als Form der Aufforderung[2]. Einmal scheint eine Habitativform vorzuliegen (Eb 788).

§ 271 2) Zur Form

Es sollte eigentlich kein Zweifel daran bestehen, daß die Form *sḏm.ḫr-f* (und ebenso *sḏm.in-f* und *sḏm.kꜣ-f*) wie *sḏm.n-f* aufgebaut ist, d. h. aus einem passiven Partizipium, an das der Täter durch eine Präposition angeschlossen ist[3]. Eine gewisse Bestätigung für diese Parallelbildung bietet die Konstruktion *sḏm.ḫr-f* mit fortsetzendem pass. *sḏm* (§ 251); auch würde die Verbindung zu den entsprechenden analytischen Konstruktionen (*ḫr sḏm-f* und *ḫr-f sḏm-f*) andernfalls verloren gehen[4].

Die Form des zugrunde liegenden passiven Partizips ist in keinem Falle die des imperfektischen: die angeblich imperfektischen Formen bei II-gem. (GG § 430) beruhen auf dem Irrtum, die Gemination bei den II-gem.-Verben grundsätzlich wie die bei den schwachen Verben anzusehen[5]. Die Gemination bei den II-gem.-Verben läßt vielmehr den Verdacht aufkommen, daß es sich bei dem passiven Partizip nicht nur um das perfektische, sondern auch um das prospektive handelt: es hat sich

[1] Als Form der Vergangenheit (Resultat?) einmal im Zauberspruch Eb 3 (2,4), siehe § 169c.

[2] *sḏm-in.k* ist bei weitem nicht so oft gebraucht wie *sḏm.ḫr-k*, siehe dazu § 283.

[3] Zur Ablehnung der neuen Theorie, wonach statt der Präpositionen die Verben *i* 'sagen' (im *sḏm.n-f*!), *ḫr* 'sagen' und *kꜣ* 'sagen' gebraucht sein sollen, siehe Passiv S. 104 Anm. 1 und EAG § 464: „Am einfachsten wäre es, auch die Formen *sḏmjnf*, *sḏmḫrf* und *sḏmkꜣf* analog der *sḏmnf*-Form zu erklären".

[4] Siehe z. B. GG § 239: "This particle is probably derived from the verb *ḫr* 'fall', and the preposition *ḫr* (GG § 167) is obviously closely related". — Daß die Partikel *ḫr* mit der Präposition *ḫr* zusammenhängt, dürfte sicher sein; zur Ablehnung der vermuteten Beziehung zu *ḫr* 'fallen' siehe auch EAG § 61.

[5] Siehe dazu § 230,3a mit Anm. 1. — Zu der scheinbar geminierenden Form *hꜣꜣ.ḫr* Sm 22 (8,11) siehe § 21,3.

gezeigt, daß das prosp. *sḏm-f* in der Regel bei den II-gem.-Verben geminiert erscheint (§ 200), während das perfektische *sḏm-f* normalerweise ohne Gemination auftritt (§ 216 Ende). Weitere formale Hinweise auf das vermutete prosp. pass. Partizip sind in den folgenden Formen zu finden: 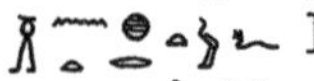 Eb 294 (= *inj.ḫr.tw-f* H 35); diese *t*-Erweiterung des Stammes von *inj* kennen wir auch sonst beim *sḏm-f*, und zwar z. B. nach *rdj* (GG § 452), in Absichtssätzen (GG § 454,3) oder als Wunschform (Eb 500), d. h. in solchen Fällen, die oben § 192ff. als „prospektives *sḏm-f*" bezeichnet wurden. – Ein anderes Formativ des prosp. *sḏm-f* ist die Endung *w* (§§ 193–198), und so sollte man die Form 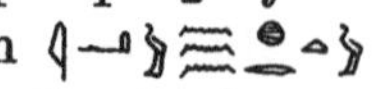 Sm 21,20 auch unter diesem Gesichtspunkt sehen, nicht aber in dem *w* den schwachen Radikal erkennen wollen[1]. – Ob auch  Bln 157 ebenso zu deuten ist oder das *w* als bedeutungsloser Zusatz abgetan werden kann, sei dahingestellt; das gleiche gilt für 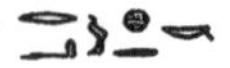 Bln 48[2]. Bemerkenswert ist in diesem Zusammenhang noch die Schreibung 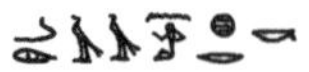 Carlsb VI, denn die Form mit *n* ist gleichzeitig die beim prosp. *sḏm-f* von *mꜣꜣ* auftretende[3]. – Das einzige Gegenargument gegen den Ansatz der futurisch gebrauchten *sḏm.ḫr*-Form mit einem prosp. pass. Partizip liefert die ständig gebrauchte Form 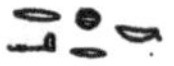 (siehe im Med. W.B. S. 538), für die man eigentlich *dj.ḫr-k* erwarten würde, da die *r*-lose Form das Merkmal des prosp. *sḏm-f* ist (§§ 193–196)[4].

Im übrigen sei noch auf folgende Besonderheiten der Formenbildung hingewiesen:

II-gem.: 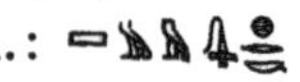 Eb 864c; ––––  KV 40[5]

[1] Auf eine ähnliche Verkennung des Tempuszeichens *w* macht Edel mit Recht bei der von ihm *sḏmwf*-Form genannten prosp. *sḏm-f*-Form (EAG § 513) sowie bei der Form *sḏm(w).tj-fj* (EAG § 681,3) aufmerksam. Leider erliegt er jedoch selbst diesem Irrtum im Hinblick auf das als Variante von *w* auftretende *j* der prosp. *sḏm-f*-Form, das er für den schwachen Radikal der III-inf. hält (z. B. nach *n sp* EAG § 474bb; Wunsch oder Befehl EAG § 476cc; Finalsatz EAG § 479cc; nach *rdj* EAG § 481γ; nach *ir* EAG § 489cc).

[2] Ähnlich zweifelhaft, ob die Schreibungen ernst zu nehmen sind, bleiben Formen wie *rdj.t.ḫr-k* Bln 198; Carlsb IV; VI; VII oder *gs.w.ḫr-k* Bln 52 oder *kꜣp.w.ḫr-k* Bln 192; Carlsb V oder gar *kꜣp.wt.ḫr.tw* Bln 195.

[3] Zum Beispiel Kah 31 (3,24) nach *ir* 'wenn' (GG § 439 Ex. 4 als „imperfective *śḏm.f*" aufgeführt!); weitere Beispiele für prospektives *mꜣn-f* siehe GG § 448 S. 364 Ex. 4 (dort allerdings – wie auch LG § 245b – als Variante des perfektischen *sḏm-f* angesehen).

[4] So auch in der analytischen Form *ḫr.tw dj.tw-s* H 144. – Daß aber auch umgekehrt die Schreibung *dj* in perfektischen Formen auftreten kann, siehe S. 177 Anm. 2.

[5] Wahrscheinlich defektiv statt *wnn.ḫr.tw* (vgl. § 200); wohl kaum vom perfektischen passiven Partizip abgeleitet zur Bezeichnung für "single action" (so GG § 430 und § 471,1): die Konstruktion *ḫr* + Infinitiv zeigt deutlich, daß es sich um ein dauerndes Besprengen handelt.

3-rad.: 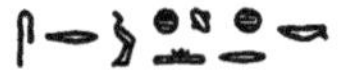 Eb 866c; 872c[1]
III-inf.: 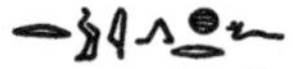 Eb 855n[2]; ---- 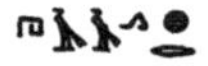 Sm 22 (8,11)[3]
Kaus.II-gem.: 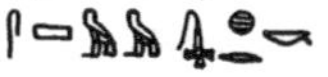 Eb 325

3) Zur Funktion

§ 272 aa) optativisch-futurisch, in Anordnungen

1) als Hauptsatz zu mit *ir* 'wenn'[4] oder *ir-m-ḫt* bzw. *ir-r-sꜣ* 'nachdem' eingeleiteten Vordersätzen

ir ḫm.w-s rdj.ḫr-k mrḥ.t 'wenn sie (die Kopferkrankung) trocken ist, dann sollst du Öl/Fett geben' Eb 448 *ir njꜣ mt m ḫnw ꜥ-s r ḏr.t-k ḏd.ḫr-k iw-s r iwr* 'wenn das Gefäß an der Innenseite ihres Armes pulsiert (?), dann sollst du sagen: sie wird gebären' Bln 197 *ir-m-ḫt id-k sw wt.ḫr-k sw ḥr iwf wꜣḏ* 'nachdem du sie (die Wunde) genäht hast, sollst du sie verbinden mit frischem Fleisch' Sm 26 (9,10) *ir-m-ḫt psj wšꜥ.ḫr s nꜣ n wꜥḥ* 'nachdem (es) gekocht ist, soll der Mann diese *wꜥḥ*-Früchte kauen' Eb 314 *ir-r-sꜣ psj ꜥtḫ rdj.ḫr-k st swr r hrw 4* 'nachdem (es) gekocht und durchgepreßt ist, sollst du es trinken lassen an 4 Tagen' Eb 312 *ir isṯ st šww nḏ.ḫr.tw ḥr bnw.t* 'wenn sie nun trocken geworden sind, soll man (sie) zerreiben auf einem Mahlstein' Sm 22,2; ähnl. Sm 21,19

---- im direkten Anschluß an *ir-m-ḫt* bzw. *ḥr-ir-m-ḫt*: *ir-m-ḫt irj.ḫr-k n-f pḫr.t nt skbb* 'danach sollst du ihm ein Heilmittel zum Kühlen machen' H 173b[5] *ḥr-ir-m-ḫt gs.ḫr-k sw* 'danach sollst du ihn salben' Bln 52

2) in selbständigen Anordnungen[6]

a) Drogenbereitung

ḥꜣḥꜣ.ḫr.tw r spp n pr.t-irj 'dann soll man worfeln bis zum Rest der Früchte davon' Sm 21,12 *ꜥtḫ.ḫr-k m dwꜣ* 'du sollst (es) am Morgen durchpressen' H 25 *šdj.ḫr.tw* 'dann soll man (es) [vom Feuer] nehmen' Sm 21,18–19

[1] Im allgemeinen steht statt einer erwarteten *srwḫ.ḫr-k*-Form nur *srwḫ-k*, was vielleicht lautliche Gründe hat (siehe § 55,2 sowie die Belege für *srwḫ-k* im Med. W.B. S. 777 B); Sm 32 (11,4–6) folgt *srwḫ-k* auf vier *sḏm.ḫr*-Formen. – Vgl. dagegen *ꜥtḫ.ḫr-k* H 25 mit doppelt geschriebenem *ḫ*.

[2] Vgl. Äg. W. B. II 406: „Urspr. veränderliches Verbum (III-inf. ?); später unveränderlich *rwi*".

[3] Zu dieser scheinbaren Gemination siehe § 21,3.

[4] Besonders im Diagnosen-Schema: 'wenn du . . ., dann sollst du . . .'; siehe im Med. W. B. bei *ḏd* 'sagen', *irj* 'machen' und *rdj* 'geben'.

[5] Die Parallele Eb 616 hat *irr-k* statt *irj.ḫr-k*, siehe § 224 mit Anm. 3.

[6] Zum Teil als Diagnosenreste zu erklären, d. h. aus dem Zusammenhang des ursprünglichen Bedingungsfalles ('wenn . . ., dann sollst du . . .') gerissen.

b) Untersuchung und Behandlung

wḥm.ḫr-k m3n-f 'dann sollst du ihn noch einmal betrachten' Eb 188d *rdj.ḫr.t(w)-f ḥr gs-f wꜥ* 'dann soll er auf seine eine Seite gelegt werden' KV 39 *k3p.ḫr.tw-s ḥr ḥs db* 'dann soll man sie mit Nilpferdkot beräuchern' Bln 195 *rdj.ḫr-k nhj im r wꜥ n tp3* 'dann sollst du etwas davon an eine *tp3*-Erscheinung geben' Ram III B 9 *sḏr.ḫr-f tp ḥḏ-t3* 'dann soll er bis zum Morgengrauen liegen' Bln 163h (16,9)

c) Rezitationsanweisungen für Zaubersprüche

ḏd.ḫr-k m ḥk3.w 'dann sollst du als Zauber sagen' Eb 356b; ähnl. Ram IV C 19 *ḏd.ḫr.tw* 'dann soll man sagen' Eb 48 *ḏd.ḫr s* 'dann soll der Mann sagen' Eb 848

§ 273 bb) Bezeichnung des Resultats

1) nach *ir* 'wenn'

ir swr-f mw stp.ḫr-f 'wenn er Wasser trinkt, dann würgt er' Sm 28 (9,19–20)

2) nach *ir-m-ḫt* 'nachdem' (bzw. 'wenn danach')

ir-m-ḫt ptḫ-f itn r t3 ḫr.ḫr-f r-f 'wenn er danach schnaubend (?) zu Boden geht, dann fällt er dabei' KV 21–22

3) Folgeleistung einer Aufforderung

ḏd.in-k n-f: m3ꜥ m wꜥr.tj-kj ḳrf sj m3ꜥ.ḫr-f sj ḳrf.ḫr-f sj ḥr ꜥ.wj 'dann mußt du zu ihm sagen: strecke doch deine verkrümmten Beine aus; dann streckt er sie aus (und) zieht sie sofort wieder zusammen' Sm 48 (17,17)

4) verschiedene Reaktionsvorgänge

wdj.ḫr-k ḏbꜥ-k ḥr inꜥ.t-f ḏbꜥ-k ḥr pḥwj 3mꜥ.t-f h3j.ḫr[1] *snf m msd.tj-fj m imjw msḏr.wj-fj ḫr sḏ pf* 'dann sollst du deinen Finger auf sein Kinn legen (und) deinen Finger auf das Ende seines Krallenknochens: dann fällt Blut herab aus seinen Nasenlöchern (und) aus dem Innern seiner Ohren infolge jenes Bruches' Sm 22 (8,11) *rmj.t ꜥ3.t h3j.tj m ir.tj-fj itj.ḫr-f ꜥ-f r ḥr-f ꜥš3 sjn-f ir.tj-fj* 'viel Tränen sind aus seinen Augen geflossen, und so nimmt er oft seine Hand zum Gesicht, um seine Augen abzuwischen' Sm 20 (8,2)

5) Krankheitserscheinung resultiert aus einer anderen

t3 ḥ3.tj pw wrḏ.ḫr ib-f ḫr-s 'das bedeutet, daß sein *ḥ3.tj*-Herz heiß ist, und so ist sein *ib*-Herz müde infolgedessen' Eb 855k *nw nnm m nḥb.t-f mn.ḫr nḥb.t-f ḫr-s* 'dieses (Leiden) ist abgeirrt zu seinem Nacken: und so leidet sein Nacken infolgedessen' Sm 3 (2,1)

[1] Geschrieben *h33.ḫr*, siehe dazu § 21,3.

6) Gesundung als Folge der Behandlung
snb.ḫr ḥr ꜥ.wj 'dann wird (er) sofort gesund' Eb 589; ähnl Eb 251a *rwj.ḫr-s ḥr ꜥ.wj* 'dann verschwindet sie (die Krankheit) sofort' Eb 756 *rdj.ḫr-k ỉrj.tw n-f ỉḫ.t šm r nḏm-f wn.ḫr rꜣ-f* 'dann sollst du ihm etwas Warmes machen lassen, so daß es ihm besser geht, und so öffnet sich sein Mund' Sm 7 (3,7)[1]

§ 274 cc) als Habitativform?

mꜣꜣ ỉrṯ.t bjn.t: mꜣꜣ.ḫr-k sṯj-s mj šnj n mḥj.t 'das Feststellen schlechter Milch: Du erkennst ihren Geruch wie den Gestank von Fischen'[2] Eb 788. – Die futurisch-optativische Übersetzung 'du sollst erkennen' und die Resultatsform[3] 'und so erkennst du' ergeben keinen recht befriedigenden Sinn; vielmehr wird hier eine allgemeingültige Feststellung getroffen, wie sie auch in dem entsprechenden Erkennungsmittel für 'gute Milch' Eb 796 zum Ausdruck kommt: *ỉw sṯj-s mj nꜥg.w nw wꜥḥ* 'ihr Geruch ist (pflegt zu sein) wie Zerkleinertes der *wꜥḥ*-Frucht'. Ob hier ein erstes Zeugnis für den Habitativcharakter der Partikel *ḫr* zu erkennen ist, der zum koptischen „Praesens consuetudinis" ϣⲁϥⲥⲱⲧⲙ̄ geführt hat?[4]

§ 275 dd) Besonderheiten

1) Negierung durch *tm*?
Die Stelle *tm.ḫr-s ḫpr m ḥsb.t* Eb 102 = 296 bringt Gardiner (GG § 432)[5] als Beleg für die Negation der *sḏm.ḫr*-Form durch *tm* und übersetzt: "it will not result in worms"[6]. Der Zusammenhang des Textes erfordert jedoch, daß eine Umwandlung des Schleimstoffes zu Würmern erfolgt: *ḫpr sj m ḥsb.t* 'er ist zu Gewürm geworden' geht voraus, und *ỉr tm-f wsš-st m ḥsb.t* 'wenn er sie (aber) nicht als Gewürm ausscheidet' folgt als Sonderfall nach dem Normalverlauf, der das Ausscheiden des Schleimstoffes als Gewürm vorsieht. Es handelt sich also wohl nicht um das Negationswort *tm*, sondern um die Grundbedeutung von *tm* 'zu Ende kommen' o. ähnl., es wäre also zu übersetzen: 'dann soll er vollständig zu Gewürm werden'. – Im übrigen bleibt die Frage, ob als Negation des futurischen *sḏm.ḫr-f* neben *ỉm-k* (§ 367)

[1] Bemerkenswert die Parallelität von *r sḏm-f* und *sḏm.ḫr-f*.

[2] Oder: 'Du erkennst (sie), indem ihr Geruch wie der Gestank von Fischen ist'.

[3] SV II § 408: 'du wirst ihren Geruch finden'.

[4] Vgl. Erman, ENG § 306: „Im Koptischen würde man hier (wo eigentlich ohne Nachdruck etwas allgemein gültiges ausgesagt wird) das ϣⲁϥⲥⲱⲧⲙ̄ gebrauchen, und in der Tat geht dieses ja auf ein 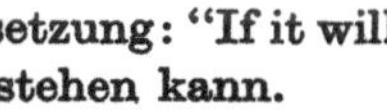 zurück".

[5] So auch schon SV II § 412 und § 996: 'sie wird nicht'.

[6] Ganz abzulehnen ist Ebbells Übersetzung: "If it will not . . .", da *sḏm.ḫr-f* nicht im Vordersatz eines Bedingungsfalles stehen kann.

nicht *nn sḏm-f* dienen würde[1], wie es Gardiner auch für *sḏm.kꜣ-f* angibt (GG § 434 Ex. 8).

2) *wn.ḫr-f sḏm* bzw. *wn.ḫr-f ḥr sḏm*: siehe § 169c; 399,3ee

3) Fortführung von optativischem *sḏm.ḫr-k* durch das pass. *sḏm*: siehe § 251

4) Verhältnis zu anderen ähnlichen Verbformen
 a) *sḏm.in-k*: siehe § 283
 b) *ḫr(-f) sḏm(-f)*: siehe § 277 und 278
 c) imperf. *sḏm-f*: siehe § 224 mit Anm. 3

5) Auslassung des Passivzeichens *tw* bei der zweiten *sḏm.ḫr*-Form in einer Aufzählung?
inj.t.ḫr.tw-f sjn.ḫr-f 'dann soll man es holen, dann soll [man] es reiben' Eb 294. – Die Parallele H 35 hat statt des pronominalen Objektes ein nominales Objekt und schreibt *inj.ḫr.tw-f sjn.ḫr.tw*. Möglicherweise liegt Eb 294 ein Fehler statt des pass. *sḏm* als Fortsetzung von *sḏm.ḫr-f* (§ 251) vor.

6) Zur Negierung durch *im-k* siehe § 367.

Anhang zu g): *ḫr(-f) sḏm(-f)*

§ 276 1) Zur Form

Die Konstruktion *ḫr-f sḏm-f* al s optativisch-futurische Form ist die analytische Bildung zu *sḏm.ḫr-f*, stellt also offenbar nur eine jüngere Bildung dar, die sich in ihren Gebrauchsweisen von *sḏm.ḫr-f* nicht unterscheidet. Daß die den Besitzer (= den Täter)[2] bezeichnende Präposition *ḫr* auch hier vorliegt, sollte keinem Zweifel unterliegen: es ist eine Bildung wie *iw-f sḏm-f*[3] mit zweimal ausgedrücktem Subjekt. Aus dieser „Tautologie" schließen zu wollen, daß *ḫr* dann nicht die Präposition sein kann[4], hieße zudem voraussetzen, daß die Ägypter beim Aufkommen dieser Konstruktion sich noch über die ursprüngliche Bedeutung der Einzelelemente im klaren gewesen seien.

[1] Vgl. z. B. Eb 131 (30,16) als Hauptsatz eines mit *ir* 'wenn' eingeleiteten Konditionalfalles. – Zu *tm.ḫr-f sḏm* als Fortführung eines negierten Imperativs (Pyr 696) vgl. EAG § 550.

[2] Zu *ḫr* als „der Präposition, die den Besitz ausdrückt" vgl. Sethe, Zur Geschichte der Einbalsamierung, Sitz. Berl. Akad. 1934, XIII, S. 227. – Zur Identität von Besitzer und Täter vgl. MIO 1, 1953, 231 Nr. 4.

[3] So schon Sethe, SV II § 420.

[4] So Gardiner, GG § 427: "That in those constructions *in* and *ḫr* cannot be the prepositions seems clear, first from the tautology which would be involved in *ḫr.f sḏm.f* (i.e. the case when the subject inserted after *ḫr* is a pronoun), if this should mean 'by him heard of him', . . .". Auch in der Konstruktion *nt-f* + *sḏm-f* ist das Subjekt doppelt ausgedrückt (siehe z. B. L 25c).

Die nach *ḫr-f* stehende Form ist bei den Fällen des § 277 das prosp. *sḏm-f*, erkenntlich vor allem an der *r*-losen Form von *rdj* (Eb 215; H 144) vgl. § 193–196; bei den Beispielen des § 278 könnte auch das perf. *sḏm-f* (Sm 12 *mꜣ.tw*, siehe § 216 Ende) parallel zum Pseudopartizip vorliegen.

Die Konstruktion wird mit nominalem, pronominalem (Suffix) und unpersönlichem (*tw* 'man') Subjekt nach *ḫr* verwendet; bei der *sḏm-f*-Form steht als Wiederaufnahme des Subjektes das Suffix bzw *tw* 'man' + Suffix. Daß in den mit *tw* gebildeten „passivischen" Fällen es *ḫr.tw* (nicht: *ḫr.tw-f*) *sḏm.tw-f* heißt, darf als Beweis gewertet werden, daß *tw* 'man' als Subjekt empfunden wurde[1].

Im Gegensatz zur optativisch-futurischen Form zeigt die analytische Resultatsform gegenüber der *sḏm.ḫr*-Form (§ 273) einige Abweichungen: hier begegnet *ḫr sḏm-f* und *ḫr* + Subjekt + Pseudopartizip (siehe unten § 278).

2) Zur Funktion

§ 277 aa) optativisch-futurisch, in Anordnungen

1) als Hauptsatz zu mit *ỉr* 'wenn'[2] oder *ỉr-m-ḫt* bzw. *ỉr-r-sꜣ* 'nachdem' eingeleiteten Vordersätzen

ỉr dꜣ tp n s ḫr-k wꜣḥ-k ḏr.t-k ḥr tp-f 'wenn der Kopf des Mannes zittert, so sollst du deine Hand auf seinen Kopf legen' Eb 252; ähnl. Eb 522b *ỉr-m-ḫt ỉʿj-s ḥr-s rʿ nb ḫr-s gs-s ḥr-s ỉm* 'nachdem sie ihr Gesicht jeden Tag gewaschen hat, soll sie ihr Gesicht damit einreiben' Eb 717; ähnl. H 144; Eb 712b = H 17; Sm 21,11 *ỉr-r-sꜣ psj bj.t ḫr ḥꜣ.t ḫr.tw dj.tw hꜣj* Drogen 'nachdem der Honig zuvor gekocht worden ist, soll man ... hinzukommen lassen' Eb 215

–––– im direkten Anschluß an *ỉr-m-ḫt*: *ỉr-m-ḫt ḫr-k wt-k sw* 'danach sollst du ihn verbinden' Eb 522c

2) in selbständigen Anordnungen[3]

a) Drogenbereitung

ỉr ḫpr.t nb.t ỉm ḫr.tw ḫꜣj.tw 'alles, was dabei entstanden ist, (das) soll man abmessen' Sm 21,12–13[4] *ḫr.tw tḫb.tw-f m bj.t* 'dann soll man es in Honig tauchen' Eb 128; ähnl. Eb 368 (zweimal)

[1] Siehe dazu Passiv S. 79–80 gegen GG S. 41 § 39 Obs.

[2] Siehe dazu Sm 21,12–13 unter 2a mit Anm. 4.

[3] Zum Teil neben pass. *sḏm* (optativisch) oder *sḏm.ḫr-f* (optativisch).

[4] Das durch *ỉr* hervorgehobene Objekt erinnert an die mit *ỉr* eingeleiteten Vordersätze (siehe oben unter 1); da ferner betont zu denkende adverbiale Bestimmungen auftreten, könnte man *ḫr-f sḏm-f* für den emphatischen Vertreter von *sḏm.ḫr-f* halten, lägen nicht für *sḏm.ḫr-f* dieselben Bedingungen vor.

b) Behandlung

ḫr s.t gs-s tp-s im 'dann soll die Frau ihren Kopf damit einreiben' Eb 251c

§ 278 bb) Bezeichnung des Resultats

1) Krankheitszustand

ḫr ḥr-f pds ḫr-s 'und so ist sein Gesicht breitgedrückt infolgedessen' Sm 12 (5,22) *ḫr mꜣ.tw ḥr-f pds ḫr-s* 'und so sieht sein Gesicht breitgedrückt aus infolgedessen' Sm 12 (6,1)

2) Gesundung

ḫr-f[1] *nḏm ḫr ꜥ.wj-fj* 'dann wird es ihm sofort besser gehen' Bln 163f

3) nach *ir* 'wenn': siehe § 279,2

§ 279 cc) unklare bzw. verderbte Stellen

1) elliptisches *ḫr* unter Auslassung des Verbs?

ḫr.tw r šnj 'man soll (es) an das Haar (legen)' H 156[2] *ḫr-k r nwd.t* 'du sollst eine Salbe (machen) (?)' Eb 522d

2) als Habitativform in einer Prognose?

ir iw.t mwj.t [. . .] *ḫr sjꜣ-s sj* 'wenn der (bzw. ihr) Harn kommt, [. . .] dann erkennt sie . . .' Kah 34; vgl. dazu oben § 274.

[1] Ob das vor *ḫr-f* stehende *m* noch zu der Form gehört, bleibt zweifelhaft.

[2] Es folgt *dj.w r-s* 'werde daran gegeben'.

h) *sḏm.in-f*

§ 280 1) Zur Form

Zur Bildung ist das für die *sḏm.ḫr-f*-Form Bemerkte (§ 271) zu vergleichen. Für die dort geäußerte Annahme, daß zum mindesten die optativisch-futurische Form auf dem prosp. pass. Partizip basiert, liefert die Form *sḏm.in-f* vielleicht einen weiteren formalen Hinweis: Bln 197 wird die Form 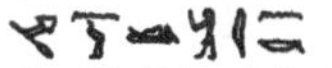 verwendet, die an *iʿj.w.ḫr.tw* Sm 21,20 (§ 271) erinnert. Auffällig bleibt jedoch, daß dieses *w* bevorzugt bei den III-inf.-Verben auftritt[1], während die parallelstehende Form *ḳrf.in-k* es nicht zeigt.

Die Formen des Verbalstammes zeigen gegenüber der *sḏm.ḫr*-Form keine Abweichungen. Als Besonderheit ist lediglich der Verlust des *j* von *in* nach stammauslautendem *r* bzw. *j* zu nennen, z. B. *sḫr.*[*i*]*n-k* Sm 12 (5,17–18) und 34 (11,19) oder *nḏrj.*[*i*]*n-k* Sm 47 (17,3); dieselbe Auslassung findet sich jedoch auch bei *ḏd* 'sagen': *ḏd.*[*i*]*n-k* Sm 30 (10,9), siehe dazu § 23,2. – Zu der Variante *sḏm.ir-f* statt *sḏm.in-f* siehe § 282.

§ 281 2) Zur Funktion

aa) optativisch-futurisch, in Anordnungen[2]

1) als Hauptsatz zu mit *ir* 'wenn'[3] oder *ir-m-ḫt* 'nachdem' eingeleiteten Vordersätzen

ir swꜣ-f m ḏꜣj.t irj.in-k n-f sšn.t nt ḥbs.w 'wenn es (das Ohr) in Widersetzlichkeit verweilt, dann mußt du ihm eine Binde von Stoff machen' Eb 766h; ähnl. Eb 337 *ir ḫsfj r-s nn sp.w ḳb.w sꜣw.in-k nfꜣ pḫr.t r hꜣꜣ mw nb* 'wenn diese Kühlmittel daran angebracht sind, dann mußt du mit jenen Heilmitteln warten, bis alles Wasser herausgeflossen ist' Sm 46 (16,6)

–––– im direkten Anschluß an *ir-m-ḫt*:

[1] Vgl. das Element *w* bei den III-inf-Verben in der Form *sḏm.tj-fj* (z. B. *mrj.w.tj-fj* EAG § 681,3).

[2] Die Unterscheidung 'du mußt ...' bei *sḏm.in-k* gegenüber 'du sollst ...' bei *sḏm.ḫr-k* dient lediglich der formalen Trennung beider Formen in der Übersetzung. Zur Gleichwertigkeit beider Formen siehe § 283.

[3] Besonders im Diagnosenschema 'wenn du ..., dann mußt du ...'; siehe im Med. W. B. bei *ḏd* 'sagen', *irj* 'machen' und *rdj* 'geben'.

ir-m-ḫt irj.in-k nf Drogen 'danach mußt du ihm ... machen' Eb 336d

2) in selbständigen Anordnungen[1]

a) Drogenbereitung

rdj.in-k hꜣj mw-f r wḫꜣ.t 'dann mußt du sein Wasser in den Kessel hinzukommen lassen' Bln 184 (19,8)

b) Untersuchung und Behandlung

wdj.in-k sw sṯs.w 'dann mußt du ihn ausgestreckt hinlegen' Sm 35 (12,4–5) = Sm 36 (12,10) . *wt.in-k sw ḥr iwf wꜣḏ hrw tpj* 'du mußt sie verbinden mit frischem Fleisch am ersten Tage' Eb 435 *stj.in-f ꜥ-f ḥr sꜣ n ḏrj.t ꜥnḫ.t* 'er muß seine Hand auf den Rücken einer lebenden Weihe ausstrecken' Eb 457[2]

bb) Bezeichnung des Resultats (Gesundung)

wsš.in-f sj nḏm.in-f ḥr ꜥ.wj 'dann wird er ihn (den Schleimstoff) ausscheiden, dann wird es ihm sofort besser gehen' Eb 102 = 296

cc) Erzählungsform der Vergangenheit (Zauber)

ḏd.in-f n[-sn] 'dann sagte er zu [ihnen]' L 2. – Zu *wn.in* in demselben Text siehe § 319ee.

§ 282 3) *sḏm.ir-k* statt *sḏm.in-k*

Als Variante von 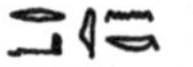 Bln 184 (19,8) steht in demselben Rezept die Form 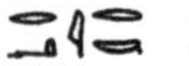 (19,9), die auch in dem folgenden Rezept Bln 185 noch viermal auftritt, stets von der prosp. *sḏm-f*-Form 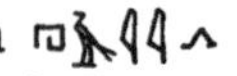 gefolgt. Wreszinski erklärt die Form als Imperativ mit Hervorhebungspartikel *ir-k* (Glossar S. 115) und schreibt im Kommentar zu Bln 184: „In der Vorschrift zur Bereitung des Mittels wechselt die Form *šḏm-jnf* mit dem Imperativ". – Nun ist jedoch gerade der Imperativ in den medizinischen Texten bis auf wenige bestimmte Gebrauchsweisen nicht verwendet (siehe dazu § 284); es ist daher angebracht, für *sḏm.ir-k* eine andere Erklärung zu suchen: Als eine Möglichkeit bietet sich die Annahme einer Parallelbildung zu *sḏm.in-k*, d. h. eine Verbindung vom passiven Partizip und der den Täter einführenden Präposition *r* bzw. *ir*, also *sḏm ir-k ḫrw* 'gehört (bzw. etwas zu Hörendes) ist dir gegenüber die Stimme'; da aber eine solche *sḏm.ir*-Form sonst nicht bekannt ist[3], sollte man einer zwangloseren Lösung den Vorzug geben: die Ersetzung von *n* durch *r* ist auch

[1] Zum Teil als Diagnosenreste zu erklären, d. h. aus dem Zusammenhang des ursprünglichen Bedingungsfalles ('wenn ..., dann mußt du ...') genommen.

[2] Zur Fortsetzung von *sḏm.in-f* durch das imperf. *sḏm-f* siehe § 228,3.

[3] Die GG § 252,2 aufgeführten Beispiele (z. B. *ḏd ir-k n-j st* 'tell it to me') wird man kaum anders als bisher üblich (Imperativ + Partikel) deuten können, wie die Form *mj* 'komme' (Ex. 9) zeigt.

sonst im Pap. Berlin belegt (siehe *wꜥn* 'Wacholder' im Drogen-W.B. und bei der Präposition *n* § 3 im Med. W.B. S. 421), so daß man in *sḏm.ir-k* wohl nur eine lautliche Variante der Form *sḏm.in-k* zu sehen hat.

§ 283 4) *sḏm.in-f* im Verhältnis zu *sḏm.ḫr-f*

Rein zahlenmäßig ist zunächst auffällig, daß die Form *sḏm.ḫr-f* (optativisch-futurisch gebraucht) erheblich häufiger auftritt als *sḏm.in-f*. Dieser Befund steht im Gegensatz zu dem sonstigen Gebrauch dieser Formen im Mittelägyptischen: "Observe, finally, that of the three verb-forms (*śḏm.in.f*, *śḏm.ḫr.f* and *śḏm.kꜣ.f*) the first alone is really common in Middle Egyptian" (GG § 435), oder: „*śḏm.in.f* plus souvent d'ailleurs que *śḏm.ḫr.f*" (LG § 288). Wenn Lefebvre als Beweis für das Übergewicht von *sḏm.in-f* vermerkt: „La formule *ḏd.in.k* se trouve quarante-six fois dans *Smith* (contre une seule fois *ḏd.ḫr.k*)", so hat er damit den einzigen Ausnahmefall herangezogen: tatsächlich erhält – aufs Ganze gesehen – *sḏm.in-f* durch den ausschließlichen Gebrauch der *ḏd.in-k*-Formel im Wundenbuch des Pap. Smith[1] beim Verbum *ḏd* ein gewisses Übergewicht (69 *ḏd.in-k* gegenüber 56 *ḏd.ḫr-k*); es hätte aber auch erwähnt werden müssen, daß z. B. im Pap. Ebers das Verhältnis bereits zugunsten von *ḏd.ḫr-k* verschoben ist (32 : 20), und gar im Pap. Kahun steht den 16 *ḏd.ḫr-k*-Formeln nicht eine einzige *ḏd.in-k*-Form gegenüber. Bei den übrigen Verben ist das Überwiegen von *sḏm.ḫr-k* die Regel (z. B. 100 *irj.ḫr-k* gegenüber 8 *irj.in-k*).

Was den Gebrauch beider Formen anbetrifft, so fällt es schwer, einen Unterschied zu finden[2]: Im optativisch-futurischen Fall wechseln beide Formen in sonst gleichen Schemata. Dagegen wird der von Gardiner (GG § 435)[3] erwähnte Spezialgebrauch von *sḏm.ḫr-f* als Resultatsform mit präsentischem Charakter (siehe oben § 273,5 sowie Sm 20 in § 273,4) durch das Fehlen entsprechender *sḏm.in*-Fälle bestätigt: § 281bb kann nur einen Beleg mit futurischer Bedeutung anführen.

Auch aus solchen Stellen, in denen *sḏm.ḫr-f* und *sḏm.in-f* nebeneinander gebraucht werden, läßt sich ohne Zwang kein Bedeutungsunterschied herauslesen, z. B. *swtn.ḫr-k ḏbꜥ.w-s m ḏr.t-k ḳrf.in-k ꜥ-s ḫnj.w.in-k im m ḏ.t-s* 'du sollst ihre Finger mit deiner Hand strecken, du mußt ihren Unterarm umbiegen, du mußt damit über ihren Leib fahren' Bln 197 *tm.ḫr-s ḫpr m ḥsb.t . . . wsš.in-f sj nḏm.in-f ḥr ꜥ.wj* 'dann soll er (der Schleimstoff) vollständig zu Gewürm werden, . . . dann wird er ihn ausscheiden,

[1] Die Ausnahme *ḏd.ḫr-k* findet sich außerhalb des Wundenbuches in der Magendiagnose Sm 20,14.

[2] Vgl. GG § 435: "there is a close correspondence in the uses". – Siehe aber auch den für Band IX vorbereiteten Artikel von H. v. Deines über die gegenseitigen Abgrenzungen der Funktionen von *sḏm.ḫr-k* und *sḏm.in-k*.

[3] "and the *śḏm.ḫr.f* tense has in addition a not very clear use in reference to the *present*".

dann wird es ihm besser gehen' Eb 102 = 296. – Hier ist man geneigt, der *sḏm.ḫr*-Form die Bezeichnung der Vorzeitigkeit gegenüber den *sḏm.in*-Formen zuzulegen: 'nachdem du gefaßt hast, mußt du ...' bzw. 'nachdem er geworden ist ..., wird er ihn ausscheiden'. – Daß dies jedoch nicht der Grund für den Wechsel der Formen sein kann, zeigen umgekehrte Fälle, in denen *sḏm.in-f* vor *sḏm.ḫr-f* gebraucht ist: *wdj.in-k sw sṯs.w ... sš.ḫr-k m kˁḥ.wj-fj* 'du mußt ihn ausgebreitet hinlegen, ... du sollst seine Schultern ausbreiten' Sm 35 (12,4–5) = 36 (12,10–11); es folgen zwei weitere *sḏm.in*- und eine *sḏm.ḫr*-Form. *irj.in-k n-f swš.wj n ḥbs.w wt.ḫr-k sw* 'du mußt ihm zwei Bäusche aus Stoff machen, du sollst ihn verbinden' Sm 37 (12,17). – Jetzt würde *sḏm.in-f* die Rolle des Vorzeitigkeitsträgers spielen ('nachdem du ihn hingelegt hast, sollst du ...'), doch ist eine solche Bezeichnung von Vor- und Nachzeitigkeit hier bestimmt nicht beabsichtigt, vielmehr ergibt sich diese Beziehung aus der Aufeinanderfolge gleichwertiger Verbformen[1].

Weitere Belege für das Nebeneinander beider Formen sind z. B. Eb 295 (*ḏd.in-k* und *rdj.ḫr-k*); Eb 766f (*irj.ḫr-k* und *sf.in-k*); Eb 767 (*dbn.in-k* und *irj.ḫr-k*); Sm 7 (3,2–3) (*ḏˁr.ḫr-k* und *rdj.in-k*). Für den gleichwertigen Gebrauch beider Formen vgl. schließlich noch KV 58–60 (*ir mꜣꜣ-j ... gꜣp.ḫr-k*) mit KV 61–68 (*ir mꜣꜣ-j ... hbhb.in-k*) oder Eb 435 (*wt.in-k*) mit H 241 (*wt.ḫr-k*); ebenso wechseln in den Aufforderungen an den Arzt, den Patienten anzusprechen, *ḏd.ḫr-k* und *ḏd.in-k*; vgl. dazu Sm 32 (11,2) mit Sm 30 (10,9) bzw. 48 (17,16) im Med. W. B. S. 1013 III a.

[1] So hat z. B. Lefebvre (Miscellanea Gregoriana S. 129–131, ähnlich LG § 344 und 345) in der Folge Pseudopartizip (bei intrans. Verbum) und *sḏm.n-f* (bei trans. Verbum) eine Art „Vorzeitigkeitskonstruktion" erkennen wollen. Zur Ablehnung dieser Ansicht siehe Westendorf, MIO 1, 1953, 46–47 und EAG § 586.

III) Imperativ

§ 284

a) Allgemeines

Obwohl die medizinischen Rezepte und Diagnosen vornehmlich aus Aufforderungen bestehen, ist die Verwendung des Imperativs auf wenige bestimmte Gebrauchsweisen beschränkt[1].

§ 285

b) Zur Form (Besonderheiten)

2-rad.: 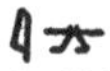 Ostr. Kairo (ODM 1062,3); ähnl. L 4 (Zaub); 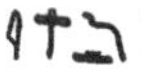 H 214; L 10; ähnl. Bln 190 (Zaub)

III-inf.: 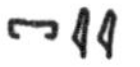 L 38 (Zaub)[2]; 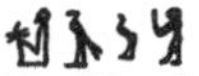 Eb 811 (Zaub)[2]; 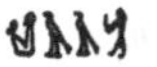 Eb 776 (Zaub); 860b[3]; 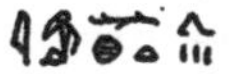 Sm 18,13 (Zaub)[4]; ---- 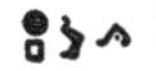 L 46 (Zaub) (?)

unregelmäßig: 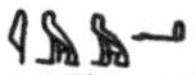 L 2; 3; 45; 46; 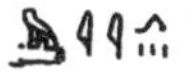 L 24; 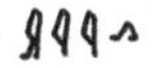 Mutt u Kind B 1,5[5]; ---- 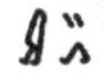 Eb 3 (?)

Pluralstriche statt Endung *w* (EAG § 598): 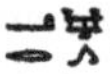 und 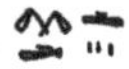 L 24 (Zaub); siehe auch oben *mj.w* 'kommet' und *iḫtj.w* 'weichet'

§ 286

c) Gebrauch

1) in zusätzlichen Angaben nach dem Verdikt
mr irj-j m dw-ʿ s3w[3] *mt.w* 'eine Krankheit, die ich behandele mit einer Messerbehandlung. Beachte die Gefäße!' Eb 860b *mr irj-j m sp.w nw s3 ʿḳ r-f m bṯ sw* 'eine Krankheit, die ich mit Mitteln der Nachbehandlung behandele. Tritt gegen sie (die Krankheit) auf; gehe ihr nicht aus dem Wege!' Eb 200a; ähnl. Eb 205c und 206a (verkürzt); vgl. auch Sm 7 (4,4) *mr irj-j dʿr.tj m sḏ.t srwḫ sj mj srwḫ s3-ḫmm* 'eine Krankheit, die ich behandele, nachdem sie (die Geschwulst) abgetastet ist,

[1] Siehe dazu Grapow, Untersuchungen II S. 21. — Zur Ablehnung vermeintlicher Imperative siehe Sm 4 (2,7) *irj* in § 256b mit Anm. 1 und Bln 184 und 185 *rdj* in § 282.

[2] Zum Auftreten des schwachen Radikals (?) vgl. EAG § 602; dagegen GG § 336: "A final semi-vowel is never shown" (jedoch *s3w* als Imperativ GG § 212 Ex. 6).

[3] Geschrieben *s33*, zu der irregulären Verdoppelung von 3 vgl. § 21,3.

[4] Zum *j*-Augment bei III-inf im AR siehe EAG § 602.

[5] Vgl. GG § 336 Ex. 23 und EAG § 609.

durch Feuer. Behandele sie wie das Behandeln eines *ḥmm*-Kranken!' Eb 863b–c

2) in der direkten Rede an den Patienten

ḏd.in-k n-f: mꜣꜥ m wꜥr.tj-kj 'dann mußt du zu ihm sagen: strecke doch deine beiden Beine aus!' Sm 48 (17,16); ähnl. Sm 19 (7,16) und Sm 30 (10,9)

3) als Hauptsatz eines mit *ir* 'wenn' eingeleiteten Bedingungssatzes

ir wpj-k . . . gmm-k . . . ꜥḥꜣ tw rꜣ pw 'wenn du beurteilst . . . und du findest . . ., so hüte dich: es ist ein Zauber(spruch)' Eb 877a. – Vgl. die entsprechende Gebrauchsweise des negierten Imperativs Kah 12 und 13 (§ 371,1) und Ram III B 9 (§ 421d und § 424e).

4) in dem Nachsatz *irj mꜣꜣ-k* 'tue (es) und du wirst (den Erfolg) sehen': z. B. Eb 417; Bln 46 (siehe Med. W.B. S. 91 VIIa)

5) in Zaubersprüchen (beschwörende Aufforderung)[1]

sꜣw ḫpr ḥꜣtj 'hüte dich, daß Verschleierung entsteht!' Eb 811 *šp-k prj m mꜣꜥ iꜣbj* 'du mögest ausfließen, komme heraus aus der linken Schläfe!' Pap. Beatty V Rs. 6,5[2] *mj.w n-j ꜥr.w n-j dmḏ.w n-j* 'kommt zu mir, steigt auf zu mir, gesellt euch zu mir!' L 24 (8,4). – Vgl. die entsprechende Gebrauchsweise des negierten Imperativs, z. B. Eb 811 (§ 371,2).

6) verstärkende Partikeln

aa) *m*: Sm 48 (17,16), zitiert unter 2

bb) *ir-k*: z. B. H 160 (siehe Med. W.B. S. 67 D I)

7) das pronominale Objekt am Imperativ

„Das pronominale Objekt des Imperativs kann naturgemäß nur durch die Pronomina absoluta ausgedrückt werden" (SV II § 494). – "Like all other parts of the verb except the infinitive, the imperative takes the dependent pronoun as its object, when the object is pronominal" (GG § 339).

So „naturgemäß", wie Sethe es ausgedrückt hat, ist der Gebrauch der abhängigen (Sethe: absoluten) Pronomina am Imperativ keineswegs: Da der Imperativ offensichtlich zu dem gemeinsamen semitisch-hamitischen

[1] Vgl. auch die Verwendung des Imperativs von *rdj* 'veranlassen' zur Bildung des Optativs: *imj* + *sḏm-f* (nur L 2 und 45 belegt).

[2] Bemerkenswert hier die Fortsetzung des optativischen *sḏm-f* durch den Imperativ; normalerweise wird der Imperativ durch *sḏm-k* aufgenommen (EAG § 623; GG § 337).

Bestand gehört (EAG § 597 Anm.), sollte man erwarten, daß wie beim Infinitiv das pronominale Objekt durch die Suffixe ausgedrückt wird. Bei der Verwendung des abhängigen Pronomens mag es sich (wie beim aktivischen Pseudopartizip) um eine Analogiebildung zu den Verbformen der jüngeren Suffixkonjugation handeln, bei denen das abhängige Pronomen aus seiner ursprünglichen Subjektsfunktion erklärbar ist: *mrj-f wj* 'sein Geliebter bin ich' > 'er liebt mich'.

8) Negation des Imperativs

Zur Negierung des Imperativs durch *m* + negatives Komplement siehe § 371.

IV) Die nominalen Formen des Verbs

a) Infinitiv und Nomen actionis

§ 287 1) Allgemeines

Als Verbalnomen ist der Infinitiv indifferent gegenüber Aktiv und Passiv[1] sowie gegenüber den Tempora. Subjekt und Objekt treten normalerweise als Genetiv auf (zu Sonderfällen siehe § 291). Die für das Substantiv geltenden Regeln sind ebenso für den Infinitiv anzuwenden (z. B. Pluralbildung, attributives Adjektiv, Gebrauch als Substantiv im Satz).

§ 288 2) Zur Form

2-rad.: Eb 854; ---- Eb 116 = 118[2]; Bln 107; 116; Bln 58; 200; ähnl. Bln 75 (*gs*)

II-gem.: Eb 855p; ---- Eb 188d (vor Suffix); Eb 855k (?)[3]

3-rad.: H 17; ---- Eb 864c[4]; H 129[5]; Eb 712b[6]; ähnl. Eb 419 (*sdmw*); Eb 822; ähnl. 821[7]; Eb 196[8]; Bln 46; Bln 161; Bln 117; ähnl. Bt 14; Bln 116; ---- Eb 873a[9]

III-inf.: Eb 102 (25,5) = 296; ---- Sm 22 (Glosse B); Eb 877c; ---- H 212; H 212 (vor Suffix); Eb 855h[10]; Eb 786; Bln 120; Eb 188a[11];

[1] Zur Ablehung des „passivischen Infinitivs" siehe Passiv S. 140—141.

[2] *k.t nt gs.w dr wḥ3w* 'ein anderes (Heilmittel) zum Salben (und) Beseitigen der *wḥ3w*-Hautkrankheit'? Vgl. die Schreibung von *wrḥ* 'salben' in Eb 712b.

[3] *prr kt ẖr-s* 'es kommt ein Kleinwerden heraus infolgedessen'. – Nach EAG § 685b dürfte ein Zusammenfallen der beiden gleichen Radikale nur bei transitiven Verben erfolgen. Ob der Text in *prr[-f] kt* (Pseudopartizip) zu verbessern ist (vgl. *prr-f psj* Eb 855h)? Oder ist *kt* unpersönliches *sḏm-f*?

[4] Vgl. Eb 90 (ohne Endung *w*).

[5] In der Verbindung *wnmw n snf*; vgl. die Parallele Eb 724 (*wnm snf*).

[6] Vgl. die Schreibung der Parallele H 17 (ohne Pluralstriche).

[7] Vgl. die „Normalschreibung" Eb 820 (Nachschrift) und Eb 823 (Überschrift).

[8] Vgl. *wnmw n snf* H 129. – Möglich ist auch die Auffassung als Partizip (aktiv oder passiv) mit Genetiv des log. Objekts bzw. Subjekts.

[9] Als Komplements-Infinitiv (§ 292,2). Zur femininen Form vgl. EAG § 724,3b sowie SV II § 731. Unsicher ist, ob *ḥf3* 3-rad. ist (ob IV-inf.)? – Vgl. auch *sḏr.t* H 20.

[10] Als Komplements-Infinitiv (§ 292,2). Zur Form vgl. EAG § 724,4b.

[11] Zu der Wurzel *šmj*, die dem Imfinitiv des sonst 2-rad. *šm* 'gehen' zugrunde liegt, vgl. EAG § 685.

Kah 10 (2,5)[1]; Kah 2 (1,6)[2]; –––– Bln 138; Bt Rs. 1,6; Bln 138 (vor Suffix); Bln 48; Pap. Beatty VIII Vs. 5,1

IV-inf.: Eb 855k; Eb 61; –––– Bln 189

Kaus. 2-rad.: Eb 556; –––– Eb 522d; 627; 686[3]; Ram IV C 28[4]; Eb 863a[5]

Kaus. II-gem.:[6] Eb 859c; –––– Bt 18; 24; 25; 32; ähnl. Bln 179; Bt 14; 22; Eb 815[7]

Kaus. I-w.: Sm 41 (14,4); ähnl. Eb 770[8]; –––– Sm 9 (4,21); 46 (16,9–10)

Kaus. 3-rad.: Sm 22,8; –––– Bln 99

Kaus. III-inf.: Eb 766c; Eb 254; Kah 18; –––– Eb 22; Eb 392; Bln 71[9]; Sm 20,7; Eb 796; –––– Formen von *srwj*[10]: H 33 = Eb 301; H 138

Kaus. III-gem.: Eb 192b = 195b[11]

§ 289 3) Zur Funktion

aa) in Überschriften und Nachschriften[12]

k.t nt srwḫ sȝḥ mr-f 'ein anderes (Heilmittel) für die Behandlung der Zehe, wenn sie krank ist' Eb 620 = *srwḫ sȝḥ mr-f* 'Behandlung der Zehe, wenn sie krank ist' H 175 *smȝ ḥfȝ.t pw* 'das ist ein Töten des *ḥfȝ.t*-Wurmes' Ram III A 29

[1] Zu auf *w* endigenden mask. Infinitiven von III-inf.-Verben vgl. EAG § 693 und 694.

[2] Zu mask. Infinitiven bei III-inf.-Verben siehe Anm. 1.

[3] Stets in der Verbindung *smn mt.w* 'die Gefäße fest machen'; dagegen wird bei *ỉbḥ.w* 'Zähne' der Infinitiv *smn.t* verwendet (Eb 739 und 743). – Ob es sich bei *smn* um ein Kaus.II-gem. handelt (EAG § 439: *smn* = *smnn* 'festmachen'), dessen Infinitiv allerdings besser *smnn* lauten sollte (EAG § 685g; GG § 299); siehe jedoch auch die ungeminierte Form *sḳbw* Eb 815 und *sfḫ* (= *sfḫḫ*?) in Anm. 4.

[4] Vgl. dagegen Eb 800 mit der korrekten Form *sfḫ.t*. Ob – wie bei *smn* (Anm. 3) – das Kaus.II-gem.-Verbum *sfḫḫ* (EAG § 445) vorliegt?

[5] Im Gegensatz zu den transitiven Fällen *smn* und *smn.t* liegt hier die intransitive Bedeutung 'stillstehen' vor. Ob *t* statt *j* zu lesen?

[6] Siehe auch die Fälle *smn* und *sfḫ* bei den Kaus.2-rad.

[7] So in der Nachschrift mit *pw*; in der Überschrift *sḳbb* geschrieben, siehe § 293.

[8] Zu der Theorie, hierin Kaus.2-rad.-Verben zu sehen, vgl. EAG § 424; 442 und 689 sowie E. Otto, ZÄS 79, 1954, 49–50. – Für Beispiele mit Erhaltung des anlautenden *w* siehe § 32,2aa.

[9] Vgl. die Form *sḥrj* Sm 20,7.

[10] Vgl. Äg. W. B. II S. 406 zu *rwj*: „Urspr. veränderliches Verbum (III. inf.?); später unveränderlich *rwỉ*".

[11] Beispiele für Infinitive von Kaus.III-gem.-Verben fehlen in Sethes Verbum und in den MR-Grammatiken; siehe jedoch EAG § 685g und EAG S. 3* Anm. 4.

[12] Zur Negation durch *tm* siehe § 361. – Nachschriften ohne *pw* siehe Sm 20,7 (*sḥrj* und *ḫsf*); H 139 (*dr*); Bln 118 (*wḫȝ*).

bb) in Glossen, als Prädikat von *pw*[1]

rdj.t-f pw ḥr imj.t-f mt.t 'das ist seine Legung auf sein gewohntes Ruhelager' Sm 3 (Glosse D) *irj.t nhj pw n ḥꜣj.t r ḫrw in ḥꜣ.tj-f* 'das ist die Ausführung von wenigem Herabsteigen nach unten seitens seines Herzens' Eb 855q; ähnl. Eb 855p *ḏd pw* 'das ist das Sagen: ...' ('das bedeutet, daß man sagt: ...') Sm passim (siehe im Med. W.B. bei *ḏd* II a 1)

cc) als Subjekt bzw. Objekt von Verben

n ḳsn irj.t-f 'weil seine Ausführung schwierig ist' ('weil es schwierig ist, es zu tun') Sm 48 (17,17); ähnl. Sm 30 (10,10) *n nḏm.n n-f wn rꜣ-f m-ꜥ.iḥ-f* 'nicht ist ihm das Öffnen seines Mundes angenehm ('nicht ist es ihm angenehm, seinen Mund zu öffnen') wegen seines Leidens' Sm 7 (Glosse B) *irj.ḫr-k snḏm mt.w* 'dann sollst du eine Linderung der Gefäße machen' Eb 873c *rdj.t ꜣb s.t iwr* 'Veranlassen, daß eine Frau aufhört schwanger zu werden' Eb 783; ähnl. H 62 (*šꜣꜥ* 'anfangen'). – Zur Frage des Infinitivs nach *rdj* 'veranlassen' siehe § 253.

dd) als Genetiv

n gmj.n-s wꜣ.t nt prj.t 'nicht kann er einen Weg des Herauskommens finden' Eb 296 = 102. – Siehe auch die Fälle *pḫr.t nt* + Infinitiv bzw. *k.t nt* + Infinitiv im Med. W.B. S. 437 E I.

ee) als Subjekt der Konstruktion *in* + Nomen + Partizip

in mḥ ḥꜣ.tj-f m snf irr st 'das Vollsein seines Herzens mit Blut ist es, das es macht' Eb 855v *in ḫr-f.m isḫdḫd dd sḫm ṯs m sn.nw-f* 'sein Kopfüber-Fallen war es, das einen Wirbel in den anderen hat quetschen lassen' Sm 33 (11,11)

§ 290 ff) nach Präpositionen

1) *r* 'zu' (Angabe von Zweck und Ziel)
šnj.ḫr-k ir.tj-fj m pꜣḳ.t stꜣ[.tj] m ḫ.t r dr ḥꜣtj 'dann sollst du seine Augen mit einer im Feuer warmgemachten Scherbe umgeben, um die *ḥꜣtj*-Augenkrankheit zu beseitigen' KV 56. – Im übrigen siehe bei *r* A III a im Med. W.B. – Zu den futurischen Konstruktionen *iw* + Subjekt + *r* + Infinitiv und *ntj r* + Infinitiv siehe §§ 399,2 bzw. 433,1 bb 2.

2) *ḥr* 'bei' (Beschreibung einer andauernden Handlung)
irr.t n s ḥr mn mwj.t 'was gemacht wird für einen Mann beim Leiden am Harn' Bln 166 *ḫꜣj.t pw ḥr mḫr wnm-s* 'das bedeutet, daß das Leiden dabei ist, sein Fressen einzustellen' Eb 188c. –

[1] Normalerweise wird sonst das imperf. *sḏm-f* verwendet, siehe § 226.

Im übrigen siehe bei *ḥr* C im Med. W.B. – Zu den Pseudoverbalkonstruktionen mit dem Infinitiv siehe § 399.

3) *m* 'bei'

m prj.t nṯr dwꜣj 'beim Heraufgehen des Morgensterns' Eb 786

4) *mj* 'wie'

mj ḏd 'wie das Sagen: . . . (= 'wie man sagt: . . .') Sm passim (siehe Med. W.B. bei *mj* S. 353 B I b)

5) *ḫft* 'während'

rꜣ n dbḥ ḫft ṯꜣj.t-f 'Spruch für das *dbḥ*-Maß, wenn man es nimmt' H 212

6) *tp-ꜥ* 'vor'

swr tp-ꜥ sḏr 'werde getrunken vor dem Schlafengehen' Bln 116

7) *m-ꜥ* 'wegen'

ḫpr ḥꜣj.t nb.t nt ir.tj m-ꜥ-sn m-ꜥ wnn wbꜣ n ir.tj 'es entsteht jedes Leiden der Augen ihretwegen, wegen des Offenseins zu den Augen' Eb 854c

8) *m-ḫt* 'nach'

kꜣ irr-k sp.w nw wsš m-ḫt ḏdḥ r ẖ.t-f 'nach der Absperrung von seinem Bauch sollst du Abführmittel machen' Eb 90

9) *r-sꜣ* bzw. *n-sꜣ* 'nach'

rdj m hnw r-sꜣ ꜣd-f m sjn 'werde in einen Topf gegeben nach seiner Ausschmierung mit Ton' Sm 22,5

10) *ḥnꜥ* 'und' („Konjunktiv"): siehe § 328–330

§ 291 gg) Subjekt und Objekt am Infinitiv[1]

1) indirekter Genetiv statt des direkten Genetivs

a) Subjekt

ḫsf swꜣw n ḥꜣj.tjw 'Abwehren des Vorbeigehens der *ḥꜣj.t*-Dämonen' Sm 20,7 *rwj.t nt ḥꜣ.tj* 'Tanzbewegung des Herzens' Eb 855n *dr wnmw n snf* 'Beseitigen des Fressens des Blutes' H 129 (= Eb 724 *wnm snf*) *ht.w* (?) *nw wḫdw* 'Umherziehen der Schmerzstoffe' Bln 153 (13,1)[2]

b) Objekt

prr snfr n inm 'es kommt eine Verschönerung der Haut dabei heraus' Sm 22,8 *n ḫpr sꜥḳ(.t) n mt mt.t m ḥꜥw-f* 'nicht geschieht das Eintretenlassen eines Toten, einer Toten, in seinen Körper' Bln 99 *sꜣḳ pw n ḥm.t* 'das ist eine Zusammen-

[1] Siehe dazu die ausführliche Darstellung bei Edel (EAG § 696ff.) sowie GG § 300. – Da Beispiele für den Normalgebrauch (direkter Genetiv bzw. Possessiv-Suffix) bereits in den obigen Fällen gegeben sind, werden hier nur Besonderheiten berücksichtigt.

[2] Aber 12,12–13,1 im direkten Genetiv: *ht.w wḫdw.*

ziehung der Gebärmutter' Eb 820 *mn-f st ... mj wnm.w nw ḥs* 'er leidet daran ... wie am Essen von Kot (?)' Eb 196

2) Anschluß des logischen Subjektes durch *in*
wnn pw in ꜥḏ.t nt ḥꜣ.tj m gs-f iꜣbj 'das ist das Sein seitens der Fettmasse des Herzens auf seiner linken Bauchhälfte' Eb 855p; ähnl. Eb 855q *ij.t in ꜣIs.t* 'das Herauskommen seitens der Isis' L 48 (Zaub)

3) Anschluß des logischen Subjektes durch eine Relativform
mj pꜣ swr irj.n-k mw n pꜣj-n m[wj.t] 'wie das Trinken des Wassers unseres [Harns?], das du gemacht hast' L 1 (Zaub)[1] *ij.t [pw?] irj.n tꜣ 4 rn.wt* 'Kommen (war es?), was die vier *rn.t*-Göttinnen machten' L 2 (Zaub)

4) nominales Objekt vor pronominaler adverbialer Bestimmung
nn rdj.t mw n-f 'ohne Wasser dazuzugeben' Eb 877e[2]

§ 292 hh) Verschiedenes

1) Infinitiv mit Adjektiv
irr.t r sp n wsš ḳsn 'was gemacht wird gegen einen Fall von schwierigem Ausscheiden' Ram III A 29 *irj.ḫr-k n-f pḫꜣ-f nb* 'du sollst ihm irgendein Ihn-Öffnen machen' Eb 189b. – Unsichere Fälle sind: *šm.t ꜣw.t* 'weites Gehen' Eb 855x (Med. W.B. S. 3 Anm. 2) sowie *rmj.t ꜥꜣ.t* 'großes Weinen' bzw. 'viele Tränen' Sm 20 (8,1)

2) Komplements-Infinitiv[3]
psj-s psj.t m iwf-f tm 'sie kocht ein Kochen in seinem ganzen Fleisch' Eb 855h *n ḥfꜣ.n ḥfꜣ.t* 'nicht schlängelt sich ein Schlängeln' Eb 873a

3) in Verbindung mit Negationen
a) *tm sḏm* 'das Nichthören': siehe § 361
b) *nn sḏm* 'nicht gibt es das Hören' bzw. 'ohne zu hören': siehe § 356,3a und 4

[1] Zu dieser neuägyptischen Gebrauchsweise vgl. ENG § 411. – Ein Vorgänger dieser Konstruktion (allerdings mit indirektem Genetiv des Objektes wie in den Fällen unter 1b) findet sich bereits Bauer B 1,235: *m-k ꜣṯp pw n iṯꜣ irj-k* 'siehe, einen Dieb tragen (= begünstigen) ist das, was du tun willst'. Daß hier das Prädikat „nachdrücklich hervorzuheben" ist, hat Vogelsang, Kommentar S. 174, sicher zu Recht angenommen. Es würde sich hier um die Konstruktion *sḏm pw* mit prosp. Relativform handeln, ebenso als „emphatische Form" gebraucht wie *sḏm pw irj.n-f* (ZÄS 84, 1959, 153–154).

[2] Vgl. dagegen *nn irj.t n-f pḫr.t* 'ohne ihm ein Heilmittel zu machen' Sm 3 (Glosse D), was nach GG § 301 Ex. 7 die korrekte Stellung des pronominalen Dativs ist.

[3] Siehe dazu EAG § 724. – Nach GG § 405 (= LG § 413) sind diese Formen auf feminine passive Partizipien zurückzuführen, siehe dagegen EAG § 725 Anm. 3.

4) erzählender Infinitiv („Infinitivus historicus")
prj.t 'Is.t m ẖnw nꜣj.t 'Isis kam aus dem Arbeitshaus' L 46 (Zaub); ähnl. L 48 (zitiert § 291,2)

5) Gebrauch im „Konjunktiv"
a) nach *ḥnᶜ*: siehe § 328–329
b) nach *mtw*: siehe § 331

6) Infinitiv als negatives Komplement: siehe § 377c

7) Verbalnomen als Adverb: siehe § 333,4

8) Infinitiv mit Artikel *pꜣ*
L 1 (zitiert § 291,3)

§ 293 4) Infinitiv und Nomen actionis

Für die sorgfältige Trennung zwischen Infinitiv und Nomen actionis, wie sie Edel (EAG § 723ff., vgl. auch GG § 298 Obs.) durchgeführt hat, bieten die medizinischen Texte nicht genügend Material; hinzu kommt, daß sich keine sicheren Grenzen ziehen lassen, da Überschneidungen der Gebrauchsweisen festzustellen sind: So ist z. B. die § 292,2 als Komplements-Infinitiv zitierte Form *psj.t* (mit Doppel-Schilfblatt) die den AR-Befunden entsprechende Form (EAG § 724,4b), die Form mit Doppel-Schilfblatt findet sich jedoch auch H 212 als Infinitiv (*ḫꜣj.t* und *ṯꜣj.t*)[1]. Andererseits muß man mit Defektivschreibungen des Nomen actionis rechnen, so daß formale Übereinstimmung mit dem Infinitiv zustande kommt: so möchte man *sꜣḳ* in Eb 820 (*sꜣḳ pw n ḥm.t*) auf Grund der Formen *sꜣḳw* in Eb 821 und 822 als Nomen actionis ansehen[2], obwohl die Form äußerlich mit dem Infinitiv *sꜣḳ* in Eb 823 (*k.t nt sꜣḳ ḥm.t*) übereinstimmt. Falls auch in der Nachschrift Bln 121 (*smꜣw*) das Nomen actionis vorliegen sollte, wäre man doch verpflichtet, die wie Infinitive aussehenden Formen in den sonstigen Nachschriften (z. B. Eb 84: *smꜣ pnd pw*) auch so aufzufassen. Daß nämlich die Form in der *pw*-Nachschrift sich vom Infinitiv in der Überschrift nicht nur durch die Endung unterscheidet, ließe sich durch Eb 815 (*sḳbw pw*) stützen, wo die Form nicht geminiert, während der Infinitiv in der Überschrift *sḳbb* lautet (Eb 785), also geminiert; doch tritt andererseits die ungeminierte Form *sḳb* bzw. *sḳbw* im Pap. Beatty als Überschrifts-Infinitiv auf. Zu vergleichen ist auch Sm 41 (14,4) (*sp.w nw sšr.t wbnw* 'Mittel zum Trocknen der Wunde', d. h. Infinitiv) mit Sm 9 (4,21) (*sšrw wbnw pw* 'das ist die Trocknung einer Wunde', d. h. Nomen actionis).

[1] Vgl. auch *rmj.t* 'weinen' Bauer B 1,25 und EAG § 688 (III-inf.-Infinitive mit dem schwachen Radikal).

[2] Möglicherweise ist auch der Objektsanschluß durch *n* (§ 291,1b) als weiteres Anzeichen dafür zu deuten; dann wären aber auch *wnmw n snf* (H 129) und *wnm snf* (Eb 724) zu trennen, die in Parallelrezepten stehen.

b) Partizipien und *sḏm.tj-fj*

§ 294 1) Zur Lesung der Endungen

In der Behandlung der sogenannten „Endungen“ der Partizipien wird hier zwar der allgemein üblichen Praxis gefolgt, sie als Radikale zu lesen. Es sei jedoch die Frage gestellt, ob es in allen Fällen so sein muß: Das Ägyptische erweist sich sprachgeschichtlich als verhältnismäßig „junge“ hamito-semitische Sprache (Verlust des Imperfektums *jiqtol*, Neubildung durch Partizipialformen; Auftreten von Tempusformen; Verlust der Kasusendungen; lautliche Veränderungen bzw. Abschleifungen), so daß endungslose Partizipien (wie etwa im Syrischen oder im Hebräischen) durchaus erklärbar wären. Solche endungslosen Partizipien müssen wir als Basis der Formen *sḏm-f*, *sḏm.n-f* und der perfektiven Relativform ansetzen (EAG § 463); und ebenso ist auch das perf. akt. Partizip (EAG § 627; GG § 359) ohne Endung, von Edel mit Recht dem semitischen Partizip *qâtil* ‘tötend’ zur Seite gestellt. Ebenso ist man versucht, das perf. pass. Partizip *sḏm.w* bzw. *sḏm.j* mit den semitischen Formen *qatûl* bzw. *qatîl*[1] zu vergleichen, die im Ägyptischen auf Grund der Silbengesetze zu *qatúl* bzw. *qatíl* verkürzt erscheinen würden (EAG § 153)[2]. Die angebliche Endung wäre dann die Andeutung des Tonvokals. Daß solche Vokalandeutungen am Ende des Wortes wie eine Endung erscheinen, ließe sich aus der Entwicklung der Hieroglyphenschrift verstehen: bei einem ursprünglich ideographisch geschriebenen Wort gab es zunächst gar keine andere Möglichkeit zur Bezeichnung dieses Tonvokals, als den entsprechenden Halbvokal hinter das Phonogramm zu setzen:  oder . Nach dem Aufkommen der phonetischen Komplemente wurde diese Methode beibehalten: 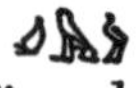 oder 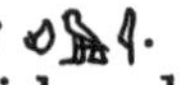. Dasselbe Prinzip, ein eigentlich in einen Komplex gehörendes Zeichen danach zu schreiben, findet sich auch sonst im AR: „In anderen Fällen deutet man das Vorhandensein eines *j* dadurch an, daß man es hinter das Zweikonsonantenzeichen setzt: 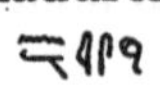 *njs* ‘Papyrusdolde’ PT $702c^{T.N}$; 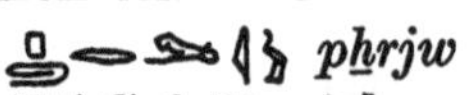 *pḫrjw* ‘herumführende’ (pluralisches Partizip) PT $711c^{M}$“ (EAG § 31, siehe auch § 34 die Schreibung für *mns.t*). Hier würden sich

[1] So jetzt auch Vycichl, ZdMG 109, N. F. 34, 1959, 256.

[2] Vgl. die Verkürzung des semitischen Infinitivs *qatāl* zu Formen wie ⲛϣⲟⲧ.

bei der allgemein üblichen Lesemethode Bildungen wie *nsjs* oder *pẖrwjw* oder *msns.t* ergeben.

Gegen die hier vermutete Betonung *qatíl* des perf. pass. Partizips sprechen die bei Thacker, Systems S. 297, und Edel, EAG § 638, aufgeführten Formen, die eine Betonung der ersten Silbe andeuten[1]. Wenn man jedoch bedenkt, daß der Akzent „nicht einmal innerhalb der gleichen grammatischen Kategorien immer konstant war“ (EAG § 157), so sollte sich ein Weg von *qatíl* zu dem „semitischen intransitiven Partizip **qa˘ti˘l*“ finden lassen, aus dem nach Edel (EAG § 667 Anm.) das ägyptische Partizip **sadem* hervorgegangen sein könnte.

Neben der möglichen Funktion der Endungen als Kennzeichnung des (die Form überhaupt erst differenzierenden) Tonvokals kommt in anderen Fällen auch die Wiedergabe des vokalischen Auslauts der Form in Betracht (siehe z. B. Thacker, Systems S. 295 für das imperf. Partizip).

Dieselben Überlegungen gelten natürlich auch für das „Tempuszeichen“ (bzw. die „Endung“) des pass. *sḏm* (§ 249), das ja das passive Partizip in seiner reinsten Form enthält bzw. mit diesem identisch ist (Passiv S. 6)[2].

2) Die imperfektischen und perfektischen Partizipien

§ 295 aa) Zur Form (Besonderheiten)

1) imperfektisch

a) aktiv

2-rad.: Sm 7 (Glosse C) (masc. pl.); Mutt u Kind B 1,4 (fem. sg.)

II-gem.[3]: Eb 875c (masc. pl.); ---- Eb 463; H 184; Bln 138

3-rad.: Eb 855c (masc. sg.); Eb 722 (masc. sg.)[4]; Sm 6 (2,20 und Glosse B) (masc. pl.); Mutt u Kind B 1,4 (fem. sg.); Eb 62[5] (masc. sg.); Eb 294[4] (masc. pl. oder sg.); Sm 1 (1,9) (fem. pl.); ---- Pluralstriche statt Endung *w*: Bln 163a und h (*ḥtp.w-nṯr*), vgl. § 2,4

[1] Zur Betonung *sadém* im *sḏm.n-f* siehe § 237 und Vycichl (zitiert S. 218 Anm. 1). – Wegen ϩⲁⲥⲓⲉ = *ḥsj* ‘gepriesen’ (griechisch Ἁσιῆς und Ἑσιῆς), das Thacker, Systems S. 296, trotz der Erhaltung des *j* (Steindorff, § 25a, Anm.) auf der ersten Silbe betont, kommt Vergote, Vocalisation S. 46, zu der Betonung *sadmú*. Weitere endbetonte Bildungen bei Steindorff § 120. Zum „Umspringen des Tones‘, siehe Sethe, SV I § 20–21.

[2] Vgl. Thacker, Systems S. 311: “The sporadic writing of the termination *-w* suggests that it is not a consonant, but is intended to represent a vowel sound”.

[3] Nach Angabe der Grammatiken (EAG § 630bb; GG § 357; de Buck § 85; LG § 437) erfolgt ausnahmslos Gemination; zu den Fällen ohne Gemination vgl. Sethe, SV II § 879. [4] Oder prospektiv? Vgl. dazu unten § 308d.

[5] SV II § 840 und GG § 359 Ex. 42 als perfektisch aufgenommen. Zum Gebrauch des imperfektischen Partizips in diesem Falle vgl. Med. W. B. S. 54 B I a.

III-inf.: Eb 854b; L 25c (masc. pl.)[1]; Ram IV D V 3; ähnl. L 40; siehe auch *šwiw.jt* Eb 207b bei § 163gg; ---- Bln 99[2] (masc. sg.)
Kaus. 4-rad.: Sm 33 (11,11 und Glosse B)[3] (masc. sg.)

b) passiv
2-rad.: Sm 9 (5,1) und L 43b (fem. pl.)
III-inf.: Sm 22 (Glosse B) (masc. sg.); Eb 247 = H 75 (masc. sg.); Ram IV C 17 (fem. pl.); ---- Bt 13b; 15; L 42 (?)[4] (fem. pl.)
IV-inf.: Eb 474; 475; H 157 (fem. sg.)

2) perfektisch

a) aktiv
3-rad.: Sm 5 (Glosse A) (masc. pl.); L 24 (masc. pl.)
III-inf.: Eb 200a (masc. pl.)

b) passiv
2-rad.: Eb 855e (masc. pl.)
II-gem.:[5] Eb 301 (masc. sg.); H 216 (?)[6]
3-rad.: Eb 742[7] (masc. sg.); Eb 867a (masc. pl.); ---- H 216 (?)[8]
III-inf.: Kah 20 (fem. sg.); Eb 811 (fem. pl.); Bln 151[9] (masc. sg.); ---- L 42 (?)[10]
Kaus. 2-rad.: Eb 741[11]

[1] Vgl. auch *innjw* L 24 (8,2), das jedoch parallel zu perfektischen Partizipien steht. Zum Wechsel von perf. bzw. prosp. Formen mit imperf. Formen vgl. auch § 306 sowie GG S. 353 Ex. 2 und S. 426 Ex. 1.

[2] Nach EAG § 630cc wird zwischen *iw* (imperf.) und *ij* (perf.) geschieden; siehe jedoch die Beispiele GG § 357 S. 275 Ex. 3a und 3b "appear to be indisputable imperf. act. parts.".

[3] Siehe dazu EAG § 630gg und § 685g Anm.

[4] Möglicherweise perfektisch; zur Schreibung mit *r* vgl. GG § 361 S. 279 Ex. 4.

[5] Nach GG § 361 ist dieses Partizip im Mittelägyptischen nicht nachweisbar; es hätte sich jedoch aus Formen, die auf dem perf. pass. Partizip basieren, erschließen lassen können (Passiv S. 93). – Zur Bestätigung der Gemination siehe EAG § 639β.

[6] Neben *iʿtḫ*, siehe bei 3-rad. mit Anm. 8.

[7] GG § 357 S. 274 Ex. 9 als "imperfective active" aufgeführt. – Zur Endung *w* vgl. EAG § 639δ und GG § 361 S. 278 Exx. 1–4. – Möglicherweise Part. pass. imperf.: 'der zerfressen wird' oder prospektiv: 'falls er zerfressen wird', siehe § 308d.

[8] Oder ob Pseudopartizip? Vgl. § 27ee mit Anm. 6.

[9] Oder prospektiv? Vgl. dazu unten § 308d.

[10] Siehe dazu oben Anm. 4.

[11] Redupliziertes perf. pass. Partizip ist nur von 2-rad.-Verben (GG § 360; EAG § 640), nicht jedoch von den Kaus. 2-rad.-Verben bekannt. Vgl. jedoch die entsprechende Passivform *sḫddj* EAG § 558d: 'ich werde kopfübergestellt' (Kaus. 2-rad.?).

bb) Zur Funktion

§ 296 1) attributiv, zur Determinierung eines Substantivs[1]

ḳs.w ḫpr m sḏ pf hrp n ḫnw ḏnn.t-f 'die Knochen(splitter), die bei diesem Bruch entstanden sind, sind eingesunken zum Innern seines Schädels' Sm 5 (Glosse A) *k.t iḫ.t irr.w*[2] *n-f hrw msj.tw-f* 'etwas anderes, was man für ihn macht an dem Tage, an dem er geboren wird' Ram IV C 17 *wꜥwj.t gmm.t m ḥs* 'ein ...-Wurm, den man im Kot zu finden pflegt' Eb 461 *k.t pḫr.t nt srd.t šnj irj.t n šš* 'ein anderes Heilmittel zum Wachsenlassen des Haares, das (einst) für die (Königinmutter) Schesch gemacht worden ist' Eb 468 *šb.t ḫpr.t* 'Maische, die entstanden ist' Eb 597

§ 297 2) als Prädikat

a) vorangestellt wie ein Adjektiv: siehe § 407

b) nachgestellt[3]

wnm sbj.t tꜣ dd ḫpr 'das Essen von *sbj.t* in heißem Zustand ist es, was (es) entstehen läßt' Eb 855v *tꜣ 7 ḥw.t-ḥr irj.w sꜣ ḥr ḥꜥw-[j]* 'die 7 Hathoren waren es, die den Schutz für [meinen] Leib machten' Bln 190 (Zaub); ähnl. Bln 190 (21,7) (*ḫt-j irj sꜣ.w[-j]*)

c) in der Konstruktion *in* + Nomen + Partizip[4]

in wsš.t sšm iw.t 'die Ausscheidung ist es, die das Kommen (der Krankheit) herbeiführt' Eb 856h *nt-sn dd n ḫ.t tm* 'sie (Herz und Lunge) sind es, die (die Luft) dem ganzen Bauch geben' Eb 855a. – Im übrigen siehe die Beispiele im Med. W.B. S. 54 B I a.

§ 298 3) als Substantiv

irr.t r sp n wsš ḳsn 'was man macht gegen einen Fall von schwierigem Ausscheiden' Ram III A 29[5] *k.t pḫr.t irr.t n mn ḥnꜥ.w m mwj.t-f* 'ein anderes Heilmittel, das man macht für einen, der an Zusammenziehungen in seinem Harn leidet' Eb 267 *wnn-f mj ḫpr.t m ḥntꜣ* 'sie ist wie etwas, das als *ḥntꜣ*-Tier gestaltet ist'

[1] Im Gegensatz zum Pseudopartizip, das nur beschreibt; siehe dazu Vergote, Grapow-Festschrift S. 360.

[2] Zur Genus-Kongruenz vgl. § 118,1.

[3] Siehe dazu Lefebvre (LG § 617); dagegen möchte Gardiner (GG § 486 Ex. 11 und 12) *sḏm-f*-Formen mit ausgelassenen Suffix-Pronomina darin sehen.

[4] Zur mutmaßlichen Entstehung dieser Konstruktion aus passiven Partizipien siehe Passiv S. 145–147.

[5] Wahrscheinlich Verkürzung aus *pḫr.t irr.t*, vgl. das folgende Beispiel.

Sm 40 (Glosse A). – Siehe auch Eb 247 = H 75 (nach *ỉr*) in § 299β.

4) Besonderheiten

§ 299 a) das logische Subjekt und das logische Objekt beim passiven Partizip

α) das logische Subjekt[1]

1) direkter Genetiv[2]
mḏd ꜥḳ.t-m-rw.tj pw 'das ist einer, der getroffen ist von etwas, das von außen eingetreten ist' Sm 8 (Glosse C)[3]

2) indirekter Genetiv[4]
NN msj n NN 'NN, geboren von NN', siehe im Med. W.B. S. 391b2

3) durch *ỉn* 'durch' angeschlossen
wnn-s m wḏꜥ.w ỉn ḏr.t-k 'sie (die Geschwulst) ist geteilt durch deine Hand' Eb 867a *ḏwj.t ỉrj.t r-f ỉn sn-f Stẖ* 'das Schlechte, das gegen ihn durch seinen Bruder Seth gemacht worden ist' Eb 2 (1,13) (Zaub)

β) das logische Objekt[5]
ỉr ỉrr.w n-f nb pẖr.t tn 'was anbetrifft: jeder, dem man dies Heilmittel macht' Eb 247 (= H 75 ohne *nb*)[6]

§ 300 b) Partizip mit Adverb
ỉr nfr-f mss.t nfr 'wenn sie (die Räucherung) gut ist: (so ist es) eine gut Gebärende' Ram IV C 24

§ 301 c) Partizip durch *m* oder *n* angeschlossen[7]
rẖ ỉrr.t m dgm m gmj.t m sš.w ỉsw.t 'das Wissen, was man aus der *dgm*-Pflanze macht, als etwas, was in alten Schriften gefunden worden ist' Eb 251; ähnl. Eb 856a (vgl. dazu LG § 426) *ḥsꜣ n šbb* 'gemaischter Pflanzenschleim' Eb 301[8]; ähnl. vielleicht Eb 289 (*t šw n wꜣm*), vgl. dazu § 43,3

[1] Vgl. Sethe, SV II § 908.

[2] Beim perfektischen Partizip mit der perfektischen Relativform (Clère, Une nouvelle Forme verbale relative) identisch, siehe Passiv S. 10 Anm. 2.

[3] Als Erklärung der Relativform *sḏm.n-f* (*sḳr.n ꜥḳ.t m rw.tj*), die syntaktisch gleichwertig erscheint (EAG § 674).

[4] Zur Frage, ob *n* hier die Präposition *ỉn* ist, vgl. EAG § 649β.

[5] Siehe dazu GG § 377 und EAG § 661.

[6] Zur Stellung des *nb* siehe GG § 375 Obs.

[7] Siehe auch die Passiv S. 121 (Anm. 9) und S. 122 (Anm. 6) gegebenen Beispiele.

[8] Die Parallele H 33 hat *ḥsꜣ šbb*.

§ 302 d) Besonderheiten des imperfektischen Partizips

α) gerundivisch[1]

Die so überaus häufig gebrauchte Form *irr.t* 'was gemacht wird' (Med. W.B. S. 83 IV) ist die Nominalform zu der finiten Form *irj.ḫr-k* 'du sollst machen' (siehe Med. W.B. S. 93 § 2); es ist daher höchst wahrscheinlich, daß der optativische Charakter von *irj.ḫr-k* auch in *irr.t* erhalten geblieben ist: 'was man machen soll' (vgl. auch LG § 436 zu Eb 840); siehe auch den Gebrauch des imperfektischen *sḏm-f* in Aufforderungen (§ 224), z. T. im Wechsel mit *sḏm.ḫr-k* (§ 224 Anm. 3).

β) „emphatisch"?

Entsprechend der besonderen Funktion des imperf. *sḏm-f*, in gewissen Fällen der adverbialen Bestimmung besonderen Nachdruck zu verleihen (§ 223 Anm. 5), sollte es nicht ausgeschlossen sein, daß auch die Basis dieser Form, das imperf. pass. Partizip, eine ähnliche Wirkung ausüben könnte. Ein solcher Verdacht ist besonders dann berechtigt, wenn die imperfektische Übersetzung (präsentisch-zuständlich) nicht befriedigt: *ssnb wbnw wdd ḥr ḥꜥw* 'Gesundmachen einer Wunde, die auf dem Körper (= Rumpf?) beigebracht ist' Eb 515[2] *wnn nkt.w pw n wš.t nt ḳs ḥr ij.t r dmj r sšm dd.w hꜣj-f r sk m ẖnw msḏr.wj-f(j)* 'das bedeutet, daß Stücke von den Knochensplittern herauskommen, indem sie an dem Tupfer haften, den man – um auszuwischen – in das Innere seiner beiden Ohren eingeführt hat' Sm 22 (Glosse B)[3]

§ 303 e) Gebrauch des Partizips *wnn*[4]

α) *wnn* + Präposition (als Umschreibung der Nisbe) siehe § 157,1

β) Partizip zu *iw*

1) *wnn* + Pseudopartizip (als Partizip zu *iw-f sḏm*) siehe § 170a

2) *wnn ḥr* + Infinitiv (als Partizip zu *iw-f ḥr sḏm*) siehe § 399,3aa

[1] EAG § 645 Ende: „Zumal bei den passiven Partizipien des Imperfekts ist die Bedeutung auch gern gerundivisch". – Siehe auch GG § 371 sowie unten § 308c.

[2] Oder ist *wdj* hier anders zu übersetzen: 'eine Wunde, die *wdj*-macht (etwa: Wasser absondert o. ähnl.)'?

[3] Oder ist hier das gewohnheitsmäßige Verwenden des Tupfers der Grund für die imperfektische Form? Vgl. *dd.tw* Sm 10 (Glosse A) und *dd-f* Sm 9 (Glosse A).

[4] Vgl. den korrespondierenden Gebrauch von *ntj* im folgenden Paragraphen.

04 f) Umschreibungen des Partizips durch das Relativwort *ntj*[1]

α) *ntj ḥr* + Infinitiv (als Partizip zu *iw-f ḥr sḏm*)

swr in s ntj ḥr mn tꜣw 'werde getrunken von dem Manne, der (ständig) an Hitze leidet' Eb 154; ähnl. Eb 855z; Sm 7 (4,3 = Glosse J); Ram IV C 30

β) *ntj r* + Infinitiv (als Partizip zu *iw-f r sḏm* statt *sḏm.tj-fj*)

sjꜣ nt.t r iwr r nt.t nn iwr[-*s*] 'das Erkennen einer, die schwanger sein wird, gegenüber einer, die nicht schwanger sein wird' Kah 26[2]

γ) *ntj* mit Negationssatz (als Umschreibung von *tm*)

1) futurisch (statt *tm.tj-fj sḏm*)

nt.t nn iwr[-*s*] 'eine, die nicht schwanger sein wird' Kah 26

2) potential

wnm in s ntj n fgn.n-f 'werde gegessen von dem Manne, der sich nicht entleeren kann' Eb 37

3) perfektisch

mj ntj n mr-f 'wie einer, der nicht krank gewesen ist' Eb 251a; ähnl. Eb 251d

§ 305 g) Negation des Partizips

Zur Negierung des Partizips durch *tm* siehe § 362; zur Umschreibung durch *ntj* + Negationssatz siehe oben § 304γ.

3) Das prospektive Partizip

§ 306 aa) Zur Diskussion

Die Existenz prospektiver Formen (prosp. *sḏm-f* § 192ff.; prospektive Relativform § 316)[3] setzt das Vorhandensein eines prospektiven Partizips voraus, das Gunn, Studies S. 26ff., nachzuweisen versuchte und das z. B. von Polotsky, Études § 31 S. 93, und Thacker, Systems S. 292, akzeptiert worden ist. Dagegen werden die von Gunn aufgeführten AR-Beispiele von Edel (EAG § 652) angezweifelt: „Das Material aus dem AR reicht jedoch nicht aus, ihre Existenz sicherzustellen“[4]. Das Beispiel Pyr 728, in dem das prospektive Partizip  in der Variante der N-Pyramide durch 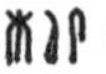 (= *sḏm.tj-fj*) ersetzt

[1] Vgl. den korrespondierenden Gebrauch von *wnn* im vorhergehenden Paragraphen.

[2] Vgl. Kah 19 (*sjꜣ msj(.w)tj-sj*) und Bln 193 (*sjꜣ s.t msj.t*).

[3] Siehe ferner § 244 (*sḏm.n-f*); § 265 (*sḏm.t-f*); § 271 (*sḏm.ḫr-f*) und § 280 (*sḏm.in-f*).

[4] Vgl. auch die beifällige Besprechung Faulkners (OLZ 53, 1958, Sp. 34): "I entirely agree with the author in his rejection of the supposed prospective participles". Siehe auch Vergote, Vocalisation S. 46.

wird[1], lehnt Edel unter Hinweis auf Sethe ab. Und doch ist es gerade das hier vorliegende Konstruktionsschema („nicht gibt es eine Mutter unter den Menschen, die dich gebären könnte")[2], das Edel als Ausnahmefall an anderer Stelle (EAG § 635) anführen muß: *n nṯr nb mꜣ ḥr-ḏꜣḏꜣ-k* 'es gibt keinen Gott, der auf dich herabsehen könnte' (Pyr 1479b), oder: *n nṯr nḏrj P. pn n mḏꜣjw ḏꜣj sw m wꜣ.t P. pn* 'es gibt keinen Gott, der diesen P. packen könnte; es gibt keinen Widersacher, der sich in den Weg dieses P. stellen könnte' (Pyr 1237). Hier muß Edel zu der Erklärung Zuflucht nehmen, daß das perfektische Partizip „imperfektische Bedeutung hat"[3]. Bei einem weiteren Beispiel in diesem Paragraphen (Pyr 405a: *in ꜥꜣ.tjw ... wdj.w n-f sḏ.t* 'die ... sind es, die ihm Feuer anlegen') bemerkt Edel: „die dazu parallelen Sätze PT 401b; 403b gebrauchen dagegen Partizipien, die auch der Form nach als imperfektische Partizipien anzusprechen sind"; er erwähnt jedoch nicht die ebenfalls parallelen Sätze Pyr 402 und 403, in denen die futurische Konstruktion *in* + Nomen + *sḏm-f* gebraucht ist (*ḏꜣd-f; šdj-f; rḫs-f*)[4]. Das letzte Beispiel für perfektisches imperfektisches Partizip (Pyr 536b) wird von Edel *injww* umschrieben, wobei das letzte *w* die Pluralendung darstellt; für das andere *w* könnte man an den „Prospektiv-Exponenten" denken, der z. B. auch beim prosp. *sḏm-f* (= Edel *sḏmwf*) oder beim *sḏm.tj-fj* der infirmen Verben auftritt. Daß in *injww* nämlich ein prospektives Partizip vorliegt, wird durch die folgende Verbalform *inj.t-sn* nahegelegt, deren *t*-Erweiterung ebenfalls ein Kennzeichen für das prosp. *sḏm-f* bei *inj* ist (§ 193,5). Schließlich werden EAG § 630dd imperfektische Partizipien III-infirmer Verben „ohne Radikalverdoppelung mit *j*-Augment" aufgezählt, in denen eine „altertümliche Nebenform" vorliegen soll und zu denen die in EAG § 635 erwähnten perfektischen imperfektischen Fälle als Defektivschreibungen gehören könnten. Sollte man nicht besser diese

[1] Für Zusammenhänge zwischen dem prosp. Partizip und *sḏm.tj-fj* siehe ferner Passiv S. 133ff. – Vgl. auch *msj(.w).tj-sj* Kah 19 und *msj.t(j)* Bln 193 in paralleler Verwendung (§ 489 II). – Vgl. ferner Janssen Nr. 57488.

[2] Vgl. auch Bauer B 1, 211—213 (= Passiv S. 131 Nr. 267): möglicherweise ist die dem Partizip *mḏd* parallele Form *inj.wt(j)* zu lesen (nicht *inj.tw*) und das prosp. Partizip (= die Basis der Form *sḏm.tj-fj*) darin zu sehen. Oder ist das *t* die Stammerweiterung, die bei *inj* im prosp. *sḏm-f* und prosp. *sḏm.ḫr-f* auftritt?

[3] Auch das ähnlich gebaute Beispiel Pyr 1464b ist bei Edel (EAG § 674bb) als perfektisch aufgenommen. – Zur Verschiebung perf. *sḏm-f* > „imperfektische Form" siehe Passiv S. 8–9 sowie § 216 und 219; die imperfektische Bedeutung des perfektischen Partizips bleibt jedoch ungewöhnlich. Siehe auch S. 220 Anm. 1.

[4] Für die futurische Sphäre spricht vielleicht auch die prospektive Relativform *gmj.j-f* in Pyr 407c.

Formen als prospektive Partizipien mit den EAG § 473cc aufgeführten *sḏm-f*-Formen (*jmrjf*) zusammenstellen, die nach EAG § 519 mit der *sḏmwf*-Form wechseln, sich somit also als das prosp. *sḏm-f* erweisen[1]?

So viel zu dem Versuch, prospektive Partizipien in der AR-Grammatik nachzuweisen, die ja schließlich als Basis für die Verhältnisse im MR dient. – In den modernen MR-Grammatiken herrscht keineswegs Einhelligkeit über die prospektiven Partizipien: nur Lefebvre (LG § 445) erkennt „Le participe prospectif passif (nicht aber aktiv!)[2] an; de Buck (§ 84 Anm. 1) hält die Existenz des prospektiven Partizips für „très problématique", was ihn aber nicht hindert, in § 105 die „forme relative prospective" zu behandeln, die ohne das entsprechende Partizip doch undenkbar wäre[3]. Gardiner (GG § 361 Obs.) spricht sich nur gegen die Femininendung *-tj* aus (siehe dazu jedoch § 265), sieht aber im übrigen die Frage als berechtigt an, "whether what we call the perf. pass. part. does not conceal more than one form". – Die Anerkennung der prospektiven Partizipien durch Polotsky und Thacker ist oben bereits erwähnt worden.

bb) Vorkommen und Gebrauch in den medizinischen Texten

§ 307 1) Zur Form (siehe auch § 308d Ende)

a) aktiv

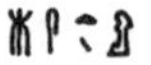 Carlsb V; 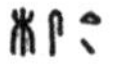 Bln 193 (Rs. 1,3)[4]; 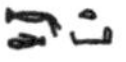 Eb 836[5]; 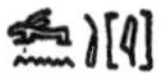 L 45 (?)

b) passiv

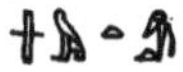 Sm 20,8;  Eb 390; ––––– 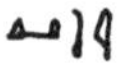 Eb 314[6]

[1] Sollte sich die Ansicht durchsetzen, daß in den oben diskutierten Fällen prospektive (nicht perfektische imperfektische) Partizipien vorliegen, so wären in Edels AR-Grammatik auch die Beispiele für imperfektische Partizipien (bei starken Verben) daraufhin noch einmal zu überprüfen, wie ähnlich aus den Beispielen für das „gewöhnliche *sḏmf* (*mrjf*)" die prospektiven Fälle (d. h. defektive bzw. mit *j* geschriebene *sḏmwf*-Formen) ausgesondert werden müssen. Mit der Ablehnung der prospektiven Partizipien hat sich Edel zwangsläufig auch den Weg zu den abgeleiteten prospektiven Formen verschüttet.

[2] Beispiele für aktive prospektive Partizipien siehe Passiv S. 168 (Stichwort: prospektives Partizip).

[3] Dieselbe Inkonsequenz bei Vergote (Vocalisation S. 46 gegen MDAIK 15, 1957, 281).

[4] Möglicherweise ist auch die Kah 26 als Infinitiv ('das bedeutet Gebären') aufgefaßte Form 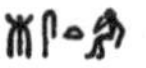 das prospektive Partizip: 'das ist eine, die gebären wird'.

[5] Für die Konsequenzen, die sich aus der Auffassung dieser Form als prospektives Partizip ergeben und die zu prospektiven Partizipien mit der Endung *-w* führen, siehe § 308d.

[6] Von Lefebvre (LG § 446) als passives prospektives Partizip aufgefaßt und „qui sera mis (ensuite)" übersetzt, siehe dazu § 187.

§ 308 2) Zum Gebrauch

a) futurisch

sjꜣ s.t msj.t(j) r s.t nn msj-s 'Erkennen einer Frau, die gebären wird, gegenüber einer Frau, die nicht gebären wird' Bln 193[1]

b) potentiell

ḫsf swꜣw n ḫꜣj.tjw ḥr iḫ.t nb.t wnm.t(j) 'das Abwehren des Vorbeigehens der *ḫꜣj.t*-Dämonen an allen eßbaren Dingen' Sm 20,8 *irj m iwšš sṯꜣ* 'werde zu einem ziehbaren Teig gemacht' Eb 390 *nn mw.t-f im šnj.t(j) sw* 'nicht war seine Mutter da, die ihn hätte besprechen können' L 46 (14,9) (Zaub); ähnl. L 46 (14,10) (*nn nḥm sw m-ʿ-s*)

c) gerundivisch[2]

wḥʿ sp 2 'gelöst werde der zu Lösende' Eb 2 (1,12) *ḏr wn.t wn.tj* 'bevor existierte, was zu existieren bestimmt war' L 45 (Zaub). – Vgl. auch *ḫrw* 'Feind' (wörtlich wohl: 'der zu Fällende') in Bln 190 (21,3) (Zaub)

d) konditional (?)

inj.t irṯ.t n mnʿ.t šdj.t(j) ẖrd 'das Holen der Milch bei einer Amme, die ein Kind nähren wird' Eb 836. – Die Übersetzung in Band IV, 1 'die ein Kind nährt' (d. h. doch: noch dabei ist, ein Kind zu nähren) ist eigentlich nicht korrekt, da man in diesem Falle besser das imperfektische Partizip *šdd.t* erwarten sollte; die perfektische Übersetzung 'die genährt hat' verbietet der Satzzusammenhang. Die prospektive Übersetzung wird dagegen dem Sinn gerecht: entweder handelt es sich um die futurische bzw. gerundivische Nuance 'die nähren wird bzw. soll', oder aber es liegt ein Konditionalfall vor ('für den Fall, daß sie nähren wird'). Für die letzte Möglichkeit spricht der Gebrauch des prosp. *sḏm-f* bei Verwendung des entsprechenden Umstandssatzes, z. B. *ššr.t msḏr dj-f mw* 'Trocknen des Ohres, wenn es Wasser absondern sollte' Eb 770 (siehe dazu § 209b). Durch diesen Fall eröffnet sich jedoch die Möglichkeit (oder die Verpflichtung?), auch in anderen ähnlich aufgebauten Sätzen das prospektive Partizip anzunehmen, z. B.: *dr snf wnm.w m ẖnw ḥʿw* 'Beseitigen des Blutes, falls es frißt im Körper' Eb 722 (Band IV, 1: 'das frißt') *srwḫ ibḥ wšʿ.w r rꜣ ḥʿw* 'Behandeln des Zahnes, falls er zerfressen werden sollte an der Öffnung des Fleisches' Eb 742 (Band IV, 1: 'der zerfressen ist') *k.t nt wnm.t m ḥm.t-s ḫpr.t bnw.t m šd-s* 'ein anderes (Heilmittel) für eine (Frau), falls sie an ihrer

[1] Vgl. Kah 19 mit *msj(.w).tj-sj* statt des prospektiven Partizips.

[2] Vgl. Bauer B 1,100: *rdj ṯꜣw ḥr gꜣw ḥr* 'wer Luft geben sollte, benimmt den Atem'. – Siehe auch das imperfektische Partizip in dieser Funktion (§ 302α).

Gebärmutter zerfressen wird (und) Geschwüre an ihrer Scheide entstehen' Eb 813 (Band IV, 1: 'an deren Gebärmutter es frißt, an deren Scheide Geschwüre entstanden sind')[1] *dj.tw-s ḥr t n wḫd.j* 'es werde auf Brot denen (dem) gegeben, die (der) an Schmerzstoffen leiden sollten (sollte)' Eb 294 (Band IV, 1: 'den an Schmerzstoffen Leidenden') *sḏ snf inj r pꜣ ib* 'Zerbrechen des Blutes, falls es zum Herzen gebracht werden sollte' Bln 151 (Band IV, 1: 'das gebracht ist').

Die oben § 307 gegebenen Schreibungen für prospektive Partizipien würden sich in diesem Falle zwar um die Formen 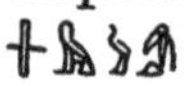 Eb 722; 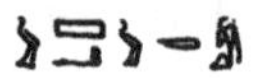 Eb 742; 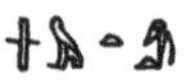 Eb 813; 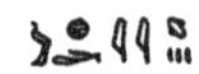 Eb 294 und 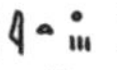 Bln 151 und ähnliche vermehren lassen, die Sicherheit der Übersetzung der Partizipien in den Rezeptüberschriften (perfektisch, d. h. tatsächlich eingetretene Krankheit, oder prospektiv, d. h. den Fall des Eintritts voraussetzend) wäre zunächst beseitigt. Vgl. dazu noch § 315,2 den Gebrauch der Relativformen in ähnlichen Fällen, bei denen kein sicherer Beleg für die Relativform *sḏm.n-f* vorliegt[2], die man bei perfektischer Auffassung doch eigentlich erwarten sollte.

e) Negation durch *tm*

[kjj rḫ msj.t] r tm.t msj.t '[ein anderes Erkennen einer, die gebären wird,] gegenüber einer, die nicht gebären wird' Carlsb VII; ähnl. Carlsb IV und V

4) *sḏm.tj-fj*

§ 309 aa) Allgemeines

Die Form *sḏm.tj-fj* ist der Ersatz für das äußerst selten gebrauchte prospektive Partizip und wird wie ein futurisches Partizip verwendet. Zur mutmaßlichen Entstehung von *sḏm.tj-fj* aus einem passiven prospektiven Partizip sei auf die Darstellung und die Kritik der bisherigen Theorien (Passiv S. 133ff.) verwiesen. Als weiteres formales Kriterium für den Ansatz des prospektiven passiven Partizips läßt sich jetzt auch noch Edels Erkenntnis auswerten, daß das bei den infirmen Verben auftretende *w* nicht die Variante des schwachen Radikals sei (EAG § 681)[3]: dieses *w* erinnert stark an das *w* des

[1] Da es sich kaum um die „perfektische Relativform" handeln wird (§ 315), hätte eigentlich übersetzt werden sollen: 'an deren . . . entstehen'; bei perfektischer Bedeutung hätte man *ḫpr.t.n* erwarten sollen.

[2] Siehe jedoch Eb 209 die Form *sḏm.n-f* im virtuellen Temporal- oder Relativsatz mit perfektischer Bedeutung.

[3] Im übrigen erklärt Edel (EAG § 682) die Form *sḏm.tj-fj* als Zusammensetzung einer Verbalnomen-Nisbe *sḏm-tj* 'der zum Hören gehörige' mit einer „altertümlichen Form *-fj* für *sw*". Woher das Verbalnomen jedoch den futurischen Charakter erhält, bleibt unerwähnt.

prospektiven *sḏm-f* (= Edel *sḏmwf*), das mit *j* wechseln kann, z. B. EAG § 681,3[1]; es erinnert ferner an das (zufällig?) auch nur bei III-inf.-Verben angetroffene *w* bei der Form *n sḏm.w.n-f* (§ 245), bei *sḏm.ḫr-f* (§ 271) und bei *sḏm.in-f* (§ 280), in denen auch das prospektive Partizip vermutet wurde. – Die von Edel (EAG § 682) konstatierte Indifferenz gegenüber dem Genus verbi kann nicht als Argument gegen die hier vertretene Ansicht herangezogen werden, denn bei Zugrundelegung eines passiven prospektiven Partizips für die Form *sḏm.tj-fj* (aktivisch und passivisch) kann ja gar kein formaler Unterschied auftreten, wie ebenso doch auch das aktive und das passive *sḏm-f* auf ein gemeinsames Partizip, nämlich das passive, zurückgeführt werden (vgl. dazu auch § 265 Ende).

§ 310 bb) Zur Form

III-inf.: bzw. Kah 19[2]; Eb 2 (1,15–16); H 215 (14,9) (3. pl. masc.); ähnl. Ostr. Kairo (ODM 1062,5); ––––– H 215 (14,10) (3. pl. fem.)[3]

II-gem.: Eb 874a (?)[4]

§ 311 cc) Zum Gebrauch

1) adjektivisch

ḏꜣj.w ḏꜣj.t ḏꜣj(.w).tj-fj sw im-j 'Feind (und) Feindin, der sich mir entgegenstellen wird' Eb 2 (1,15–16)

2) substantivisch

sjꜣ msj(.w).tj-sj ḫrd 'das Erkennen einer, die ein Kind gebären wird' Kah 19[2]

3) Umschreibungen durch analytische Formen

a) *ntj* + prosp. *sḏm-f*: L 22 (siehe § 203a)

b) *ntj r* + Infinitiv: siehe § 433,1bb2

[1] Von Edel *ḏjjwtjfj* umschrieben, doch scheint mir *ḏj.j.tj-fj* angebrachter.

[2] Unklar bleibt die Rolle des nach *msj(.w).tj-sj* folgenden ; als Objekt *ḫrd* 'Kind' ist es in den Geburtsprognosen sonst nicht gebräuchlich (vgl. Med. W. B. S. 390 I), als Determinativ zu *msj(.w).tj-sj* ist es wegen der Stellung nach dem Suffix ungewöhnlich, was allerdings beim *sḏm-f* mehrfach zu belegen ist (siehe § 17).

[3] Ob das überflüssige *t* nach dem Determinativ wie beim Partizip als Genus-Diskriminante versehentlich geschrieben wurde? Oder liegt hier *ḥmj.t.tj-sn* statt *ḥmj.w.tj-sn* vor (vgl. dazu S. 138 Anm. 5)?

[4] *ꜥ.t nb.t wnn.t-st r-s* 'alle Glieder, an denen sie sich befinden', wohl besser als Relativform aufzufassen. – Als *sḏm.tj-fj* bei Sethe, SV II § 976, und Gunn, Studies S. 40 Anm. 1.

c) Relativformen

§ 312 1) Allgemeines

Die Relativformen besitzen gegenüber den entsprechenden Erzählungsformen eine Genus- (teilweise auch Numerus-) Diskriminante, die eine Relation zum Beziehungswort herstellt. Von den Relativkonstruktionen mit passiven Partizipien (d. h. den „subjektslosen Relativformen“ z. B. Eb 247 in § 299β) unterscheiden sie sich durch das Auftreten des direkt angeschlossenen logischen Subjektes; das logische Objekt ist (sofern mit dem Beziehungswort identisch) in dem passiven Partizip enthalten, das als Basis der Relativform dient. Überschneidungen zwischen dem passiven Partizip und der Relativform ergeben sich, wenn das logische Subjekt als direkter Genetiv an das passive Partizip gefügt ist (*mrj-f*): ‘der von ihm Geliebte’ = passives Partizip (§ 299α,1) oder ‘der, den er geliebt hat’ = perfektische Relativform (§ 315)[1]. Der Übergang von der veränderlichen Relativform zur starren Relativform (= Erzählungsform) ist in gewissen Fällen, in denen die Verbalform nominal auftritt, noch erkennbar: *mj ỉrr.t ḫrd* ‘wie das, was ein Kind tut’ Sm 20 (8,2) statt des ebenso gebräuchlichen *mj* + imperf. *sḏm-f* (GG § 444,3)[2].

2) Form und Gebrauch der verschiedenen Relativformen

§ 313 aa) imperfektische Relativform (vom imperfektischen passiven Partizip gebildet)

1) Zur Form

2-rad.: 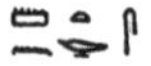 Kah 13 (2,14); 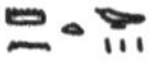 Eb 530 und 536[3]; ––––
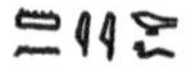 Sm 48 (17,18) (?)[4]; –––– 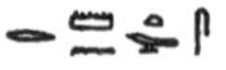 Eb 794 (?)[5]

[1] Siehe auch S. 222 Anm. 2.

[2] Vgl. dazu Passiv S. 11. – Ähnlich liegt (nach Polotsky) in den „emphatischen Erzählungsformen“ noch die „abstrakte“ Relativform vor (Études S. 93).

[3] *ỉḫ.t nb.t mn.t s* ‘jede (schlechte) Sache, an der der Mann leidet’, wohl kaum: ‘jede schmerzende Stelle des Mannes’, da dann besser der indirekte Genetiv stehen sollte (§ 146aa 1). – Oder liegt das Substantiv *mn.t* vor: ‘jede (schlechte) Sache (und) schmerzende Stelle des Mannes’?

[4] *ṯs n psḏ mn.j-f* ‘der Rückenwirbel, an dem er leidet’ (Breasted: “in which he suffers”); zu der ungewöhnlichen Endung *j* vgl. GG § 358 Ex. 11. – Wahrscheinlich liegt jedoch das prosp. pass. Partizip mit Suffix (= prosp. Relativform) vor, siehe dazu § 316.

[5] Siehe § 317cc.

II-gem.: 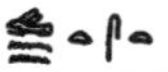 Eb 874a[1]

3-rad.: 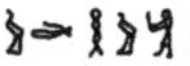 Sm 6 (Glosse B); 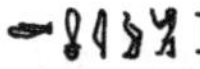 Eb 711 = H 32 (= H 151 ohne Endung *w*); 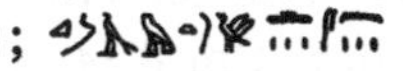 Eb 854d

III-inf.: 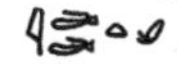 und 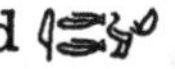 Eb 854e; 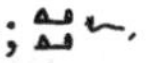 Sm 9 (5,5); ähnl. Eb854a (*dd.w*)

Kaus. 2-rad.: 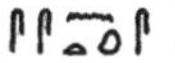 Kah 2 (1,8); ähnl. Kah 2 (1,6)

2) Zum Gebrauch

s nb gmm-k pšn dnn.t-f 'jeder Mann, den du findest, indem sein Schädel gespalten ist' Sm 4 (2,8) *wꜣ.t mn.t-s st ḥr-s* 'die Seite, auf der sie daran leidet' Kah 13 (2,14) *sp.w nw sštꜣ n smj.t irr.w swnw* 'geheime Kräutermittel, die der *swnw*-Arzt zu machen pflegt' Eb 188b *ḳmꜣ.t-sn pw n rw.tj* (bzw. *ḥrw*) 'das ist es, was sie nach außen (bzw. oben) hervorbringen' Eb 854d *ink pw mrr.w ntr sꜥnḫ-f wj* 'ich bin einer, den der Gott am Leben erhalten will' Eb 1. (1,10) (Zaub)[2]

§ 314 bb) Relativform *sdm.n-f* (vom perfektischen passiven Partizip gebildet)

1) Zur Form

2-rad.: 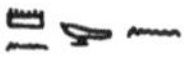 Eb 811 (Zaub); 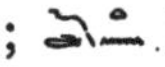 Eb 422

3-rad.: 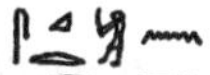 Sm 8 (4,7–8 = Glosse C)

III-inf.:  Eb 243 = H 71 (ohne Endung *t*)

2) Zum Gebrauch

k.t pḫr.t nt ir.tj dd.t.n ꜥꜣmw n kpnj 'ein anderes Heilmittel für die Augen, das ein Asiat aus Byblos mitgeteilt hat' Eb 422 *wpp-k sw r sḳr.n ꜥḳ.t m rw.tj* 'du sollst ihn unterscheiden von einem, den etwas von außen Eintretendes geschlagen hat' Sm 8 (4,7–8)[3] *irj.t.n-s n-sn* 'was sie für sie machte' Eb 811 (Zaub) *ij.t [pw?] irj.n tꜣ 4 rn.wt* 'Kommen [war es?], was die vier *rn.t*-Göttinnen machten' L 2 (Zaub)

§ 315 cc) perfektische Relativform (vom perfektischen passiven Partizip gebildet)

1) Zur Form

3-rad.: 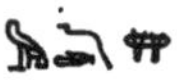 Sm 8 (Glosse C); ———— 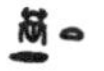 Eb 725 = H 130

[1] Von Sethe (SV II § 976) und Gunn (Studies S. 40 Anm. 1) als *sdm.tj-fj* angesehen.

[2] Zum Gebrauch von *wj* vgl. Gardiner, GG § 385 Ex. 2: "the Ist pers. *wi* is illogically and exceptionally substituted for *sw*". Die Parallele H 78 schreibt  statt ; ob hier eine durch  determinierte Relativform vorliegt: 'einer, den er am Leben erhält' (ebenso auch in dem vorhergehenden Satz, der in Eb *sꜥnḫ-f sw* hat). Dann wäre H zu übersetzen: 'Wer von seinem Gott geliebt wird, ist einer, der von ihm am Leben erhalten wird. Ich bin einer, der von seinem Gott geliebt wird, (und daher) einer, der von ihm am Leben erhalten wird'.

[3] In der Glosse C durch die perfektische Relativform *mdd* aufgenommen, siehe § 315,2.

2) Zum Gebrauch

mḏd ʿḳ.t m rw.tj pw 'das ist einer, den etwas von außen Eintretendes getroffen hat' Sm 8 (4,16)[1].

Unsicher bleiben die mit *ḫpr* gebildeten Fälle, z. B.: *k.t nt ḫpr.t mr.t m sp.tj šd-s* 'ein anderes (Heilmittel) für eine, an deren Schamlippen eine Krankheit entstanden ist' Eb 817; ähnl. Eb 809; 813; 725 = H 130.

Während man das transitive *mḏd* ebenso als das perfektische passive Partizip mit direktem Genetiv des logischen Subjektes erklären kann (§ 299α,1), möchte man für das intransitive *ḫpr* als perfektische Relativform doch lieber *ḫpr.t.n* (d. h. die jüngere perfektische Relativform, siehe § 314) erwarten[2], da die ältere perfektische Relativform in den medizinischen Texten eigentlich keine lebendige Form mehr ist. Als imperfektische Relativform ('an der ständig entsteht') ergibt sich noch weniger ein befriedigender Sinn, so daß noch zu erwägen bleibt, ob es sich um die prospektive Relativform mit konditionalem Sinn (§ 316,2) handeln könnte.

§ 316 dd) prospektive Relativform (vom prospektiven passiven Partizip gebildet)[3]

1) Zur Form

2-rad.: 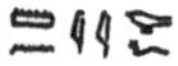 Sm 48 (17,18)

3-rad.: 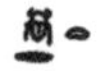 Eb 809; 813; 817; 725 = H 130 (?)[4]

III-inf.: 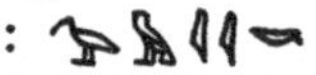 Kah 31 (3,23); ähnl. Kah 28; 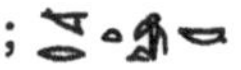 Eb 604; ähnl. Eb 3 (2,5) (Zaub); 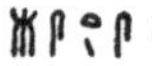 Carlsb II; ———— 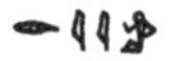 in der Verbindung *mr ỉrj-j* (siehe Med. W.B. S. 89 C I)[5]

2) Zum Gebrauch

ỉw msj.t(j)-s r ʿnḫ 'was sie gebären wird, wird leben' Carlsb II

ỉw ỉrj.tw r ʿ.t nb.t mrj.t(j)-k 'man behandelt (so) jede Körperstelle, die du wünschen solltest' Eb 604; ähnl. Eb 3 (2,5) (Zaub)

[1] Als Glossenerklärung für die Relativform *sḏm.n-f*, siehe § 314,2.

[2] Siehe jedoch die Verwendung des perf. *sḏm-f* (statt *sḏm.n-f*) bei intransitiven Verben (§ 218,1), so daß ein Parallelgebrauch der Relativform nicht ausgeschlossen ist.

[3] Zur Diskussion über die Existenz dieser angezweifelten Form siehe § 306; siehe dazu noch Aristide Théodoridès, A propos du Relatif Prospectif, Annuaire de l'Institut de Philologie et d'Histoire Orientales et Slaves. Tome XIV (1954–1957), Brüssel 1957, S. 85–108 (= Janssen Nr. 57488).

[4] Siehe dazu § 315,2 sowie S. 233 Anm. 1.

[5] Von Breasted (S. 95) und Lefebvre (LG § 485) als prosp. Relativform angesehen; wegen des entsprechenden negativen *mr n ỉrj.w.nj* mag jedoch das prosp. *sḏm-f* im virtuellen Relativsatz vorliegen, siehe dazu § 203b.

ir m33-k ḥr-s w3ḏ m w3ḏ swt gmj.j-k iḫ.t ḥr-s mj ... 'wenn du ihr Gesicht siehst, indem es frisch (oder: grün?) ist, in einer Frische (Grünfärbung?) jedoch, auf der du etwas finden solltest[1] wie ...' Kah 31 (3,23); ähnl. Kah 28 (?) *ḳrf.ḫr-f sj ḥr ˁ.wj n ḳsn irj.t-f m ṯs n psḏ-f mn.j-f* 'so wird er sie (die Beine) sofort (wieder) zusammenziehen, weil es schwierig ist, es zu tun infolge des Wirbels seines Rückens, an dem er (dann) Schmerz empfinden wird' Sm 48 (17,18). – Zu den mit *ḫpr* gebildeten Fällen (Eb 809; 813; 817; 725 = H 130) siehe § 315,2 sowie Anm. 1.

§ 317 3) Besonderheiten

aa) Relativform mit *tw* 'man' als Subjekt[2]

sšd.wj pw n ḥbs.w dd.tw ḥr sp.tj wbnw n kf.t 'das sind zwei Binden aus Stoff, die man[3] auf die Lippen der Klaffwunde zu legen pflegt' Sm 10 (Glosse A)

bb) Relativform nach dem Demonstrativpronomen

ir nw idd.w msḏr.wj ḫr-s 'was das anbetrifft, infolge dessen die Ohren taub werden' Eb 854e[4]; ähnl. Eb 854a = Sm 1 (1,6) *prr· ˁ.t-f nb.t nnj m-ḫt nf3 šsp.w ḥ3.tj im* 'es kommt dabei heraus, daß alle seine Glieder matt sind infolge jener Dinge, von denen das Herz empfängt' Eb 854 zu c

cc) Relativform mit *j*-Augment (geschrieben ⊂⊃)?

rdj.ḫr-k st ḥr ˁ.t-s nb.t r-mn.t-s 'du sollst sie (die Finger) auf jedes ihrer Glieder geben, an dem sie Schmerz empfindet' Eb 794[5]

dd) Spezifizierte Aufgliederung der rückbezüglichen Bestimmung

ir nw dd.w swnw nb wˁb-sḫm.t nb s3w nb ˁ.wj[-fj] ḏbˁ.w-f ḥr tp ḥr mkḥ3 ḥr ḏr.wt ḥr s.t-ib ḥr ˁ.wj ḥr rd.wj ḫ33-f n ḥ3.tj 'was dies anbetrifft, worauf irgendein *swnw*-Arzt, irgendein Sachmet-Priester, irgendein Zauberer [seine] Hände (bzw.) seine Finger legt, (nämlich:) auf den Kopf, auf den Hinterkopf, auf die Hände, auf die Stelle des Herzens, auf die Arme, auf die Beine: er mißt (den Puls) wegen des Herzens'

[1] Zum Gebrauch prospektiver Formen in konditionalem Sinn ('für den Fall, daß ...') vgl. § 208–209 und § 308d.

[2] Vgl. dazu Passiv, S. 131, und GG § 388. – Bei der Form *spr.tw n-s* 'eine, an die man sich wendet' in L 31 handelt es sich wohl nicht um die Relativform *spr.t.tw*, sondern um das pass. Partizip *spr.t*.

[3] Vgl. Sm 9 (Glosse A) die persönliche Form *dd-f* in demselben Zusammenhang.

[4] Zum femininen *ḫr-s* nach dem mask. *idd.w* vgl. § 119,2.

[5] Zum Auftreten von *j*-Augment bei 2-rad.-Verben in der imperfektischen Relativform vgl. GG § 387,1. – Vor *r mn.t-s* ist Zeilenbruch; vgl. *r* statt *iw* vor *gmj.tw* in Eb 294 nach dem Zeilenbruch; vgl. auch das merkwürdige *r* im Zeilenbruch Eb 522d (70,18).

Eb 854a = Sm 1 (1,6–7). – Die erwartete rückbezügliche adverbiale Bestimmung *ḥr-s* (bzw. *ḥr-sn*) ist in die Aufzählung der mit *ḥr* jeweils eingeführten Körperteile aufgelöst; das Demonstrativ *nw* nimmt diese Körperteile voraus.

ee) imperfektische Relativform mit optativischer Bedeutung?[1]

ḏd.ḫr-k r-f: šnᶜ pw hj.t ngg-k 'dann sollst du dazu sagen: das ist eine *hj.t*-Verstopfung, die du zerbrechen sollst' Eb 201a

ff) Verlust der Femininendung[2]

pḫr.t dj.nw.t irj.n Nw.t ḥr Rᶜ ḏs-f 'fünftes Heilmittel, das Nut für Re selbst gemacht hat' Eb 246 = H 74; ähnl. H 71; 72; 73; 75[3]

snf n iw ḥsmn-s m tp irj-f 'Blut einer, deren Menstruation das erstemal kommt' Eb 808[4]

gg) Relativform durch *m* angeschlossen[5]

iw nḥm.n-k wj m-ᶜ dḥr.t nb.t ḥmw.t-rȝ nt rnp.t tn m nf.t.n ṯȝw nb ḏwj 'du hast mich gerettet vor jeder Bitternis usw. dieses Jahres, die irgendein böser Hauch zugeweht hat' Sm 18,8

hh) Einführung des log. Subjekts am Infinitiv: siehe § 291,3.

[1] Vgl. das imperf. *sḏm-f* in Aufforderungen (§ 224) und den gerundivischen Gebrauch des imperf. Partizips (§ 302a), so daß dieselbe Verwendung auch bei der Relativform denkbar wäre. – Eigentlich sollte man *ngg-j* erwarten!

[2] Siehe dazu Passiv S. 129.

[3] Die Parallelfälle im Pap. Ebers haben die korrekte Form *irj.t.n*.

[4] Nach *iw* ist allerdings Zeilenbruch.

[5] Siehe dazu § 301 und LG § 426.

V) Hilfsverben und Verbalkombinationen

a) Verben des Seins und Werdens

§ 318 1) *iw* 'sein'[1]

aa) vor Formen der Suffixkonjugation

1) *iw sḏm-f*: siehe § 232ff.

2) *iw sḏm.n-f*: siehe § 240

3) *iw* + pass. *sḏm*: siehe § 261

bb) *iw* + Pseudopartizip (?): siehe § 176

cc) in Pseudoverbal-Konstruktionen

1) mit dem Pseudopartizip: siehe § 168 und § 174 (Bln 154)

2) mit dem Infinitiv: siehe § 399,2

3) *iw* Subjekt *sḏm-f*: siehe §§ 233–234

dd) vor Sätzen mit adverbialem Prädikat: siehe § 412

ee) vor Sätzen mit adjektivischem Prädikat: siehe § 406 bb und cc

ff) im Konditionalfall (?): siehe Eb 875 c (§ 235,7 b)

§ 319 2) *wnn* 'sein' (z. T. als flektierte Ersatzform für *iw*)

aa) in Pseudoverbal-Konstruktionen

1) mit dem Pseudopartizip: siehe § 169

2) mit dem Infinitiv: siehe § 399,3

bb) vor *sḏm.n-f*: siehe § 242,8

cc) in Sätzen mit adverbialem Prädikat: siehe § 413

dd) Partizip von *wnn* zur Umschreibung von Partizip und Nisbe

1) *wnn* + Pseudopartizip (= Partizip): siehe § 170 a

2) *wnn* + Präposition (= Nisbe): siehe § 157,1

ee) *wn.in*

wn.in pꜣ ntr [*ḏd.in-sn*] *n-f* L 2 (Zaub) in unklarem Zusammenhang (die Ergänzung nach Wreszinski)

[1] Zum Gebrauch von *iw* 'es ist' wie ein vollwertiges Verbum (z. B. *iw mj* 'es ist wie ...') siehe im Med. W.B. S. 27 A V und A IV; zu Eb 196 (*iw sḥwꜣ.w rj.t*) siehe § 261 Anm. 3.

ff) *wn.ḫr*

1) *wn.ḫr-f* + Pseudopartizip: siehe § 169c

2) *wn.ḫr-f ḥr* + Infinitiv: siehe § 399,3ee

§ 320 3) *ḫpr* 'werden'

In der Verbindung *n ḫpr.n* + Infinitiv 'nicht ist es möglich, etwas zu tun': *n ḫpr.n n-s swr ḥḳ.t* 'nicht ist es ihr möglich, Bier zu trinken' Kah 6 (1,21); ähnl. Eb 295; Bln 99 (*ḫpr* statt *ḫpr.n*)

b) Verben der Bewegung [1]

§ 321 1) *ꜥḥꜥ* 'aufstehen' (ZÄS 27, 1889, 29ff.)

aa) *ꜥḥꜥ(-f)* + prosp. *sḏm-f* 'dann wird er hören' (transitiv)

ꜥḥꜥ wsš-f ḏdf.t nb.t 'dann wird er das ganze Gewürm ausscheiden' Eb 64 *ꜥḥꜥ-f mꜣn-f ḥr ꜥ.wj-fj* 'dann wird er sofort sehen' L 34

bb) *ꜥḥꜥ-f* + Pseudopartizip (intransitiv)

1) Futurum exactum

ꜥḥꜥ-s hꜣj.tj ḥr ꜥ.wj 'dann wird er (der Schleimstoff) sofort abgegangen sein' Eb 294 = H 35

2) Konditionalfall

ir ꜥḥꜥ-f swnw 'wenn er dann leidend ist' Bln 161

cc) *ꜥḥꜥ* + pass. *sḏm* (optativisch)

ꜥḥꜥ [2] *rdj irj-f ꜣ.t nt šm.t ij.t* 'dann werde veranlaßt, daß er eine Zeitlang hin und hergehe' Bln 120

§ 322 2) *prj* 'herauskommen'

aa) *prr* Subjekt + Pseudopartizip

prr ꜥ.t-f nb.t nnj 'es kommt dabei heraus, daß alle seine Glieder schwach sind' Eb 854 zu c; ähnl. Eb 855h (*prr-f psj*) und 855u (*prr ib thj*)

bb) *prr* + Infinitiv bzw. substantiviertes *sḏm-f* (als Subjekt)

ir sk.tw ḥꜥw im prr snfr n inm 'wenn man den Körper damit abreibt, so kommt dabei eine Verschönerung der Haut heraus' Sm 22,8 *prr idj n-f mt.w-f* 'es kommt dabei heraus, daß ihm seine Gefäße taub werden' Eb 855d *prr kt ḫr-s* 'es kommt dabei heraus, daß (es) klein wird infolgedessen' Eb 855k [3]

[1] Zu dem großen Anteil der Bewegungsverben an Verbalkombinationen siehe auch Hintze, Neuäg. Erzählungen S. 96.

[2] Das *ꜥḥꜥ.n* des Textes ist gewiß in *ꜥḥꜥ* zu verbessern und erklärt sich aus dem Gebrauch von *ꜥḥꜥ.n* + pass. *sḏm* als Erzählungsform. — Vgl. auch GG § 477,2 (= Koptos 8,9–10).

[3] Als Infinitiv sollte man *ktt* erwarten, vgl. S. 212 Anm. 3.

§ 323 3) *ỉwj* 'kommen'

ỉwj ḫpr ỉm-s 'es ist (etwas) darin entstanden (?)' Eb 863a und 874a. Vielleicht gehört in diese Rubrik auch das folgende Beispiel: *stj.ḫr-j ḏr.t-j r ẖnw ḥm.w-f hnw n mw r-gs-j ỉwj ḏr.t nt s ḥr sẖr ỉꜣ.t nt psḏ-f* 'dann strecke ich meine Hand aus in das Innere seines *ḥm.w*-Körperteiles, indem eine Schale mit Wasser neben mir ist, während (inzwischen) die Hand des Mannes (beruhigend?) über sein Rückgrat streicht' KV 25. – Falls man hier  =  setzen könnte (GG § 461), würde der Stelle ein befriedigender Sinn abgewonnen[1].

§ 324 4) *pꜣ(j)* 'auffliegen' = 'etwas getan haben' (ZÄS 45, 1908, 73)

aa) *sḏm-f* + Infinitiv

ỉr ḫꜣj-k s.t pꜣ n-s hꜣj.t ỉḫ.t mj mw 'wenn du eine Frau untersuchst, der Dinge wie Wasser abgegangen sind' Eb 831a[2]; ähnl. Ram IV E I 4 und Carlsb I (verderbt)

bb) *sḏm.n-f* + Infinitiv

sḥḏ.n-f pꜣ.n-f wdj.t nhd 'er ist bleich geworden, er hat einen Schwächeanfall erlitten' Sm 7 (3,13); ebenso 7 (4,4)

§ 325 5) *ḥmj m* 'zurückweichen von (etwas)' = 'soeben etwas getan haben'

ḥmj.t m msj.t 'eine (Frau), die soeben geboren hat' Ram III B 32 und 33

§ 326 c) Verschiedenes

1) *ỉrj* 'machen' (Umschreibung von 4-rad.-Verben?)[3]

ỉw ỉb-f ỉrj-f dbdb 'sein Herz klopft ständig' Eb 207a

2) *wḥm* + Infinitiv 'etwas wiederholen; etwas noch einmal tun'

wḥm.ḫr-k wt-f 'dann sollst du ihn noch einmal verbinden' Eb 522a; ähnl. Eb 188d; Eb 131 (30,16) (Zaub). – Dieselbe Bedeutung haben auch *wḥm r* + Infinitiv (Bln 184) und *wḥm-ꜥ m* + Infinitiv (Eb 368).

[1] In Band IV, 1 übersetzt: 'Es kommt die Hand des Mannes beim Abstreichen des Rückgrats seines Rückens'.

[2] Ungewöhnlich ist die Wortstellung (Infinitiv vor nominalem Subjekt, vgl. GG § 484), die wahrscheinlich durch den Dativ *n-s* bedingt ist, der bei *hꜣj* gebraucht wird (siehe Med. W.B. S. 561 Ic und Gardiner, ZÄS 45, 1908, 76). – Dagegen faßt Lefebvre (LG § 411) *pꜣ n-s* als *sḏm.n*-Form *pꜣ.n-s* und *hꜣj.t* als transitives Verb: „faire descendre (évacuer, expulser)".

[3] So GG § 485 Ex. 8. – Möglicherweise liegt aber auch nur eine besondere lexikalische Verwendung vor: 'einen krankhaften Zustand durchmachen', siehe die Fälle im Med. W.B. S. 90 unter E II. – Man fragt sich nämlich, weshalb sogar 5-radikalige Verben unumschrieben bleiben, z. B. *nḫbḫb* Sm 13 (6,4–5).

3) *dwꜣ* 'früh auf sein' in Verbindung mit *r* + Infinitiv: 'etwas am frühen Morgen tun'

dwꜣ-k r mḥ ir.tj-kj 'du mögest früh am Morgen deine Augen (mit Drogen) füllen' Eb 384; ähnl. Kah 10; Ram IV A 2. – Ob *dwꜣ ḥr* + Infinitiv in der unsicheren Stelle *dwꜣ-k ḥr ntf* (ob *nt-f*?) Eb 207c vorliegt, ist höchst zweifelhaft; siehe dazu die Erläuterungen in Band IV, 2.

4) *rdj* 'veranlassen'

aa) + prosp. *sḏm-f*: siehe § 213,1

bb) + pass. *sḏm*: siehe § 253

cc) + Infinitiv (?): siehe § 253

dd) + Objekt + Pseudopartizip (GG § 315)

rdj.ḫr-k st swr 'dann sollst du es trinken lassen' Eb 312 (oder: 'dann sollst du es geben; werde getrunken'?)

VI) Der Konjunktiv

§ 327 **a) Allgemeines**

Die medizinischen Texte[1] verwenden drei Konjunktivkonstruktionen[2]: die weitaus häufigste ist *ḥnᶜ* + Infinitiv (nie mit dem absoluten Pronomen als logisches Subjekt)[3]; eine weitere Stufe (Bln 138) zeigt das absolute Pronomen bereits vor dem Infinitiv, dieser wird jedoch durch *ḥr* angeschlossen. Falls dieses *ḥr* ernst zu nehmen ist[4], müßte man die Theorie über die Entstehung des Konjunktivs dahingehend modifizieren, daß nicht einfach eine Umstellung von *ḥnᶜ ỉrt ntk* zu *ḥnᶜ ntk ỉrt* erfolgte (so GG § 300 Obs), sondern die Entwicklung über eine Art Präsens I[5] (mit *nt-k* als Subjekt)[6] gegangen ist, wobei dann die Präposition *ḥr* später ausgefallen ist. – Die dritte (neuägyptische) Form ohne *ḥnᶜ* und mit dem Präfix *mt* liegt nur in den Beatty-Papyri vor.

Die Form des Infinitivs zeigt keine Besonderheiten bis auf die Schreibungen von *rdj* 'geben', die nur im Konjunktiv als erscheint (Bln 138; Bt Rs. 1,5–7), während die ungewöhnliche Infinitivschreibung 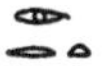 von *ỉrj* 'machen' (Bln 48; Pap. Beatty VIII Vs. 5,1) noch einmal sonst (Bln 184: *ỉw.tw ḥr ỉrj.t*) belegt ist.

b) Gebrauch

§ 328 1) *ḥnᶜ* + Infinitiv[7]

aa) zwei Verben der Drogenbereitung

šdj.ḫr-k st ḥnᶜ sḫꜣk m ḥbs.w 'du sollst es (vom Feuer) nehmen und durch Tücher seihen' Bln 138; ähnl. Sm 21,13

[1] Zum Gebrauch des Konjunktivs in den Rezeptanweisungen der Dendera-Texte siehe Hintze, Neuäg. Erzählungen S. 264.

[2] Das heißt wohl: drei Stufen der Entwicklung des Konjunktivs; siehe dazu GG § 300 Obs.; Mattha, The Egyptian conjunctive, BIFAO 45, 1947, 43–55, und Černý, On the origin of the Egyptian conjunctive, JEA 35, 1949, 25–30.

[3] So z. B. Siut I 307 (= LG § 404): *ḥnᶜ prj.t nt-sn.*

[4] Siehe Erman, ENG § 575, der von einer „irrigen" Zufügung spricht, während Junker, Grammatik der Denderatexte § 158, von *mtwf šdm* für *mtwf ḥr šdm* spricht.

[5] Mattha, BIFAO 45, 1947, 43–55, setzt *ḥnᶜ nt.t ỉw-f ḥr sḏm* als ursprüngliche Form an.

[6] Zur Verbindung von absolutem Pronomen + *ḥr* + Infinitiv vgl. GG § 325.

[7] Die Aufzählung aller Stellen siehe im Med. W.B. S. 605 bei *ḥnᶜ* III a.

bb) zwei Verben der Behandlung

kꜣp s ḥr-s ḥnꜥ gs-f 'werde der Mann damit beräuchert und ihn salben' Bln 75; ähnl. Eb 856f; Bln 97

cc) Verbum der Drogenbereitung und Verbum der Applikation

nḏ snꜥꜥ nkr m ḥbs.w ḥnꜥ pnn-st r ir.tj 'werde fein zerrieben, werde durch Tücher gesiebt und es an die Augen streuen' Eb 382; ähnl. Eb 786; Sm 21,1

§ 329 dd) Besonderheiten

1) Subjektswechsel (?)[1]

wnm in s ntj mr.t m ẖ.t-f ḥnꜥ rdj.t swr-f 'werde gegessen vom Manne, in dessen Bauch eine Krankheit ist, und veranlassen, daß er (etwas) trinke' Eb 41[2] *sḏr 20 r n mw n iꜣd.t ḥnꜥ swr hnw n mw im rꜥ nb* 'werde 20 ro Wasser nachts dem Tau ausgesetzt und ein Hin davon trinken jeden Tag' Eb 166[3] *rdj.ḫr-k gꜣš m ẖnw-f . . . ḥnꜥ sꜥm m ḥḳ.t psg in s* 'du sollst ein Rohr in sein (des Topfes) Inneres geben, . . . und mit Speibier schlucken[4] vom Manne' Bln 46

2) Anschluß über andere Sätze oder Satzteile hinweg[5]

wdd n rmṯ pšš m gs.wj dj.w gs-f ḥr bj.t sdm ir.t im m mšrw ḥnꜥ sšwj.t gs-f nḏ snꜥꜥ sdm ir.t im m dwꜣ 'Galle des Schweins, geteilt in zwei Hälften; werde ihre (eine) Hälfte auf Honig gegeben; werde das Auge damit geschminkt am Abend; und ihre (andere) Hälfte trocknen; werde fein zerrieben; werde das Auge damit geschminkt am Morgen' Eb 392 (*dj.w . . . ḥnꜥ sšwj.t*); ähnl. Sm 20,16 (*irj.ḫr-k . . . ḥnꜥ irj.t*); vgl. auch Bln 46 oben unter 1 (*rdj.ḫr-k . . . ḥnꜥ sꜥm*). – Unsicher ist, ob *ḥnꜥ swr* in Eb 283 an *irj.tw* anschließt (das eine eingeschobene Bemerkung sein könnte) oder auf *srf* zu beziehen ist.

3) Verbindung von Aussage- und Aufforderungssatz durch den Konjunktiv scheint KV 31–32 vorzuliegen: *sjꜣ-k snb-f ḥr iw(w) ḥsꜣ*

[1] Zum Subjektswechsel im Neuägyptischen siehe Hintze, Neuäg. Erzählungen S. 264ff.

[2] Oder schließt hier der Konjunktiv an ein vorhergehendes Verbum der Drogenbereitung an? Zur Verbindung von Verben der Drogenbereitung mit solchen der Applikation siehe § 328cc; zum Anschluß an weiter zurückliegende Verbformen siehe unter 2.

[3] Oder ist hier der Drogenbereiter mit dem Patienten identisch (Hausmittel)? Vgl. Eb 325 und 384.

[4] Daß *sꜥm* hier transitiv 'schlucken' (nicht kausativ 'schlucken lassen') zu übersetzen ist, siehe § 468 mit Anm. 3.

[5] Vgl. dazu Hintze, Neuäg. Erzählungen S. 267 oben.

ḥnᶜ s3w.t db̲ᶜ.w-k ḥr [. . .] 'du erkennst[1], daß er gesund ist, daran, daß Schleim kommt, und behutsam sein mit deinen Fingern beim [. . .]' KV 31–32

§ 330 2) *ḥnᶜ nt-k ḥr* + Infinitiv

rdj.ḫr-k st ḥr ḫ.t ḥnᶜ nt-k ḥr dj.t n-sn kjj·hnw 11 'dann sollst du es auf das Feuer setzen und du gibst dazu die übrigen 11 Hin' Bln 138. – Siehe dazu die Bemerkungen in § 327.

§ 331 3) *mt-k* + Infinitiv

[. . .] *mt-k dj.t ḥs-iḥ mt-k dj.t ẖrj* [*r*] *ḥrw* '[. . .] und du sollst Kot des Rindes (dazu) geben, und du sollst das Untere [nach] oben bringen' Bt Rs. 1,6 *irr-k p3 wdn n n3 ntr.w mt-k irj.t pẖr.t nt ḥdḥd mtw.t ntr* 'du mögest das Opfer für die Götter machen, und du mögest ein Heilmittel bereiten für das Ausreißen des Giftes eines (bösen) Gottes' Pap. Beatty VIII Vs. 5,1

[1] Oder muß man 'du mögest erkennen' übersetzen? Das wäre dann ebenso bei *rḫ-k* bzw. *rḫ.tw* (Sm 21,17; 21,20 und 22,3) nötig. – Oder greift hier *ḥnᶜ* auf die vorher erwähnte Behandlung (KV 23–30) zurück?

F) Adverb

§ 332 I) Allgemeines

Bevor der Gebrauch der Adverbien dargestellt wird, soll die keineswegs einhellig beantwortete Frage nach dem formalen Charakter der Adverbien aufgeworfen werden: Die in den Standard-Grammatiken gelehrte Anschauung ist die, daß verschiedene Wortarten (Substantiv, Adjektiv, Präposition bzw. deren Nisbe) als Adverb fungieren[1]. Nur solche Wörter, deren Herkunft man nicht mehr feststellen konnte, wurden "specifically as adverbs" (GG § 205) angesehen[2]. Ähnlich wie Gardiner (GG § 205,4) sieht auch de Buck (Grammaire § 190) im Adverb eine „Ableitung" (z. T. mit der Endung *w*), woraus jedoch nicht zu ersehen ist, ob zwei Wortarten oder nur eine Wortart mit zwei Funktionen gemeint sind. – Die klare formale Scheidung zwischen beiden fordert Edel (ZÄS 84, 1959, 17–38), der eine eigene Wortklasse „Adverb" mit eigener Vokalisation und eigener Endung annimmt: „Infolge der ganz erheblichen Unterschiede zwischen einem Adjektiv und Adverb kann dann aber nur vermutet werden, daß dem Unterschied in der grammatischen Kategorie wenigstens ein Unterschied in der Vokalisation parallel ging" (S. 29); und auf S. 26 spricht Edel von „einer sonst verlorenen Adverbialisendung **-iw*" und S. 27 vom „*-w* der Adverbialendung". Nun waren Endungen am Adverb bisher ja nicht unbekannt, nur wurden sie entweder als die Endung des Adjektivs[3] oder als die der Nisbe[4] erklärt.

[1] EG § 438: „Als Adverbia benutzt man zunächst die Adjektiva"; § 439: „Auch Substantiva"; § 440: „manche Präpositionen auch als Adverbien". – LG § 535: „Les adverbes ne sont pas, sauf rares exceptions, des mots spéciaux: ce sont, dans l'ensemble, des mots d'origine variée — substantifs, adjectifs de qualité et adjectifs nisbés, prépositions et locutions prépositives".

[2] Siehe auch LG § 542 die „rares exceptions", d. h. die Fälle, in denen „mots spéciaux" (d. h. wirkliche Adverbien) vorliegen. Die Grenze ist jedoch individuell gezogen: *mjn* 'heute' steht bei Gardiner "specifically as adverbs" (GG § 205,1; nicht § 205,6: "adverbial use of nouns"), während es Lefebvre als Substantiv ansieht (LG § 536).

[3] EG § 438; LG § 538. – Zur Auffassung Gardiners und de Bucks siehe oben.

[4] GG § 205,1 S. 156. – Diese Theorie wird von Edel (a. a. O. S. 29) „mit aller Entschiedenheit" abgelehnt, und zwar auf Grund der verschiedenartigen Entwicklung von Nisbe und Präpositionaladverb im Koptischen.

Wenn auch die in den medizinischen Texten auftretenden Adverbien nichts Entscheidendes zur Lösung dieser Frage beitragen können, so sei hier doch jedenfalls die Ansicht geäußert, daß wohl alle Adverbien im Grunde Nominalbildungen sind, woraus sich auch eventuell auftretende Endungen *w* und *t* erklären lassen.

§ 333

II) Zum Gebrauch

a) Die verschiedenen Wortklassen in der Funktion als Adverb

1) Substantiv: siehe §§ 149–152

2) Adjektiv

iw-f nsrj ꜥšꜣ 'sie (die Wunde) ist sehr[1] entzündet' Sm 28 (9,20) *wnn tp-f pw fd nḏs* 'das bedeutet, daß sein Kopf wenig schwitzig ist' Sm 7 (Glosse D) *mss.t nfr* 'eine gut Gebärende' Ram IV C 24; ähnl. Bln 189 (*rs-k nfr*) (Zaub) *inrj r-f wr* (bzw. *wr.t*) 'es schaudert ihn sehr' Sm passim[2].

Da *wr.t* das einzige feminine Ajdektivadverb ist, das die Grammatiken verzeichnen[3], liegt der Verdacht nahe, daß das Femininum des Adjektivs gar kein „produktives Schema" für die Adverbbildung darstellt, mithin *wr.t* vielleicht besser als Substantiv 'Größe' in adverbialem Gebrauch anzusehen ist, hier als Adverb der Art und Weise gebraucht wie z. B. *ḏ.t* 'Ewigkeit' als Adverb der Zeit: 'ewiglich'. – Siehe auch bei 6 Ende.

3) Nisbe

ḫꜣj mj.t.t ḫpr.t nb.t m nꜣ n pr.t 'es werde ebenso alles gemessen, was von diesen Früchten entstanden ist' Sm 21,14 *isk sw dj-f snf m msd.t-f m msḏr-f wꜥ.t(j)* 'und er gibt Blut aus seinem Nasenloch, aus seinem Ohr, (und zwar) einseitig' Sm 21 (8,7)

Die Präpositionsnisben siehe unter 5.

4) Verbalnomen

iw-s r msj.t wdf 'sie wird zögernd gebären' Kah 26 (3,14). – Zum nominalen Gebrauch von *wdf* vgl. Äg. W.B. I 389,6 *irj wdf* 'eine Frist gewähren'. – Bei Gardiner (GG § 205,4) als "derived from adjectival or verbal stems" aufgeführt.

[1] Sonst heißt *ꜥšꜣ* 'oft', siehe Med. W.B. S. 153 V a.

[2] Da *wr* und *wr.t* in dieser Phrase wechseln, ist die GG § 205,4 vorgenommene Scheidung von *wr.t* "very" und *wr* "much" hier wohl aufgehoben.

[3] EG § 438,2: „in weiblicher Form, besonders in *wr.t* 'sehr'"; GG § 205,4: "For 'very' the feminine *wrt* is common"; LG § 538: „Parmi les rares adjectifs employés au féminin, le plus commun est *wrt* 'très'".

5) Präposition[1]
gs s im(.w) 'werde der Mann damit gesalbt' Bln 88[2]; mit Suffix ist derselbe Satz Bln 81 (*im-f*) bzw. Bln 65 und L 3 (*im-sn*) belegt. *irr-k mj n s nb gmm-k pšn dnn.t-f* 'du mögest ebenso handeln an jedem Manne, den du mit gespaltenem Schädel findest' Sm 4 (2,8); ähnl. Eb 854m *dd mdw hr* 'werde darüber gesprochen' Bln 191; vgl. auch Eb 198c (Zeilenbruch!) *tm rdj wnm-f hnt* 'werde verhindert, daß er weiterhin esse' Eb 189a *mr ꜥhꜣ-j hnꜥ* 'eine Krankheit, mit der ich kämpfen werde', z. B. Eb 862b; siehe Med. W.B. S. 149 I a 1 *sꜣ hꜣ* 'Schutz ist/sei hinten' H 215; L 22; vgl. dagegen *sꜣ hꜣ-k* Ostr. Kairo (ODM 1062,6) *nht pw in mt.w phwj ꜣmꜥw.t-f nj* 'das ist ein Steifsein der Gefäße des Endes seines Krallenknochens deswegen' Sm 7 (Glosse B).
Das von Edel (im Anschluß an Breasted und Gardiner) als adverbiales *nj* 'dafür' aufgefaßte Element in dem Verdikt *mr n irj.w.nj* 'eine Krankheit, die man nicht behandeln kann' gehört nicht hierher, da es sich um die Form *sdm.n-f* (*sdm.nj* = *sdm.n-sn*) handelt, siehe dazu § 243,1 und 245a.
dd.hr-k m-ht 'danach[3] sollst du sagen' Ram IV C 19; ähnl. Eb 190c *gs.w m ꜥntjw hr-hꜣ.t* 'werde mit ꜥ*ntjw*-Harz zuvor gesalbt' H 98; ähnl. Eb 215 *irr.t hr-sꜣ* 'was man danach macht' Bt 41; ähnl. Eb 200b; vgl. *hr-sꜣ-st* Bt und Bln (Med. W.B. S. 706 bei *sꜣ* C II a 1).
Ebenso können also auch zusammengesetzte Präpositionen als Adverbien auftreten (GG § 205,2), und hierbei könnte es sich zeigen, daß die von Edel vertretene Trennung von Nisbe und Adverb berechtigt ist: denn würde es sich um die adverbial gebrauchte Nisbenform handeln, so müßte es z. B. eigentlich *imj-bꜣh* 'zuvor' oder *imj-ht* 'danach' heißen, nicht aber *m-bꜣh* bzw. *m-ht*. Faßt man aber die Zusammensetzung noch als Präposition + Substantiv, so reihen sich diese Fälle ohne Schwierigkeit in die nächste Rubrik ein.

6) adverbiale Bestimmung (Präposition + Substantiv)
wnn-f pw šf.w r ꜥꜣ.t wr.t 'das bedeutet, daß sie (die Wunde) außerordentlich geschwollen ist' Sm 41 (14,11); ähnl. Eb 192b *ntš.hr-k . . . m whm*

[1] Zur Ablehnung der Identität von Präpositionsnisbe und dem „Präpositionaladverb" durch Edel siehe S. 242 mit Anm. 4.

[2] Im Pap. Bln finden sich übrigens nicht nur Schreibungen mit der Buchrolle (Edel S. 27: „Bemerkenswert ist die Determinierung des Präpositionaladverbs durch die Buchrolle"), sondern auch solche mit Pluralstrichen (§ 2,4 und v. Deines-Westendorf, Zur Ägyptischen Wortforschung V, 1957, S. 60), von denen Edel (S. 26) schreibt: „diese bei G § 205 (und erst recht auch anderswo) nicht verzeichnete Schreibung ist tatsächlich einmal belegt . . . Urk. IV 1237,18". – Im übrigen findet sich die Buchrolle ebenso an „echten" (d. h. nicht adverbial gebrauchten) Präpositionsnisben, z. B. *irj* Sm 5 (2,17).

[3] Vgl. auch adverbiales *ir-m-ht*, z. B. Eb 312 (*ir-m-ht nd.hr-k* 'danach sollst du zerreiben'); weitere Fälle siehe im Med. W.B. S. 66 B I c.

'du sollst abermals besprengen' Eb 786[1] *nsr r kȝj.t* 'hochgradige Hitze' Sm 41 (14,11)[2] *gs s im m bw wr* 'werde der Mann damit sehr gesalbt' Bln 84.

Solche und ähnliche Fälle (z. B. *r mnḫ* Eb 468; Sm 21,20; Ram III A 18) sind von Erman (EG § 438a) und Lefebvre (LG § 539) als Adjektivbildungen erklärt: „Sehr oft benutzt man als Adverb auch die Präposition *r* mit einem männlichen oder weiblichen Adjektiv" bzw. „Souvent l'adverbe-adjectif (masculin ou féminin) est précédé de la préposition *r*". – Auch Gardiner (GG § 205,5) behandelt diese Bildungen getrennt von den Fällen Präposition + Substantiv (GG § 205,3). – Dabei handelt es sich doch im Falle *r ꜥȝ.t wr.t* sicher um das Substantiv *ꜥȝ.t* 'Größe' (also wörtlich: 'bis zur großen Größe'); und dasselbe Substantiv hat auch zu der Bildung *n ꜥȝ.t nt* 'wegen der Größe des ...' (Äg. W.B. I 163,13–14; GG § 181 Ex. 10) geführt. Ja, man möchte jetzt sogar fragen, ob nicht umgekehrt das sogenannte „Adjektivadverb" (unter 2) nichts anderes ist als das ohne Präposition gebrauchte Substantiv, sich also etwa wie *mjn* 'heute' zu *m mjn* 'heute' verhaltend (GG § 205,3); vgl. ferner im Med. W.B. *dwȝ* neben *m dwȝ* 'morgens', *šs* (*mȝꜥ*) neben *m šs* (*mȝꜥ*) '(wirklich) vorzüglich', *hrw tpj* neben *m hrw tpj* 'am ersten Tage', *sp.w ꜥšȝ.w* neben *m* (oder *r*) *sp.w ꜥšȝ.w* 'vielmals' sowie *mj.t.t* neben *m mj.t.t* 'ebenso'.

7) Adverbien ohne erkennbare Herkunft

dr šfw.t tm wnn r(ȝ)-sj 'Beseitigen von Schwellungen, so daß (sie) überhaupt nicht mehr da sind' Eb 590; ähnl. Eb 766f; Eb 191c = 194c *ir dj-f ḥr-f r ẖrw mt-f pw gr* 'wenn es sein Gesicht nach unten gibt, so bedeutet es ebenfalls, daß es stirbt' Eb 839

8) Demonstrativ als Adverb (?): siehe dazu § 112

§ 334 b) Verschiedenes

1) Stellung des Adverbs

Bis auf die Fälle mit *mj.t.t* bzw. *mj* 'ebenso' Sm 21,14 (§ 333,3) bzw. Sm 4 (2,8) (§ 333,5), in denen das Adverb auf das Verbum folgt (noch vor dem Objekt bzw. dem Dativ), steht das Adverb am Satzende. Am Satzanfang stehende Adverbien werden durch *ir* eingeleitet, siehe S. 244 Anm. 3.

2) Steigerung: siehe dazu § 154,6

3) Negation: siehe dazu § 349

[1] Hier ist *wḥm* sicher der Infinitiv, der § 333,4 „absolut" gebraucht als Adverb vorliegt.

[2] Bemerkenswert die adverbiale Bestimmung bei einem Substantiv (GG § 206).

G) Präpositionen und Konjunktionen

§ 335 I) Die verwendeten Präpositionen und Konjunktionen

Die Präpositionen und Konjunktionenen sind in erster Linie von lexikalischem Interesse; ihre Bedeutung sowie ihr Gebrauch sind im Med. W.B. ausführlich dargestellt, so daß sich hier eine Wiederholung erübrigt. Die Verwendung von Präpositionen vor finiten Verbformen als Konjunktionen ist jeweils bei den einzelnen Verbformen besonders behandelt (§§ 198; 208; 210,1; 211,1; 212,1; 214; 218,1b und 3b; 229; 242; 259; 267). Im einzelnen siehe im Med. W.B. bei folgenden Artikeln (wo auch die zusammengesetzten Formen aufgenommen sind): *ỉmj.tw(-nj)* 'zwischen' – *ỉn* 'durch' – *ỉr* 'was anbetrifft; wenn' – *wjꜣ.tw* 'ohne zu' – *wpj.w* 'außer; sondern'[1] – *m* 'in' – *m-ʿ* 'in der Hand von' – *m-m* 'inmitten' – *mj* 'wie' – *mj.t.t* 'ebenso wie' – *n* 'zu' – *n.t-pw* 'denn' – *nt.t* 'denn' – *r* 'zu' – *rꜣ-pw* 'oder' – *ḥꜣ* 'hinter' – *ḥnʿ* 'mit' – *ḥr* 'auf' – *ḫft* 'gerichtet auf' – *ḫnt* 'vorn (im)' – *ḫr* 'durch; bei' – *ḫt* 'hindurch'[2] – *ẖr* 'unter' – *tp* 'auf' – *ḏr* 'seit; sobald'.

II) Besonderheiten

§ 336 a) Synonymer Gebrauch

m = *r* siehe *m* § 4 und 5 (Bedeutung: 'in', örtlich und zeitlich) und *r* § 2 *m* = *m-ʿ* siehe Med. W.B. S. 98 Anm. 1 *m* = *mj* siehe *mj* § 3 *m* = *m-ḫt* siehe *m* S. 324 Anm. 2; vgl. auch Kah 7 (*m-ḫt, šm.t*) mit Kah 2 (*m ḫpj*) *m* = *ẖr* vgl. *m* E mit *ẖr* A II[3] *n* = *m* L 25c (9,3) (*ỉw-f n nj-sw.t*); vgl. auch L 5 (2,4) (*ỉj n*) *n* = *r* siehe *n* § 3 *n* = *ḥr* siehe *n* § 3 Ende *n* = *m-ʿ* Eb 855y ('wegen') *ḥr* = *m* siehe *ḥr* § 3 und vgl. Sm 45 (15,15) (*bnw.t m*) mit Sm 45 (15,9 und 10) (*ḥr*); siehe auch *ʿꜣʿ ḥr* bzw. *m ḥꜣ.tj* bei *ʿꜣʿ* § 1 im Med. W.B. *ḥr* = *ẖr* siehe *ḥr* § 3 *ḥr* = *ḥnʿ*

[1] GG § 179: "perhaps the old perfective"; ebenso LG § 532 Anm. 8:,, *Wpw* paraît être un pseudoparticipe". – Wahrscheinlich liegt jedoch das pass. *sḏm* perfektisch ('indem ausgesondert ist') oder optativisch ('es werde ausgesondert') vor, wofür auch die Stelle "*wpw-y* except me" GG § 179 Ex. 16a spricht, die als Pseudopartizip mit Suffix unmöglich wäre.

[2] Auffällig ist der Gebrauch von *m-ḫt* (nicht *ỉr-m-ḫt*) in der Satzeinleitung Eb 772 und 462.

[3] Siehe auch Lefebvre, Revue 8, 1951, 121–124.

siehe *ḥr* § 3 *m-ḫt* = *r-sꜣ* Eb 456 und 453 ('nachdem') *nt.t* = *ḏr-nt.t* vgl. Sm 7 (Glosse J) mit Sm 4 (Glosse C) ('denn').

§ 337 b) Adverbieller Gebrauch

Zum Gebrauch der Präpositionaladverbien und zur Frage ihres Zusammenhanges mit den Präpositionsnisben siehe § 333,5.

§ 338 c) Zwei verschiedene[1] Präpositionen nach einem Verbum

rdj ḥr mw m hnw 'werde in Wasser gegeben in ein Hin-Gefäß' Eb 368; ähnl. Eb 68; 305 *rdj.ḥr.tw m sbḫ mꜣ ḥr ḫ.t* 'man soll (es) in einen neuen *sbḫ*-Topf (und) auf das Feuer geben' Sm 21,16; ähnl. Eb 463 (*rdj r ḏꜣḏꜣ ḥr ḫ.t*)[2]. – Siehe auch die Gruppe *rdj n* Patient *r* Körperteil im Med. W.B. S. 541 unter 2 und 3.

§ 339 d) Verwechselung von Präpositionen (bei Verben der Applikation)

wt im statt *wt ḥr-s* 'werde damit verbunden' Eb 175 und 176 (siehe dazu Med. W.B. S. 231 § 4). *wrḥ ḥr-s* statt *wrḥ im* 'werde damit gesalbt' Eb 803; ob statt *wt ḥr-s*? Vgl. Med. W.B. S. 199 Anm. 4. *gs ḥr-s* statt *gs im* 'werde damit gesalbt' H 99 (?)[3]

§ 340 e) Auslassung von Präpositionen[4]

1) *m*

Sm 11 (5,11) (*sk.ḥr-k n-f* [*m*] *sšm.wj*) Sm 26 (9,8) (*nḏrj.ḥr-k wbnw pf* [*m*] *idr*) Sm 43 (14,22) (*wnḫ* [*m*] *ḥn.w*) Sm 48 (17,15) (*nrw.t* [*m*] *ṯs n psḏ-f*) Bln 159 (*wdḥ* [*m*] *pḥwj*) Bt 38 (*irj* [*m*] *swj.t*) Eb 77 (*irj* [*m*] *fkꜣ*) (Zeilenbruch!). – Zu *srwḫ-k sw m-ḫt* [*m*] Droge (Sm passim) siehe im Med. W.B. S. 777 Anm. 11; zur Auslassung von *m* vor anlautendem *m* siehe § 41,3.

Adverbiales *im* ausgelassen: Eb 262 (*gs ḫ.t-f* [*im*]); ähnl. Eb 781; 789. Eb 843 und 844 (*n prj.n-f* [*im*]); vgl. dagegen Eb 842.

Zur Auslassung von *im* in Relativsätzen siehe Eb 838 und Ram IV C 17 in § 434,3aa mit Anm. 2 sowie Ram III B 27 in § 469.

2) *r*[5]

Sm 7 (Glosse C) (*mj ḏd wꜣ.t* [*r*] *iḫ.t m sš*); ähnl. Sm 41 (Glosse E) Eb 388

[1] Fälle mit Wiederholung derselben Präposition siehe § 452,2a.

[2] Vgl. dagegen Eb 314 (*rdj r rmn.t dj.tj m ḫ.t*).

[3] Vielleicht ist aber auch das Verbum verwechselt: die Parallele Eb 644 hat *wt ḥr-s*.

[4] Vgl. dazu ENG § 598.

[5] Siehe dazu Edel, ZÄS 83, 1958, 7: „da nach Wegfall des auslautenden *r* die Präposition *jr* bereits im AR praktisch wie koptisch ⲉ oder ⲁ lautete, konnte man

(*wꜥr.t [r] wꜥr.t*) Carlsb III (*ỉw-s [r] msj.t*); ähnl. Carlsb II L 39 (*rdj n s.t [r] pḫwj-s*) Bln 6 (*dwȝ-k [r] ḥbḳ*) Bln 138 (*dwȝ-k r rdj.t-st [r] wḥȝ.t*) Bln 163h (16,5) (*ỉrr.t [r-]sn*). – Siehe auch die Auslassung von *r* nach *rdj* (§ 456f).

3) *n*

Bln 18 (*pẖr.t ỉrr.t [n] mnḏ mr-f*); ähnl. Bln 101; 163a (15,3); ––––– Bln 171 (?). Bln 138 (*sḏr [n] ỉȝd.t*) (zweimal); ähnl. Bln 159

4) *ḥr*

Bln 138 (*wn [ḥr]*[1] *ḥtḥt*)

––––– neben *ḥr* 'Gesicht' oder *ḥrw* 'Oberseite': siehe im Med. W.B. bei *ḥr* § 6

––––– *ḥr* + Suffix ausgelassen: Eb 244 und 245 (*wt mn.t nb.t [ḥr-s]*); vgl. dagegen die Parallelen H 72 und 73; ähnl. Eb 482e; H 197. Bln 63 (*kȝp [ḥr-s]*); vgl. dagegen Bln 66

5) Verschiedenes

Bln 60 (*rkḥ.w st [m? ḥr?] sḏ.t*) Bln 63 (Droge *rdj.w [m? tp?] sḏ.t*)

§ 341 f) Überflüssige Setzung von Präpositionen

Mit dem Fortfall der Präpositionen in der Schrift (und zum Teil auch in der Sprache)[2] ist eng verbunden das Auftreten von Präpositionen an solchen Stellen, an die sie gar nicht hingehören, was aus der Unsicherheit der Schreiber über den korrekten Gebrauch der Präpositionen erklärt werden muß. – Beispiele für überflüssiges *m* siehe im Med. W.B. bei *m* O I; für *r* bei *r* F II; für *ḥr* bei *ḥr* J. – Siehe auch die Präposition *ḥr* statt der Genetivpartikel *nw* in Bt 3 (*dḳ.w nw ḥmw.t [wȝḏ.t]*).

den Vokal weglassen, wie man auch sonst keine Vokale schrieb". – Es ist hierbei der Kehlverschlußlaut nicht berücksichtigt, mit dem der „Vokal" ϵ bzw. ⲁ ja anlautete und der in der Schrift mitunter durch wiedergegeben wurde (vgl. § 28dd).

[1] Wohl nicht *wn* + Pseudopartizip, da offenbar eine andauernde Handlung beschrieben ist: Schmerzstoffe bewegen sich hin und her.

[2] Für *ḥr* siehe Erman, ENG § 598; für *m* vgl. z. B. Ranke, PN II S. 48 *amanappa* = *ỉmn-m-ỉp.t*, siehe dazu jedoch auch S. 27 Anm. 1.

H) Negationen

I) Die Negation *nj* (*n* bzw. *nn*)

§ 342 a) Etymologie und Lesung

Als Lesung der Negationen bzw. wird im allgemeinen *n* bzw. *nn* angegeben. Gunn, Studies S. 92, schreibt als Abschluß einer eingehenden Untersuchung: "(1) Mid. Egn. (Old Egn. [I]) has the value *n*, perhaps originally *in*, and was pronounced with a short vowel in *Anlaut*, *ĕn* (*'ĕn*) or the like. (2) Mid. Egn. (Old Egn. [II]) has the value *nn*, and was perhaps pronounced something like *nӑn* in some uses, *ĕnn* in others."[1] – Dagegen bringt das „Wörterbuch" (II 195) beide Formen unter dem Stichwort *n*[2] und nennt sie „die kurze" und „die vollere Form"; als semitische Entsprechungen werden لا und לא angegeben.

Die Schreibung der Negation mit den „abwehrenden Händen" legt die Verbindung zum Verbum *njj*[3] 'abwehren, ablehnen, zurückweisen' u. ähnl.[4] nahe, wie schon Vogelsang (Kommentar zu den Klagen des Bauern S. 103) vermutet hat; vgl. auch Gunn, Studies S. 90. Der Infinitiv dieses doppelt schwachen Verbs in Bauer B 1,110 sowie die Schreibung in Pyr 891 d (Var.) zeigen deutlich, daß die Gruppen oder auf keinen Fall den Lautwert *nn* besessen haben können, wie es für die Negationen oder [5] angenommen wird. Auch die Schreibungen Eb 151 für *ḫmt.nj* 'ein Drittel' oder Sin R 24 (nach C) für *njs* 'rufen' lassen keine Lesung *nn* zu[6]. Der Name des Beduinenfürsten *ʿmw-nnšj*

[1] GG § 104: "appears in two forms, *nn* and *n*". Im Glossar (S. 572) nennt er *n* die "shortened form of *nn*"; ebenso Erman (EG § 512), allerdings „ist die Lesung des *nn* nicht ganz sicher". – Vgl. aber auch Lacau, Rec. trav. 35, 1913, 221.

[2] Ebenso liest Sethe, Nominalsatz S. 9, beide Formen nur *n*.

[3] Es ist nicht *nj* (Äg. W.B. II 201), sondern *njj* zu umschreiben, wie der Infinitiv *nj.t* Bauer B 1,110 zeigt. Die Form *njꜣ* (z. B. Bln 197) verhält sich dazu wie *dgj* 'blicken' zu *dgꜣ*. Daß *njj*/*njꜣ* mit den semitischen Stämmen (arab. ناء, hebr. נוא, ass. *nâ'u* mit derselben Bedeutung) zusammenhängt, ist mehr als wahrscheinlich. – Die Variante von *njꜣ* erscheint als *wjꜣ* (zum Wechsel von *w* mit *n* siehe § 34,4) und wird ebenfalls als Negation verwendet: *wjꜣ.t(w)* + Infinitiv 'ohne zu' Eb 875c.

[4] Vgl. auch *grḥ* 'aufhören' (Äg. W.B. V 182), das mit demselben Arm determiniert wird wie *nj.t* in Bauer B 1,110, und den parallelen Gebrauch von *grḥ* und in Admon 5,14—6,1.

[5] Diese Schreibung dient im AR auch beim Dativ (EAG § 61).

[6] Ganz abgesehen davon, daß bei einer angenommenen Ableitung der Negation von *njj* 'abweisen' das zweite *n* morphologisch nicht zu erkären ist: Reduplikation

(Sin B 30 und 142–143) verliert ebenfalls seine Beweiskraft, wenn die von Burchardt, Die altkanaanäischen Fremdworte und Eigennamen im Aegyptischen, Leipzig 1909, Band I § 60 gegebene Entsprechung עַמִּינשׁ Anerkennung findet. Die Schreibung des Ideogramms bzw. Phonogramms vor dem *n* begegnet auch in Verbindung mit dem einfachen abweisenden Arm: *njw* (Äg. W.B. II 202), wo man auch nur *n* (nicht *nn*) im Anlaut liest. – Die Fälle, die eine Lesung *nn* beweisen sollen, sind folgende: 'Milz' (Gunn, Studies S. 84, 87 und besonders 92). Wie das koptische ⲚⲞⲈⲒϢ und schon das demotische *njš* zeigen, liegt ein Lautwandel von *nnšm* zu *njšm* vor[1], die Gruppe wäre also hierbei auch nur für die Lesung *nj* tauglich. Zu als Schreibung für *gnn* siehe § 236. Die Schreibungen und statt ließen sich, wenn es darauf ankäme, eine Lesung *nn* zu umgehen, ähnlich erklären, wie man z. B. oder nicht *ḫḫḫ* oder *sss* liest, sondern *ḫw* oder *sw*, d. h. auch in läge nur die Lesung *nj* vor[2]. Gardiner (GG § 104 Obs.) erklärt: "The replacement of the sign of negation by in some MSS. of the Book of the Dead is clearly due to superstitious reasons". Auch die späten Schreibungen[3], die Gunn S. 91 anführt, beruhen wahrscheinlich auf der irrtümlichen Lesung von als *nn* (d. h. = *n* + = *n*), wie es z. B. in der Gruppe *gnn* korrekt ist. Hinzu kommt, daß doppelt gesetztes *n* oft nur als Andeutung eines noch gesprochenen *n* diente, wie z. B. in der Schreibung (Gunn, Studies S. 91; Junker, Grammatik der Denderatexte § 283), oder eines silbischen *n* (§ 28 aa). – Schließlich bleibt zu fragen, ob die Negation , die Edel (EAG § 18)[4] als „(*n*?) *jj*" liest[5], die aber offenbar ohne Unterschied wie die einfache Negation gebraucht wird (siehe EAG § 474; 534; 542; 569; 585), nichts anderes als die ursprüngliche Form der Negation *njj* ist[6].

"The distinction between *nn* and *n* is rather obscure; possibly is always a predicate 'not is ...', 'it is not (the case that) ...', while

des ersten Radikals kennt das Ägyptische nicht (siehe zwar EAG § 434); und auch als *sḏm.n*-Form erhält man kein befriedigendes Ergebnis.

[1] Dagegen denkt Gunn (S. 92) an ein ursprüngliches **nen-eišam*, dessen *n*-Laute zusammengefallen seien.

[2] Zur Dualendung *jj* siehe EAG § 287 und 289. – Ob PN I 65,7 *nj-Mrj-Rᶜ ᶜnḫ* zu lesen und 'zu NN. gehört das Leben' zu übersetzen ist?

[3] Auszunehmen ist lediglich die Schreibung bzw. , die möglicherweise als *nn* > *nj* aufgefaßt werden kann, siehe § 114. Vgl. auch die „äthiopisch-ägyptischen Schreibungen wie für meroitisches *ñ*" (d. h. palatalisiertes), Hintze, Studien zur meroitischen Chronologie, Abh. Berl. Akad. 1959 S. 18. Siehe auch schon Lacau, Rec. trav. 35, 1913, 73.

[4] Siehe auch Gunn, JEA 34, 1948, 27.

[5] Offenbar denkt Edel an einen Zusammenhang mit dem negierenden Relativwort *iwj* und *iw.tj*.

[6] Edel (EAG § 20) spricht von der „Abstoßung der Negation ".

𓂜 is more closely linked to the word which it precedes and qualifies" (GG § 104)[1]. – Diese Trennung von 𓂜 und 𓂜𓈖 in der Schrift besteht nur im MR (GG § 104); in den Pyramidentexten wird in der Regel nur 𓂜 geschrieben (Äg. W.B. II 195)[2]; im AR werden 𓂜 𓈖𓂜 und 𓂜𓈖 ohne Unterschied verwendet (EAG § 16)[3]; im NR bleibt schließlich nur noch 𓂜𓈖 (ENG § 747). Und auch im MR gibt es Verwechselungen und Überschneidungen (Gunn S. 91; GG § 104). Das alles spricht doch für die ursprünglich einheitliche Form der Negation. Daß sich daraus unter Umständen zwei differenzierte Gebrauchsweisen (mit verschiedener Aussprache?) entwickelt haben und die Schrift versucht hat, dieser Entwicklung Ausdruck zu geben durch zwei verschiedene Schreibungen, spricht nicht gegen eine solche Annahme. Es ist jedoch höchst unwahrscheinlich, daß diese Differenzierung lautlich als *nn* und *n* anzusetzen ist, und schon gar nicht wahrscheinlich ist es, daß ein solches *nn* schon im AR bestanden haben soll (Gunn S. 91: "they doubtless represent the value *nn*").

Da die hier vermutete Lesung *nj*[4] statt *nn* bisher nur als Diskussionsvorschlag gewertet sein will, wird die übliche Umschreibung beibehalten bzw. zur Unterscheidung beider Formen die Hieroglyphe verwendet.

b) Gebrauch

1) Die Negation 𓂜

aa) Negation einer Verbform

1) *sḏm-f* (prospektiv bzw. perfektisch)

§ 343 a) optativisch-futurisch

α) Folge bzw. Folgerung der Untersuchung oder Behandlung
gs.w s ỉm n ḫpr sꜥḳ(.t) n mt mt.t m ḥꜥw-f 'werde der Mann damit gesalbt; nicht wird (oder kann) ein Eintretenlassen eines Toten, einer Toten, in seinen Körper geschehen' Bln 99
sšmm m sḏ.t n wr snf-s 'werde (das Messer) im Feuer erhitzt; nicht wird sie (die Geschwulst) sehr bluten' Eb 872c
ỉr dꜣ tp n s ḫr-k wꜣḥ-k ḏr.t-k ḥr tp-f n šnj-f sj 'wenn der Kopf des Mannes zittert, dann sollst du deine Hand auf

[1] Ähnlich Gunn (S. 198): "The conclusion arrived at, that 𓂜𓈖 is primarily adjectival, 'non-existent', 𓂜 is primarily adverbial, 'not', is, however, far from clearing up the difficulties".

[2] Siehe aber auch die Schreibung 𓈖𓂜 Pyr 1638c.

[3] Edel spricht von „unterschiedslos für zwei ähnlich lautende, aber in der Bedeutung verschiedene Negationen gebrauchten Schreibungen".

[4] Wahrscheinlich auch z. T. bereits zu *n* (+ Vokal?) verkürzt, vgl. z. B. Calice, ZÄS 43, 1906, 149 Anm. 1: „𓂜𓈖 *na*-".

seinen Kopf legen; dann wird er sie nicht spüren' Eb 252[1] *ỉr ḏꜥ-s n msj-s* 'wenn sie Winde läßt, wird sie nicht gebären' Bln 193[2]; Bln 194 (als Variante) hat *n msj-s pw*

β) Anweisung an den Arzt

n wḥm-j sp rꜣ-sj 'nicht soll ich das Mittel jemals wiederholen' Eb 191c[3].

Wohl nicht hierher zu stellen ist: *n fꜣj.w.n-s n wdn-s* '(eine Binde:) sie soll nicht lasten, sie soll nicht drücken' L 23 (7,11)[4]

γ) Beschwörungen

n smꜣ-k m smꜣ.w Ḫnsw 'nicht mögest du dich vereinigen mit der Vereinigung des Chons' Eb 873d   *n npw mt ỉm* 'nicht soll das Gefäß . . . darin' Sm 9 (5,3)[5]   *n snḏ.w ỉḥj* 'nicht soll sich der Knabe fürchten' L 40[6]   *n wnm-k ḥḳr-k n swr[-k ỉb.t-k] n ỉrj ẖẖ-k hwhj.t* 'du sollst nicht deinen Hunger essen, du sollst nicht deinen Durst trinken, deine Kehle soll nicht Unempfindlichkeit (?) durchmachen' Ram III B 16–17   *n swꜣ rnp.t r nšnj r ḥr-j* 'nicht soll das (Pest-)Jahr vorübergehen, um gegen mich zu wüten' Sm 19,20[7] *n mt-j n-ṯ* 'nicht werde ich durch dich sterben' Sm 18,15; 20,2   *n ỉwj-k r NN n hꜣj-k ḥr-f* 'nicht sollst du zu dem NN kommen, nicht sollst du über ihn herfallen' Bt Rs. 2,4[8]

§ 344 b) Begleitumstand

α) Krankheitssymptome (präsentisch)

wnn ḥr ḏꜥ.w ꜥšꜣ.w n rḫ-f st 'einer, der an vielen Winden leidet, ohne daß er es weiß' Eb 139; ähnl. Sm 20 (8,2–3); 31 (10,14); ⊂–––– vgl. auch L 46 (14,9) (Zaub)   *[šsꜣ.w] s.t ḥr mrj.t sḏr n dwn.w-s* '[Heilkunde] für eine Frau, die das Liegen liebt und nicht aufsteht' Kah 11   *gmm-k sj . . . n šm-s ỉw.t-s ḥr ḏbꜥ.w-k* 'und du findest sie (die Geschwulst) . . . nicht kommt sie (und) geht sie mit deinen

[1] In Band IV 1 S. 41: „ohne daß er spürt" übersetzt, siehe dazu § 344.

[2] Vgl. *nn msj-s* § 201a.

[3] Parallele Eb 194c mit optativischem pass. *sḏm* siehe § 262a β.

[4] Wohl nicht *n sḏm.n-f* durch *n sḏm-f* fortgesetzt, sondern beide Formen parallel als *sḏm.n-f*; zum Zusammenfall von *wdn.n-s* zu *wdn-s* siehe § 237.

[5] Vorher *nn sbn mꜣꜥ pn* 'nicht soll diese Schläfe in Gefahr kommen'. Ob hier *nn* durch *n* fortgesetzt wird? Oder ist *nn npw* zu lesen (vgl. § 7)?

[6] Wreszinski: „Fürchte dich nicht, Knabe!".

[7] Breasted übersetzt: "The Year does not pass by . . ."; ebenso das folgende *nn pḥ wj nf.wt-ṯ* "Thy breath does not reach me". Dasselbe *nn pḥ wj nfj* in Sm 18,13 jedoch: "The wind shall not reach me".

[8] Vorher und hinterher paralleles *nn sḏm-f*, siehe § 351d.

Fingern' Eb 863a *ḏd.ḫr-k r-f: sḥwꜣ.w pw nw st.t-f n hꜣj r npḥ.w-f* 'dann sollst du dazu sagen: das ist eine Verfaulung seiner Schleimstoffe, nicht gehen [sie] ab zu seinem Beckenraum' Eb 195a[1] *irj.n-sn iḫ.t n ꜥbꜣ irtjw[-sn]* 'sie (die Geschwülste) haben etwas gemacht, [dessen] Oberfläche nicht funkelnd ist' Sm 46 (16,1)[2]

β) Krankheitssymptom (perfektisch)

wbnw pw nḏs . . . n ḫpr kf.t im-f 'das ist eine kleine Wunde, . . . ohne daß ein Klaff an ihr entstanden ist' Sm 18 (Glosse A)[3]

§ 345 c) nach dem Relativwort *ntj* (perfektisch und präsentisch)

snb.ḫr-f ḥr ꜥ.wj mj ntj n mr-f 'dann wird er sofort gesund sein wie einer, der nicht krank ist (oder: krank gewesen ist)' Eb 251a *ꜥḥꜥ rjwm.w mj ntj n ḫpr iḫ.t nb.t r-f* 'dann kommen die . . . zum Stillstand wie bei einem, dem nichts geschehen ist' Eb 251d = Eb 123

–––– futurisch (?): *dj r tp n s ntj n skm-f* 'werde an den Kopf des Mannes gegeben, der nicht ergrauen soll' Eb 455[4]

§ 346 d) *n sḏm-f pw* (?)

ir ḏꜥ-s n msj-s pw 'wenn sie Winde läßt, so bedeutet es, daß sie nicht gebären wird' Bln 194. – In Verbindung mit *pw* erwartet man eigentlich die Negation *tm* (siehe § 363,1), ob daher *pw* zu streichen ist? Die Parallele Bln 193 schreibt *n msj-s*. Vgl. aber auch *nn rḫ.tw-f is pw* L 25c (§ 351e) und *n iḫ.t pw* Sm 45 (15,15) (§ 348,1)

§ 347 2) weiter werden durch *n* negiert:

a) *sḏm.n-f*: siehe § 241 und § 245
b) pass. *sḏm*: siehe § 262a
c) *sḏm.t-f*: siehe § 268
d) *sḏm.t.n-f*: siehe § 246
e) imperf. *sḏm.t-f* (??): siehe § 269,2
f) *iw-f ḥr sḏm*: siehe § 399,2bb2

[1] *hꜣj r* aus *hꜣj n* verbessert; also stand wohl vorher *n sḏm.n-f* wie in der Parallele Eb 192a, siehe dazu § 241,1.

[2] Es folgt paralleles *n sḏm.n-f*; auch die entsprechende Glossenüberschrift (16,14) schreibt *n ꜥbꜣ.n irtjw-sn*, so daß hier ein Fehler für *n ꜥbꜣ.n* (ꜣ mit *n* zusammengefallen, siehe § 237) anzunehmen ist.

[3] Als Glossenerklärung von *n wn.t kf.t-f* 'ohne daß ein Klaff vorhanden ist'; vgl. auch den Gebrauch des perf. *sḏm-f* beim Verbum *ḫpr* in positiver Aussage (§ 218,1).

[4] Band IV, 1: „der (noch) nicht ergraut ist". – Das Rezept dient zur Verhinderung (*tm rdj ḫpr*) von Ergrauen. – Zu *n sḏm-f* in futurischem Sinne siehe § 343.

§ 348 bb) Negation eines Substantivs

1) in Verbindung mit *pw*

n ỉḫ.t pw ‘es ist nichts da’ Sm 45 (15,15)[1]

2) in Verbindung mit *gr.t*

n gmj.n-s wꜣ.t nt prj.t n gr.t wꜣ.t prj-s ỉm-f ‘nicht findet er (der Schleimstoff) einen Weg zum Herausgehen; es ist aber auch kein Weg vorhanden, daß er aus ihm (dem Manne) herausgehen könnte’ Eb 296 = 102

3) als prädikative Negation oder Verneinung eines einzelnen Satzteiles

ṯꜣw pw n ntr n rw.tj . . . n ḳmꜣ.t ḥꜥw-f ‘das ist der Hauch eines Gottes von außen, . . . nicht etwas, das sein Körper hervorgebracht hat (oder: nicht ist es etwas, das . . .)’ Sm 8 (Glosse D)

§ 349 cc) Negation eines Adverbs (in Verbindung mit *ỉs*)

rwḏ ỉnm-f n ỉs wr.t ‘fest ist ihre (der Geschwulst) Haut, aber nicht sehr’ Eb 858a; ähnl. Eb 868a; 871a

§ 350 dd) Negation eines Adverbialsatzes mit abhängigem Pronomen als Subjekt (?)

nn wnn-k m p.t nn wnn-k m tꜣ n tw m dwꜣ.t n tw m n.t n tw m ḫpr.w n tw m ntr ntr.t ‘nicht sollst du im Himmel sein, nicht sollst du auf der Erde sein, nicht bist du in der Unterwelt, nicht bist du in der Flut, nicht bist du in den Lebewesen, nicht bist du in einem Gott (oder) einer Göttin’ Bt Rs. 2,3–4[2]

2) Die Negation 𓂜𓈖

aa) Negation einer Verbform

§ 351 1) prosp. *sḏm-f*

a) als negierter Hauptsatz im Bedingungssatz (‘wenn . . ., dann wird nicht . . .’): siehe § 201a

b) in futurischen Relativsätzen

α) mit *ntj*

sjꜣ nt.t r ỉwr r nt.t nn ỉwr[-*s*] ‘Erkennen einer, die schwanger sein wird, gegenüber einer, die nicht schwanger sein wird’ Kah 26

β) virtuell

kjj mꜣꜣ s.t nn msj[-*s*] ‘ein anderes (Mittel), eine Frau zu erkennen, die nicht gebären wird’ Bln 195

[1] Vgl. auch *n sḏm-f pw* (§ 346) sowie *nn sḏm-f ỉs pw* (§ 351e).

[2] Es folgt noch zweimal *n sḏm-f* und einmal *nn sḏm-f* in der Bedeutung ‘nicht sollst du . . .’. — Möglicherweise ist 𓈖𓏏𓅱 nicht *n tw*, sondern *ỉw.tw* = *ỉw.tj* zu lesen und zu übersetzen: ‘einer, der nicht ist in . . .’, vgl. § 373.

c) als Objekt von *m3ꜣ* 'sehen, feststellen': siehe § 204

d) in Beschwörungen ('nicht soll . . .' bzw. 'nicht wird . . .')

nn ḫpr dwj.t m ḥʿw-j 'nicht soll Schlechtes in meinem Körper entstehen' H 160; ähnl. Sm 18,13 und 20,1[1]; Ram IV C 21–23; Sm 9 (5,3)[2]; Eb 131 (30,9); Pap. Leid Verso IX 12 *nn wnn-k m p.t nn wnn-k m tꜣ . . . nn irj-k n.t-ʿ-k im-f* 'nicht sollst du im Himmel sein, nicht sollst du auf der Erde sein, . . . nicht sollst du dein gewohntes Tun mit ihm treiben' Bt Rs. 2,3–4[3]; ähnl. L 26 (10,1 und 2) *nn hꜣj-j r iꜣbt.t nt hrw pn* 'nicht werde ich in die Falle dieses Tages fallen' Eb 2 (1,17)

e) in Verbindung mit *is pw*[4]

ir rn.w-sn mꜣʿ nn rḫ.tw-f is pw 'was ihre wahren Namen anbetrifft, so kennt man ihn (d. h. jeden einzelnen, siehe § 128cc) ja nicht' L 25c[5]

§ 352 2) *nn sḏm.n-f* (?)

Zu Bln 161 *nn rdj.n* (wohl *nn rdj.t* zu lesen) siehe unten § 356,4. — Eine angenommene Form *nn sḏm.n-f* würde nicht den geforderten Sinn ergeben (vgl. GG § 418 A und Žába, Ptahhotep S. 114–115).

§ 353 3) *iw-f r sḏm*[6]

Als Hauptsatz eines Bedingungssatzes ('wenn . . ., dann wird nicht . . .'), vgl. § 201a

nn iw-s r msj.t 'dann wird sie nicht gebären' Bln 195; ähnl. Carlsb II

bb) Negation des adverbialen Nominalsatzes

§ 354 1) nominales Subjekt

a) Krankheitsbeschreibung (Hauptsatz oder Umstandssatz)

nn tms ḥr-s 'nicht ist eine Rötung darauf' Sm 46 (Glosse C)[7]

b) Anweisung bei der Drogenbereitung (Umstandssatz)

r wnn mj sḥr.w šwj nn nkw.t r-s 'bis (sie) wie trockene Spreu sind, ohne daß (bzw. indem nicht) Feuchtigkeit daran ist' Sm 21,18; ähnl. Sm 22,1

[1] Siehe dazu oben S. 252 Anm. 7. — In Sm 18,13 scheint *r swꜣ* die Negation fortzuführen, vgl. dagegen Sm 19,20–20,1 mit zweimaliger Negation.

[2] Siehe dazu oben S. 252 Anm. 5.

[3] Parallel dazu *n sḏm-f*, siehe § 343γ.

[4] Vgl. *n sḏm-f pw* (§ 346) und *n iḫ.t pw* (§ 348,1).

[5] Ob: 'man soll (bzw. darf) ihn nicht kennen'?

[6] Vgl. *n iw-f ḥr sḏm* § 399,2bb 2.

[7] Im Text (16,2) steht dafür der Verbalsatz: *n tms.n ḥr.w-sn* 'nicht sind ihre Oberflächen gerötet'.

c) Verwendung in Zaubersprüchen

α) Aussagesatz[1]
mw im? nn mw im! 'ist Wasser da? es ist kein Wasser da!' Eb 499; vgl. Eb 500 *nn mw.t-f im* 'nicht war seine Mutter dort' L 46 (14,9); ähnl. L 14 (5,3)[2]

β) virtueller Relativsatz
m ḫnw s.t nn mw im-s 'inmitten eines Ortes, an dem kein Wasser war' L 47 (14,14)

γ) Umstandssatz
Siehe unter α Eb 500 mit Anm. 1 sowie L 46 und 14 (Anm. 2)

δ) Wunschsatz (?)[3]
nn mšpn.t m ʿ.t-j 'nicht soll die Hautflechte an meinen Gliedern sein' H 160[4]

§ 355 2) pronominales Subjekt (abhängiges Pronomen)

a) Krankheitsbeschreibung (Hauptsatz bzw. Umstandssatz)
ḫr ḥr-f pds ḫr-s nn sw m ḳd-f mtj 'und so ist sein Gesicht breitgedrückt infolgedessen, nicht ist es (oder: indem es nicht ist) in seiner gewohnten Gestalt' Sm 12 (Glosse B) *hrp ib-f pw s3w r ḫrw nn sw m s.t-f* 'das bedeutet, daß sein Herz abgesunken ist, abgegangen nach unten, nicht ist es (oder: indem es nicht ist) an seiner (richtigen) Stelle' Eb 855o *ʿ3.t iw-s šnj.tj m ḥr-k nn sj mj nf3 n ʿ3.wt* 'die Geschwulst, die oben besprochen ist, nicht ist sie wie jene Geschwülste' Eb 874a[5]

b) im Zauberspruch (Hauptsatz oder Umstandssatz)
nn wj im 'nicht war ich dort' bzw. 'ohne daß ich dort war' Eb 500

§ 356 cc) prädikativ bei einem als nicht-existent hingestellten Subjekt

1) Hauptsatz (Zauberspruch)
nn ḫrd mn 'es ist nicht das Kind eines Beliebigen' L 31

[1] In Eb 499 deutlich ein Hauptsatz als Antwort auf die Frage; dagegen kann Eb 500 (wo die Frage fehlt) auch ein Umstandssatz ('ohne daß ...') oder ein virtueller Relativsatz ('wo kein Wasser war') vorliegen; vgl. L 47 unter β.

[2] In beiden Fällen ist auch die Auffassung als Umstandssatz möglich.

[3] Siehe auch unten § 356,4.

[4] Es geht der verbale Wunschsatz *nn ḫpr dwj.t m ḥʿw-j* voraus; ob hier eine Ellipse von *ḫpr* vorliegt?

[5] Zum vorausgenommenen Subjekt vgl. Sin B 223–224 (*wʿr.t tn ... nn sj m ib-j* 'diese Flucht ..., nicht war sie in meinem Herzen'); in beiden Fällen ist die Konstruktion wohl durch den langen eingeschobenen Relativsatz bedingt.

2) Hauptsatz oder Umstandssatz

a) Krankheitsbeschreibung
nn pḥ(wj) nšmj-f ‘nicht gibt es ein Ende seines Ausflusses’ Bt 13a

b) Zauberspruch
nn nḥm sw m-ꜥ-s ‘nicht gab es einen, der ihn (Horus) vor ihm (dem Feuer) schützte’ L 46 (14,10)

3) Umstandssatz

a) *nn* + Infinitiv (‘ohne daß es . . . gibt’ bzw. ‘ohne zu . . .’)
wnn-f pw gr m gmw nn mdw.t ‘das bedeutet, daß er schweigsam ist aus Schwäche, ohne zu reden’ Sm 22 (Glosse C). – Siehe die zahlreichen Beispiele bei *nn* II a im Med. W.B. S. 462; siehe auch die vermutlich optativischen Fälle unter 4.

b) virtueller Relativsatz (an Stelle *ỉwtj*)
bsj.t nn pr.t-s smnmn.t nn ꜥ.wj-sj m-ꜥ-s ‘die hervorquillt, ohne daß es ihren Samen gibt; die in Bewegung setzt, ohne daß es ihre Arme an ihr (?) gibt’ H 160

c) Negation eines Einzelwortes innerhalb des Satzes
ỉw mn-f wꜥr.tj-fj dbb.w nn mn.tj-fj ‘er leidet an seinen Beinen, die verstopft (?) sind, nicht (an) seinen Oberschenkeln’ Eb 206a[1]

4) Wunschsatz[2]

Statt des Umstandssatzes ‘ohne zu’ ist in einigen der unter 3a genannten Fällen bei *nn* + Infinitiv auch die optativische Auffassung denkbar: *spj.t nt ḳꜣḥ nn rdj.t mꜣ-sn šw* ‘Brocken von Nilerde; nicht soll es ein Zulassen geben, daß sie die Sonne sehen’ Eb 786; vgl. Eb 212 *wnm-f rꜥ nb nn rdj.t*[3] *wnm-f ẖr.t nb.t šm.w* ‘er möge (es) jeden Tag essen; nicht soll zugelassen werden, daß er irgend etwas Heißes ißt’ Bln 161

§ 357 c) Überschneidungen von 𓂜 und 𓂜𓈖

Besonders enge Beziehungen wurden bei *n sḏm-f* bzw. *nn sḏm-f* in optativischer und futurischer Bedeutung festgestellt (§§ 343 und 351); die Formen entsprachen sich entweder in Parallelfällen oder sie wurden in demselben Text nebeneinander verwendet. – Ferner sind die Fälle der §§ 348–350 eigentlich solche, in denen man 𓂜𓈖 statt 𓂜 erwartet: für *n ỉḫ.t pw*[4] vgl. GG § 134 Ex. 1; in anderen Fällen folgen die Partikeln *ỉs* (§ 349) oder

[1] Wörtlich wohl: ‘indem es nicht seine Oberschenkel sind’.
[2] Vgl. oben § 354c δ und Passiv S. 65 zu Sinuhe B 259.
[3] *rdj.n* des Textes wohl in *rdj.t* zu verbessern (§ 352).
[4] Siehe auch Siut I 301 (*n ỉḫ.t ỉs pw*).

gr.t (§ 348,2) auf die Negation 𓂜. Da *gr.t* die jüngere Form von *ỉgr.t* ist, wäre die Schreibung 𓂜 statt 𓂜𓈖 vor den mit *ỉ* anlautenden Wörtern (*ỉḫ.t*, *ỉs*, *ỉgr.t*) vielleicht lautlich zu erklären: Zusammenfall des auslautenden *-j* der Negation mit dem Anlaut des folgenden Wortes. Ähnlich ist ja wohl auch der Fortfall des *j*-Augmentes nach der Negation 𓂜 (EAG § 454) zu erklären.

§ 358 II) Die Negation *n wn.t*

Zu *n wn.t* als Negierungsform eines Nebenumstandes (synchrones Tempus) siehe § 268,2.

§ 359 III) Die Negation *bn*

Diese neuägyptische Negation (ENG § 757; Hintze, Neuäg. Erzählungen S. 240) kommt nur in dem Zauberspruch Bln 190 zweimal vor, und zwar in optativischer Bedeutung vor dem prosp. *sḏm-f*: *bn hꜣj šmw ḥr-j bn sfḫ ḥꜥw*[*-j*] 'nicht soll Hitze auf mich fallen, nicht soll sich [mein] Körper auflösen' Bln 190[1].

IV) Die Negationsverben *tm* und *ỉm*[2]

§ 360 a) Etymologie und Lesung

Während das Verbum *tm* mit der Bedeutung 'vollständig sein, zu Ende sein, aufhören' u. ähnl. noch in vollem Gebrauch ist und man daraus leicht die Funktion als Negation ableiten kann (vgl. *nfr* 'vollendet > nicht (mehr) sein')[3], läßt sich *ỉm* sonst nicht nachweisen. Erman (EG § 519) übersetzt *ỉm* durch 'nicht sein'; ebenso das „Wörterbuch" (I 76) und Gardiner (GG § 342) und Lefebvre (LG § 374); dagegen denkt Ursula Heckel (ZÄS 82, 1957, 35) an eine ursprüngliche Bedeutung 'verhindern, vermeiden', die auch in *ỉmj-rd* 'Fußfessel' = 'das den Fuß hindernde' (Pyr 211a) bzw. *ỉmj-ꜥ.wj* 'Fessel der Arme' (Pyr 1484d–e) vorliegen soll.

Ebenso besteht beim *tm* kein Zweifel, daß es sich um ein 2-rad.-Verbum handelt; dagegen sind bei *ỉm* die Meinungen geteilt: Sethe (SV II § 1009bis) nennt *ỉmj* 'ein Verbum III inf.', ebenso Äg. W.B. I 76; auch Gardiner (GG § 342) und Lefebvre (LG § 374) lesen *ỉmj*, während Erman (EG § 519) nur *ỉm* liest, desgleichen Edel (EAG § 741) und U. Heckel (a. a. O). – Sethes Begründung für den 3. Radikal *j* ist einmal der Imperativ Pluralis, was jedoch gar nichts beweist (siehe EAG § 598b); zum anderen erschließt

[1] Zu *sfḫ* als intransitives Verbum vgl. § 468. Es wird kaum das pass. *sḏm* vorliegen (wie Wreszinski übersetzt).

[2] Das in Verbindung mit diesen Verben gebrauchte Negativ-Komplement siehe im Anhang (§§ 375–377).

[3] Vgl. Passiv S. 72 Anm. 2.

Sethe die Lesung *ỉmj* aus der Verwendung des Zeichens  im Pap. Prisse; eine Endung *j* erscheint auch in der Form 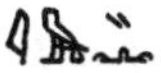 Sm 19,4[1]. Da jedoch *ỉm* (außer als Imperativ) stets zur Negierung von Wunsch- und Absichtssätzen gebraucht wird, läßt sich dieses *j* leicht als Endung des prosp. *sḏm-f* erklären, das ja in solchen Fällen steht (§§ 206 und 210).

b) Gebrauch

1) *tm*

§ 361 aa) Negation des Infinitivs

k.t nt tm rdj ḫpr skm 'ein anderes (Heilmittel) für das Nicht-Zulassen, daß Ergrauen entsteht' Eb 453; weitere Fälle siehe im Med. W.B. bei *tm* III a 1 aa *tm rdj ḫnp ḏrj.t pw* 'das ist ein Nicht-Zulassen, daß die Weihe raubt' Eb 848; ähnl. Eb 849; vgl. auch L 40 (13,14) *r tm dj.t ẖdb.w sw mt nb* 'um nicht zuzulassen, daß ihn irgendein Toter niederwerfe' Bt Rs. 2,7 *srwḫ-k sw m* Drogen *dj.w r-s ḥnꜥ tm rdj wdn wt-f* 'du sollst ihn mit (Drogen) behandeln, werde daran gegeben, und nicht zulassen, daß sein Verband drückt' H 179; vgl. auch Sm 8 (Glosse E) *mj pꜣ tm* [. . .] 'wie das Nicht-[. . .]' L 1 (1,1) (Zaub)

§ 362 bb) Negation des Partizips[2]

kjj rḫ msj.t r tm.t msj.t 'ein anderes Erkennungsmittel für eine, die gebären wird, gegenüber einer, die nicht gebären wird' Carlsb V; VII; IV

§ 363 cc) Negation des substantivierten *sḏm-f*[3]

1) in den Glossen mit *pw*

ỉr nn tms ḥr-s: tm wn ỉḫ.t pw ḥr-s dšr 'was anbetrifft: nicht ist eine Rötung darauf. Das bedeutet, daß nicht etwas Rotes darauf ist' Sm 46 (Glosse C); ähnl. Sm 8 (Glosse E); Sm 41 (Glosse D); Sm 46 (Glosse B)[4] *ỉr ꜥmd ỉb: tm mdw.t ḥꜣ.tj pw* 'was anbetrifft: das *ỉb*-Herz ist matt. Das bedeutet, daß das *ḥꜣ.tj*-Herz nicht spricht' Eb 855e; ähnl. Sm 7 (Glosse I)

2) im Konditionalsatz nach *ỉr* 'wenn'[5]

ỉr tm-f snb.w 'wenn er nicht gesund wird' KV 53; weitere Beispiele siehe im Med. W.B. bei *tm* III c

[1] Übrigens in den med. Texten die einzige *sḏm-f*-Form ohne Suffix an *ỉm*.
[2] Zu Eb 189a siehe § 365.
[3] Das heißt eigentlich der Relativform (Polotsky: Relative abstraite). Zum Übergang vom substantivischen zum verbalen *sḏm-f* siehe Passiv S. 11.
[4] In Sm 41 und 46 Aufnahme von *n sḏm.n-f*, in Sm 8 von *ỉw.tj* durch *tm*.
[5] Im virtuellen Konditionalsatz siehe § 264.

§ 364 dd) in virtuellen Konditional-, Final- und Konsekutivsätzen

rdj.t šsp ẖrd tm-f snḳ.w 'Veranlassen, daß ein Kind (die Brust) annimmt, wenn es nicht saugen will' Ram III B 11; ähnl. Eb 266 *kȝp.ḫr-k sj . . . tm.t-s rdj šsp-s* 'du sollst sie beräuchern . . ., so daß (damit) sie nicht zuläßt, daß sie empfängt' Bln 192[1] *dr šf.wt tm wnn rȝ-sj* 'Beseitigen von Schwellungen, so daß (sie) überhaupt nicht mehr vorhanden sind' Eb 590

§ 365 ee) Negation des optativischen pass. *sḏm*[2]

tm rdj ꜥḳ iꜥȝ.w 'werde nicht zugelassen, daß Esel hinzukommen' Sm 19,11–12.

Unsicher bleibt der folgende Fall: *ḏd.ḫr-k r-s: nnjw pw n wnm tm rdj wnm-f ḫnt* 'dann sollst du dazu sagen: das ist eine Schwäche des Essens. Werde verhindert, daß er weiter esse' Eb 189a. – In Band IV, 1 ist *tm* als Partizip, bezogen auf *nnjw*, aufgefaßt: „Es ist eine Trägheit des Essens, die nicht zuläßt, daß er weiter ißt". – Aufforderungen an den Arzt finden sich aber auch sonst im direkten Anschluß an die *ḏd.ḫr-k*-Aussagen, z. B. Eb 189d: *ḏd.ḫr-k iw nnjw-f hȝj rdj.ḫr-k mkj-f rȝ-f r ḏȝf nb* 'dann sollst du sagen: Seine Schwäche ist abgegangen. Du sollst (jedoch) veranlassen, daß er seinen Mund vor jedem Braten hüte'[3]. Auch hier folgt auf die Diagnose eine Diätvorschrift, die eine gute Parallele zu der obigen Stelle darstellt.

§ 366 ff) Verschiedenes

1) im Fragesatz (?)[4]

in-iw tm [. . .] Carlsb I

2) nach der Partikel *kȝ*

kȝ tm-ṯ nmnm (?) *m ḥꜥw n NN* 'dann sollst du dich nicht umherbewegen in dem Körper des NN' H 170 (Zaub)[5]

2) *im*

§ 367 aa) *im-k* 'du sollst nicht' als Negation der Formen *sḏm.ḫr-k*, *ḫr-k sḏm-k* und *sḏm.in-k* in Behandlungsvorschriften

1) als Hauptsatz im Bedingungsfall

ir swt gmj-k . . . im-k wt sw 'wenn du dagegen findest . . ., dann

[1] Zu *tm* im virtuellen Finalsatz siehe LG § 739 (= Bauer B 1,214). – Zur Form *tm.t* siehe S. 138 Anm. 5.

[2] Siehe dazu Passiv S. 66.

[3] Siehe ferner Eb 198a (*rdj.ḫr-k hȝj m pḫr.t*); vgl. auch die Imperative *ꜥḳ* und *m bṯ.w* in Eb 200a und 206a im Anschluß an die *ḏd.ḫr-k*-Formel.

[4] Vgl. GG § 346,1: "though not after *in*".

[5] Nach GG § 346,5 Ex. 11 liegt ein Hauptsatz vor; denkbar ist jedoch ebenso ein Konsekutiv- oder Finalsatz: '. . . beschwört dich Seth ebenso, du Asiaten-Krankheit, so daß (bzw. damit) du nicht . . .'.

sollst du sie nicht verbinden' Sm 47 (17,12); ähnl. Sm 4 (2,6); Eb 877b; vgl. Sm 3 (1,22)

2) in Warnungen an den Arzt, eine Behandlung zu unterlassen
ỉm-k ỉrj ỉḫ.t nb.t r-s 'du sollst nichts dagegen unternehmen' Eb 874c[1]; ähnl. Eb 625; 626; 876d; 873b

3) in Zusatzbemerkungen
wt ḥr-s r hrw 4 ỉm-k ḫnn wr.t 'werde verbunden an 4 Tagen. Du sollst (es) nicht sehr stören' Eb 336d; ähnl. Eb 710; 871c; Sm 39 (13,8)

4) sonstige Behandlungsvorschriften
ỉm-k wt sw ỉm-k wdj ꜣj.wj ḥr-f 'du sollst sie nicht verbinden; du sollst nicht zwei *ꜣj*-Binden darauf legen' Sm 6 (2,23)[2]; ähnl. Sm 5 (2,15)

§ 368 bb) *ỉm-f* 'so daß nicht; damit nicht' (konsekutiv oder final)[3]
srwḫ-k sw m sp.w ḳb.w ỉm-f šmm 'du sollst es (das Ohr) mit Kühlmitteln behandeln, so daß (damit) es nicht heiß werde' Eb 766a; ähnl. Eb 766f; 865c; 871c

§ 369 cc) in Wunschsätzen (Zauber)

1) mit nominalem Subjekt
ỉm.j tm r-f ỉḫ.t ỉmn.t 'nicht mögen die verborgenen Dinge vergehen' Sm 19,4[4]

2) mit pronominalem Subjekt
ỉm-k ỉṯj ỉb-j pn ḥꜣ.tj-j pn n Sḫm.t ỉm-k ỉṯj mjs.t-j n Wsjr 'nicht mögest du dieses mein *ỉb*-Herz, dieses mein *ḥꜣ.tj*-Herz nehmen für Sachmet, nicht mögest du meine Leber für Osiris nehmen' Sm 19,3; ähnl. L 34 (11,8) (*ỉm-ṯn*)

§ 370 dd) *ỉm* zur Negierung eines Substantivs?

Die Stelle *ỉm-k sꜣw n wbꜣ-f ḏs-f* 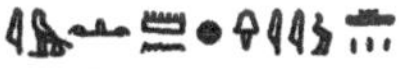 *m wbnw-f* Sm 39 (13,8–9) übersetzt Breasted: "Thou shouldst not prevent its opening of itself, that there may no *mnḫy.w* in his wound (sore?)". Das *n*

[1] Vgl. den parallelen Gebrauch mit *m* (§ 371,1).
[2] Parallel dazu die Form *nsr.ḥr-k*.
[3] In allen Fällen als Begründung für eine angeordnete Behandlung. – Bei Gardiner (GG § 345 Ex. 2) als "*wish* or *command* (prohibition)" aufgenommen. Zum engen Zusammenhang zwischen beiden Satzarten vgl. die Verwendung der Wunschpartikel *ỉḫ* bei GG § 228 und LG § 742 (Gardiner: "often best rendered 'so that'"). – Erman (EG § 520) bringt solche Fälle als „Absichtssätze"; auch Edel (EAG § 744) bringt ein Beispiel für finales *ỉm*. – Sethe (SV II § 1010,1β) spricht vom „Absichts- oder Folgesatz"; siehe dazu noch § 428aa3.
[4] Breasted will darin eine „doppelte Negation" sehen, siehe dazu im Med. W.B. S. 950 bei *tm* II d mit Anm. 3.

nach *sꜣw* hält er für fehlerhaft, und für *mnḫjw* kann er keine Übersetzung geben. Grammatisch wäre für *ỉm mnḫjw m wbnw-f* 'nicht soll *mnḫjw* in seiner Wunde sein' z. B. auf Pyr 579 b (*ỉm* + *sḏm.tj-fj*) zu verweisen[1]; jedoch sprechen andere Gründe gegen Breasteds Auffassung: *mnḫjw* wäre nach ihm etwas Schädliches, das verhindert werden soll; die Schreibung deutet aber auf einen Zusammenhang mit *mnḫw* 'Trefflichkeit' (Äg. W.B. II 86,15–17). In Band IV, 1 ist diese Stelle daher wie folgt übersetzt: „Du sollst dich nicht sorgen, weil sie sich dabei von selbst öffnet wegen der Gutartigkeit in seiner Wunde", d. h. 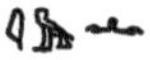 ist in das Adverb *ỉm* und die Konjunktion *n* aufgelöst worden[2]; auch die Streichung des *n* nach *sꜣw* ist auf diese Weise vermieden.

§ 371 ee) *m* als Negation des Imperativs

1) in Anweisungen an den Arzt[3]
m ỉrj n-s ỉḫ.t nb.t 'unternimm nichts für sie' Kah 12; 13[4]; ähnl. Ram III B 9 *ꜥḳ r-f m bṯ sw* 'tritt gegen sie (die Krankheit) auf, gehe ihr nicht aus dem Wege' Eb 200a; 205c; 206a; ähnl. Eb 205a

2) in Aufforderungen an die Krankheit oder an den Krankheitsdämonen (Zauber)
m rdj ḫwꜥ ỉb-j pn ḥꜣ.tj-j pn 'lasse nicht zu, daß dieses mein *ỉb*-Herz, dieses mein *ḥꜣ.tj*-Herz kurz ist' Ram III B 13; ähnl. Eb 811; weitere Beispiele siehe im Med. W.B. S. 341 bei *m* II

3) verstärkt durch die Partikel *ꜣ*
m ḏd ꜣ rn-j 'nenne ja nicht meinen Namen' Ram III B 21 (Zaub)

§ 372 c) Überschneidungen von *tm* und *ỉm*

Der Gebrauch der beiden Negationsverben ist (in noch stärkerem Maße als bei den Negationen *n* und *nn*, siehe § 357) so verteilt, daß jedes Verbum seine eigenen Funktionen erfüllt, wobei *tm* bei weitem vielseitiger ist, während *ỉm* auf die Negierung des Imperativs, der Aufforderungs- und Konsekutiv- bzw. Finalsätze beschränkt ist. Lediglich beim optativischen pass. *sḏm* (§ 365) ergibt sich eine gewisse Annäherung von *tm* an *ỉm* als Form im Wunschsatz (doch ist *ỉm* stets aktivisch verwendet). Ebenso ist bei den

[1] Siehe SV II § 1014; Belegstellen zu Äg. W.B. I 76,13 und EG § 520 A.
[2] Die Schreibung der Konjunktion durch das Negationszeichen auch Sm 31 (10,21); 32 (11,3); 34 (12,2) und oft in den Zaubersprüchen, z. B. Sm 18,2.
[3] Zum Teil als Hauptsatz im Bedingungsfall mit *ỉr* 'wenn', z. B. Kah 13; Ram III B 9.
[4] Vgl. die entsprechende Wendung mit *ỉm-k* (§ 367,2).

virtuellen Konsekutivsätzen (§ 264) und H 170 nach der Partikel *kꜣ* (§ 366,2 Anm. 5) eine Gemeinsamkeit mit *im* (§ 368) möglich.

§ 373 V) Das negierende Relativwort *iw.tj*[1]

a) vor Substantiv + Suffix (Negierung des Besitzes)[2]

nṯr.w . . . iw.tj mnḫ.t-sn iw.tj šnj-sn 'Götter . . ., die nicht ihre Kleider haben, die nicht ihre Haare haben' L 25c *mḏꜣ.t iw.t.t sš-s* 'ein Buch, das nicht seine Schrift hat' Eb 131

b) vor *sḏm-f* (und pass. *sḏm*?)

wpp-k sw r sḳr.n ꜥḳ.t m rw.tj m iw.tw sfḫ tp n ꜣmꜥ.t m ḳꜥḥ-f ḥnꜥ ntj ḫr ꜥn.t-f m ḥrj-ib n ḏr.t-f 'du mögest ihn unterscheiden von einem, den etwas von außen Eintretendes geschlagen hat, als einen, dessen Kopf des Krallenknochens in seiner Schulter nicht gelöst ist, und einen, dessen Daumen (nicht) in die Mitte seiner Hand gefallen ist' Sm 8 (4,7–8). – Bemerkenswerterweise wird *m iw.tw* durch *ḥnꜥ ntj* fortgesetzt, das doch weiter negiert zu verstehen ist (vgl. § 451). Dagegen wird in der entsprechenden Glossenüberschrift durch ein erneutes *m* die Wirkung der Negation offensichtlich aufgehoben, so daß *iw.tj* statt *ntj* gesetzt werden muß: *ir iw.tj sfḫ tp n ꜣmꜥ.t nt ḳꜥḥ-f ḥnꜥ m iw.tj ḫr ꜥn.t-f m ḥrj-ib n ḏr.t-f* 'was anbetrifft: einer, dessen . . . und als einer, dessen . . .' Sm 8 (Glosse E).

Ob in *sfḫ* das intransitive 'sich lösen' vorliegt (vgl. § 468), ist unsicher. Andernfalls würde auf *iw.tj* das pass. *sḏm* folgen, das nach Gardiner (GG § 424,3) zwar ebenfalls unsicher ist und eher als Infinitiv (GG § 307,2) zu erklären sei; da jedoch auch *sḏm.n-f* nach *iw.tj* belegt ist (GG § 203,6), ist die Verwendung des passiven Gegenstücks durchaus möglich.

c) mit adverbialer Bestimmung?

Siehe dazu § 350 Anm. 2.

§ 374 VI) Verstärkung der Negation

a) *rꜣ-sj* (*rsj*) 'überhaupt'

n wḥm-j sp rꜣ-sj 'nicht soll ich das Mittel jemals wiederholen' Eb 191c; ähnl. Eb 194c *tm wnn rꜣ-sj* 'so daß (sie) überhaupt nicht mehr vorhanden sind' Eb 590 *im-f ḥwꜣ rꜣ-sj* 'so daß es auf keinen Fall faulig wird' Eb 766f

[1] Schreibung *iw.tw* Sm 8 (4,8) und eventuell auch Bt Rs 2,3–4 (siehe S. 254 Anm. 2). – Zur Ablehnung der von Hamza vorgeschlagenen Lesung *injw.tj* siehe Gardiner, JEA 34, 1948, 23. – Siehe auch Lacau, Rec. trav. 35, 1913, 222 § 526.

[2] GG § 203,3. – Vgl. auch *nn* Nomen + Suffix (§ 356,3b).

b) *sp* 'Mal'

m rdj mꜣꜣ-j sw sp 'lasse nicht zu, daß ich ihn jemals sehe' L 38 (13,6); vgl. auch L 11 (4,6) (*r sp*)

c) *wr.t* 'sehr'

im-k ḫnn wr.t 'du sollst (es) gar nicht stören' Eb 336d

d) *ḥr-ḳd* 'ganz und gar'

n ḫpr.n n-s swr ḥḳ.t ḥr ḳd 'es ist ihr ganz und gar unmöglich, Bier zu trinken' Kah 6

e) Verschiedenes

Siehe auch die Partikeln ꜣ 'doch'; *is* 'aber', *r-f* 'aber' und *gr.t* 'aber' (§§ 387; 389aa; 392bb; 395ee).

Anhang zu H): *Das Negativ-Komplement*

§ 375 I) Zur Entstehung der Form

Das sogenannte „negative Komplement" ist zwar hinsichtlich seiner Formenbildung und seiner Verwendung eine gesicherte Form, über die Herkunft besteht jedoch keine Einmütigkeit: Sethe (SV II § 1017) meint: „sie muß etwas wie ein Participium oder Nomen agentis resp. patientis gewesen sein, . . . eine Art Participium", und zwar „nur in der mask. Singularform". – Dagegen denkt Gardiner (GG § 341), "that the negatival complement is a survival of the 3rd pers. m. of the active old perfective". – Gegen beide Ansichten wendet sich Edel (EAG § 743) mit vollem Recht und erklärt, „daß dieses Negativkomplement im Grunde identisch ist mit der . . . Abstraktbildung auf *-w*".

Die Schwierigkeit des Erkennens der grammatischen Kategorie des Negativkomplements liegt m. E. darin, daß man davon ausgegangen ist, nur eine Form darin zu sehen, während es doch wohl tatsächlich zwei (später drei) verschiedene Konstruktionen sind, die sich darunter verbergen bzw. darin zusammengeflossen sind: das Nomen actionis, das *sḏm-f* (und später der Infinitiv).

Als positive Gegenbeispiele sei auf Verben wie *wḏ* 'befehlen' oder *rḫ* 'wissen, können' oder *rdj* 'veranlassen' verwiesen, die sowohl ein *sḏm-f* (GG § 184) oder den Infinitiv (GG § 303) und selbstverständlich auch ein sonstiges Nomen als Objekt zu sich nehmen können; siehe auch die Zusammenstellung bei Lefebvre (LG § 690ff.). Dasselbe findet man auch bei *ḫm* 'nicht wissen, nicht können', das nach Edel (EAG § 741) das Negativkomplement nach sich hat, das aber ebensogut auch den Infinitiv (Äg. W.B.

III 279 B; SV II § 553e) regieren kann[1], und das schließlich auch vom *sḏm-f* gefolgt wird (Äg. W.B. III 280,4 und 5). Und denselben Gebrauch sollte man auch bei den Negationsverben *tm* und *ỉm* erwarten bzw. die vorhandenen Fälle entsprechend auswerten:

Beispiele für *m* + *sḏm-f* findet man bei Sethe (SV II § 1014), u. a. 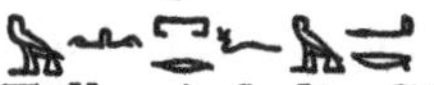 'lasse ihn nicht von dir fortgehen' (EG § 521 A). Weitere Fälle sind die Sätze vom Typ *m ꜥꜣj ib-k* 'lasse nicht zu, daß dein Herz groß ist', die Ursula Heckel (ZÄS 82, 1957, 33–36) letztlich wieder mit voller Berechtigung in diesem Sinne erklärt hat, nachdem Ermans Deutung (Ägyptische Grammatik 1894, § 375) durch Sethe (SV II § 1018 und S. 447 Anm. 1) vorübergehend aufgehoben war, indem Sethe darin „die prädikative Verbalform" mit dem „Akkusativ resp. Genitiv der Beziehung" sehen wollte: „sei nicht groß in Bezug auf dein Herz". Und ebenso verliert der gegen die Wortstellungsregeln des Negativkomplements verstoßende „Ausnahmefall" *ỉm dn-ṯn Wr.t* (GG § 343 Ex. 5) seine Besonderheit, wenn man ihn mit U. Heckel durch „vermeidet, daß ihr die Große verletzt" übersetzt.

Diese Fälle mit dem *sḏm-f* nach *ỉm* sind von Erman und U. Heckel als Parallelfälle zum Optativ (*ỉmj wḏꜣ ib-ṯn* 'veranlaßt, daß euer Herz munter werde') angesehen worden; man darf also mit gutem Recht erwarten, daß es sich bei den auf *ỉm* 'verhindern' folgenden *sḏm-f*-Formen um dasselbe subjunktivische *sḏm-f* handelt, d. h. das prospektive *sḏm-f*, dessen Bildungselement als *w* bzw. *j* auftritt (siehe oben §§ 193–199)[2] und das sich somit mit dem Negativkomplement deckt[3]. Dem Satz 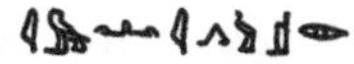 'nicht möge Osiris kommen' (SV II § 1014; ähnl. CT II 217f bei LG § 374) ist es demnach nicht anzusehen, ob er in 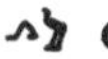 die Form des prosp. *sḏm-f* oder das Negativkomplement enthält, da er sich auch als 'nicht sei (oder: es werde unterlassen), daß Osiris kommt' erklären läßt. Und in derselben Weise ist auch der Satz 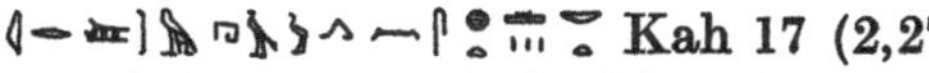 Kah 17 (2,27) (= GG § 343 Ex. 1) nicht nur in der „üblichen Weise" als "if nothing descends for her" übersetzbar, sondern auch als 'wenn es nicht der Fall ist[4], daß ihr irgend etwas

[1] Möglicherweise sind solche Beispiele bei Edel (EAG § 1128, noch ungedruckt) als Negativkomplement erklärt, wie die Lesung *jḥmjw-skw* in EAG § 452 erkennen läßt.

[2] Vgl. auch Thacker, Systems S. 137: "The base of the negatival complement is beyond doubt the same as that of the *sḏmtȳ.fȳ* form". Zur Verbindung von *sḏm.tj-fj* mit dem prosp. *sḏm-f* siehe Passiv S. 136–137. – Ebenso werden die Basen der *sḏm.ỉn/ḫr/kꜣ*-Formen von Thacker (Systems S. 141) als mit dem Negativkomplement identisch erklärt. Zum prosp. *sḏm.ḫr-f* siehe § 271, zum prosp. *sḏm.ỉn-f* siehe § 280.

[3] Zur Endung *j* siehe Edel (EAG § 741, dort jedoch nur für die III-inf. gesichert) sowie die Form *dḥj* Ptahh 374 vom 2-rad. *dḥ* 'herabhängen' (wohl nicht von *dḥr* > *dḥj*, wie Sethe, SV II § 1032, annimmt). Siehe auch unten S. 267 Anm. 7.

[4] Vgl. dazu Bln 195: *ỉr tm.t r-s* 'wenn es bei ihr nicht der Fall ist'.

abgeht'. Gardiner (Obs.) kommentiert diese Stelle: "That the word following the negative Verb is the negatival complement and not the *sḏm.f* form, to which it usually bears a close resemblance, is indicated by the ending *-w* of *ḥ3w*". Wir übernehmen davon dankbar die Bestätigung der engen Beziehung des Negativkomplements zum *sḏm-f*; das Argument der Endung *-w* jedoch, das nach Gardiner gegen das *sḏm-f* spricht, wird im Gegenteil als Bestätigung dafür angenommen, daß es sich um das prosp. *sḏm-f* (= Edels *sḏmwf*) handeln kann. Ein wirklicher Einwand gegen das *sḏm-f* nach den Negationsverben ist dagegen die Frage, weshalb es bei pronominalem Subjekt nicht **ir tm ḥ3j.w-f* 'wenn es nicht der Fall ist, daß es abgeht' heißt, sondern *ir tm-f ḥ3j.w*. Und hier ist vielleicht der Punkt, wo ursprünglich der Wechsel von *ḥ3j.w* (= Nomen actionis) und *ḥ3j.w* (= prosp. *sḏm-f*) vorlag. Für das Verbum *im* kommt U. Heckel (a. a. O. S. 36) nämlich zu dem Ergebnis, daß bei „intransitiven Verben, deren Subjekt mit dem von *im* identisch ist" das Negativkomplement (= das Nomen actionis) steht: *im-k tnm.w* 'du sollst eine Verirrung vermeiden'. „Sind dagegen das Subjekt des Verbums und die auslösende Person verschieden", so tritt das *sḏm-f* auf[1]. Doch schon beim transitiven Verbum ist die Entscheidung nicht mehr eindeutig: *im-k irj(.w) iḫ.t r-s* 'du sollst nichts dagegen unternehmen' Eb 877b wird von U. Heckel als Negativkomplement („das Verbalabstraktum auf *-w*") erklärt: „Vermeide eine Behandlung dagegen". Die verbale Möglichkeit 'du sollst verhindern, daß getan werde' wird von ihr abgelehnt, und zwar unter Hinweis auf den unsicheren Gebrauch von *rdj* 'veranlassen' mit dem pass. *sḏm*[2] und auf die Verwendung der abhängigen Pronomina als Objektspronomen. Doch gerade die abhängigen Pronomina sind ein Argument gegen die Annahme des Nomen actionis. U. Heckel sieht darin eine Art Analogiebildung zum Gebrauch des abhängigen Pronomens beim positiven Imperativ oder beim aktiven Partizip: „so daß neben 'der ihn erschaffende' 'Das ihn Erschaffen' steht". Nun ist aber das Partizip als Nomen agentis nicht unbedingt mit dem Nomen actionis zu vergleichen, vielmehr steht das Nomen actionis dem Infinitiv sehr nahe (§ 293), und dort tritt das pronominale Objekt als Suffix auf[3]. Daher sollten gerade die Objektspronomina nach dem Negativkomplement als ein sicheres Anzeichen dafür angesehen werden, daß es sich (wenigstens ursprünglich) um eine *sḏm-f*-Form handelt: *m wšd sw* (Ptahh 78) also nicht „vermeide ein ihn-Anreden" (so U. Heckel), sondern 'verhindere, daß er angeredet ist'. Zur Verwendung des abhängigen Pronomens als Subjekt beim pass. *sḏm* in Wunschsätzen

[1] Vgl. dieselbe Regelung bei der Wahl zwischen Infinitiv oder *sḏm-f* nach solchen Verben (SV II § 553, GG § 303 Ende).

[2] Passiv S. 58. – Diese Ergebnisse, die vorwiegend auf dem MR-Material beruhten, sind inzwischen durch Edels AR-Grammatik überholt: „Nach *rḏj* 'veranlassen' ist das *w*-Passiv nicht selten" (EAG § 564). – Siehe auch oben § 253.

[3] Falls es nicht vom Infinitiv getrennt ist (GG § 301 Ex. 6).

vgl. § 260b und § 188a sowie Passiv S. 44 Nr. 104. Daß aus dem ursprünglichen Subjekt *sw* 'er' später das Objekt *sw* 'ihn' wurde, ist für alle *sḏm*-Formen gleich (Passiv S. 146). Auch vom Negativkomplement wird man also auf ein prosp. pass. *sḏm* geführt, das an anderer Stelle schon postuliert wurde[1].

Wann und wieweit ein Zusammenfall der beiden Konstruktionen erfolgte, läßt sich natürlich nicht mit Sicherheit sagen. Das einfache *tm-f sḏm.w* 'er beendet[2] das Hören' und *tm sḏm.w sn* 'aufhört (oder: beendet ist), daß der Bruder hört' sind später gewiß als nur eine Konstruktion empfunden worden, und zwar als die erstgenannte, wie der Ersatz des Verbalnomens durch den Infinitiv anzeigt. Daß jedoch Unsicherheiten bestanden haben müssen, beweist das Auftreten von Fällen, in denen von der normalen Wortstellung abgewichen wird: *tm.w ꜥb ꜥm bꜣ-f* 'einer, dessen Seele das Krokodil nicht verschlingt' (LG § 474)[3].

§ 376

II) Zur Form

2-rad.: 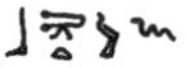 Sm 7 (4,4); 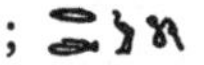 Bln 199[4]

II-gem.: in der Regel geminiert[5], z. B. *ẖnn* Eb 336d; *šmm* Eb 766a; *wnn* Eb 590; *mꜣꜣ* L 40; ---- Ausnahme:  Sm 46 (Glosse C)

III-inf.: 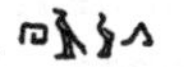 Kah 17 (2,27 und 29)[6]; 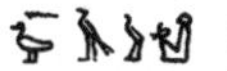 Sm 39 (13,8); 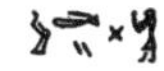 Eb 873b und 876d[7]; daneben viele Fälle ohne besondere Merkmale, z. B.  oder oder 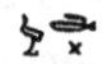

3-rad.: 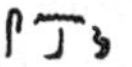 KV 53; 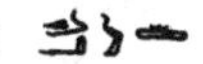 Eb 266; ---- 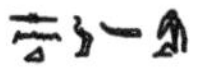 Ram III B 11[8]; daneben defektiv: *wḏb* Eb 871c; *nft* Sm 8 (Glosse E)

IV-inf.: 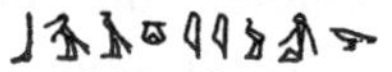 Eb 710

5-rad.: 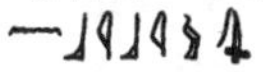 Sm 46 (Glosse B)

§ 377

III) Zum Gebrauch

a) aktivisch

Siehe im einzelnen die bei *im* und *tm* (§ 361–371) aufgeführten Beispiele.

[1] ZÄS 84, 1959, 150–151 und oben § 250–253.

[2] Es muß offenbar nicht nur mit dem intransitiven *tm* 'aufhören' gerechnet werden; vgl. dagegen GG § 341: "were originally intransitive" und SV II § 1004: „als intransitives Verbum".

[3] Vgl. auch *im Nfr-kꜣ-Rꜥ mwt.w* 'nicht möge N. sterben' (SV II § 1010), das aber wohl eine fehlerhafte Ersetzung des Suffixes (*im-j* bzw. *im-f mwt.w*) darstellt.

[4] Dieselbe Schreibung in demselben Text auch als prosp. *sḏm-f* nach *ir* 'wenn' (§ 194,1b).

[5] Auch das prosp. *sḏm-f* erscheint gewöhnlich geminiert (§ 200).

[6] Dieselbe Form auch als prosp. *sḏm-f* (§ 198,2).

[7] Ob darin die Endung *-j* zu erkennen ist? Vgl. S. 265 Anm. 3.

[8] Eigentlich Kaus.I-*j*.

b) passivisch

Auch die Frage, ob es ein passives Negativkomplement gibt, ist keineswegs einhellig beantwortet: Während Gardiner (GG § 341) es stets für aktivisch hält und die passivischen Fälle so deutet: "it is the negative verb which is put into the passive voice, and not the negatival complement" (vgl. auch EG § 523a), erklärt Edel (EAG § 743): „Das Negativkomplement kann aktive und passive Bedeutung haben". Dieselbe Indifferenz gegenüber dem Genus verbi, so schreibt Edel weiter, begegnet u. a. auch am Infinitiv und beweist die nominale Natur des Negativkomplements. Eine Form, die gegenüber dem Genus verbi indifferent ist, sollte man am besten gar nicht in „aktiv" und „passiv" aufteilen, weil allzu leicht die Vorstellung geweckt werden könnte, daß es sich dabei auch um morphologische Unterschiede handele. Ebensowenig wie es einen aktiven oder passiven Infinitiv gibt[1], ist auch das Negativkomplement (= Nomen actionis) gewiß „neutral"; erst die Verteilung von Subjekt und Objekt (bzw. ihr Fortbleiben) ergibt aktiven oder passiven Sinn (in unserer Sprache). Eigentlich nur dort, wo auch formal der Unterschied zwischen Aktiv und Passiv vorhanden ist, wie z. B. bei den Partizipien, kann man berechtigterweise von aktivischen und passivischen Konstruktionen sprechen, und hier lassen sich deutlich die aktiven von den passiven Partizipien (*tm* und *tmm*) trennen.

Auch Sethe (SV II § 1006) konstruiert bei passiven Fällen das Verbum *tm* passivisch und läßt das Negativkomplement unverändert. Die einzige Ausnahme 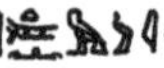 'die nicht gebracht werden können' (Pyr 1041b) läßt sich „fortinterpretieren", wenn man die beiden von Sethe geltend gemachten Argumente entkräftet: Zum Fehlen des Pronomen relativum vgl. das Beispiel *ỉrj.t m tmm.t ỉrj.w* 'das Getane ist (wie) nicht Getanes' (EG § 523a) mit sicherem passiven Partizip *tmm*; zur Endung *-jw* (so in der Parallelform *ỉtm.jw ḫbj.w*) vgl. EAG § 638. Zum *j*-Augment, das nach EAG § 638 nicht beim perfektischen passiven Partizip (wohl aber beim imperfektischen passiven Partizip EAG § 642aa) auftritt, läßt sich sagen, daß es sich wahrscheinlich doch um das prospektive passive Partizip *ỉtm.jw* handelt (parallel der *sḏm.tj-fj*-Form *šdj.w.tj-sn* SV II S. 443 Anm. 1), das sich vom perfektischen passiven Partizip genau so durch das *j*-Augment unterscheidet wie das prospektive *sḏm-f* (EAG § 473 aa: *jḏdf*) vom perfektischen *sḏm-f* (EAG § 470 aa: *ḏdsn*).

Hinzu kommt, daß in den Fällen, in denen das Negativkomplement mit dem prospektiven *sḏm-f* identisch ist, es sich ja sprachgeschichtlich bereits um das passive Partizip handelt, man es also nicht noch passi-

[1] Passiv S. 140. — Ebenso haben *mrj-f sn* und *mrj sn* 'er liebt den Bruder' und 'geliebt ist der Bruder' im Grunde nur ein Genus verbi: das pass. Partizip liegt beiden Sätzen zugrunde.

vischer machen kann: ***im-k sḏm.w sn ḫrw* 'mögest du verhindern, daß der Bruder die Stimme hört' hat als „Passiv": ***im-k sḏm.w ḫrw* 'mögest du verhindern, daß die Stimme gehört werde'; die Form *sḏm.w* ist jedoch ursprünglich in beiden Fällen dieselbe (das passive Partizip).

Die medizinischen Texte haben nur zwei Fälle aufzuweisen, in denen ein passiver Sinn in Verbindung mit *tm* auftritt: *tm nft tp pw n ꜣmꜥ.t nt kꜥḥ-f* 'das bedeutet, daß der Kopf des Krallenknochens seiner Schulter nicht gelöst ist' Sm 8 (Glosse E) als Glossenerklärung für *iw.tj sfḫ tp* 'einer, dessen Kopf . . . nicht gelöst ist' Sm 8 (4,8 und 17). Es ist möglich, daß *nft* wie auch *sfḫ* intransitiv gebraucht sind ('sich lösen'), dann entfällt auch dieses Beispiel. Ist *nft* jedoch transitiv, was durchaus nicht unwahrscheinlich ist, so muß man *tm* als das passive *sḏm* erklären[1], falls man nicht bereits den Infinitiv statt des Negativkomplements in *nft* sehen will (siehe unter c).

Das Beispiel, in dem das optativische passive *sḏm* durch *tm* negiert ist, siehe § 365.

c) Infinitiv anstelle des Negativkomplements

tm mdw.t ḥꜣ.tj pw 'das bedeutet, daß das Herz nicht spricht' Eb 855 e[2] *r tm dj.t ḫdb.w sw mt nb* 'um nicht zuzulassen, daß irgendein Toter ihn niederwerfe' Bt Rs 2,7 *kjj rḫ msj.t r tm.t msj.t* 'ein anderes (Mittel), eine (Frau) zu erkennen, die gebären wird, gegenüber einer die nicht gebären wird' Carlsb VII und V. — Zu dem unsicheren Fall *tm nft* Sm 8 (Glosse E) siehe oben.

[1] Zum pass. *sḏm* in *pw*-Sätzen vgl. § 254b.

[2] Das Eintreten des Infinitivs statt des Negativkomplements ist ein weiteres Anzeichen für die verhältnismäßig spät erfolgte Zusammenstellung der Glossensammlung des Pap. Ebers aus älteren Diagnosen mit Glossen. Siehe dagegen Grundriß II S. 131—132 die umgekehrte Vorstellung (Glossator des Wundenbuches entnahm seine Glossen aus dem „gewiß sehr alten" Ebers-Text).

J) Partikeln

§ 378 I) Allgemeines

Da die Partikeln (wie auch die Präpositionen und Konjunktionen) vorwiegend lexikalisch interessant sind, kann auf das Med. W. B. verwiesen werden. Hier werden nur solche Fälle behandelt, die für die Syntax von Belang sind.

II) Gebrauch der Partikeln

a) satzeinleitend

§ 379 1) *in*

aa) *in* + Nomen + Partizip

in wsš.t sšm iw.t 'die Ausscheidungen sind es, die das Kommen (der Krankheit) herbeiführen' Eb 856 h

bb) *in* + Nomen + prosp. *sḏm-f* (futurisch)

in ḥm mꜣr ḥwj-f nḫt 'und der Schwache ist es, der den Starken schlagen wird' L 43 b; ähnl. L 25 a

cc) *in* + Nomen + *sḏm.n-f*[1]

in iꜥḥ wbn[.n]-f ḥr mḏꜣ.t tn ḥr wꜣ.t-s nb.t 'der Mond war es, der aufging über diesem Buch auf seinem ganzen Wege' L 25 b

dd) *in* + Fragepronomen + prosp. *sḏm-f*[2]

in-m ir-f inj-f sw 'wer ist es denn, der ihn holen wird?' Eb 360

ee) *in-iw* als Einleitung eines Fragesatzes

in-iw tr sḫꜣ.n-k 'erinnerst du dich denn?' Eb 3

ff) Hervorhebungspartikel: siehe § 480 a 1 bb

§ 380 2) *iḫ* (Konsekutivsatz)

ḏd-sn n-n irj.t.n-sn r ẖrd.w-sn iḫ irj-n mn.t-irj.t n ẖrd.w-n 'sie mögen uns sagen, was sie an ihren Kindern taten, so daß wir dasselbe für unsere Kinder tun können' Ram III B 28

[1] Vgl. SV II § 364 a. – Zum Zusammenfall der beiden *n*-Laute bei *wbn.n-f* siehe § 237. Die Lesung *wbn-f* mit futurischer Bedeutung hätte hier keinen Sinn.

[2] Zur Identität dieser Konstruktion mit der unter bb genannten siehe Passiv S. 149.

§ 381 . 3) *isk/ist*[1]

aa) Pseudoverbal-Konstruktion[2]

1) Pseudopartizip

wbnw m msḏr-f isp r rꜣ ḥꜥw-f ist iḫ.t m ẖrj n msḏr-f mn m ḥꜥw 'eine Wunde an seinem Ohr, die eingeschnitten ist bis zur Öffnung seines (des Ohres) Fleisches, während etwas von der Unterseite seines Ohres (noch) am Fleisch verblieben ist' Sm 23 (8,18–19) *wbnw m gmꜣ-f n wn.t kf.t-f ist wbnw pf ꜥr n ḳs* 'eine Wunde an seinem Joch-Schläfenbein, ohne daß ihr Klaff vorhanden ist, und (doch) reicht jene Wunde bis zum Knochen' Sm 18 (7,8) *gmm-k sw ḫr ṯs m sn.nw-f isk sw dgmj* 'und du findest ihn, indem ein Wirbel in seinen Zweiten gefallen ist, und er ist benommen' Sm 33 (11,10)

2) *ḥr* + Infinitiv

ist mḏꜣ.t tn ḥr wḥꜥ rd.wj ḫtm 'es hat (damals) dies Buch die verkrampften Beine gelöst' Bln 163a

3a) prosp. *sḏm-f* (siehe dazu § 212)

isk sw dj-f snf 'und er blutet . . .' Sm 17 (7,2) *ist srf nš.w-f*[3] *m rꜣ n wbnw-f r ḏr.t-k* 'und Hitze strömt (ständig) aus der Öffnung seiner Wunde gegen deine Hand' Sm 41 (14,15).

Das letzte Beispiel zeigt, wie weitreichend die Wirkung von *ist* unter Umständen sein kann, denn es handelt sich um eine Glossenüberschrift, die im Text der Untersuchung (13,19) so lautet: *ist wbnw pf nsrj swš n srf nš-f m rꜣ n wbnw pf r ḏr.t-k* 'und jene Wunde ist entzündet (und) Hitzeballung strömt (ständig) aus der Öffnung jener Wunde gegen deine Hand', d. h. der Glossist hat auch den zweiten, mit *swš n srf* beginnenden Satz noch von *ist* abhängig gesehen. – Interessant ist ferner, daß auch die Glossenerklärung das prosp. *sḏm-f* beibehält: *prj srf* (bzw. *prj srf* [*pw*]), während sonst in den Glossenerklärungen das imperf. *sḏm-f* verwendet wird (siehe § 226).

[1] Nach Gardiner (GG § 231) aus der Partikel *is* und dem abhängigen Pronomen *k*(*w*) zusammengesetzt. Dagegen würde die Annahme des Suffixpronomens *-k* (d. h. einer ursprünglichen Form *sḏm-k*, wahrscheinlich optativisch) das abhängige Pronomen nach *is-k* besser erklären, vgl. auch *m-k* und *m-ṯn* (§ 382).

[2] Hierzu sind auch die Fälle der Wortstellung Nomen *sḏm-f* gezählt, siehe dazu § 400.

[3] Geschrieben: *nšm-f*, siehe dazu § 34,3aa.

3b) *sḏm.n-f*

isk s pf šdj.n-f tjꜣ ẖr wbnw pf 'und (außerdem) hat jener Mann Zahnschmerzen infolge jener Wunde bekommen' Sm 7 (3,9)

bb) Adverbialsätze

gmj.n.tw wḏꜣw pn m grḥ . . . ist tꜣ pn m kkw 'gefunden wurde dieser Schutzzauber in der Nacht . . ., während dies Land im Dunkeln war' L 25b *isk iwf-f mj ḏdf.t* 'und sein Fleisch ist wie . . .' Bln 161

cc) Verbalsätze

1) *sḏm.n-f* bzw. pass. *sḏm*

sk irj.n-k n-f wt 'und (außerdem) hast[1] du ihm einen Verband gemacht' Eb 198c; ähnl. Eb 199b; Bln 197 *ḏd mdw ḥr(j) isk nḏ.n-k šb.t ḥr mw* '(nach einem Zauberspruch) werde darüber gesprochen, nachdem du Gurken (Maische?) in Wasser zerrieben hast'[1] Bln 191 *isk nḥm.n-k wj m-ꜥ . . .* 'und so hast du mich gerettet vor . . .' Eb 2 (1,19); ähnl. H 214

2) *n sḏm.t-f*

sk n ir.t-k sp pn 'und zwar, bevor du dies Mittel gemacht hast' Eb 198c (als Fortsetzung des unter cc 1 gegebenen Beispiels)

dd) Nominalsatz?

isṯ irr.t [n] mḏꜣ.t šms itn dj-f sw 'was man (damals) [für] das Buch machte, war eine Prozession bei Sonnenaufgang' Bln 163a

§ 382 4) *m-k* bzw. *m-ṯn*[2]

aa) Nominalsatz mit *pw*

m-k pẖr.t pw nt wn-mꜣꜥ 'siehe, es ist ein wirkliches Heilmittel' Eb 589; ähnl. Eb 418[3]

bb) *sḏm.n-f*

m-k inj.n-j pẖr.t-k r-k 'siehe, ich habe dein gegen dich bestimmtes Heilmittel gebracht'[4] Eb 763; ähnl. H 85[5]

cc) Pseudoverbal-Konstruktionen

m-ṯn is ḫ.t prj.tj 'seht doch: ein Feuer ist ausgebrochen' Ram IV C 13; ähnl. Mutt u Kind B 1,7

[1] Ob *sḏm.n-f* im Sinne von 'habest du . . .', d. h. optativisch?

[2] Nach Gardiner (GG § 234) liegen die abhängigen Pronomina (nicht die Suffixe) in Verbindung mit *m* vor; siehe jedoch Edel (EAG § 613) und oben S. 271 Anm. 1.

[3] Es scheint eine Betonung von 'wirklich' beabsichtigt zu sein; zur „emphatischen" Funktion von *m-k* siehe ZÄS 84, 1959, 151.

[4] Oder: 'hiermit bringe ich'? Siehe § 244 mit Anm. 1 auf S. 177.

[5] Auch hier könnte die Betonung von *r-k* 'gegen dich' vorliegen, vgl. Anm. 3.

§ 383 5) *nḥm-n*[1]

nḥm-n (wj)[2] *prj.n-j m sꜣw* 'und ich bin auch[3] aus Sais gekommen' Eb 1 (1,2) = H 78 (6,6); vgl. auch Ram III B 11

§ 384 6) *ḫr*[4]

aa) in der Form *ḫr(-f) sḏm(-f)*: siehe §§ 276–279

bb) in der Konjunktion *ḫr-ỉr-m-ḫt* 'danach'
ḫr-ỉr-m-ḫt gs.ḫr-k sw 'danach sollst du ihn salben' Bln 52 *ḫr-ỉr-m-ḫt ḥr-sꜣ nn srwḫ-k sw* 'danach, nach diesem, sollst du ihn behandeln' Bln 52

§ 385 7) *kꜣ*

aa) Verbalsatz (Wunsch-, Folge- oder Absichtssatz)
siehe Eb 90 (§ 229,7) und H 170 (§ 366,2)

bb) Adverbialsatz (?)[5]
kꜣ r-f ḏḥwtj m gs-j 'Thot wird ja an meiner Seite sein (?)' L 34

§ 386 b) satzschließend: *gr* 'auch'

ỉr sḏm.tw ḫrw-f nꜥš: mt-f pw *ỉr dj-f ḥr-f r ḫrw: mt-f pw gr* 'wenn man seine Stimme laut (?) hört, so bedeutet es, daß er sterben wird; wenn er sein Gesicht nach unten gibt, so bedeutet es ebenfalls, daß er sterben wird' Eb 839

c) enklitische Partikeln[6]

§ 387 1) *ꜣ* (nach negiertem Imperativ)
m ḏd ꜣ rn-j 'nenne ja nicht meinen Namen' Ram III B 21 (Zaub)

§ 388 2) *ỉr-f* (nur im Zauber)[7]

aa) mit veränderlichem Suffix beim Imperativ
ḥmj ỉr-ṯ 'weiche du!' H 160

[1] Wahrscheinlich von *nḥm* 'greifen' abgeleitet, als eine *n*-Bildung von *ḥm*, das auch als koordinierende Partikel verwendet wird (§ 393), vgl. GG § 236 Obs. — Bei der Endung *n* könnte es sich wegen der Schreibung 𓈖𓏥 um das adverbiale *nj* bzw. *nw* handeln (Edel, ZÄS 84, 1959, 20b), so daß die Partikel etwa 'dazu genommen' o. ähnl. bedeutet.

[2] Das abhängige Pronomen *wj* nur bei H.

[3] Die Partikel verbindet wahrscheinlich *prj.n-j m ỉwnw* (1,1) mit *prj.n-j m sꜣw*. — Siehe dagegen Sin B 46 als Einleitung der direkten Rede.

[4] Nach Gardiner (GG § 239) von *ḫr* 'fallen' und nach Lefebvre (LG § 571 Obs. 1) von *ḫrw* 'rufen' abzuleiten. Wahrscheinlich liegt jedoch die Präposition *ḫr* 'bei' vor, siehe § 271 mit Anm. 4 auf S. 197.

[5] Nach Gardiner (GG § 242 Ex. 13) sollte man eigentlich *wn-f* erwarten.

[6] Von den satzeinleitenden Partikeln ist hier nur *ỉsk* (nach *ỉr*) belegt; ferner die „suffixlosen" Formen *m* und *ỉs* (vgl. *m-k* und *ỉsk*).

[7] Siehe auch *r-f* (§ 392).

bb) mit erstarrtem Suffix *-f* im Fragesatz

1) mit Fragewort

ꜥḫm.tw-s ir-f m-m 'womit wird es denn gelöscht?' Mutt u Kind B 1,7; ähnl. Eb 360 (*in-m ir-f*), siehe § 379dd

2) ohne Fragewort

ḥwj.tw-j ir-f 'soll ich denn geschlagen werden?' Sm 18,19

§ 389 3) *is*

aa) nach Negationen

Siehe die Verbindung *n is wr.t* 'aber nicht sehr' (§ 349) sowie *nn rḫ.tw-f is pw* 'man kennt ihn ja nicht' (§ 351e)

bb) nach dem Relativwort *ntj*

Siehe H 215 (§ 433,1aa2).

cc) nach der satzeinleitenden Partikel *m-ṯn*

Siehe Ram IV C 13 (§ 382cc)

dd) koordinierend (?)[1]

Siehe im Med. W.B. S. 104 II.

§ 390 4) *isk/ist* (nach *ir*)[2]

ir isk st ḳb 'und wenn sie dann kühl geworden sind' Sm 21,19; ähnl. Sm 22,1

§ 391 5) *m(j)* (nach dem Imperativ)

mꜣꜥ m 'strecke doch aus . . .' Sm 48 (17,16); ähnl. H 160 (*ḥmj ir-ṯ m*)

§ 392 6) *r-f*[3]

aa) Betonung der adverbialen Bestimmung (?)[4]

nḏhḏh r-f ḥꜣ.tj m-ꜥ-sn 'ihretwegen hängt das Herz herab' Eb 855h

dd-k r-f mj.t.t sṯꜣ nb 'wie bei irgendeinem *sṯꜣ*-Sekret mögest du (es) verabfolgen' Eb 766g

bb) Verstärkung der Negation

im.j tm r-f iḫ.t imn.t 'nicht mögen die verborgenen Dinge vergehen' Sm 19,4 (Zaub)

cc) Verstärkung von *ir* 'wenn' (Gegensatz)

ir . . . *ir r-f ḳꜣj dḥr.t-f* . . . 'wenn . . . (dann . . .); wenn jedoch seine Bitternis die Oberhand behält, (dann . . .)' Eb 855h

[1] Die Stelle L 38 ist möglicherweise anders aufzufassen, da *is* sonst nur nach Substantiven verwendet wird, und zwar in der Bedeutung 'wie' (GG § 247,5; EG § 458), während Koordinierung durch enklitisches *ist* erfolgt (EAG § 317).

[2] Daß *ist* hierbei die Rolle des Enklitikons spielt, denkt auch Gardiner (GG § 248); möglich ist jedoch auch, daß *ir* vor ein satzeinleitendes *ist* gesetzt wird, wie es z. B. vor *m-ḫt* oder andere Präpositionen tritt, um sie nicht am Satzanfang erscheinen zu lassen (§ 416; siehe auch LG § 562c); zu satzeinleitendem „bloßem" *m-ḫt* siehe § 335 Anm. 2.

[3] Siehe auch *ir-f* (§ 388).

[4] Zu dieser Funktion von *r-f* siehe ZÄS 84, 1959, 152 und GG § 252, 3c.

dd) nach der satzeinleitenden Partikel *kꜣ*: siehe § 385bb

ee) unklar[1]

inr.j r-f 'es schaudert ihn' Sm 7 (3,3) und passim *ḫr.ḫr-f r-f* 'dann fällt er' KV 22

§ 393 7) *ḥm*[2] (stets in Verbindung mit anderen Partikeln)

aa) nach *isk*

isk sw ḥm dj-f snf m rꜣ-f 'und er blutet auch aus seinem Munde' Sm 17 (7,3). – Vorher war das Bluten aus dem Nasenloch und aus dem Ohr erwähnt, durch *ḥm* wird noch ein weiterer Körperteil angeschlossen. – Dagegen ist Sm 13 (6,5) der Zusatzbefund ('er blutet auch aus dem Munde') mit der Feststellung des einseitigen Blutens aus Nase und Ohr zu einer einzigen Aussage zusammengezogen. Das verbindende *ḥm* 'auch' ist dabei überflüssig, und wahrscheinlich muß eine Korrektur vorgenommen werden „nach dem Schema von Fall 17", um den Anforderungen der Grammatik zu genügen (siehe dagegen DD S. 11, wo eine Korrektur des Textes abgelehnt wird, allerdings ohne Berücksichtigung der koordinierenden Partikel *ḥm*)[3].

bb) nach *in*

in ḥm mꜣr ḥwj-f nḫt 'und der Schwache ist es, der den Starken schlagen wird' L 43b[4]

cc) nach *ir* 'wenn'

ir ḥm gmj-k ... im-k irj iḫ.t r-s 'und auch wenn du findest ..., sollst du nichts dagegen unternehmen' Eb 877b. – Vorher hieß es: *ir wpj-k ... ꜥḥꜣ tw* 'wenn du beurteilst ..., dann hüte dich'. Der Gegensatz kommt erst Eb 877c–d: *ir swt gmj-k ... ḏd.in-k r-s*: *iw m ḏr.wt[-j]* 'wenn du dagegen findest ..., dann musst du sagen: es ist in [meiner] Gewalt (d. h. erst dieser dritte Fall ist behandelbar)'.

[1] Vielleicht handelt es sich gar nicht um die Partikel: In den Fällen *inr.j r-f* könnte eine ähnliche Konstruktion wie bei *ḳsn r-f* 'es ist schwierig gegen ihn' (Eb 295; vgl. auch Sm 7 [3,3]) vorliegen. KV 22 könnte die Richtungsangabe 'darauf' (d. h. auf den Erdboden *tꜣ*) gebraucht sein.

[2] Vgl. auch *nḥm-n* (§ 383). – In allen Fällen verbindet *ḥm* syntaktisch gleichwertige Konstruktionen; vgl. EG § 459a.

[3] Ähnlich verbindet *ḥm* auch *tj sw hꜣb* 'er war gesandt worden' und *tj sw hm ij-f* 'und nun kam er' Sin R 13 und 15.

[4] Vorher: 'genommen werden soll der Schwache vom Starken', d. h. auch hier wirkt *ḥm* koordinierend, eventuell mit einer Betonung des Gegensatzes. – Die Verwendung der Partikel *ḥm* bestätigt die Passiv S. 146–147 geäußerte Vermutung, daß die Einführung des Täters durch *in* am Satzanfang (*in* Nomen *sḏm-f* bzw. Partizip) oder am Satzende (pass. *sḏm in* Nomen) im Grunde nur die zwei Möglichkeiten ein und derselben Konstruktion sind.

§ 394 8) *swt*

aa) nach *ỉr* 'wenn' (Gegensatz)[1]
Siehe z. B. Eb 877c oben (§ 393cc) sowie die Fälle im Meḍ. W.B. bei *swt* 1.

bb) nach optativischem *sḏm-f*
ḫnm.tw-f swt m wrḥ mj.t.t hrw 10 'er möge entsprechend der 10-Tage-Kur mit Salben behandelt werden' Eb 123[2]

cc) Einleitung einer Zusatzbemerkung
ỉr m33-k ḥr-s w3ḏ m w3ḏ swt gmj-k ỉḫ.t ḥr-s mj ... 'wenn du ihr Gesicht frisch/grün siehst, und zwar in einer Frische (bzw. einem Grün), worauf du etwas wie ... findest' Kah 31[3]

§ 395 9) *gr.t*

aa) nach *ỉr* 'wenn'
ỉr gr.t m3n-k ... nn msj-s r nḥḥ 'wenn du aber siehst ..., wird sie niemals gebären' Kah 31[4]

bb) nach *ỉr* 'was anbetrifft'
ỉr gr.t ṯnw ḳjs nb ntj r prj.t m r3-s 'was nun die Anzahl jedes Erbrechens anbetrifft, das aus ihrem Munde kommen wird, (das bedeutet die Anzahl ihrer Geburten)' Kah 27[5]

cc) in Verbindung mit *ỉw(-f) sḏm-f*

1) *ỉw gr.t sḏm-f*
ỉw gr.t ỉrj-sn dp.t-r3 ỉm-sn 'sie machen auch Mund-Geschmack (-Pillen) daraus' Eb 853b

2) *ỉw-f gr.t sḏm-f*
ỉw-s gr.t ḫpr-s m ỉ3ṯw ḥr mt 'sie (die Geschwulst) pflegt auch durch eine Verletzung auf dem Gefäß zu entstehen' Eb 872b[6]

[1] Besonders zu erwähnen ist die Setzung von *swt* beim dritten von drei *ỉr*-Sätzen, z. B. Kah 26; Eb 877c. — Statt *ỉr gmj-k ... ỉr gmj-k ... ỉr swt gmj-k* (Kah 26) hat Bln 196 *gmj-k ... gmj-k ... ỉr gmj-k*, worin ja auch eine Steigerung des letzten Gliedes liegt. Vgl. auch bei *gr.t* (§ 395 Anm. 4).

[2] Möglicherweise Betonung der adverbialen Bestimmung, vgl. das Beispiel unter cc sowie den Gebrauch von *m-k* (§ 382) und *r-f* (§ 392) in dieser Funktion.

[3] Zum Gebrauch „emphatischer" Formen in dieser 'und zwar'-Funktion siehe MIO 1, 1953, 53 sowie die Bemerkungen U. Heckels dazu (ZÄS 81, 1956, 81).

[4] Vorher: *ỉr m33-k* 'wenn du siehst ...' mit positivem Hauptsatz. Ebenso auch Kah 30 *ỉr gr.t* als drittes Glied mit negativem Hauptsatz gegenüber den zwei ersten mit positivem Hauptsatz, d. h. *gr.t* wird hier offenbar wie *swt* gebraucht (oben Anm. 1).

[5] Vorher: 'wenn sie erbricht, wird sie gebären'.

[6] Vorher: 'die Gefäße sind es, die es bewirken'; d. h. im allgemeinen entsteht die Geschwulst von innen heraus, sie kann aber auch durch äußere Einwirkungen entstehen, vgl. Eb 876b. — Oder heißt *ḫpr m* hier 'zu etwas werden'?

3) *iw gr.t* Nomen *sḏm-f*
iw gr.t pḥwj.t wbꜣ-s n mt nb 'es ist der After (ständig) auch offen zu jedem Gefäß' Eb 854 o[1]; ähnl. Eb 294

dd) *wnn-f gr.t* + Pseudopartizip
ir mꜣꜣ-j iḥ . . . wnn-f gr.t dgmj ir.tj-fj ḳnj 'wenn ich ein Rind betrachte . . ., es ist ebenfalls (?) benommen, seine Augen sind fettig' KV 59. – Die Behandlung erfolgt *mj nf imj-ḥꜣ.t* 'wie bei jenem zuvor', womit auf KV 49–50 verwiesen wird; auch die Krankheitssymptome (triefende Augen und Druck auf den Schläfen, was wohl ein anderer Ausdruck für Benommenheit ist) sind ähnlich, so daß mit *gr.t* wahrscheinlich darauf Bezug genommen wird.

ee) nach der Negation *n*
n gmj.n-s wꜣ.t nt prj.t n gr.t wꜣ.t prj-s im-f 'er (der Schleimstoff) findet keinen Weg zum Herausgehen; es ist auch kein Weg vorhanden, daß er aus ihm (dem Manne) herausgehen könnte' Eb 296 = 102 *iw-f mn sꜣw n gsꜣ.n-f n ḫrw n gr.t ṯsj.n-f n ḥrw* 'er ist in unveränderter Lage: er kann sich nicht nach unten neigen, er kann sich auch nicht nach oben aufrichten' Sm 31 (Glosse B)

§ 396 10) *tr* (im Fragesatz)
[*iw-*]*k tr mj m* 'wie wer/was bist du?' Ram IV D V 1; siehe auch Eb 3 (§ 379 ee)

[1] Das heißt: auch nach dem Körperinnern besteht eine Verbindung.

3. Teil: Die Sätze (Syntax)

A) Hauptsätze (Aussage-Sätze)

§ 397 I) Sätze mit verbalem Prädikat (Verbalsätze)

Beispiele für die Verwendung von Formen der Suffixkonjugation siehe in den §§ 192–283; Fälle mit dem Pseudopartizip siehe § 191.

II) Pseudoverbal-Konstruktionen[1]

§ 398 a) Pseudopartizip als Prädikat

1) Substantiv + Pseudopartizip: siehe § 167
2) *iw* Substantiv (bzw. Suffix) + Pseudopartizip: siehe § 168
3) *wnn* Substantiv (bzw. Suffix) + Pseudopartizip: siehe § 169 (vgl. auch § 170a)
4) Pseudopartizip nach dem Relativwort *ntj*: siehe § 170b
5) nach Partikeln: siehe § 172
6) mit *pw* als Subjekt der Pseudoverbal-Konstruktion: siehe § 405

§ 399 b) Infinitiv im Prädikat[2]

1) Substantiv *ḥr* + Infinitiv (Beschreibung von Krankheitssymptomen) *šmm.t ḳ3j.t ḥr prj.t im-f* 'hochgradige Hitze kommt (ständig) aus ihr (der Wunde) heraus' Sm 41 (Glosse A); vgl. auch Sm 7 (Glosse I)[3]

2) durch *iw* eingeleitet

aa) *iw* Substantiv *ḥr/r* + Infinitiv

1) unabhängige Aussage (Prognose)
iw msj.t-s r ʿnḫ 'was sie gebären wird, wird leben' Carlsb II

[1] Zu diesen Konstruktionen, in denen Verbformen nach den Wortstellungsregeln des Nominalsatzes angeordnet werden und die zur Bezeichnung des Zustandes bzw. der andauernden Tätigkeit dienen, siehe die Ausführungen bei Gardiner (GG § 319).

[2] In Verbindung mit den Präpositionen *ḥr* und *r*; formal gehören solche Sätze zu denen mit adverbialem Prädikat (§ 409–414). — Die Verbindung *m* + Infinitiv in Kah 2 (*m ḫpj*) kann sowohl 'beim Gehen' als auch 'infolge des Gehens' bedeuten, vgl. § 336 (*m* = *m-ḫt*).

[3] Wohl nicht *ḥr-f rmj* (mit Streichung des *t* und *rmj* als Pseudopartizip 'verweint'), wie Breasted denkt, sondern *ḥr-f* [*ḥr*] *rmj.t* mit Auslassung von *ḥr* nach *ḥr* im Zeilenbruch; vgl. auch *fḫ* [*ḥr*] *ḥrw* Sm 11 (Glosse B).

2) Beschreibung eines Krankheitssymptoms
iw nḥb.t-f ḥr twn 'sein (des Rindes) Nacken stößt (ständig)' KV 38–39

bb) *iw* + Suffix *ḥr/r* + Infinitiv

1) unabhängige Aussage
iw-j ḥr ssn.t ꜣšr 'ich rieche nach Gebratenem' Kah 2 (1,6–7)[1]
iw-s r msj.t 'sie wird gebären' Carlsb V; Bln 195
———— negiert[2]: *nn iw-s r msj.t* 'sie wird nicht gebären' Bln 195

2) Beschreibung von Krankheitssymptomen
iw-f ḥr mn rꜣ-ib-f 'er leidet an seinem Magen' Eb 102[3]
———— negiert[4]: *n iw-s ḥr* [...] 'nicht macht sie ...' Kah 11 (2,5–6)

3) virtueller Umstandssatz
irj.ḫr-k swj.t 12 iw-k ḥr rdj.t swj.t 4 r pḥwj-fj 'du sollst 12 Pillen machen, indem du (jeweils) 4 Pillen[5] an seinen After gibst' Bt 5; ähnl. Bln 184 (*iw.tw ḥr irj.t pẖr.t*)

3) *iw* durch *wnn* ersetzt

aa) Partizip zu *iw-f ḥr sḏm*
k.t irr.t n wnn.t ḥr wsš bꜣg 'ein anderes (Heilmittel) für eine, die (ständig) Geronnenes ausharnt' Eb 786; vgl. auch Bln 138 (*wn* [*ḥr*?] *ḫtḫt*)

bb) Pseudopartizip
ir swt gmj-k st mj ... wnn.tj ḥr šm.t iw.t hrp ẖr ḏbꜥ.w-k 'wenn du sie (die Schwellung) dagegen findest wie ..., indem sie geht und kommt und einsinkt unter deinen Fingern' Eb 877c

cc) imperf. *sḏm-f* (als Prädikat zu *pw*)
wnn nkt.w pw n wš.t nt ḳs ḥr ij.t 'das bedeutet, daß Stücke von Knochensplittern hervorkommen' Sm 22 (Glosse B)

dd) optativisches *sḏm-f*
wnn s ḥr pnḳ 'der Mann soll ständig schöpfen' Sm 22,4

[1] Antwort auf die Frage: *ptr ssn.t-ṯ* 'wonach riechst du?', wobei die imperfektische Relativform offenbar dieselbe Funktion hat wie die der Antwort formal entsprechende Frage **ptr ntj ṯn ḥr ssn.t* (siehe dazu unter 4).
[2] Vgl. GG § 468,4. – Die normale Form der Negation ist *nn* + prosp. *sḏm-f* (§ 351).
[3] Parallele Eb 296: *iw-f mn-f*, also deutlich durativ.
[4] Siehe dazu Gunn, Studies S. 172, und GG § 120 Ex. 8.
[5] Das heißt: die Behandlung erstreckt sich über drei Tage, vgl. dagegen das häufige *r hrw 4* 'bis zu vier Tagen' (Med. W.B. S. 569–70 *hrw* I a 4).

ee) *sḏm.ḫr-f*

wn.ḫr.tw ḥr ntš-f 'dann soll man ihn ständig besprengen' KV 40

4) nach dem Relativwort *ntj* (Umschreibung eines imperfektischen bzw. prospektiven Partizips): siehe § 433 bb 2

5) mit *pw* als Subjekt: siehe § 405 Ende

§ 400 c) Nomen *sḏm-f* (bzw. *sḏm.n-f*)[1]

1) ohne einleitendes *iw*

aa) Beschreibung von Krankheitssymptomen

ib-f ḫsj-f r šm.t 'sein Herz ist (zu) müde zum Gehen' Eb 188a; ähnl. Eb 855g (*sš-f*) und q (*npꜣ-f*) *swš n srf nš-f m rꜣ n wbnw pf* 'Hitzeballung strömt ständig aus der Öffnung jener Wunde' Sm 41 (13,19)

bb) allgemeingültige Aussage

wnn.t mj ḏꜣḏꜣ wnn-s m mj.t.t 'eine (Geschwulst), die wie ein Kopf ist, ist ebenso (zu behandeln)' Eb 875c

cc) nach den Partikeln *m-ꜥ nt.t* und *nḥm-n*

siehe Bln 195 (§ 437,3 aa 2) und H 78 (§ 383)

2) mit einleitendem *iw*: siehe §§ 233 und 234

III) Sätze mit nicht-verbalem Prädikat (Nominalsätze)

a) Substantiv oder Pronomen[2] als Prädikat

§ 401 1) Nebeneinanderstellung von Subjekt und Prädikat

aa) Subjekt – Prädikat

kmꜣ.t-sn rj.t 'was sie schaffen, ist Eiter' Sm 39 (Glosse A) *irj.t.n-s n-sn šn.t-sn* 'was sie für sie machte, war ihre Beschwörung' Eb 811[3] *srwḫ-f ḥmsj.t* 'seine Behandlung ist (sei) Sitzen' Sm 8 (4,9); 16 (6,20); ähnl. Sm 17 (7,6)[4] *rꜣ n s pn . . . rꜣ n bḥs ḫꜣb* 'der Mund dieses Mannes . . . ist der Mund eines saugenden Kalbes' Sm 19,14–15 (Zaub) *šnj-k sḫꜣ.t* 'deine Haare sind (die der) *sḫꜣ.t*-Kuh' L 10

[1] Vgl. dazu MIO 1, 1953, 337 (Die Wortstellung Nomen + *sḏm-f* als grammatische Konstruktion). Beispiele mit *sḏm.n-f* siehe § 243,5.

[2] Vgl. Sethe, Nominalsatz § 23ff. – Zu der Möglichkeit, das pronominale Subjekt unter Umständen als Prädikat zu bezeichnen, siehe Gardiner GG § 127,4.

[3] Hierzu dürften auch die Fälle der „absolut“ gebrauchten Partizipien und Relativformen gehören (GG § 390), z. B *ḏd.t m ḥkꜣ.w* 'was man als Zauber sagt' Sm 9 (5,1), die als Subjekt in einem Nominalsatz stehen, dessen Prädikat der folgende Wortlaut des Zauberspruches ist. Siehe auch S. 144 Anm. 1.

[4] Vgl. die parallel gebrauchten Fälle mit *pw* (§ 402 bb).

(Zaub)[1] *ink sꜣ Wsjr* ‘ich bin der Sohn des Osiris’ H 160 (Zaub). Das Prädikat kann auch ein Partizip sein, siehe dazu § 297 b und c. – Zur Einleitung durch *isṯ* siehe § 381 dd.

bb) Prädikat – Subjekt

(*mt*) *šsp.w rn-f* ‘(ein Gefäß,) „Empfänger“ ist sein Name’ Eb 855 c; ähnl. Eb 294 = H 35 *nb mꜣꜥ.t Rꜥ* ‘der Herr der Wahrheit ist Re’ L 14[2] *pw-tr ssn.t-ṯ* ‘was ist es, das du riechst?’ Kah 2 (1,6) *sḳb.w pw* ‘eine Kühlung ist dies’ Eb 815.

Zu dem sehr ausgedehnten Gebrauch von *pw* als Subjekt siehe die im Med. W.B. S. 261–263 aufgeführten Fälle; als Prädikat dient eine nominale Form (z. B. Substantiv, Infinitiv, *sḏm-f* als Relativform). Auslassungen von *pw* in solchen Fällen siehe z. B. Sm 11 (Glosse B); Sm 31 (Glosse B); Sm 40 (Glosse A); H 139 (?); Bln 118; Kah 4 (1,13–14 Zeilenbruch!); ferner Med. W. B. S. 984 II b. – Zur Stellung von *pw* siehe § 404. – Zur Negation siehe § 348,1.

§ 402 2) mit *pw* als Kopula[3]

aa) Prädikat *pw* Subjekt

mnḏ pw nn mn.n ’Is.t ‘dies ist die Brust, an der Isis litt’ Eb 811 (Zaub); ähnl. L 38 (geschrieben: *pwj*)

bb) Subjekt *pw* Prädikat

srwḫ-f pw ḥmsj.t ‘seine Behandlung ist (sei) Sitzen’ Sm 4 (2,7); ähnl. Sm 20 (8,5)[4] *nw pw iꜣṯ ꜥ.t* ‘dies ist eine Verletzung des Körperteils’ Eb 873 b *sšmw-f pw ḏḥwtj* ‘sein Führer ist Thot’ Eb 1 (1,8) = H 78 (6,9) (Zaub) *ink pw mrr.w nṯr* ‘ich bin einer, den der Gott liebt’ Eb 1 (1,10) = H 78 (6,10) (Zaub). – Oder aber: ‘es bin ich, den der Gott liebt’ (vgl. GG § 127,4), dann zu aa gehörig.

§ 403 3) mit dem *m* der Identität[5]

ḥkꜣ.w n mw.t-j m sꜣw ꜥ.t-j ‘der Zauber meiner Mutter ist der Schutz meiner Glieder’ H 160 (Zaub) *ḏr nt.t sw m mr ꜥḥꜣ-j ḥnꜥ* ‘denn er ist ein (Fall von): eine Krankheit, mit der ich kämpfen werde’ Sm 4 (Glosse C)[6] *iw-ṯn m sꜣw Ḥr* ‘ihr seid der Schutz des Horus’ L 24 (Zaub)

[1] Zur Frage, ob eine partielle (‘die der . . .’) oder totale Gleichsetzung vorliegt, vgl. Firchow, MIO 1, 1953, 318. – Man erwartet eigentlich das *m* der Identität.

[2] So nach LG § 605 b (Antwort auf die Frage: was ist Re?) – Aber zu aa gehörig, wenn ausgesagt werden soll, wer der Herr der Wahrheit ist (vgl. GG § 126).

[3] Im Gegensatz zu den § 401 genannten Fällen tritt hier das eigentliche Subjekt bzw. Prädikat als Apposition zu *pw*.

[4] Vgl. die entsprechenden Fälle ohne *pw* (§ 401 aa).

[5] Formal liegt ein Adverbialsatz vor (§ 409 und 410).

[6] Sm 7 (Glosse J) scheint *pw* zusammen mit dem *m* der Identität gebraucht zu sein, was jedoch sonst nicht belegt ist (S. 305 Anm. 5): *sḥḏ.t nt.t sw pw m* . . .; wahrscheinlich ist *pw* jedoch das Subjekt zu *sḥḏ.t*: ‘Blaßwerden ist das, denn er ist . . .’

§ 404 1. Exkurs: Die Stellung von *pw*[1]

1) Substantiv *pw* bzw. substantiviertes *sḏm-f pw*
dp.tj-fj pw 'seine beiden Lenden sind dies' Sm 43 (Glosse C); *snb-f pw* 'das bedeutet, daß er gesund wird' Eb 190c; *mhh ỉb-f pw* 'das bedeutet, daß sein Herz vergeßlich ist' Eb 855z. – Ebenso behandelt wird auch eine als einheitliches Substantiv gebrauchte Zusammensetzung, z. B. *ỉmj.t-pȝḳ.t* 'was sich zwischen der Schale befindet' Sm 7 (3,16) oder *ʿḳ.t-m-rȝ* 'was in den Mund eintritt' Eb 191a = 194a oder *tp-r-tȝ* 'Kopf-am-Boden' Eb 876d[2]. – Hierzu rechnen ferner die Fälle *wnn* Substantiv *pw* mit folgendem Pseudopartizip bzw. adverbialer Bestimmung, z. B. *wnn ỉb-f pw tȝ* 'das bedeutet, daß sein Herz heiß ist' Eb 855s; ist das nominale Subjekt von *wnn* eine direkte Genetivverbindung, so tritt *pw* dahinter: *wnn sṯj wp.t-f pw mj wsš.t nt ʿw.t* 'das bedeutet, daß der Geruch seines Scheitels wie die Ausscheidung von Kleinvieh ist' Sm 7 (Glosse G); in eine indirekte Genetivverbindung dringt *pw* dagegen ein: *wnn mt.w pw n ḥȝ.tj ẖr ḥs* 'das bedeutet, daß die Gefäße des Herzens sich voller Kot befinden' Eb 855g; ähnl. Eb 855v (102,6); Sm 7 (Glosse E).

2) Substantiv *pw* attributives Adjektiv/Partizip
ȝhd pw ʿšȝ 'das ist häufige Schwäche' Eb 855v; *tp pw ḥrj n fnd-f* 'das ist das obere Ende seiner Nase' Sm 11 (Glosse A); *ḥʿw pw wnn ḥr šȝšȝ.t-f* 'das ist das Fleisch, das sich auf seiner Halsgegend befindet' Sm 34 (Glosse A)

3) Regens Rektum *pw* (direkter Genetiv)
pḥwj ʿr.t-f pw 'das ist das Ende seines Unterkiefers' Sm 22 (8,14); *mḏd ʿḳ.t-m-rw.tj pw* 'das ist ein von Etwas-von-außen-Eintretendem Geschlagener' Sm 8 (4,16); *mwj.t rȝ pw* 'das ist die Flüssigkeit des Mundes' Eb 855b. – Hierzu rechnet auch die Verbindung Nisbe und Beziehungswort[3]: *ẖrj dm.t pw* 'das ist einer mit einem Schnitt' KV 51; ferner die Verbindung Infinitiv + Objekt: *smȝ ḥfȝ.t pw* 'das ist ein Töten des *ḥfȝ.t*-Wurmes' Ram III A 29; ist das Objekt ein indirekter Genetiv, so kann *pw*

[1] Siehe dazu Abel, Tonverschmelzungen S. 91; LG § 609.

[2] Bei nicht so enger Verbindung folgt die adverbiale Bestimmung nach *pw*: *wḫdw pw ḥr ḥȝ.tj-f* 'das sind Schmerzstoffe auf seinem Herzen' Eb 855m; *ḫr-f pw sḫd* 'sein Hinfallen ist das, (und zwar) kopfüber' Sm 33 (11,16); *wnn pw in ʿḏ.t* 'das Sein ist das seitens der Fettmasse' Eb 855p; ähnlich Sm 7 (3,17).

[3] Siehe dazu MIO 7, 1960, 317.

dazwischen treten: *ỉrj.t nhj pw n h3j.t* 'das ist das Ausführen von ein wenig Herabsteigen' Eb 855q, vgl. dagegen *dr s.t-ʿ n nṯr pw* 'das ist das Beseitigen der Einwirkung eines Gottes' Eb 242. – Zu dem unklaren Ausnahmefall Eb 201a (*šnʿ pw hj.t*) siehe S. 92 Anm. 4 und § 146bb 2 mit Anm. 4.

4) Regens *pw* Rektum (indirekter Genetiv)
ḳs.w pw nw ḳ3b.t-f 'das sind die Knochen seiner Brust' Sm 42 (Glosse A); *ḥrj-ỉb pw n wp.t-f* 'das ist der Mittelpunkt seines Scheitels' Sm 7 (Glosse H)

5) passives *sḏm* Substantiv *pw* bzw. prädikatives Adjektiv[1] Substantiv *pw*
ḳfn snf pw 'das bedeutet, daß das Blut gebacken ist' Sm 12 (6,2); *t3 ḥ3.tj pw* 'das bedeutet, daß das Herz heiß ist' Eb 855k; handelt es sich bei dem Substantiv um eine Genetivverbindung, so dringt *pw* beim indirekten Genetiv in diese ein: *nft tp.w pw nw ẖ3b-f* 'das bedeutet, daß die Köpfe seines Sichelbeins gelöst sind' Sm 34 (11,22); vgl. dagegen: *wr r3-ỉb-f pw* 'das bedeutet, daß sein Magen groß ist' Eb 855r

6) *sḏm-f* nominales/pronominales Objekt *pw*
rww-f sw pw 'das bedeutet, daß es sich entfernt' Eb 855n; *ḥbs-sn dḥr.t pw* 'das bedeutet, daß sie die *dḥr.t*-Krankheit bedecken' Eb 855h

7) *sḏm-f pw* nominales Subjekt
rdj.t wsš pw s ṯsw nb 'das ist ein Veranlassen, daß der Mann alle Versteifungen ausscheidet' Eb 24 *ḫpr pw s3-f* 'und so entstand sein Sohn' L 25a; siehe dazu S. 97 Anm. 4.

8) *tm* Negativkomplement nominales Subjekt/Objekt *pw*
tm nbjbj.w ỉnm-sn pw 'das bedeutet, daß ihre Haut nicht glühend aussieht' Sm 46 (16,15); ähnl. Eb 855e; *tm šsp ỉwf-f pẖr.t pw* 'das bedeutet, daß sein Fleisch das Heilmittel nicht annimmt' Sm 41 (14,14); ähnl. Sm 7 (4,2–3) (*tm-f*); in eine indirekte Genetivverbindung als Subjekt dringt *pw* ein: *tm nft.tp pw n 3mʿ.t* 'das bedeutet, daß der Kopf des Krallenknochens nicht gelöst ist' Sm 8 (4,18); ebenso auffällig ist die Stellung von *pw* in Verbindung

[1] Zur formalen Identität beider Formen siehe Passiv S. 6. – Zur Frage, ob statt des Adjektivs das *sḏm-f* des entsprechenden Adjektivverbs vorliegt, vgl. LG § 613 S. 301 Anm. 2; siehe auch oben S. 106 Anm. 1.

mit *tm rdj*: *tm rdj pw wnm.tw it* 'das ist ein Verhindern, daß Getreide gefressen wird' Eb 849, siehe dagegen die normale Wortstellung: *tm rdj ḫnp ḏrj.t pw* 'das ist ein Verhindern, daß die Weihe raubt' Eb 848.

9) *pw* zwischen Demonstrativpronomen und Substantiv *pꜣ pw mt štw n mn.t-f* 'das ist dieses *štw*-Gefäß seines Oberschenkels' Eb 856d; *nꜣ pw n mt.w n nḥb.t-f* 'das sind diese Gefäße seines Nackens' Eb 856e; im ersten Fall dürfte es sich um das Eindringen von *pw* in ein Appositionsverhältnis handeln[1], zum zweiten Fall siehe unter 4.

10) in Verbindung mit der Negation ⲛ bzw. ⲛⲛ Siehe §§ 346; 348,1 und 351e.

§ 405 2. Exkurs: Die Konstruktion Nomen *pw* Pseudopartizip

Nach Gardiner (GG § 325) und Lefebvre (LG § 615) gibt es die Pseudoverbal-Konstruktion mit eingeschaltetem *pw*, z.B. *tꜣw pw ḫns ḥr ḥꜣ.tj-f* 'das bedeutet, daß sich Hitze auf seinem Herzen ausgebreitet hat' Eb 855s; *mnsꜣ pw ḫpr r bꜣḥ-f* 'das bedeutet, daß ein Samenerguß an seinem Glied entstanden ist' Sm 31 (10,16); *wbnw pw nḏs* 'das bedeutet, daß die Wunde klein ist' Sm 18 (Glosse A). Man kann jedoch die einzelnen Fälle grammatisch auch anders erklären: *ḫns* und *ḫpr* als Partizipien, *nḏs* als attributives Adjektiv (siehe § 404,2); somit ergibt sich als Übersetzung: 'das ist Hitze, die sich auf seinem Herzen ausgebreitet hat' bzw. 'das ist eine kleine Wunde'. Siehe dazu auch die Untersuchungen Ursula Heckels (EV S. 30 zu den Belegen 10–14). – Eindeutig dagegen bleiben Fälle mit *ḥr* + Infinitiv: *ḥꜣj.t pw ḥr mḫr wnm-s* 'das bedeutet, daß das Leiden dabei ist, sein Fressen einzustellen'. Eb 188c.

b) Adjektivsatz (Adjektiv als Prädikat)[2].

§ 406 1) Adjektiv

aa) pronominales Subjekt

ꜣḫ sn n-f mj ... 'nützlich sind sie ihm wie ...' Bln 189 (Zaub)[3]. Die Form *nfr sj* als „Pseudopartizipersatz" siehe § 171.

[1] Siehe dazu § 94; siehe auch *šnʿ pw hj.t* S. 92 Anm. 4.

[2] Siehe dazu besonders U. Heckel, EV S. 36 (*nfr sw*); Brunner, Das *nfr.sw* im Ägyptischen, Archiv für Orientforschung 16, 1952–53, 75; Edel (EAG § 466); GG § 137; LG § 625 und 628.

[3] Oder *sḏm-f* im Wunschsatz: 'mögen sie ihm nützlich sein'; die Schreibung mit den Pluralstrichen könnte auf das prosp. *sḏm-f* deuten (§ 193,3).

bb) nominales Subjekt

1) Substantiv

ḏd pw: nḏs wbnw-f 'das bedeutet, daß man sagt: klein ist seine Wunde' Sm 1 (1,10) ––––– *ḏwj stj-sn* 'schlecht ist ihr Geruch' Eb 617 = H 174[1] *wr r3-ib-f pw* 'das bedeutet, daß sein Magen groß ist' Eb 855r[2]

2) Infinitiv

irr-f ḳsn m33 ḫpr m-ʿ-f 'wenn er es tut, dann ist es schwierig zu beobachten, daß es durch ihn geschieht' Sm 30 (10,10)[3]

––––– mit einleitendem *iw*: *iw ḳsn irj.t-f* 'es ist schwierig, es auszuführen' Sm 19 (7,16) (= Heckel EV S. 42 Nr. 11)

3) substantiviertes *sḏm-f*

Bewertung der Tatsache, daß die Verbalhandlung erfolgt, oder Hervorhebung der Art und Weise, unter der sie stattfindet, d. h. es handelt sich um ein „emphatisches *sḏm-f*" im Sinne Polotskys. – Siehe dazu auch Edel (EAG § 494) und U. Heckel (a. a. O. S. 44).

šr h33 'gering ist es, wie (es) tropft' Sm 20 (7,24); ähnl. Sm 19 (7,16) (*šr 'pḫr n-f nḥb.t-f*) (= Heckel EV S. 42 Nr. 11); Eb 855k (*nḏs wnm-f*); vgl. auch Eb 855o (*ʿš3 dḥr ib-f*)

––––– mit einleitendem *iw*: *iw ḳsn sḏm-f md.t ḫr-s* 'es ist schwierig, daß er Gesprochenes hört infolgedessen' Sm 21 (8,7); ähnl. Sm 13 (6,5–6) (*iw ḳsn wn-f r3-f ḫr-s*) (= Heckel EV S. 42 Nr. 10); Sm 47 (16,19) (*iw ḳsn f3j-f ʿ-f ḫr-s*). – In allen drei Fällen endet der Satz mit dem begründenden *ḫr-s* 'infolgedessen'. Ob das einleitende *iw* etwa dazu dient, den Ton auf diese adverbiale Bestimmung zu lenken? Zum Gebrauch „von *iw*, gekoppelt mit einem Adverb" vgl. U. Heckel (a. a. O. S. 80–81)[4]; dort wurde die Konstruktion als „Tempus secundum" erklärt; hier (a. a. O. S. 42–44 Nr. 10) wird die adverbiale Bestimmung gar nicht übersetzt und *iw* als dazu dienend erklärt, den Satz „den unmittelbar vorangehenden Symptomen gleichzuschalten". Von Bedeutung ist vielleicht ferner, daß nicht das imperfektische *sḏm-f* gebraucht wird wie in dem Fall ohne *iw* (*šr h33*), sondern das prospektive *sḏm-f* (*f3j-f*).

[1] Wegen der parallelen *sḏm-f*-Formen wahrscheinlich als *sḏm-f* des Eigenschaftsverbums anzusehen (Beschreibung eines Krankheitssymptoms § 212,2a).

[2] Siehe dazu § 404,5 und Gardiner (GG § 141 Obs.), der zu *ḳsn pw* + Dativ 'es steht schlimm um ...' schreibt: "The word with adjectival meaning in this construction is doubtless a true adjective with omitted subject". – Siehe aber auch oben S. 106 Anm. 1 (*sḏm-f* des Eigenschaftsverbums statt des Adjektivs).

[3] Abweichende Auffassung bei U. Heckel, siehe S. 160 Anm. 2.

[4] Zu „emphatischem" *iw* siehe auch ZÄS 84, 1959, 149 Anm. 1 und ebenda S. 155 Nr. 4.

cc) ohne Subjekt (nur mit einleitendem *iw*)[1]

iw ꜣḫ n dr wḫdw 'es ist nützlich zum Beseitigen der Schmerzstoffe' Eb 707; vgl. auch Eb 295 (*iw ḳsn r-f*)

§ 407 2) Partizip

Das aktive Partizip als vorausgestelltes Prädikat ist nicht belegt[2]. Die Fälle mit dem passiven Partizip sind als pass. *sḏm* aufgenommen (z. B. *pšn ḏnn.t-f* 'gespalten ist sein Schädel' § 254, oder *kꜣp sj* 'beräuchert sei sie' § 188). Die Relativform (= passives Partizip + Subjektssuffix) ist vielleicht Eb 1 (1,10) in *sꜥnḫ-f sw* bzw. *sꜥnḫ-f wj* vorhanden: 'er ist einer, den er (der Gott) am Leben erhält' bzw. 'ich bin einer, den er am Leben erhält', siehe dazu S. 231 Anm. 2. – Historisch betrachtet, gehört hierher auch die Negation ⲙ (siehe § 342), die ursprünglich wohl als prädikatives Partizip 'abgewehrt ist . . .' zu erklären ist, woraus sich auch der Gebrauch der abhängigen Pronomina herleiten läßt. – Andere Fälle (z. B. *iw wnḫ* 'es ist verschoben' Sm 31 (10,19) oder *iw ibḥ* 'es ist überschwemmt' Eb 854o), die den § 406cc gegebenen Beispielen entsprächen, sind als *iw* + Pseudopartizip aufgenommen, siehe § 176

§ 408 3) Nisbe

Der einzige belegte Fall mit prädikativ gebrauchter Nisbe (*nj wj Rꜥ* 'zugehörig bin ich zu Re') ist § 156,3 mit Anm. 1 aufgenommen.

c) Adverbialsatz (adverbiale Bestimmung als Prädikat)[3]

1) ohne einleitendes Hilfsverb[4]

§ 409 aa) Umstandssatz (normaler Gebrauch)

1) Beschreibung von Krankheitssymptomen

ir bsj-f mj sḫr n s.t-ꜥ bn.wt ḥr šptj.t st.t m rꜣ-ꜥ.t-f 'wenn es hervorquillt nach Art einer (schädlichen) Einwirkung, indem Geschwüre auf seiner Blase (und) Schleimstoffe in seinen Gelenken sind' Bt 13a; ähnl. Eb 855i; Bln 198 (zweimal) und oft sonst.

Teilweise wie ein virtueller Relativsatz: *pꜣ n-s hꜣj.t iḫ.t mj mw pḥwj-irj mj snf kfn* 'es sind ihr Dinge wie Wasser abgegangen, deren Ende wie gebackenes Blut war' Eb 831a; ähnl. Eb 295

[1] Möglicherweise handelt es sich um *iw* + Pseudopartizip, siehe § 176.

[2] Partizip mit pronominalem Subjekt liegt wahrscheinlich in den mit *sw* gebildeten Tiernamen vor, siehe dazu § 463d mit Anm. 2.

[3] Siehe Sethe, Nominalsatz § 3–21; GG § 116; LG § 637. – Hierzu gehören formal auch die Sätze mit dem *m* der Identität (§ 403) sowie die Pseudoverbalkonstruktionen mit dem Infinitiv (§ 399).

[4] Es treten nur Fälle mit nominalem Subjekt auf; bei pronominalem Subjekt wird *iw-f* + adverbiale Bestimmung verwendet; die ältere Konstruktion *sk* + abhängiges Pronomen ist nicht belegt.

2) Angaben der Drogenbereitung
sḥjḥ.t sḫm.tj m šd iḫ.t nb.t n-š-imj ḥr-s '...-Vogel/Insekt, zerstampft in einem Mörser, indem alles, was zu ihm gehört, dabei ist' Eb 606; ähnl. Eb 516; H 1; Bln 52 (zweimal); Sm 21,14 (zweimal). – Siehe auch im Med. W.B. bei *wʿr.t* und *thbw*.

3) Untersuchung und Behandlung
stj.ḫr-j ḏr.t-j r ẖnw ḥm.w-f hnw n mw r-gs-j 'dann strecke ich meine Hand aus in das Innere seines *ḥm.w*-Körperteils, indem ein Gefäß mit Wasser neben mir ist' KV 24–25; ähnl. Sm 35 (12,5) = 36 (12,11); Kah 29 (3,19) *wnm.tw in s.t rd.wj-sj m njnj* 'werde gegessen von der Frau, indem ihre Beine in der *njnj*-Haltung sind' Eb 837; ähnl. Sm 18,15

§ 410 bb) unabhängiger Aussagesatz (selten)

pḫr.t nb.t mj sn.nw.t-s 'jedes (andere) Heilmittel ist wie sein Zweites (d. h. ist zweitrangig)' Eb 49 = H 18 *mt 2 ḫr-s* 'es sind zwei Gefäße darunter' Sm 34 (Glosse A)[1] *ḫ3j.t [mj ip.]tw iḫ.t mn.t m ip.t* 'Messen ist [wie wenn] man irgendwelche Dinge mit dem *ip.t*-Maß [zählt]' Sm 1 (1,4); ähnlich auch der folgende Satz Sm 1 (1,4–5). *s3w ḥr ḏr.t-j* 'Schutz ist in meiner Hand' Bln 190 (21,9) (Zaub)
–––– mit optativischer Färbung[2]: *mj.t.t n inr nb* 'dasselbe (werde gemacht) mit jedem (weiteren) Stein' Eb 325 *nn r nn* 'dieses (sei?) gegen jenes' L 43b (Zaub) *i3w n-ṯn* 'Preis sei euch!' L 24 (Zaub). – Vgl. auch den Hinweis auf *wʿr.t* und *thbw* § 409,2.

§ 411 cc) Besonderheiten

1) Einleitung durch *in* (?)[3]
in ḫ3j.t iḫ.t m ip.t [mj i]p mn.t im 'das Messen von Dingen mit dem *ip.t*-Maß ist [wie] das Zählen eines Leidens damit' Sm 1 (1,5)

2) nach Konjunktionen
ḫ33-f n ḥ3.tj ḫr-nt.t mt.w-f n ʿ.t-f nb.t '(überall) mißt er wegen des Herzens, denn seine (des Herzens) Gefäße (führen) zu allen seinen Körperteilen' Eb 854a *ḫ33-f n ḥ3.tj n.t-pw mt.w-f m-ḫ3 m s.t-ib* '(überall) mißt er wegen des Herzens, denn seine Gefäße sind hinten an der Stätte des *ib*-Herzens' Sm 1 (1,7)

3) nach dem Relativwort *ntj*
mj nt.t ḥbs.w im-s 'wie etwas, an dem sich ein Überzug befindet' Eb 857a; ähnl. Eb 41 und 62

[1] Vgl. dagegen die aus den Glossen entstandenen Herz- und Gefäßbücher Eb 854–856 mit einleitendem *iw* vor diesen Aussagen (z. B. Eb 854b: *iw mt.w 4 m msd.tj-fj*).

[2] Vgl. auch *srwḫ-f (pw) ḥmsj.t* (§ 401aa und 402bb).

[3] Vgl. Äg. W.B. I 89,12 und EG § 489b unter A. – Da der Textzusammenhang zerstört ist, könnte es sich auch um *in* + Nomen + Partizip (bzw. *sḏm-f*) handeln.

2) durch *iw* oder *wnn* eingeleitet

§ 412 aa) *iw*

1) mit nominalem Subjekt

a) unabhängiger Aussagesatz (normaler Gebrauch)

α) Beschreibung von Krankheitssymptomen[1]

iw ḥr-f mj iḫ.t rmj-f 'sein Gesicht ist wie wenn es weint' Sm 7 (3,11–12); in der Glosse I ohne einleitendes *iw*. *iw stj ḫnmw-f mj ꜥmꜥmw* 'der Geruch seiner Ausdünstung ist wie der des *ꜥmꜥmw*-Tieres' KV 8; ähnl. Eb 190a; 207d; 833a; 857a; 861a; 869c

β) Verschiedenes[2]

iw bꜥꜥ-f n mn.t 'seine (des Kindes) *bꜥꜥ*-Krankheit gehört (dann) der Schwalbe' Ram III B 33 *iw mt.w im-f n ꜥ.t [nb.t]* 'es sind Gefäße in ihm zu [jeder] Körperstelle' Sm 1 (1,6) *iw stj-s mj nꜥg.w nw wꜥḥ* 'ihr Geruch ist wie der von zerkleinerter *wꜥḥ*-Hülsenfrucht' Eb 796

b) Umstandssatz (ungewöhnlich)[3]

swr iw mḫrw r-s 'werde getrunken, indem der Bodensatz dabei ist' Eb 264 *rdj.ḫr-k gꜣš m ḫnw-f iw gs-f m rꜣ n s* 'du sollst ein Rohr in sein (des Topfes) Inneres geben, indem seine (andere) Hälfte im Munde des Mannes ist' Bln 46

2) mit pronominalem Subjekt

a) Umstandssatz (normaler Gebrauch)

ḏd-f r ngj.t in ꜥ.tj iw-s m s.t-s 'er sagt (es) zum Zerbrechen seitens der beiden Glieder, indem es (d. h. jedes einzelne) an seiner Stelle ist' Sm 30 (Glosse A) *irr.t r šdj.t sr.t iw-s m ḥꜥw* 'was man macht, um einen Dorn herauszuholen, wenn er (bzw. der) im Fleisch ist' Eb 726; ähnl. Eb 204a

b) unklar, ob unabhängig oder virtuell abhängig

iw-f mj nsj.t 'sie (die Verstopfung) ist wie die *nsj.t*-Krankheit'

[1] Vgl. den Wechsel zwischen *iw* und fehlendem *iw* in dieser Konstruktion Sm 7 (3,11–12 und Glosse I), siehe auch § 409,1. – In allen Fällen ist ein *mj*-Vergleich vorhanden; ob *iw* hier eine „Emphase" bewirkt? Vgl. Anm. 2 und 3 sowie S. 285 Anm. 4.

[2] Im Falle Ram III B 33 liegt deutlich eine Betonung der adverbialen Bestimmung vor; Sm 1 und Eb 796 könnte „imperfektisches" *iw* vorliegen: allgemein gültige Aussage, vgl. § 232,1.

[3] Eb 264 betont die adverbiale Bestimmung, daher hier wohl das ungewöhnliche *iw* (vgl. Anm. 1 und S. 285 Anm. 4); bei Bln 46 könnte "a strong contrast" vorliegen (GG § 117), falls man nicht *iw* einfach als neuägyptische Zusatzerscheinung abtun will (zu solchen neuägyptischen „Erweiterungen" durch *iw* vgl. U. Heckel, EV S. 46 II und S. 47 IV).

Eb 201 a[1] *iw-j m mk.t ꜣḫ.t* 'ich bin im Schutz der Verklärten' Sm 9 (5,3) (Zaub)[2]

3) mit unpersönlichem *iw*

iw mj wrm.w nw rj.t 'es ist wie Schlieren von Eiter' Sm 6 (3,1); ähnl. Sm 39 (13,11); Eb 877 d

§ 413 bb) *wnn*[3]

1) allgemeine Feststellung

wnn tpꜣ.w n dḥr 'es sind die *tpꜣ.w*-Teile von Leder' Sm 7 (Glosse A); ähnl. Sm 42 (Glosse A); Eb 870 c *wnn-s mj iwrj.t kftiw* 'sie (die *gngn.t*-Pflanze) ist wie Bohnen von Kreta' Eb 28

2) Krankheitssymptom

wnn st.t-f m ḫ.t-f n gmj.n-s wꜣ.t nt prj.t 'es ist sein Schleimstoff in seinem Bauch und kann keinen Weg zum Herausgehen finden' Eb 102 = 296[4]; ähnl. Eb 873 a *wnn-s m wḏꜥ.w in ḏr.t-k* 'sie (die Geschwulst) ist geteilt durch deine Hand' Eb 867 a

3) in *pw*-Sätzen

wnn stj wp.t-f pw mj wsš.t nt ꜥw.t 'das bedeutet, daß der Geruch seines Scheitels wie die Ausscheidung von Kleinvieh ist' Sm 7 (Glosse G)[5]; ähnl. Eb 855 g und 855 n

§ 414 3) Negation des Adverbialsatzes

Zur Negation durch *nn* siehe §§ 354 und 355; siehe auch das unsichere Beispiel mit *n* in § 350.

[1] Ob: 'du sollst (sie) zerbrechen, indem sie wie die *nsj.t*-Krankheit (zu behandeln) ist'?

[2] Ob: 'nicht soll Schaden nehmen . . ., denn ich bin . . .'?

[3] Vgl. dazu GG § 118,2 und LG § 648, doch beide dort angegebenen Möglichkeiten (weder Futurum noch Abhängigkeit) liegen bei den Fällen der Medizin vor.

[4] Hier könnte man unter Umständen eine futurische Aussage (Anm. 3) herauslesen, wenn man *wnn* parallel zu den folgenden *sḏm.ḥr*-Formen konstruiert (die aber wohl die Folge des versperrten Ausganges beschreiben).

[5] Im Text der Untersuchung (3,11) steht der Satz ohne einleitendes *iw*, dh. in *pw*-Sätzen steht *wnn* für *iw* (z. B. Eb 855 w und x; Sm 22 Glosse C), aber auch bei fehlendem *iw* (siehe noch Sm 7 Glosse E).

B) Verschiedenes

I) Konditionalsatz[1]

a) Die Form des Bedingungssatzes (Protasis)

1) vor dem Hauptsatz

aa) durch *ỉr* eingeleitet

§ 415 1) vor Formen der Suffixkonjugation

a) prosp. *sḏm-f*: siehe § 208a

b) *sḏm.n-f*: siehe § 242,1

c) pass. *sḏm*: siehe § 259a

d) imperf. *sḏm-f* (?)[2]: siehe § 229,8

§ 416 2) vor Sätzen mit Konjunktionen[3]

ỉr ỉsk st ḳb 'wenn sie dann abgekühlt sind' Sm 21,19; ähnl. Sm 22,1 *ỉr m-ḫt ptḫ-f ỉṯn r tꜣ* 'wenn er danach schnaubend (?) zu Boden stürzt' KV 20; weitere Fälle siehe im Med. W.B. S. 65 B I *ỉr r-sꜣ ḥwꜣ-s* 'wenn sie danach verfault ist' Sm 20,18; weitere Fälle siehe im Med. W.B. S. 66 B II *ỉr ḏr gmm-k* 'wenn es schließlich ist, daß du findest' (= 'sobald du findest') Sm passim; siehe dazu § 225,1 mit Anm. 2

§ 417 3) Grenzfälle zwischen *ỉr* + Substantiv und *ỉr* + *sḏm-f*

Wie eng die beiden Konstruktionen *ỉr* + Substantiv (die sogenannte „Hervorhebung") und *ỉr* + *sḏm-f* (hier als „Konditionalsatz" bezeichnet) zusammenhängen, zeigen Fälle, in denen es unsicher bleibt, ob das Verbum oder das Substantiv vorliegen: *ỉr snf-s* 'wenn es blutet' oder 'was sein (des Auges) Blut anbetrifft' Eb 337 (es folgt ein sicherer Verbalsatz: *ỉr gr.t hꜣj mw*

[1] Siehe dazu § 425.

[2] Hiermit sind nicht etwa die Formen der II-gem.-Verben gemeint (*mꜣꜣ* bzw. *wnn*), die GG § 444,4 als „imperfektisch" aufgeführt worden sind, siehe dazu § 200 mit Anm. 2 und S. 147 Anm. 6.

[3] Im Grunde handelt es sich wohl um das satzeinleitende *ỉr* vor Konjunktionen (z. B. *mj* H 170); der konditionale Sinn ergibt sich nicht eigentlich durch das *ỉr* der Hervorhebung (wie oben bei den Formen der Suffix-Konjugation nach *ỉr*), sondern hängt mit dem temporalen Charakter der Konjunktionen zusammen, die den Abschluß der einen Handlung voraussetzen, ehe die nächste folgen kann: 'nachdem du . . .' (temporal) ist gleichzeitig '(erst) wenn du danach . . .' (konditional). — Vgl. aber auch S. 274 Anm. 2.

im-s ꜥšꜣ 'wenn aber viel Blut daraus herausfließt') *ir sp*[-*f*] *tpj* [*n*] *ḏdḥ* 'wenn es das erstemal aufwallt' oder 'was sein erstes Mal des Aufwallens anbetrifft' Bln 184; ergänzt nach Bln 185 (es folgt ein sicherer Verbalsatz: *ir wḥm.w-f r ḏdḥ* 'wenn es abermals aufwallt'); siehe dazu auch im Med. W.B. S. 739 bei *sp* 'Mal' C I a 1 bb mit der Anm. 1.

§ 418 4) Besonderheiten

a) zwei *ir*-Sätze vor einem Hauptsatz[1]

ir ḫꜣj-k s . . . ir gmj-k st . . . ḏd.ḫr-k 'wenn du einen Mann untersuchst, . . . wenn du es findest . . ., dann sollst du sagen' Eb 192a = 195a; ähnl. Eb 197a; 205a; 207a; 858a; 866a; Sm 45 (15,9–11); Bln 161; Bt 6 (5,1–2)[2].

Unsicher bleibt Sm 20 (8,1), wo sogar drei *ir*-Sätze vor einer *ḏd.in-k*-Form stehen würden (*ir ḫꜣj-k . . . ir dj-k . . . ir nḏ-k . . . ḏd.in-k*), falls man nicht in den auf *ir dj-k* und *ir nḏ-k* folgenden Verbformen jeweils die Hauptsätze sehen will: 'wenn du deine Finger auf die Öffnung jener Wunde legst, dann schaudert es ihn sehr[3]; wenn du ihn nach seinem Leiden fragst, dann antwortet er nicht'. Zum Gebrauch der Formen prosp. *sḏm-f* (*inrj*) bzw. *n sḏm.n-f* (*n mdw.n-f*) als Einleitung des Hauptsatzes siehe unten § 421c bzw. § 424b.

Ähnlich verhält es sich mit Sm 22 (8,12): *ir njs.n-k n-f iw-f dgmj n mdw.n-f* 'wenn du ihn angerufen hast, dann ist er benommen (und) kann nicht reden' (so Band IV, 1 S. 186 aufgefaßt)[4]; dagegen übersetzt Breasted: "If thou callest to him (and) he is speechless (and) cannot speak"[5]. Daß ein in sich geschlossenes Konditionalgefüge (mit *ir*-Vordersatz und eigenem Hauptsatz) zwischen dem einleitenden *ir ḫꜣj-k* (bzw. *ir mꜣꜣ-k*) und dem dazugehörenden *ḏd.ḫr-k* bzw. *ḏd.in-k* 'dann sollst bzw. mußt du sagen' stehen kann, zeigt das folgende Beispiel: *ir swr-f mw stp.ḫr-f* 'wenn er Wasser trinkt, dann würgt er' Sm 28 (9,19–20); vgl. auch solche Fälle, in denen

[1] Zum Teil mag es sich um Verkürzungen im Diagnosenschema handeln (zur Auslassung von *sḏm.ḫr-f* im Diagnosenstil siehe § 456d).

[2] Die Parallelstelle Bt 6 (5,3) ohne das zweite *ir*.

[3] So auch Sm 29 (10,4–5).

[4] Natürlich in dem Sinne: 'dann stellst du fest, daß er . . .'; es ist klar, daß die Benommenheit keine Folge des Anrufens ist (EV S. 23 Anm. 3); ebenso ist Bln 193 der Hauptsatz *msj-s* 'dann wird sie gebären' nicht die Folge des Erbrechens: *ir ḳꜣs-s msj-s* 'wenn sie erbricht, so wird sie gebären'.

[5] Siehe auch U. Heckel (ZÄS 82, 1957, 43 Anm. 3). — Die ganz ähnlich gebaute Stelle Bln 154 (*ir ḥmsj-f . . .*) ist jedoch Band IV, 1 S. 105 im Sinne Breasteds übersetzt, während Wreszinski mit *iw-f* den Hauptsatz beginnen läßt; siehe § 422b.

das einleitende *ir ḫ3j-k* durch eine *sḏm.ḫr*-Form anscheinend aufgelöst und durch ein erneutes *ir sḏm-f* fortgesetzt wird[1]: *ir ḫ3j-k . . . ḏʿr.ḫr-k . . . ir gmj-k . . . ḏd.in-k* 'wenn du untersuchst . . ., dann sollst du abtasten . . .; wenn du findest . . ., dann mußt du sagen' Sm 27 (9,14); ähnl. Eb 864a. – Zwei *ir*-Sätze parallel vor zwei negierten Hauptsätzen siehe L 14 (§ 424c).

b) zwei *sḏm-f*-Formen nach einem einleitenden *ir*: siehe § 453,2

c) Negation durch *tm*: siehe § 363,2

d) Partikeln nach *ir*
Siehe §§ 392cc (*r-f*); 393cc (*ḥm*); 394aa (*swt*) und 395aa (*gr.t*); zu *ir isk* siehe § 416 mit Anm. 3.

§ 419 bb) ohne Einleitung

1) imperf. *sḏm-f*: siehe § 230,2

2) prosp. *sḏm-f*: siehe § 209a

3) pass. *sḏm*
Zu Sm 22,7 siehe unten § 423; zu L 24 (*tmm*) siehe S. 180 Anm. 2

4) *iw sḏm-f* (?): siehe § 235,7b

§ 420 2) Bedingungssatz nach dem Hauptsatz (virtuell)[2]

aa) prosp. *sḏm-f*: siehe § 209b

bb) pass. *sḏm*: siehe § 254e

cc) Pseudopartizip: siehe § 166,2 und 167b

b) Die Form des Hauptsatzes (Apodosis)

§ 421 1) Verbalsätze mit Formen der Suffixkonjugation

a) *sḏm.ḫr-f* bzw. *ḫr-f sḏm-f* (optativisch-futurisch)
Siehe §§ 272,1 und 273,1 bzw. §§ 277,1 und 279,2.

b) *sḏm.in-f* (bzw. *sḏm.ir-f*) (optativisch-futurisch)
Siehe §§ 281aa1 und 282.

c) prosp. *sḏm-f* (optativisch-futurisch)
Siehe §§ 201a und 206a.

d) pass. *sḏm* (optativisch)
ir sp-f tpj n ḏdḥ m-ḫt wbd-f nḫf p3-wr 'wenn es das erstemal aufwallt[3], nachdem es erhitzt ist, werde *p3-wr*-Flüssigkeit hinzugefüllt' Bln 163h

[1] Normalerweise steht die Form *gmm-k* statt *ir gmj-k*, siehe dazu im Med. W.B. bei *gmj* S. 915 A I a 1.

[2] Vgl. auch EAG § 489 den Hinweis: „Zu den seltenen nichtemphatischen Formen des *sḏmf* im nachgestellten Konditionalsatz ohne Einleitung vgl. § 1034; 1118".

[3] Siehe dazu § 417.

(16,6–7) *ỉr tm šmm ḥꜥw-f ẖr-s wrḥ sp.w ꜥšꜣ.w* 'wenn sein Fleisch nicht heiß wird infolgedessen, werde gesalbt viele Male' Ram III B 9 (ob Imperativ? Vgl. § 424e das negierte Gegenstück)

e) imperf. *sḏm-f* (habitativ)
ỉr sk.tw ḥꜥw ỉm prr snfr n ỉnm 'wenn man den Körper damit abreibt, kommt eine Verschönerung der Haut dabei heraus' Sm 22,8

f) *ỉw-f sḏm-f* (habitativ)
ỉr spj ỉḫ.t m tmꜣ.wt-s ỉw-s pẖr-s 'wenn etwas in ihrer (der Geschwulst) Tasche zurückbleibt, so pflegt sie wiederzukehren' Eb 869c. – Vgl. auch Eb 247 (*ỉr* + Substantiv) in § 233c.

§ 422 2) Pseudoverbal-Konstruktion (?)

a) *ỉw-f r sḏm*[1]
ỉr hꜣj m šr.t-s ỉw-s r msj.t 'wenn es aus ihrer Nase herauskommt, wird sie gebären' Kah 30; weitere Fälle siehe im Med. W.B. S. 390 I b 1 aa; mit nominalem Subjekt einmal Carlsb II (*ỉw msj.t-s r ꜥnḫ*)

b) *ỉw-f sḏm*
ỉr ḥmsj-f r wsš ỉw-f pḥwj-fj dns n ꜥḳꜣ.n-f m wsš.t ḥs 'wenn er sich hinsetzt zur Entleerung, dann ist sein After unter Druck, und er kommt nicht zurecht mit Harn und Kot' Bln 154 (so mit Wreszinski)[2]. Zu der ebenso unsicheren Stelle *ỉw-f dgmj* 'er ist benommen' Sm 22 (8,12) siehe § 418a.

§ 423 3) mit *pw* gebildete Aussagen[3]

ỉr ḫꜣj-k sw m-ḫt gmm-k . . . snb-f pw 'wenn du ihn danach untersuchst und du findest . . ., dann bedeutet es, daß er gesund ist' Eb 190c; ähnl. Eb 838 und 839; Ram IV C 18 und 19 *ỉr mn-s . . . bṯ.w pw* 'wenn sie an . . . leidet, so ist es ein Fall, dem man aus dem Wege gehen soll' Kah 5; ähnl. Eb 876d; Bln 199 (zweimal); Bln 196 (*bnd pw*) *ỉr swt wnḫ ṯs ḥrj-ỉb n nḥb.t-f mnsꜣ pw ḫpr r bꜣḥ-f* 'wenn aber der mittlere Wirbel seines Nackens verschoben ist, so erfolgt[4] ein Samenerguß, der an seinem Glied entsteht' Sm 31 (10,16)[5]

[1] Bei diesen Prognosen ist es nicht mit Sicherheit zu sagen, ob hier tatsächlich der Hauptsatz vorliegt, oder ob mit derAuslassung von *ḏd.ḫr-k* 'dann sollst du sagen' zu rechnen ist, wie z. B. Kah 26 und 28 oder Bln 197 nahelegen. Zur Auslassung von *ḏd.ḫr-k* siehe noch § 456d.

[2] Siehe dazu S. 291 Anm. 5. – Zur Konstruktion des Pseudo-Verbalsatzes vgl. § 174.

[3] Auch hier ist in einigen Fällen mit der Auslassung von *ḏd.ḫr-k* zu rechnen, vgl. Anm. 1.

[4] Zur Übersetzung von *pw*-Ausdrücken durch 'es erfolgt' vgl. L 40 ('nachdem es der Frau an den After gegeben ist, erfolgt ein Abwehren . . . und ein Befestigen . . .') oder Bln 163f ('ein Erbrechen erfolgt, nachdem gegessen worden ist').

[5] Zur Möglichkeit, eine Pseudoverbal-Konstruktion mit *pw* in diesem Satz zu sehen, vgl. § 405.

Ähnlich dem letzten Fall ließe sich auch Eb 251 b erklären: *ỉr gr.t wšꜥ.tw . . . dr ḫꜣj.t pw* 'wenn man aber kaut . . ., so erfolgt ein Beseitigen der *ḫꜣj.t*-Krankheit', d. h. die in den Erläuterungen (Band IV, 2 S. 231 Anm. 3) erwähnte Verbesserung von *ỉr* zu *ỉw* ist hier möglicherweise absichtlich nicht erfolgt. – Und ebenso könnte Sm 22,7 (*wrḥ s ỉm dr ḫnt pw m tp*) ein virtuelles Konditionalgefüge darstellen ('wenn der Mann damit gesalbt ist, so erfolgt ein Beseitigen der *ḫnt*-Krankheit am Kopf'), zumal anschließend ein mit *ỉr* eingeleiteter Konditionalfall kommt: *ỉr sk.tw . . . prr snfr n ỉnm* 'wenn man abreibt . . ., so kommt eine Verschönerung der Haut dabei heraus'[1].

In einigen Fällen ist *pw* offensichtlich ausgelassen: Bln 196 (*msj.t ḥtp.t* 'das bedeutet eine glückliche Geburt') oder Ram IV C 24 (*mss.t nfr* 'das ist eine glücklich Gebärende')[2].

Die negierte Aussage *n msj-s pw* siehe im folgenden Paragraphen.

§ 424 4) negierter Hauptsatz[3]

a) *n sḏm-f*[4] und *n sḏm-f pw*

ỉr ḏꜥ-s n msj-s r nḥḥ 'wenn sie Winde läßt, so wird sie niemals gebären' Bln 193 (parallel: *msj-s* als positiver Fall) *ỉr ḏꜥ-s n msj-s pw* 'wenn sie Winde läßt, so bedeutet es, daß sie nicht gebären wird'[5] Bln 194 (parallel: *msj-s* als positiver Fall)

b) *n sḏm.n-f*[6]

Zu den unsicheren Stellen Sm 20 (8,1) (*n mdw.n-f*) und Bln 154 (*n ꜥḳꜣ.n-f*) siehe § 418a bzw. § 422b. Vgl. auch Sm 7 (3,4): *ỉr ḫꜣj-k ỉš-f ḫr r sp.tj-fj n ḫr.n r tꜣ* 'wenn du seinen Speichel untersuchst, der auf seine Lippen getreten ist, so (stellst du fest) kann er nicht zu Boden fallen'.

c) *nn sḏm-f*

ỉr tm-sn rd.w nn msj-s 'wenn sie nicht wachsen, so wird sie nicht gebären' Bln 199 (die positiven Parallelen haben *ỉw-s r msj.t* und *tꜣj* bzw. *s.t pw*); ähnl. Kah 27 (positiv: *ỉw-s r msj.t*) und Carlsb VI (positiv: *ỉw-s r msj.t*); Eb 131 (30,16) (zweimal) *ỉr ỉrj.w-sn mw* [. . .] *ỉr ỉrj.w-sn fnt.w nn wn ỉt m tꜣ r ḏr-f nn ỉrj.tw ḥtp-ntr ỉm-f n*

[1] Zum Konditionalverhältnis zwischen Heilmittelanwendung und Heilmittelwirkung vgl. auch Bln 103 (*ỉr gs.tw*) sowie den nominalen Fall Eb 247 (*ỉr ỉrr.w*).

[2] Vgl. die Auslassung von *pw* § 401 bb Ende.

[3] Es ist unter Umständen wieder mit der Auslassung von *ḏd.ḫr-k* zu rechnen (vgl. S. 293 Anm. 1 und 3).

[4] Zu *n sḏm-f* futurisch im Hauptsatz vgl. Pyr 676 bei EAG § 504.

[5] Ob *pw* zu streichen ist? Man erwartet eigentlich *tm-s msj(.t) pw* (§ 363,1).

[6] Zu dieser Form im Hauptsatz vgl. Urk. I 162,16ff. bei EAG § 489 sowie Pyr 412 bei EAG § 506. – Dagegen ist die Stelle Admon 12,6 bei LG § 727 b (auch GG § 151 Ex. 3) vielleicht anders zu interpretieren, siehe Passiv S. 99 Nr. 215.

ntr.w 'wenn sie Wasser [...] machen, wenn sie Würmer hervorbringen, so wird es kein Getreide im ganzen Lande geben, so wird man darin (im Lande?; oder: daraus, d. h. dem Getreide?) keine Opfergaben für die Götter machen' L 14

d) *nn iw-f r sḏm*[1]

ir tm.t r-s nn iw-s r msj.t 'wenn es nicht bei ihr erfolgt (?), so wird sie nicht gebären' Bln 195 (positiv: *iw-s r msj.t*); ähnl. Carlsb II

e) negierter Imperativ

ir šmm ḥꜥw-f ẖr-s m irj [st] r-f 'wenn sein Fleisch darunter heiß wird, so tue [es] nicht an ihm' Ram III B 9 (positiv: optativisches pass. *sḏm* bzw. Imperativ)

II) Wunsch- und Absichtssätze

§ 425 a) Allgemeines

Die Wunsch- und Aufforderungssätze spielen in den medizinischen Texten neben den Konditionalsätzen die größte Rolle, was sich aus dem Stil der Diagnosen und Rezepte ergibt, die als Belehrung an den Arzt gerichtet sind ('wenn du ..., dann sollst du ...'). Daraus erklärt sich auch, daß die optativischen Formen einen verhältnismäßig breiten Raum unter den Verbformen einnehmen.

b) Gebrauch

§ 426 1) optativische Verbalformen

aa) *sḏm.ḫr-f* bzw. *ḫr-f sḏm-f* und *sḏm.in-f*

Siehe §§ 272, 277 und 281 aa; negiert durch *im-f* (§ 367).

bb) pass. *sḏm*

Siehe §§ 250–252; negiert durch *tm* (§ 365)[2] oder *n* (§ 262 aβ)

cc) prosp. *sḏm-f*[3]

Siehe §§ 206–207; negiert durch *nn* (§ 351 d); durch *n* (§ 343β und γ) und *bn* (§ 359)

dd) Imperativ[4]

Siehe § 286,1–5; negiert durch *m* (§ 371,1 und 2).

[1] Siehe dazu GG § 468,4 Ex. 3.

[2] Zu der möglichen Verneinung durch *bn* siehe § 262 b.

[3] Dazu gehört auch die optativische Dauerform *wnn s ḥr* + Infinitiv Sm 22,4 (§ 399,3 dd).

[4] Dazu gehört auch der „Optativ" *imj sḏm-f* L 2 und L 45 (Zaub).

§ 427 2) Nominalsätze mit optativischem Sinn

aa) positiv

srj-f pw ḥmsj.t 'seine Lagerung sei Sitzen' Sm 20 (8,5) *srwḫ-f ḥmsj.t* 'seine Behandlung sei Sitzen' Sm 8 (4,9) *mj.t.t n inr nb* 'ebenso sei es mit jedem (anderen) Stein' Eb 325; vgl. auch L 43b (*nn r nn*) *iw bcc-f n mn.t* 'der Schwalbe soll (jetzt) seine *bcc*-Krankheit gehören' Ram III B 33[1]

bb) negiert

Siehe die Fälle *nn* + Infinitiv (§ 356,4) sowie H 160 (§ 354c δ)

§ 428 3) abhängige Wunschsätze (= Finalsätze)[2]

aa) durch Partikeln oder Konjunktionen eingeleitet

1) *iḫ*[3]

Ram III B 28 (zitiert § 380)

2) *n-ib-n*

Eb 766f (zitiert § 210,1)

3) *r*

Siehe die zahlreichen Fälle im Med. W.B. S. 505b; zu *r* + pass. *sḏm* (oder Infinitiv?) siehe Eb 123 und 251d (§ 259e).

NB! Im allgemeinen wird in den Grammatiken *r* + Infinitiv (= Absicht) und *r* + *sḏm-f* (= Folge) getrennt: z. B. GG §§ 163,10 und 222,6; aber § 304,3: „purpose or result"; ähnlich Lefebvre LG § 393 und § 743. – Da in anderen Fällen Infinitiv und *sḏm-f* bei gleicher Bedeutung wechseln, z. B. nach einer Reihe von Verben wie *rḫ* 'wissen' oder *wḏ* 'befehlen' (LG § 693ff.), und die Wahl zwischen beiden Formen in der Regel nur davon abhängt, ob das Subjekt wechselt oder nicht (vgl. SV II § 555), sollte man dasselbe auch nach *r* voraussetzen. Die verschiedenen Ausdeutungen (Absicht bzw. Folge) erklären sich damit auch zwangsläufig: Bei *r* + Infinitiv tritt kein neues Subjekt auf, die auf *r* folgende Verbalhandlung wird mit dem Subkjet des Hauptsatzes verbunden und daher als dessen Absicht hingenommen: der Arzt gibt das Mittel *r dr* Krankheit „um die Krankheit zu beseitigen". Mit dem *sḏm-f* nach *r* tritt ein neues Subjekt auf, dem die Verbalhandlung zugeschrieben wird; diese verliert dadurch den Kontakt

[1] Gegenüber dem vorher zitierten Fall Eb 325 liegt hier deutlich eine Betonung der adverbialen Bestimmung vor, die durch das einleitende *iw* erreicht wird.

[2] Zur Überschneidung mit den Folgesätzen siehe Anm. 3 sowie die Bemerkung am Ende von Absatz aa 3.

[3] Bei Gardiner (GG § 228) und Lefebvre (LG § 742) als Folgesätze aufgenommen, siehe dazu die Bemerkung am Ende des Paragraphen; vgl. auch die Parallelerscheinung bei dem Negationsverbum *im* (§ 368).

zum Subjekt des Hauptsatzes und erscheint wie ein eigener losgelöster Satz als die Folge: der Arzt gibt das Heilmittel *r nḏm* Patient „so daß der Patient gesund wird". Absicht und Folge sind somit nur zwei Aspekte desselben Vorganges: mit dem Subjekt des Hauptsatzes verbindet sich die Absicht, mit dem des Nebensatzes die Folge.

bb) virtuelle Finalsätze: siehe § 210,2

cc) negiert
durch *tm*: siehe § 364 (Bln 192); durch *im*: siehe § 368

III) Fragesätze

§ 429

a) Allgemeines

Entsprechend dem fast völligen Fehlen von Rede und Gegenrede (siehe § 483) ist das Auftreten von Fragesätzen bis auf den Fall Kah 2 (und die verderbte Stelle in Carlsb I) nur in den Zaubersprüchen belegt.

§ 430

b) Zum Gebrauch

1) Frage mit Fragewort

aa) *pw-tr* 'wer?', 'was?' (+ Relativform oder Partizip)
pw-tr ssn.t-ṯ 'was ist es, das du riechst?' Kah 2 (1,6); ähnl. H 170 (Zaub); Ram IV C 29 (Zaub)

bb) *m* 'wer?', 'was?' (nur im Zauber)
in-m ir-f inj-f sw 'wer ist es denn, der ihn bringen wird?' Eb 360
ꜥḫm.tw-s ir-f m-m 'womit soll man es denn löschen?' Mutt u Kind B 1,7; vgl. auch Ram IV D V 1 ([*iw-*]*k tr mj m*)[1]

2) durch *in-iw* eingeleitet

in-iw tr sḫꜣ.n-k 'erinnerst du dich denn?' Eb 3 (2,3); ähnl. wohl auch Carlsb I (*in-iw tm*[. . .])

3) ohne Fragewort (Tonfrage)[2]

ḥwj.tw-j ir-f wḏꜣ.kw 'soll ich denn geschlagen werden, indem ich doch unversehrt bin' Sm 18,19 (Zaub) *mw im* 'ist Wasser da?' Eb 499

4) Verstärkung der Frage durch Partikeln

Bis auf die zuletzt zitierte Stelle Eb 499 und den unsicheren und zerstörten Fall Carlsb I enthalten sämtliche Fragesätze die Partikeln *tr* bzw. *ir-f*.

[1] In der Frage erwartet man eigentlich die „emphatische Form" *wnn-k* statt *iw-k* (vgl. ZÄS 84, 1959, 151).

[2] Siehe dazu Grapow, Anreden IV S. 43.

C) Abhängige Sätze

I) Umstandssatz/Temporalsatz[1]

§ 431 a) durch Präpositionen (als Konjunktionen)[2] eingeleitet

1) gleichzeitig (Gegenwart)
ḫft 'während, indem' Sm 31 (10,19) *m* 'indem' Bt 13a (§ 212,1)

2) gleichzeitig (Vergangenheit)
m 'als' und z. T. auch *m-ḫt* 'als'[3]: siehe § 218,3 mit Anm. 6

3) relative Vergangenheit
m-ḫt (bzw. satzeinleitend *ỉr-m-ḫt*) 'nachdem': siehe im Med. W.B. bei *ḫt* I b bzw. *ỉr* B I a *r-s3* (bzw. satzeinleitend *ỉr-r-s3*) 'nachdem': siehe im Med. W.B. bei *s3* C II b 1 *ỉr-ḥr-s3* 'nachdem' (satzeinleitend) Bln 185 *ḏr* 'seit' KV 63 (§ 218,3b) *ḏr* 'sobald' Sm 39 (13,9); Sm 6 (2,21) = 8 (4,11)

4) futurisch
r 'bis': siehe im Med. W.B. S. 505 (III b)

§ 432 b) Aussagesatz mit der Funktion eines Umstandssatzes (virtuell)
Zur Diskussion der Frage, „wie weit wir berechtigt sind, nach bloßen logischen Gesichtspunkten grammatische Erscheinungen zu klassifizieren, die keinerlei formale Unterscheidungsmerkmale aufweisen", siehe die Darlegungen bei Hintze (Neuäg. Erzählungen S. 39ff.); dort ist mit Recht auf die Gefahr hingewiesen, daß „wir durch Einfügen von Partikeln, Konjunktionen aller Art, die im ägyptischen Text nicht stehen, den Sinn und besonders die Diktion des Textes färben oder gar verfälschen"[4]. Es kann daher hier auf die Darstellung des Gebrauchs von

[1] Siehe dazu GG § 210ff.; LG § 714ff.

[2] Daneben ist (bei fehlendem Subjekt) auch der Infinitiv sehr häufig, z. B. *ḫft w3ḥ pḫr-t* 'während man das Heilmittel auflegt' Eb 1 (1,10—11); *tp-ᶜ sḏr* 'vor dem Schlafengehen' Eb 38.

[3] Zum Beispiel: *m-ḫt ḫsj.w-f* Bln 163a; zum prosp. *sḏm-f* als synchrones Tempus siehe § 212; zu *m* = *m-ḫt* siehe im Med. W.B. S. 324 Anm. 2.

[4] Die hier für die Umstands- und Temporalsätze herangezogenen Argumente gelten natürlich ebenso für die anderen „virtuellen" Nebensätze (Relativsatz § 434; Kausalsatz § 437b; Konsekutivsatz § 438,3; Konzessivsatz § 439,2; Adversativsatz § 441,2; Finalsatz § 210,2). Daß diese Kriterien gerade bei den temporalen Umstandssätzen angewendet werden, erklärt sich aus dem verhältnismäßig häufigen Auftreten solcher Fälle, während es bei den seltener belegten Satzarten angebracht erschien, sie durch Beispiele zu belegen.

Aussage-(Haupt-)Sätzen in virtueller Abhängigkeit verzichtet werden, zumal bei den entsprechenden Fällen jeweils auf diese Möglichkeit hingewiesen worden ist (siehe im Register beim Stichwort Umstandssatz und Zustandssatz bzw. Temporalsatz).

II) Relativsatz[1]

§ 433 a) „echte" Relativsätze

1) Relativadjektiv *ntj*[2] bzw. *iwtj*[3]

aa) *ntj* + adverbiale Bestimmung (d. h. adverbiales Prädikat zu *ntj*)

1) *ntj* als Subjekt des Relativsatzes mit dem Beziehungswort identisch
nw ntj m r3-ib-f 'dieses, was in seinem Magen ist' Eb 207d; ähnl. Eb 3 (*nw n ntr.w ntj im*)

2) Adverbialsatz als Prädikat des Relativsatzes (Subjekt des Adverbialsatzes nicht mit dem Beziehungswort identisch, Aufnahme durch ein Suffix)
wnm in s ntj ḥrr.t m ẖ.t-f 'werde gegessen von dem Manne, in dessen Bauch sich Gewürm befindet' Eb 62; ähnl. Eb 41
ntr.w ntj is dḥr.t ḥr ib-sn 'die Götter, in deren Herzen sich ja Bitternis befindet' H 215 (Zaub)

3) Zu *bw ntj mnᶜ.t 3tj.t* 'der Ort, an dem die Ammen und Wärterinnen sind' Ram III B 27 siehe § 469.

bb) *ntj* + Pseudoverbal-Konstruktion

1) Pseudopartizip
ᶜnᶜr.t nb.t nt snf nt.t ṯs.tj m ẖnw msd.tj-fj 'das ganze Blutgerinnsel, das im Innern seiner beiden Nasenlöcher versteift ist' Sm 12 (5,19)

2) *ḥr/r* + Infinitiv
ḳjs nb ntj r prj.t m r3-s 'jedes Erbrechen, das aus ihrem Munde kommen wird' Kah 27 *rdj m wp.t nt s.t nt.t ḥr msj.t* 'werde an den Scheitel der Frau gegeben, die beim Gebären ist' Ram IV C 30; ähnl. Eb 154

cc) *ntj* + Verbalsatz

1) positiv

a) Subjekt des Relativsatzes mit dem Beziehungswort identisch
mt mt.t ẖftj ẖftj.t ntj ḏ3j.w-sn st m ir.tj iptn s '... ein Ṭoter,

[1] Siehe dazu GG § 195ff.; LG § 746ff.

[2] Von den sehr zahlreichen Belegen hier nur einige Beispiele; im einzelnen siehe im Med. W.B.

[3] Der Gebrauch von *iwtj* ist äußerst selten, siehe § 373.

eine Tote, ein Feind, eine Feindin, die sich stürzen werden auf diese Augen des Mannes' L 22

b) Subjekt des Relativsatzes nicht mit dem Beziehungswort identisch

irr.t n s ntj ḏ3j sw nsj.t 'was man macht für einen Mann, den die *nsj.t*-Krankheit befallen hat' Bln 112

2) negiert

dj r tp n s ntj n skm-f 'werde an den Kopf des Mannes gegeben, der nicht ergrauen soll' Eb 455 *wnm in s ntj n fgn.n-f* 'werde gegessen von dem Manne, der nicht abführen kann' Eb 37

dd) *ntj* substantiviert[1]

k.t nt rdj.t h3j nt.t nb.t m ẖ.t nt s.t 'ein anderes (Heilmittel) zum Abgehenlassen alles dessen, was im Bauch der Frau ist' Eb 798 *sdm ir.tj im n ntj ir.tj-fj ḥr bjdj* 'werde geschminkt damit die Augen dessen, dessen Augen an der *bjdj*-Krankheit leiden' Eb 368; ähnl. Eb 42 *sj3 nt.t r iwr r nt.t nn iwr*[-*s*] 'Erkennen einer, die schwanger sein wird, gegenüber einer, die nicht schwanger sein wird' Kah 26 *ḥnʿ ntj ḥr ʿn.t-f m ḥrj-ib n ḏr.t-f* '. . . und einer, dessen Daumen in das Innere seiner Hand gefallen ist' Sm 8 (4,8) *mj ntj ḥr ṯrm* 'wie einer, der (ständig) zwinkert' Sm 7 (4,3) *mj nt.t ḥbs.w im-s* 'wie etwas, worauf ein Überzug ist' Eb 857a

ee) *ntj* als Possessivausdruck (?): siehe § 469

ff) *ntj* + Partizip als Relativ zu *in* + Nomen + Partizip[2]

iw mt.w 4 m ẖnw gmḥ.tj-fj ntj m-ḫt dd snf ir.tj 'es sind vier Gefäße im Innern seiner Schläfen, die es letztlich sind, die veranlassen, daß die Augen bluten' Eb 854c; ähnl. Eb 854d und l; ———— vgl. auch Bt Rs 2,6 (*ntj nt-sn* + Partizip)

2) durch adjektivische Verbalformen

a) Partizip bzw. *sḏm.tj-fj*: siehe §§ 296; 308; 311,1

b) Relativform: siehe §§ 313,2; 314,2; 316,2

3) durch Nisben[3]: siehe § 156,1

§ 434 b) virtueller Relativsatz

1) Nominalsatz

aa) „nominaler Nominalsatz"

in mt šsp.w rn-f irr st 'ein Gefäß, „Empfänger" ist sein Name, ist es, das es macht' Eb 855c

[1] Es sind dieselben Satzarten belegt, die oben einzeln aufgeführt sind.

[2] Zur genetischen Verwandtschaft von *ntj* und *in* siehe § 469.

[3] Im Grunde ist natürlich auch *ntj* eine Nisbe.

bb) Adverbialsatz
Siehe Eb 831a und Eb 295 (§ 409,1). – Siehe auch L 47 (§ 354cβ)

cc) mit prädikativer Negation *nn*
Siehe H 160 (§ 356,3b).

2) Pseudoverbal-Konstruktion

aa) Subjekt identisch mit dem Beziehungswort
ir ḫꜣj-k s.t ḥr mn rꜣ-ib-s 'wenn du eine Frau untersuchst, die an ihrem Magen leidet' Sm 20,13; ähnl. Eb 189a *swḥ.t nt njw nḏ.tj irj.tj m tmtw* 'ein Straußenei, das zerrieben (und) zu einem Streupuder gemacht ist' Sm 9 (4,21)

bb) Subjekt nicht identisch mit dem Beziehungswort
šsꜣ.w s.t kns-s šf[.w] 'Heilkunde für eine Frau, deren Schamgegend geschwollen ist' Kah 15 (2,20); vgl. auch H 85 (ohne Pronomen relativum) (§ 167c); siehe ferner Bln 46 (mit *iw* eingeleitet) (§ 168c)

3) Verbalsätze

aa) *sḏm-f*
iw wn wꜥ im wnn iḫ.t im-s mj mnḏr n pnw 'ist eine darunter, in der etwas wie Mäusegalle ist' Eb 875c[1]. – Unsicher bleiben die beiden folgenden Beispiele[2]: *hrw msj.tw-f* 'der Tag, (an dem) es geboren wird' Ram IV C 17; ähnl. Eb 838 (*mss.tw-f*).

bb) *sḏm.n-f*: siehe § 239,3

cc) pass. *sḏm*: siehe § 255b und § 254e

dd) negiert
mr n irj.w.nj 'eine Krankheit, die man nicht behandeln kann', siehe dazu § 245a *kjj mꜣꜣ s.t nn msj[-s]* 'ein anderes Erkennungsmittel für eine Frau, die nicht gebären wird' Bln 195; ähnl. Bln 193

§ 435 c) Verhältnis der Relativsätze zueinander

Als „Faustregel" wird in den Grammatiken angegeben, daß nach einem determinierten Substantiv der „echte", nach einem indeterminierten Substantiv der virtuelle Relativsatz verwendet werde (GG §§ 196;

[1] Statt des einfachen Adverbialsatzes wird hier das Hilfsverbum *wnn* gebraucht, möglicherweise zur Betonung der adverbialen Bestimmung. – Oder ist *wnn* die Relativform?

[2] Zum Fehlen des Relativums *im* vgl. GG § 388 Ex. 23. – Zur Möglichkeit, hierin eine als Relativform verwendete Erzählungsform zu sehen, siehe Passiv S. 129–132. – Oder liegt zwischen *hrw* und dem dann substantivierten *sḏm-f* eine Genetivverbindung vor? Vgl. § 436e 2; siehe dazu EG § 546 und 546a sowie LG § 746 und Gunn, JEA 35, 1949, 22.

199; LG §§ 748; 751; EG § 542a; vgl. auch SV II § 737 Anm. 1). Doch gibt es dazu auch Ausnahmen (GG § 198; LG § 754), die uns zeigen, daß die Vorstellungen der Ägypter von Determinierung bzw. Indeterminierung sich nicht völlig mit den unsrigen decken[1]. So finden sich auch in den medizinischen Texten Beispiele, die scheinbar den Regeln von der Behandlung der Relativsätze nicht entsprechen:
Die Verdiktformel *mr ỉrj-j* wird allgemein als Relativform angesprochen: 'eine Krankheit, die ich behandeln werde' (siehe dazu § 316 Anm. 5); das entsprechende Gegenstück *mr n ỉrj.w.nj* 'eine Krankheit, die man nicht behandeln kann' ist jedoch sicher kein „echter" Relativsatz[2]. Derselbe Befund liegt auch Bln 193 vor: positiv mit echtem, negativ mit virtuellem Relativsatz, siehe dazu § 203b. – Eb 854d werden vier Gefäße genannt, die durch ein Partizip (*pšn*), einen Adverbialsatz (*st.t-sn m mkḥꜣ*) und einen *ntj*-Relativsatz näher erklärt werden: man wird kaum annehmen dürfen, daß ein ständiger Wechsel zwischen Determination, Indetermination und erneuter Determination an einem und demselben Beziehungswort stattfindet. – Eb 295 heißt es: *ỉr mꜣꜣ-k s* 'wenn du einen Mann siehst', gefolgt von einem Adverbialsatz, dagegen steht Eb 296 die Nisbe *ẖrj*[3] nach *ỉr mꜣꜣ-k*. Soll man sich das Objekt von *ỉr mꜣꜣ-k* in den völlig parallelen Rezepteinleitungen einmal indeterminiert vorstellen, das anderemal determiniert? – In H 160 wird eine mit Namen bekannte Krankheit angesprochen: *šp-ṯ bsj.t* 'fließe aus, die (du) hervorquillst', und doch folgt der virtuelle Relativsatz *nn pr.t-s* 'ohne daß es ihren Samen gibt'. – Der Tag, an dem ein Kind geboren wird, sollte eigentlich determiniert zu verstehen sein, dennoch scheint ein virtueller Relativsatz zu folgen (§ 434,3aa)[4]. – Auch in den medizinischen Texten scheint demnach die Tendenz vorzuliegen, ohne Rücksicht auf Determination oder Indetermination einfache Erzählungsformen an Stelle der „echten" Relativkonstruktion zu verwenden[5].
Doch auch innerhalb der als „echte" Relativsätze bezeichneten Gruppe machen sich Unterschiede bemerkbar. Einige der mit *ntj* gebildeten

[1] Siehe dazu auch Passiv S. 135 Anm. 4 und S. 131 zu Nr. 268 und 269. – Interessant ist auch Edels Feststellung für das AR: „Ein Unterschied in der Behandlung von determinierten und indeterminierten Substantiven läßt sich nicht nachweisen" (EAG § 302; 165b), siehe dazu aber noch S. 303 Anm. 3. – Zur Frage der Determinierung siehe auch § 131.

[2] Man kann schwerlich behaupten, daß im positiven Fall die Krankheit bekannt und im negativen Fall unbekannt sei.

[3] Als Verkürzung von *s ẖrj*, vgl. Eb 204.

[4] Siehe dazu GG § 198,2. – Man kann eine „echte" Relativkonstruktion daraus machen, wenn man eine Relativform mit *tw* 'man' als Subjekt darin sehen will (§ 317aa); siehe auch Passiv S. 131 zu Nr. 269. – Oder ist *mss.tw-f* das substantivierte *sḏm-f* im Genetiv (§ 436e 2)?

[5] Vgl. Passiv S. 131.

Formen sind Umschreibungen: *ntj* + adverbiale Bestimmung für die Nisbe; *ntj* + Pseudopartizip für das Partizip; *ntj r* + Infinitiv für *sḏm.tj-fj* bzw. das prospektive Partizip; *ntj ḥr* + Infinitiv für das imperfektische Partizip; *ntj* + Negativsatz für das durch *tm* negierte Partizip bzw. eine Bildung mit *ỉwtj*. Es hat den Anschein, als ob diese analytischen Neubildungen mit *ntj* oft dann verwendet werden, wenn das Beziehungswort stärker determiniert zu denken ist, als es ein Partizip oder eine Nisbe vermögen. So stehen die Fälle „Krankheit *ntj m* Körperstelle" dann, wenn die Krankheit schon vorher einmal genannt war, so daß sie zum Teil sogar mit einem Demonstrativpronomen vor *ntj* versehen werden, was für die Nisbe *ỉmj* nicht in dem Maße zutrifft[1]. Diese *ntj*-Sätze stehen auch im allgemeinen am Ende des Rezeptes (wo erwartet werden darf, daß der Patient bzw. die Krankheit inzwischen „bekannt"[2] geworden sind), während in den Überschriften oft Nisben, Partizipien oder Relativformen verwendet werden. Steht in der Überschrift der *ntj*-Satz oder tritt er auf, ohne daß sein Beziehungswort vorher schon einmal genannt war, so findet sich gewöhnlich ein *nb* 'jeder' am Beziehungswort, wodurch dieses sicherlich eine gewisse Determinierung erhält[3].
In anderen Fällen jedoch scheinen die *ntj*-Konstruktionen nur ein jüngerer, gleichwertiger Ersatz für die abgelösten Formen zu sein, z. B. in den Überschriften der Prognosen: *kjj rḫ msj.t r tm.t msj.t* 'ein anderes Erkennungsmittel einer, die gebären wird' Carlsb V; ähnl. Carlsb IV und VII; aber: *sjȝ nt.t r ỉwr r nt.t nn ỉwr*[-*s*] Kah 26.

§ 436 III) Substantivsatz[4]

a) als Subjekt

1) nach einem prädikativen Adjektiv: siehe § 406,3
2) nach Verbformen: siehe § 225,1 und 213,4
3) im Adverbialsatz: siehe § 223 mit Anm. 5

[1] Vgl. Med. W.B. S. 317 Anm. 7 und S. 49 A I.

[2] Daß *ntj* geradezu ein Demonstrativpronomen bei der Wiederaufnahme eines Wortes ersetzen kann, siehe § 113bb (Eb 310).

[3] *ḏw.t ỉmj.t ẖ.t* 'das Schlechte, was sich im Bauch befindet' H 213; aber *ỉḫ.t nb.t ḏw.t nt.t m ḥʿw* 'alles Schlechte, das im Körper ist' Eb 22. – Unter diesem Gesichtspunkt fragt es sich auch, ob das Beispiel *bȝk-f nb* 'irgendein Diener von ihm', mit dem Edel (EAG § 302) die Indetermination eines Substantivs mit possessivem Suffix beweisen will, nicht bedeutet: 'jeder (andere) Diener von ihm'. Zu *nb* im Sinne von 'anderer = sonstiger' siehe Med. W.B. S. 454 III f. Vgl. auch die häufige Wendung *nj-sw.t nb ḫpr ḏr bȝḥ* 'jeder (andere) König, der früher war' (z. B. Urk. IV 767), wo das Partizip *ḫpr* als „echter Relativsatz" auf ein determiniertes Beziehungswort deutet.

[4] Gemeint sind abhängige Sätze, die syntaktisch als Substantiv fungieren. Vgl. GG § 183ff. („Noun Clauses") und LG § 686ff. („Propositions complétives"). – Von den vielen Möglichkeiten sind hier nur Beispiele herausgezogen.

b) als Prädikat (in *pw*-Sätzen): siehe § 226 und 205

c) als Objekt

1) nach *rdj* 'veranlassen': siehe § 326,4

2) nach Verben der Wahrnehmung
gmj 'finden' Eb 198a (*ḏbꜣ.n-f ḏꜣj.n-f*); Sm 9 (5,1) (*ṯs-f*) *mꜣꜣ* 'sehen' Sm 30 (10,10) (*ḫpr*); Bln 199 (*msj*) *rḫ* 'wissen' Sm 7 (3,8) (*spr-f*); 4 (2,11) (*mt-f*) *sjꜣ* 'erkennen' KV 31 (*snb-f*)

d) adverbiale Bestimmung
Siehe die Verwendung von *sḏm-f*-Formen nach Präpositionen (Konjunktionen) in den folgenden Paragraphen: §§ 198; 208; 210,1; 211,1; 212,1; 214; 218,1b und 3b; 229; 242; 259; 267, z. T. sind solche Sätze durch *nt.t* substantiviert (§ 437,3).

e) als Genetiv

1) indirekt
nw n wḥꜥ-s nḏ-s 'die Zeit, in der sie ihren Faden löst' L 46

2) direkt (?)[1]
hrw mss.tw-f 'der Tag, an dem er geboren wird' Eb 838; ähnl. Ram IV C 17

§ 437 IV) Kausalsatz

a) durch Konjunktionen eingeleitet

1) *n* 'weil'
ḳrf.ḫr-f sj ḫr ꜥ.wj n ḳsn irj.t-f 'dann streckt er sie sofort wieder aus, weil es schwierig ist, es auszuführen' Sm 48 (17,17); ähnl. Sm 3 (1,24); 39 (13,8)

2) *ḫr* 'weil'
ḫr mn rꜣ-ib 'weil der Magen schmerzt' Mutt u Kind B 1,6; ähnl. Eb 360 (*ḫr ḫr tp.w*) (Zaub)

3) Verbindungen mit *nt.t* 'der Fall, daß'

aa) *m-ꜥ nt.t* 'wegen der Tatsache, daß'

1) Verbalsatz
nḏhḏh r-f hꜣ.tj m-ꜥ-sn m-ꜥ nt.t prr-f psj 'ihretwegen hängt das Herz herab, weil es schließlich heiß (gekocht) ist' Eb 855h

2) Pseudoverbal-Konstruktion
nn sw m ḳd-f mtj m-ꜥ nt.t ḳr.wt nb.t ḏbꜣ m šfw.t 'nicht ist es (das Gesicht) in seinem gewohnten Zustand, weil alle Versteifungen mit Schwellungen ausgefüllt sind' Sm 12 (5,22–6,1)

[1] Zu anderen Erklärungsmöglichkeiten siehe § 434,3aa mit Anm. 2.

nn iw-s r msj.t m-ᶜ nt.t sj ᶜḥᶜ.n-s iḫ.t nb.t 'sie wird nicht gebären, denn sie hat irgendwelche Verhütungsmittel angewendet' Bln 195[1]

3) Nominalsatz mit prädikativem Adjektiv[2]
m-ᶜ nt.t ᶜꜣ nn 'denn groß ist dies (?)' Ram III A 4 und 5

bb) *ḥr-nt.t* 'wegen der Tatsache, daß'

1) Verbalsatz
sfḫ-ṯ wj . . . ḥr-nt.t ᶜḳ.n-j m ḫ.t prj.n-j m mw 'mögest du mich lösen . . ., denn ich bin in das Feuer eingedrungen, ich bin aus dem Wasser herausgekommen' Eb 2 (1,14–17) (Zaub)

2) Nominalsatz mit adverbialem Prädikat
ḫꜣꜣ-f n ḥꜣ.tj ḥr-nt.t mt.w-f n ᶜ.t-f nb.t '(überall) mißt er wegen des Herzens, denn seine Gefäße führen zu allen seinen Körperstellen' Eb 854a

3) Nominalsatz mit *ink* 'mir gehört'
ᶜnḫ-j wḏꜣ-j ḥr-nt.t ink ḥḏ.t twj 'ich lebe, ich bin unversehrt, denn ich besitze jene Weiße Krone' Sm 18,4 (Zaub)

4) vor *ir* + Substantiv
ḥr-nt.t ir nsj.t [. . .] 'denn was die *nsj.t*-Krankheit anbetrifft [. . .]' L 5 (2,9) (Zaub)[3]

cc) *ḏr nt.t* 'wegen der Tatsache, daß' vor Nominalsatz (Identitätssatz mit *m*)

ḏd pw rḫ-k mt-f r ᶜnḫ.t-f ḏr-nt.t sw m mr ᶜḥꜣ-j ḥnᶜ 'das bedeutet, daß man sagt: du weisst, dass er stirbt oder lebt, denn er ist (ein Fall von:) eine Krankheit, mit der ich kämpfen werde' Sm 4 (Glosse C)

dd) *nt.t pw* (?)[4]

ir sḥḏ.n-f pꜣ.n-f wdj.t ꜣht: sḥḏ.t nt.t sw pw m ᶜḳ m bṯ.w ḫft-ḥr ꜣht 'was anbetrifft: er ist blaß geworden, er hat einen Schwächeanfall erlitten: das bedeutet (?) Blaßwerden, denn er ist (ein Fall von:) „Tritt auf (gegen die Krankheit), gib [ihn] nicht auf" angesichts der Schwäche' Sm 7 (Glosse J)[5]

[1] Zum Terminus *ᶜḥᶜ iḫ.t nb.t* siehe im Med. W.B. S. 150 V; ob *sj sᶜḥᶜ.n-s* oder *sj ᶜḥᶜ n-s* zu lesen ist, bleibt unklar. Zur Wortstellung Nomen + *sḏm-f* als Pseudoverbalkonstruktion siehe § 400.

[2] Vgl. LG § 737,2 Kahun 29,12–13

[3] Vgl. dazu GG § 223 S. 167 Ex. 4.

[4] Vgl. *nt-pw* unter 4, siehe aber auch Anm. 5.

[5] Möglicherweise ist *pw* hier das Subjekt zu *sḥḏ.t*, so daß die Konjunktion nur *nt.t* lautet (vgl. GG § 223 S. 167 Ex. 1), denn *pw* und *m* der Identität sind nebeneinander sonst nicht üblich. Siehe jedoch Urk I 197,13 und 198,5.

4) *nt-pw* 'es ist der Fall, daß'[1]

ḫꜣꜣ-f n ḥꜣ.tj nt-pw mt.w-f m-ḥꜣ m s.t-ỉb nt-pw mdw-f ḫnt mt nb n ꜥ.t nb.t '(überall) mißt er wegen des Herzens, denn seine Gefäße sind hinten an der Stätte des *ỉb*-Herzens, denn es spricht vorn in jedem Gefäß jeder Körperstelle' Sm 1 (Glosse A); ähnl. Eb 854a

b) virtuell

1) Pseudopartizip: siehe § 166,7

2) Nominalsatz

ꜥḥꜣ ṯw rꜣ pw 'hüte dich, (denn) es ist ein Zauber' Eb 877a *ḥmj ỉr-ṯ m ỉnk Ḥr ḥtj ỉr-ṯ ỉnk sꜣ Wsjr* 'weiche du doch, (denn) ich bin Horus; fliehe du, (denn) ich bin der Sohn des Osiris' H 160 (Zaub)

V) Verschiedenes

§ 438 a) Konsekutivsatz[2]

1) durch Konjunktionen oder Partikeln eingeleitet

aa) *r sḏm-f* 'so daß er hört': siehe § 211,1

bb) nach *ỉḫ* (?): siehe Ram III B 28 (§ 380)

2) negiert

aa) *tm*: siehe § 211,2

bb) *ỉm* (?): siehe § 368

3) virtuell

aa) *sḏm-f*: siehe § 211,2

bb) Pseudopartizip: siehe § 166,4

§ 439 b) Konzessivsatz

1) durch *m* eingeleitet

rdj sḫp-f st m msdd-f 'werde veranlaßt, daß er es einnehme, auch wenn er nicht will' Eb 526

2) virtuell (?)

Die Stellen *ỉnr.j* und *ỉnr.w* 'dann zittert er' bzw. 'und er zittert', die als konzessiv gebrauchtes Pseudopartizip erklärt werden (S. 121 Anm. 4), sind als prosp. *sḏm-f* aufgenommen (§§ 201a und 212,2a).

§ 440 c) Komparativsatz

Siehe den Fall *mt-f r ꜥnḫ.t-f* 'er stirbt oder er lebt' (§ 437,3cc); zu H 170 (*ỉr mj*) siehe Med. W.B. S. 67 E III mit Anm. 5.

[1] Wie *nt.t* unter 3dd ist *nt* als Nisbenbildung von der Präposition *n* abgeleitet.
[2] Zur Überschneidung mit den Finalsätzen siehe § 428 mit Anm. 3.

§ 441 d) Adversativsatz

1) mit Konjunktion (*wpj.w-ḥr*)

n šm-s iw.t-s ḥr ḏbʿ.w-k wpj.w-ḥr smnj 'nicht geht sie und kommt mit deinen Fingern, sondern bleibt unbeweglich' Eb 863a

2) virtuell (Pseudopartizip): siehe Eb 855p (§ 166,8)

§ 442 e) Finalsatz

Die Finalsätze sind als abhängige Wunschsätze § 428 behandelt.

VI) Koordination, Disjunktion und Apposition (von Sätzen)

§ 443 a) Koordination

1) asyndetisch

irj m iḫ.t wʿ.t wt ḥr-s 'werde zu einer Masse gemacht, werde damit verbunden' Eb 558

2) durch den „Konjunktiv": siehe §§ 327–331

§ 444 b) Disjunktion

1) durch *r* (= Komparativsatz)

Siehe Sm 4 (Glosse C) (*mt-f r ʿnḫ.t-f*), zitiert § 437,3cc.

2) durch *r3-pw*

tm mdw.t ḥ3.tj pw mt.w r3-pw n ḥ3.tj inb3 'das bedeutet, daß sein Herz nicht spricht oder die Gefäße des Herzens stumm sind' Eb 855e[1]
n iwj-k r mn msj n mn.t r3-pw n h3j-k ḥr-f 'nicht mögest du gegen NN, geboren von der NN, kommen, noch mögest du über ihn herfallen' Bt Rs 2,4 (Zaub)

§ 445 c) Apposition

k3p sj ḥr snṯr ḥr mrḥ.t m3.t k3p k3.t-s ḥr-s 'sie (die Frau? die Gebärmutter?) werde beräuchert mit Terebinthenharz und neuem Öl, und zwar werde ihre Vulva damit beräuchert' Kah 1; ähnl. Ram III A 23 (*rdj . . . rdj.ḫr-k*); *wnn s ḥr pnḳ mrḥ.t prj.t im m b3d.t rdj m hnw . . . pnḳ nn mrḥ.t dj ḥr k3p.t m gs n ḥrj hnw pn* 'es möge der Mann ständig das Öl abschöpfen, das dabei aufsteigen wird, mit einem Löffel; werde gegeben[2] in ein Hin-Gefäß . . ., und zwar werde dies Öl abgeschöpft, indem es gegeben wird[2] auf ein Tuch auf der Oberseite dieses Hin-Gefäßes' Sm 22,4–6

[1] Zwischen zwei Sätzen ist *r3-pw* laut Äg. W.B. II 396 I c erst im Neuägyptischen belegt, so daß man wohl besser übersetzt: 'Das bedeutet, daß das Herz oder die Gefäße des Herzens nicht sprechen, indem sie stumm sind'.

[2] Hier *rdj* neben *dj* gebraucht, vgl. Eb 767 (§ 183 Ende); oder werden dadurch die Formen 'werde gegeben' (prosp. *sḏm-f* als Optativ) und 'indem es gegeben wird' (prosp. *sḏm-f* als Umstandsform) getrennt?

4. Teil: Verschiedenes und Besonderes

A) Zusammenziehung, Auslassung, Verkürzung

I) Zusammenziehung

a) Mehrfache Funktion eines Satz- oder Formelementes[1]

1) Satzteile

§ 446 aa) ein Subjekt mit mehreren Verben

1) *sḏm-f* (vgl. § 454 aa 1)

prj hꜣj mw nw ẖ.t-f 'das Wasser seines Bauches steigt auf und geht herab' Eb 865a *ḫdj ḫntj wḫdw* 'die Schmerzstoffe ziehen hin und her' Bln 161

2) pass. *sḏm*

snʿʿ swmt ꜣdw-f 'glatt gemacht (und) dick gemacht worden ist seine Ausschmierung' Sm 22,5–6

3) Pseudopartizip

wnn ἰb-f pw gꜣw kkw 'das bedeutet, daß sein Herz eng (und) dunkel ist' Eb 855w; ähnl. Sm 19 (7,21) *ἰw ἰb-f tꜣ.w ḫnws* 'sein Herz ist heiß (und) sticht' Bln 154

4) *ḥr* + Infinitiv

wnn.tj ḥr šm.t ἰw.t hrp 'indem sie (die Geschwulst) beim Gehen, Kommen (und) Einsinken ist' Eb 877c

§ 447 bb) eine Verbform mit mehreren Subjekten

1) aktivisch

k.t nt tm rdj ḫpr srf.t ἰḫ.t nb.t ḏw.t 'ein anderes (Heilmittel) für das Verhindern, daß Entzündung (und) irgend etwas Schlechtes entstehen' Eb 115; vgl. auch H 160 (*nn ḫpr ḏwj.t . . . nn mšpn.t*) §§ 351d und 354c δ[2]

2) passivisch

ἰrj sp n sfr.t n ḥrw sp n kꜣp n ẖrw 'gemacht wurde ein Fall von Ziehen nach oben (und) ein Fall von Herabklappen nach unten' Sm 7 (Glosse J)

§ 448 cc) eine Verbform mit mehreren Objekten

pẖr.t nt dr s.t-ʿ m tp sk.t m tp 'Heilmittel für das Beseitigen der (schädlichen) Einwirkung am Kopf, der *sk.t*-Krankheit am Kopf' H 76

[1] Vgl. GG § 505 „Multiple Sentences" und Hintze, Neuäg. Erzählungen S. 140.

[2] Ungewöhnlich ist dabei die Wiederholung der Negation *nn*, die vielleicht durch den adverbialen Zusatz *m ḥʿw-j* bedingt ist.

nt-sn dd n-s mw ṯ3w 'sie sind es, die ihr Wasser (und) Luft geben' Eb 854 l; ähnl. Eb 854 o *gmm-k ib-f t3 ḫ.t-f sṯnj.tj* 'du findest sein Herz heiß (und) seinen Bauch aufgetrieben' Eb 207 a; ähnl. Eb 189 c

§ 449 dd) ein Objekt nach zwei Verbformen

ḏb3.n-f ḏ3j.n-f mr 'sie (die Verstopfung) hat den Kanal verstopft (und) gekreuzt' Eb 198 a[1]

§ 450 ee) eine Verbform mit mehreren Subjekten und mehreren Objekten

Siehe das Beispiel Sm 1 (1,6) = Eb 854 a § 317 dd.

§ 451 ff) eine Negation vor mehreren Gliedern

nn iṯj.t inj.t 'ohne zu ziehen (und) zu bringen' Sm 7 (Glosse B) *'n wn.t pšn thm sḏ im-f* 'ohne daß es einen Spalt, ein Loch, einen Bruch darin gibt' Sm 18 (7,9) *n šm-s iw.t-s ḥr ḏbʿ.w-k* 'nicht geht (und) kommt sie an deinen Fingern' Eb 863 a. – Vgl. auch *m iw.tj . . . ḥnʿ ntj* Sm 8 (4,8) § 373 b.

§ 452 gg) adverbiale Bestimmung

1) eine adverbiale Bestimmung zu zwei Verbformen

šm-f iwj-f ḫr ḏbʿ.w-k 'es geht (und) kommt unter deinen Fingern' Eb 199 a

2) mehrere adverbiale Bestimmungen zu einem Beziehungswort

a) mit Wiederholung der Präposition[2]

dj-f snf m fnḏ-f m msḏr-f m r3-f 'er blutet aus seiner Nase, aus seinem Ohr, aus seinem Mund' Sm 13 (6,5) *dr ʿ3ʿ m ḫ.t m ḥ3.tj* 'Beseitigen des Giftstoffes im Bauch, im Herzen' Eb 221 = H 79; ähnl. Bt 10 *dr st.t mn.tw-s m šmw m pr.t* 'Beseitigen von Schleimstoff, wenn man daran leidet, im Sommer, im Winter' Bln 139. – Vgl. auch die vierfache Wiederholung von *m* in Eb 811 und Eb 877 b.

b) ohne Wiederholung der Präposition[3]

rdj ḥr npḥ.w-s kns-s 'werde gegeben auf ihren Beckenraum, ihre Schamgegend' Eb 812[4] *wb3 n ḫnw ḏnn.t-f ntn.t ʿrf.t 3js-f* '(der Bruch ist) offen zum Innern seines Schädels (und)

[1] Das Ganze als „Substantivsatz" (§ 436 c) von *gmm-k* abhängig; vgl. Eb 207 a (§ 448).

[2] Fälle mit zwei verschiedenen Präpositionen nach einem Verb siehe § 338.

[3] Gegenüber dem Gebrauch mit Wiederholung bedeutend seltener belegt; nur in Verbindung mit *r3-pw* 'oder' ist die Auslassung der zweiten Präposition vorherrschend (Med. W.B. S. 519 I a 2) sowie fast immer bei Drogenaufzählungen.

[4] Ob eine Apposition vorliegt: 'ihren Beckenraum, und zwar die Schamgegend'? – Applikation mit Wiederholung siehe z. B. Eb 809.

der Haut, die sein Gehirn umschließt' Sm 6 (2,24)[1] *n ꜥḳꜣ.n-f m wsš.t ḥs* 'er kommt nicht zurecht mit Harn (und) Kot' Bln 154[2] *wt.ḫr-k sw ḥr mrḥ.t bj.t ftt* 'du sollst sie verbinden mit Öl/Fett, Honig, Fasern' Sm 7 (3,8); ähnl. Eb 597; Bln 60 *sbd in s s.t rꜣ-pw* 'werde eingenommen vom Manne oder der Frau' Eb 167; ähnl. Eb 93.

Interessant ist Eb 811, wo 95,9 vier Drogen jeweils mit *m* gebraucht sind; in der Verbindung mit *ḥr* (95,13) wiederholt jedoch nur die zweite Droge das *ḥr*, die dritte und vierte dagegen nicht.

§ 453 hh) Verschiedenes

1) gemeinsames *iw* für mehrere Verbformen[3] bzw. Satzteile
iw irj.n-f wḏb ṯs.n-f šꜥj.t 'sie (die Verstopfung) hat ein Ufer gemacht (und) sie hat eine Sandbank festgemacht' Eb 204a; ähnl. Eb 203a *iw šm iwj ḫr ḏbꜥ.w-k* 'es geht (und) kommt unter deinen Fingern' Eb 189a *iw mꜣ.n-j ḫpr m-ꜥ-j* 'ich habe (es) gesehen (und) es ist durch mich geschehen' H 25[4] *iw ḫrw m p.t rsj.t ḏr ḫꜣw ẖnnw m p.t mḥ.t.t* 'es ist ein Lärm am südlichen Himmel am Abend, ein Unwetter am nördlichen Himmel' Eb 360 (Zaub). – Vgl. auch Eb 1 (1,8–9) (*iw-f dj-f . . . irj-f . . . dj-f*)[5]

2) gemeinsames *ir* 'wenn'[6] bzw. *ir-r-sꜣ* 'wenn danach'
ir ṯsj.n-f im-f ḫpr.n-f m šnꜥ 'wenn es sich in ihm versteift hat (und) zu einer Verstopfung geworden ist' Bln 154; ähnl. Bt 6 (5,3) *ir-r-sꜣ psj ꜥtḫ rdj.ḫr-k* 'wenn es danach gekocht (und) durchgepreßt ist, sollst du veranlassen . . .' Eb 312

3) gemeinsames *nb* 'jeder' nach zwei Substantiven
wꜥbw-Sḫm.t swnw nb 'jeder Sachmet-Priester (und jeder) *swnw*-Arzt' Sm 1 (Glosse A)[7]

4) gemeinsame Quante für zwei Drogen (?)
Siehe Eb 542 § 162,2

[1] Auch hier wieder möglicherweise als Apposition aufzufassen. – Ein ähnlicher Fall mit Wiederholung ist Eb 854m (*n smꜣ n nnšm*).

[2] Zu anderen Erklärungsversuchen dieser Stelle vgl. Med. W. B. S. 220 Anm. 3, wozu noch die Möglichkeit der Apposition zu stellen wäre: mit der Ausscheidung, und zwar dem Kot'.

[3] Siehe auch gemeinsames *wn* vor drei Pseudopartizipsätzen KV 63.

[4] Vgl. Eb 509 und L 12 mit Wiederholung des *iw* vor *ḫpr*.

[5] Dagegen hat die Parallele H 78 *iw rdj.n-f . . . irj-f . . . dj-f*. – Ein Beispiel für wiederholtes *iw* ist Eb 295 (*iw-f mn-f*).

[6] Die Fälle, in denen zwei *ir*-Sätze vor einem gemeinsamen Hauptsatz stehen, siehe § 418a; siehe dort besonders Bt 6 (5,1–2) mit der Parallele Bt 6 (5,3) ohne zweites *ir* (Anm. 2).

[7] Die Parallele Eb 854a wiederholt *nb* nach jedem der drei Glieder.

5) zwei Verbformen nach *rdj* 'veranlassen'

rdj.ḥr-k wrḥ-f sw sdm-f sw 'du sollst veranlassen, daß er sich salbe, daß er sich schminke' Eb 295

6) zwei Verbformen nach einem Fragewort

in-m ir-f inj-f sw gmj-f sw 'wer ist es denn, der ihn bringen wird, der ihn finden wird?' Eb 360 (Zaub)[1]

7) zwei Verbformen nach einer Konjunktion

ḥr-nt.t ᶜḳ.n-j m ḫ.t prj.n-j m mw 'denn ich bin in das Feuer eingetreten, ich bin aus dem Wasser herausgekommen' Eb 2 (1,16–17) (Zaub)

8) zwei Partizipien nach einem Beziehungswort

nt-sn dd ḳmꜣ n-s mw ṯꜣw 'sie sind es, die ihm Wasser (und) Luft geben (und) schaffen' Eb 854o[2]. – Vgl. auch Eb 205b (*ᶜḳ* und *ḏdb*).

9) Ellipse des Substantivs bei attributivem Adjektiv

iw mt.w 6 sšm n ᶜ.wj: 3 n wnmj 3 n iꜣbj 'es sind sechs Gefäße, die zu den beiden Armen führen: drei zum rechten, drei zum linken' Eb 854g; vgl. auch H 215[3]

10) Vokativpartikel (mit und ohne Wiederholung)

i mt mt.t kꜣpw imnw 'o Toter, Tote, Verhüllter, Verborgener' H 85b (Zaub) *i Ḥr i Rᶜ i Šw i Gb(b) i Wsjr i Ḥkꜣ i Nwn* 'o Horus, o Re, o Schu, o Geb, o Osiris, o Heka, o Nun' L 24 (Zaub)

11) elliptische Verkürzungen in Genetivverbindungen: siehe § 147

12) zwei Präpositionen vor einem Substantiv (?)

dj r m ir.tj 'werde an (oder) in die Augen gegeben' Eb 393, vgl. dazu Band IV,2 S. 61 Anm. 5.

§ 454 2) Formelemente

aa) ein Suffix für zwei Formen

1) beim *sḏm-f*[4]

prj hꜣj-f 'es steigt auf und nieder' Eb 855i

2) beim Substantiv (?)

ᶜ.wj ḏbᶜ.w-f 'seine Hände und Finger' Eb 854a[5]

[1] In der Antwort wird jedoch das Pronomen *ink* wiederholt.

[2] Vgl. dazu GG § 505,4 Ex. 7.

[3] Siehe auch Bln 142 (*ḫrj-mnḏ wnmj iꜣbj rꜣ-pw* 'die rechte oder linke untere Brust').

[4] Vgl. *ᶜḥᶜ.n sḏm.n-f* (GG § 478) und ähnliche Bildungen (GG § 483).

[5] Die Parallele Sm 1 (Glosse A) schreibt *ḏr.wt-f ḏbᶜ.w-f*; ob Eb ein Appositionsverhältnis vorliegt?

bb) eine Endung für zwei Pseudopartizipien (?)
i͗r.tj-fj wꜣḏ šsm.tj 'seine beiden Augen sind *wꜣḏ* und gerötet' Eb 877 a[1]

cc) ein Passivzeichen *tw* für zwei Verbformen (?)
i͗nj.ẖr.tw-f sjn.ẖr-f 'man soll es holen (und) soll es einreiben' Eb 294[2]. – Die von Gardiner GG § 487 Ex. 11 angeführten Stellen (*ẖr.tw wrḥ.tw-f* ... *wrḥ* ... *wrḥ*) gehören wohl nicht hierher, sondern sind nach § 251 (Fortsetzung durch das pass. *sḏm*) zu erklären.

dd) feminine Nominalendung zusätzlich am maskulinen Substantiv (?)
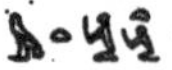 *mt mt.t* 'der Tote, die Tote' Eb 385[3]; vgl. dazu die Schreibung *nṯr nṯr.t* und *mt mt.t* Coffin Texts IV 19 b + c (B 2 Be).

ee) ein Determinativ für zwei Wörter
Siehe z. B. Eb 875 a (*ꜥꜣ.t nt ꜥꜣ.wt*); Sm 46 (16,4) (*dḳw šs*); Ram III A 8 (*šsp.t ḥmꜣj.t*); Ram V Nr. V (*tꜣḥ.t [nt] i͗rp*)

§ 455 II) Auslassungen[4]

a) Subjekt bei Formen der Suffixkonjugation (3. Person)[5]

1) *sḏm-f* (häufig bei intransitiven Verben)
i͗w šm i͗wj 'es geht und kommt' Eb 189 a *dmḏ* '(sie) vereinigen sich' Eb 856 h = *dmḏ-sn* Bln 163 h. – Unpersönliches *i͗w* siehe §§ 176 und 412,3.

2) *sḏm.n-f*: *i͗w ṯꜣj.n i͗rj.n dp* 'es hat angesammelt (und) einen Klumpen gemacht' Eb 203 a

3) *sḏm.t-f*: *rdj pẖr.t r snb.t* 'werde das Heilmittel gegeben, bis (er) gesund wird' Eb 877 e

4) *sḏm.ẖr-f*: *snb.ẖr ḥr ꜥ.wj* 'dann wird (er) sofort gesund' Eb 589; vgl. auch Eb 855 d (*sfẖ.ẖr*)

[1] Nach *i͗r.tj* 'die beiden Augen' sind die Formen mit und ohne Endung belegt (z. B. Sm 7,23 *šsm.tj* und Sm 7,21 *ḏšr ḏꜣw*).

[2] Die Parallele H 35 schreibt *tw* in beiden Fällen; vgl. § 275,5.

[3] Zu dieser vereinfachenden Schreibweise vgl. z. B. die Kurzschreibung *wḏꜣ-j-f* (= *wḏꜣ-j wḏꜣ-f*) in Coffin Texts IV 246–247 nach T 1 B e (Grapow-Festschrift S. 400 Nr. 52). – Wahrscheinlich liegt Eb 385 jedoch nur eine fehlerhafte Auslassung vor, da die übrigen Stellen mit *mt mt.t* oder andere Paare (z. B. *wẖdw wẖd.t*) stets normal ausgeschrieben sind.

[4] Im Gegensatz zu den unter I gebrachten Fällen ist die Auslassung hier nicht dadurch zu erklären, daß ein anderes Satzelement mehrmals in Anspruch genommen wird, sondern daß das ausgelassene Wort aus dem Satzzusammenhang ersichtlich ist bzw. kein Anlaß vorlag, es auszudrücken.

[5] Vgl GG § 486 und EAG § 464 Anm. – Als fehlerhafte Auslassung dagegen ist das Fehlen des Suffixes der 1. Pers. sg. in Sm 16 (6,20) *mr i͗rj* statt *mr i͗rj-j* anzusehen (lautlicher Zusammenfall?); siehe ferner § 84,9.

b) Objekt (vornehmlich das neutrische *st* 'es')

ỉrj.tw m nhp 'man macht (es) am Morgen' Eb 283; ähnl. Sm 21,10 bis 22,2 *ỉr gmj-k ḥr ẖnw.tj ˁ.t nb.t* 'wenn du (es) auf den *ẖnw.tj*-Teilen irgendeiner Körperstelle findest' Eb 876d[1]

– – – – Auslassung von *sn*: *sẖr.[ỉ]n-k dj m s.t-sn* 'du mußt (sie) fallen lassen, indem sie an ihre Stelle gelegt sind' Sm 34 (11,19); vgl. dagegen Sm 25 (9,4)

– – – – Auslassung von *sw*: häufig nach *srwḫ* 'behandeln', z. B. Sm 19 (7,19)[2]

– – – – nominales Objekt[3]: *dd-sn n smꜣ-f* 'sie geben (Luft) zu seiner Lunge' Sm 34 (Glosse A) *rdj.t šsp ẖrd tm-f snḳ.w* 'Veranlassen, daß ein Kind (die Brust) annimmt, wenn es nicht saugen will' Ram III B 10. – Vgl. auch die Schlußbemerkung *ỉrj mꜣꜣ-k* 'tue (es) und du wirst (den Erfolg) sehen' im Med. W.B. S. 91 VII a sowie Sm 23 (8,19) und Sm 22 (8,11) S. 316 Anm. 1.

c) adverbiale Bestimmung

dd-k ḥꜣj bj.t tp-ˁ šdj.t-f 'du mögest Honig hinzukommen lassen, bevor es vom (Feuer)[3] genommen wird' Eb 23, siehe im übrigen im Med. W.B. bei *šdj* A II a. – Zur scheinbaren Auslassung von *ỉm* siehe Ram IV C 17 und Eb 838 (§ 434,3aa mit Anm. 2) sowie Ram III B 27 (§ 469); siehe auch die Beispiele Bln 63, Eb 482e, H 197 usw. in § 456c.

d) Auslassung von Präpositionen: siehe § 340

e) Auslassung von *pw*: siehe § 401bb Ende und § 423 Ende

§ 456 III) Formelhafte bzw. fehlerhafte Verkürzungen

a) in Drogenbezeichnungen

1) Gattungsbegriff statt spezifiziertem Einzelteil

šꜣms '*šꜣms*-Pflanze' H 79 statt *pr.t šꜣms* 'Früchte der *šꜣms*-Pflanze' Eb 221; ähnl. Eb 194b (*tḫwꜣ*) statt Eb 191b (*pr.t tḫwꜣ*); H 67 (*ḳꜣd.t*) statt Eb 278 = H 64 (*wꜣb n ḳꜣd.t*) *nh.t* 'Sykomore' Sm 46 (16,12) statt *ḏrḏ nh.t* 'Blätter der Sykomore' Sm 41 (14,7); siehe ferner im Drogen-W.B. S. 308B; ähnl. auch *ṯr.t* 'Weide' Eb 293; *šnḏ.t* 'Dornakazie' H 138, *wˁn* 'Wacholder' Eb 144 *ˁff* 'Fliege' Eb 858c statt *snf (n) ˁff* 'Blut der Fliege' wie in Eb 857c; 860c *srm.t* 'Hefe'

[1] Ob Eb 877b das Objekt wegen des Zeilenbruches ausgefallen oder das Fehlen als „korrekt" anzusehen ist, bleibt unsicher. – Ebenso mag Bln 199 nach *ỉwḥ* das Objektspronomen *st* vor dem (gleichlautenden?) *s.t* 'Frau' ausgelassen sein.

[2] Vgl. auch Sm 7 (4,4) *ˁḳ [r-f] m bṯ.w [sw]*.

[3] Siehe dazu Hintzes Bemerkungen zur „Situationsellipse", Neuäg. Erzählungen S. 150.

Bln 34 statt *mw nw srm.t* 'Wasser von Hefe' Eb 317; vgl. auch Eb 643 (*srm.t*) = H 112 (*pḫḫ n srm.t*); ähnl. Eb 693 (*psḏ*) = H 121 (*gs.wj n psḏ*) *ḏꜣr.t* 'Koloquinthe' Eb 55 statt *ḳꜣ.w/dḳ.w nw ḏꜣr.t* 'Mehl von der Koloquinthe' Bln 2; ebenso Eb 10 = Bln 146; H 10 = H 217

2) Auslassung der Herkunftsangabe

mrḥ.t 'Öl/Fett' Eb 593 statt *mrḥ.t ꜣpdw* 'Gänsefett' H 143; ebenso H 72 = Eb 244 *ỉnj.t* 'Kerne' Eb 725 statt *ỉnj.t nt bnr* 'Kerne der Dattel' H 130; vgl. auch *ꜥmꜥꜥ* = *ꜥmꜥꜥ n bd.t* Pap. Leid Verso VII 4 = Recto IV 8 sowie *ḳꜣꜣ* Eb 572 ohne Angabe des Baumes *ỉb.t* 'Fladen' H 128 statt *ỉb.t nt bj.t* 'Fladen von Grütze' Eb 567 *pr.t* 'Früchte' ohne weitere Angabe: Eb 861c und Bln 15 (nach Drogen-W.B. S. 199 III)

3) Auslassung des adjektivischen Zusatzes

ḥmꜣj.t 'Salz' H 74 statt *ḥmꜣj.t mḥ.t* 'unterägyptisches Salz' Eb 246 *ḥsꜣ* 'Pflanzenschleim' Bln 164b statt *ḥsꜣ n ꜥwꜣj.t* 'gegorener Pflanzenschleim' Bln 163h (16,9)

4) Verschiedenes

bdd-Pflanze Bln 163f (ähnl. Bln 83) statt *bddw-kꜣ*-Pflanze Eb 856f *ẖꜥꜥ.w nw ꜥnḏw* Eb 432 statt *ẖꜥꜥ.w nw šd.t ntj m ꜥnḏw* H 21. – Vgl. auch das häufige *ỉmj n wḏꜥj.t* Drogen-W.B. S. 147 B mit der volleren Form *ỉḫ.t ỉmj.t wḏꜥj.t* Eb 326.

b) bei Angaben der Drogenbereitung

nḏ m ỉḫ.t wꜥ.t 'werde zu einer Masse zerrieben' Eb 620b statt *nḏ ỉrj m ỉḫ.t wꜥ.t* 'werde zerrieben, werde zu einer Masse gemacht' H 175b; ähnl. H 23 (*psj*) statt Eb 434 (*psj ỉrj*). – Siehe ferner Med. W.B. S. 6 *ꜣmj* § 1 und 2 und S. 558 *rdj* § 7.

c) bei Angaben der Applikation

kꜣp ḥr ḥsꜣ 'beräuchert mit Pflanzenschleim' Eb 396 statt *kꜣp ꜥḫm m ḥsꜣ* 'beräuchert, abgelöscht mit Pflanzenschleim'; vgl. dazu Bln 60 und 76. Siehe auch Med. W.B. S. 897 *kꜣp* § 1. *wdḥ* 'werde eingegossen' Bln 166 statt des sonst üblichen *wdḥ m pḥwj* 'werde in den After eingegossen'; ähnl. Bln 63 (*kꜣp* statt *kꜣp ḥr-s*); Eb 482e und H 197 (*wt* statt *wt ḥr-s*); Eb 470 (*wrḥ* statt *wrḥ ỉm*); Eb 262 und Eb 657 und Bln 98 (*gs* statt *gs ỉm*).

In einigen Fällen ist die Applikationsangabe als selbstverständlich ausgelassen: Eb 391 (*sdm* 'Schminkmittel' ist bereits in der Überschrift genannt); Eb 620a (*tmt.w* 'werde gepudert' ist durch die Drogenbereitung *ỉrj m tmt.w* 'werde zu einem Streupuder gemacht' überflüssig geworden); ebenso Eb 862c und Sm 9 (4,21). Zur Auslassung von *wnm* 'werde gegessen' in Eb 27 und 29 siehe Med. W.B. S. 719 *sꜥm* § 1 Ende.

d) Einleitungsformeln im Diagnosenschema

ỉr snf-s bj.t 1 msdm.t 1 'wenn es blutet, (dann mußt du machen:) Honig 1, Augenschminke 1' Eb 337[1]; ähnl. Eb 772; Eb 205c *ỉr sp tpj [n] ḏdḥ m-ḫt wdd-f bj n sw.t* 'wenn es das erstemal aufwallt, nachdem es erhitzt ist, (dann mußt du hinzukommen lassen:) Grütze von Weizen' Bln 184[2]. Zur Auslassung von *ḏd.ḫr-k* 'dann sollst du sagen' vgl. z. B. Eb 190a; Eb 207a; Eb 873d; Bln 163d. – Auslassung von *ḏd.ỉn-k* mit folgendem Befund liegt vor: Eb 870b; Sm 6 (2,22) und Sm 8 (4,9)[3]. – Zur mutmaßlichen Auslassung von *ḏd.ḫr-k* in den Prognosen siehe § 422 Anm. 1; § 423 Anm. 3; § 424 Anm. 3.

e) in Nachsätzen über die Heilwirkung (?)[4]

swr ḥr-ꜥ(.wj) 'werde getrunken, (wirkt) sofort' Eb 72; Eb 224 = H 82; H 20. Vgl. dazu Med. W.B. S. 628 *ḥr-ꜥ(.wj)* 'sofort' II und *ḥrw-ꜥ* 'sofort wirkender Trank'.

f) Auslassung von *r* nach *rdj*

In der Applikationsangabe *rdj r sꜣ n ỉr.tj* 'werde an die Außenseite der Augen gegeben' ist im Pap. Ebers[5] stets das *r* vor *sꜣ* ausgelassen: Eb 349; 353; 355; 357; 358. – Dagegen wird es nach der Form *dj* geschrieben (z. B. Eb 342). Es steht also entweder  oder  vor *sꜣ*. Ob diese Erscheinung lautlich (Zusammenfall der nur *ĕ* gesprochenen Präposition mit dem Auslaut der Verbform?) oder graphisch (Umstellung der Zeichen?) zu erklären ist, bleibt offen.

B) Wortstellung (Besonderheiten)

§ 457 I) Adverbiale Bestimmung vor dem logischen Objekt[6]

ḏd-k ḫr-s ꜣs.t nt ds 'darauf sollst du Feuersteinsplitter geben' Eb 734 (Betonung der adverbialen Bestimmung hier außer der „emphatischen" Form auch durch die Wortstellung ausgedrückt). *nḏrj.ḫr-k n-f m ỉdr ḥꜣ ḫntj n msḏr-f* 'du sollst ihm mit einem Faden die Hinterseite des *ḫntj*-Teiles

[1] *ỉrj.ỉn-k* aus dem in demselben Rezept folgenden *ỉr*-Fall ergänzt.
[2] *rdj.ỉr-k ḥꜣj* nach dem parallel gebauten Bln 185 ergänzt.
[3] In allen drei Fällen folgt das Verdikt *mr ỉrj-j* bzw. *mr n ỉrj.w.nj*.
[4] Möglicherweise aber auch 'werde sofort getrunken' zu übersetzen (im Gegensatz z. B. zu 'werde vor dem Schlafengehen getrunken').
[5] Nur Ram III A 25 schreibt zweimal *rdj r sꜣ n ỉr.tj*.
[6] Vgl. dazu GG § 507,2.

seines Ohres zusammenfassen' Sm 23 (8,19)[1] *gs dwꜣ nb wsj nb im-sn* 'werde jeden Morgen jedes Fenster damit eingerieben' Bln 65 *rdj.w n-f bj.t* 'werde ihm Honig zugesetzt' Bln 163h (16,7)[2]

§ 458 II) Adverbiale Bestimmung durch Zwischenglieder getrennt

rdj.ḫr-k sḏr ꜥndj.t mꜣ.t . . . mꜣ mḥ m mw n iꜣd.t 'du sollst veranlassen, daß ein neuer *ꜥndj.t*-Topf (und) ein neuer . . .-Topf, gefüllt mit Wasser, nachts dem Tau ausgesetzt werden' Eb 786 (*sḏr n iꜣd.t*) *smn.ḫr.tw irj m iḫ.t wꜥ.t ḥr mw* 'man soll (es) auf Wasser stehenlassen, nachdem es zu einer Masse gemacht ist' Sm 21,15–16 (*smn ḥr mw*) *dr st.t mn.tw-s m šmw m pr.t m ꜥ.t nb.t* 'Beseitigen des Schleimstoffes, wenn man daran leidet an allen Gliedern, im Sommer, im Winter' Bln 139 (*mn.tw-s m ꜥ.t nb.t*, vgl. Bln 140: *mn.tw-s m ꜥ.t nb.t m pr.t*) *ptḫ-f itn r tꜣ* 'er stürzt zu Boden, indem er schnaubt' KV 21; vgl. auch Eb 863b–c (*mr irj-j ḏꜥr.tj m sḏ.t*)

§ 459 III) Interpolation

wt ḏbꜥ ḥr-s sꜣḥ rꜣ-pw 'werde der Finger oder die Zehe damit verbunden' H 173a neben dem gleichbedeutenden *wt ḏbꜥ sꜣḥ rꜣ-pw ḥr-s* H 196 *wt ḫ.t ḥr-s nt ḥm.t tꜣj rꜣ-pw* 'werde verbunden damit der Bauch der Frau oder des Mannes' Eb 67[3]; ähnl. Eb 368 (*sdm*) *rdj bnn n ꜥntjw ḥr-s wḏꜣ* 'werde eine unversehrte Kugel von *ꜥntjw*-Harz darauf gelegt' Eb 368 *rdj bj.t ḥr-s* $^1/_8$ 'werde Honig $^1/_8$ darauf gelegt' H 25 *ikw 7 n tꜣ* '7 *ikw*-Käfer der Erde' Eb 576 *nn irj-k iḫ.t nb.t r-s bjn ḏwj* 'nicht sollst du irgend etwas Böses (oder) Schlimmes gegen sie tun' Ram IV C 22 und 23 *tm wn iḫ.t pw ḥr-s dšr* 'das bedeutet, daß nicht irgend etwas Rotes darauf ist' Sm 46 (Glosse C). – Zur Interpolation von *pw* siehe § 404.

§ 460 IV) Verschiedenes

a) ungewöhnliche Wortstellung in Verbindung mit dem Hilfsverbum *pꜣ(j)*
   Siehe § 324aa (Eb 831a) mit Anm. 2.
b) ungewöhnliche Wortstellung in Verbindung mit *pw*
   Siehe S. 281 Anm. 6.

[1] Oder: 'du sollst ihm (die Wunde) zusammenfassen mit einem Faden hinter dem *ḫntj*-Teil seines Ohres'; vgl. Sm 22 (8,11): *sk n-f m sšm* 'werde ihm (die Ohren) mit einem Tupfer ausgewischt'.

[2] Weitere Beispiele siehe im Med. W.B. S. 547b 1; die korrekte Wortstellung zeigt lediglich Eb 877e (*nn rdj.t mw n-f* 'ohne ihm Wasser zuzusetzen'). Bei den übrigen Fällen scheint der Gebrauch der Dativpräposition (z. B. *ḥnꜥ rdj.t n-f pḫr.t* 'und ihm ein Heilmittel geben' Eb 200b) die Wortstellung beeinflußt zu haben.

[3] Bedingt durch die Mehrgliedrigkeit des Rektums der Genetivverbindung; bei kurzem Rektum heißt es: *gs kns n s.t im* 'werde die Schamgegend der Frau damit gesalbt' Eb 790; ähnlich Eb 794.

C) Wortbildung

§ 461 I) Wortstämme

pꜣ(j) 'fliegen' (nur als Verbum der Vergangenheit belegt, siehe § 324); *pꜣj.t* 'Vögel' Eb 848; *npꜣ* 'flattern' Eb 855q; *npꜣpꜣ*[1] '(heftig) flattern' Sm 6 und 8 *hd* 'Schwäche' Sm 8 (4,11); *nhd* (mit Nebenformen *ꜣhd* und *ꜣht*) 'schwach sein; zittern' Eb 855h bzw. 'Schwäche' Sm 7 (3,14); *nhdhd* 'zittern' Sm 6 und 8 *nḫꜣ.t*-Krankheit mit Nebenform *wḫꜣ.t* Eb 407 = Eb 346; *wḫꜣw*-Hautkrankheit Eb; *mḫꜣw*-Krankheit Bt Rs 1,5; *sḫꜣw*-Krankheitserscheinung Kah 8

§ 462 II) Verschiedene Bildungen

spp 'Rest' Sm 21,12 und Eb 750 von *spj* 'übrigbleiben' Eb 869c und 871c; daneben auch *sp* 'Rest' Eb 93 *ḥnb(ꜣ)b(ꜣ)* 'kugelig' Eb 869a von *ḥnb* 'Kugel' Eb 709[2] *ḳꜣḳꜣ* (Droge) H 16 = *ḳꜣꜣ* (Droge) Eb 182[3] *ḥpḥp* 'Hapi' L 46 statt *ḥpj* *dfd* 'Iris (eigentlich wohl: Tränenloch)' Eb 854c neben *ḏfḏf.t* 'Träne' Eb 376 *nḫbnḫb* 'sich verschieben' Sm 44 (15,7–8) statt des sonst im Sm gebrauchten *nḫbḫb* *hb* 'durchziehen' H 69 neben *hbhb* Eb 856a. – Möglicherweise gehören auch *ḏꜣḏꜣ* 'Kopf' und *ḏnn.t* 'Schädel' zusammen (ABAB und ABB.*t*); zur lautlichen Entsprechung *ꜣ* : *n* siehe § 22,5; zum Sachlichen vgl. Sm 9 (4,19–20) den Wechsel von *pꜣḳ.t nt ḏnn.t* mit *pꜣḳ.t nt ḏꜣḏꜣ* 'Scherbe des Schädels bzw. Kopfes'.

––––– Bildung von Tiernamen durch Verdoppelung des letzten Radikals[4]: Siehe im Drogen-W.B. bei: *irḫnn.t*-Vogel/Insekt, *ʿpnn.t* 'Wassermolch (?)', *hnn* 'Damhirsch', *ḫprr* 'Mistkäfer'.

Ob *špnn* 'Mohnkörner' von *špn* 'Mohn' abzuleiten ist (so Äg. W.B. IV 444,17), bleibt nach Drogen-W.B. S. 490 unsicher[5].

§ 463 III) Wurzelerweiterungen durch Prä- oder Suffixe[6]

a) Präfix *w-* (?)[7]

Ob *wft* 'durchbohren' Bln 46 mit dem Äg. W.B. I 581,2 genannten Verbum *ft* zusammengehört?

[1] Von dieser Bildung sonst noch belegt: *nfnfn* 'aufwickeln' Sm 47 (16,19); *nḫbḫb* 'sich verschieben' Sm passim, dazu die Nebenform *nḫbnḫb* Sm 44 (15,7–8), vgl. EAG § 431; *nḫꜣḫꜣ* 'schütteln' Ram III B 24.

[2] Zur Etymologie *ḥnb* = *ḥꜣm* bzw. *ḥmꜣ* 'Kugel' siehe § 37,2.

[3] Oder ob lautlich zu erklären? Vgl. § 64 und 65.

[4] Siehe dazu EAG § 223 und 222 sowie EAG S. XXXVII (Nachtrag zu § 222).

[5] Siehe dazu jetzt W. Vycichl, ZÄS 85, 1960, 78.

[6] Zu den *m*-Bildungen siehe § 41,2; zu den *s*-Kausativen siehe § 465–468.

[7] Siehe dazu E. Otto, ZÄS 79, 1954, 41ff.

b) Präfix *n-*[1]
nḥm 'schützen' L 46 (14,10) neben *ḥm* 'schützen' L 36 (12,5 und 8); *ndrj* 'festhalten' Med. W.B. S. 499 von *dr.t* 'Hand', vgl. auch *drj* 'fest' Äg. W.B. V 599

c) Präfix *tj-* (bei Pflanzennamen)
Vgl. *tj-šps* und *šps* im Drogen-W.B. – Möglicherweise gehören auch *tj-ᶜm* und *ᶜ(ꜣ)mw* zusammen, siehe beide Drogen im Drogen-W.B.

d) Suffix *-sw* (bei Tiernamen)[2]
Siehe im Drogen-W.B. bei *ḥntꜣsw* 'Eidechse' (auch nur als *ḥntꜣ* Bln 27 belegt) sowie bei *ỉbṯrsw* und *prṯrsw*.

e) Suffix *-f*
Vgl. *tꜣ* und *tꜣf* 'Töpferofen' im Drogen-W.B. und *ss* 'Asche' Bln 204; Ram III B 6 neben *ssf* (Äg. W.B. IV 276). – Siehe dazu § 40d.

f) Suffix *-d*
Vgl. *spd* 'Wurm' H 174 = *sp* 'Wurm' Eb 617. Vgl. auch *ḥnḥnd* 'behindern' L 38 (13,4) statt *ḥnḥn*[3].

g) Suffix *-s* (?)[4]
Zu der von Ebbell vermuteten Ableitung der Kopfkrankheit *mḥs* Eb 778 von *mḥ* 'füllen' siehe Med. W.B. S. 387 § 2.

§ 464 IV) Wortzusammensetzungen

Von den vielen Zusammensetzungen, besonders im direkten Genetiv[5] mit einem Substantiv oder einer Nisbe verbunden, seien hier nur die weniger gebräuchlichen Bildungen erwähnt:

a) Apposition
Zu *s.t-ḥm.t* 'Frau' und *ḫ.t-sd.t* 'Feuer' siehe § 140,2.

b) mit Präpositionen
s(j)-m-ỉr.t 'sie im Auge' als Bezeichnung der Iris Eb 855f (siehe § 87bb Ende) *ṯb-ḥr-ṯb* 'Topf-auf-Topf' als Bezeichnung eines zweiteiligen Räuchergefäßes' Bln 46 .

[1] Siehe dazu S. 22 Anm. 1 und die reduplizierten Bildungen S. 317 Anm. 1.

[2] Wahrscheinlich handelt es sich um das abhängige Pronomen *sw*, das entweder als Subjekt oder als Objekt bei einem Partizipium steht: *gmḥ-sw* 'Falke' (EAG § 123 und Äg. W.B. V 172) könnte z. B. 'ein Spähender ist er' heißen; dazu paßt auch der Fortfall von *sw* bei *ḥntꜣ* 'Eidechse' Bln 27, da das allein gebrauchte Partizipium noch immer den gewünschten Sinn ergeben würde.

[3] Siehe dazu EAG § 428aa.

[4] Siehe dazu EAG § 444 Anm. (*dns* neben *wdn* 'lasten').

[5] Für das Zusammenwachsen einer solchen Verbindung ist die Stellung des Suffixes interessant: *mw.t-f-rmṯ* Ram IV C 17, aber *mw.t-rmṯ-s* L 13 für 'seine bzw. ihre Gebärmutter'; vgl. auch *m gs-ḥrj-sn* 'an ihrer Oberfläche' Eb 516; siehe dazu S. 107 Anm. 2.

c) Abstraktbildungen

1) mit *iḫ.t* 'Sache' (Med. W.B. S. 103 § 2)
iḫ.t dšr 'etwas Rotes' = 'Rötung' Sm 39 (Glosse A) *iḫ.t šf.w* 'etwas Geschwollenes' = 'Schwellung' Sm 46 (Glosse A)

2) *s.t* 'Stelle' (ZÄS 79, 1954, 91)
mwj.t m s.t ḳsn.t 'der Harn ist in schlimmem Zustand' Kah 34

3) mit *bw* 'Ort'
m bw wr 'sehr' Bln 84

4) mit *wn* 'sein'
sft-ṯn [sw] m wn sfṯ psj-ṯn sw m wn rhd.t 'ihr möget [ihn] schlachten durch (?) eine Schlachtung; ihr möget ihn kochen in einem . . .-Gefäß' L 2 (1,7) (Zaub)

Anhang zu C: Kausative

§ 465 I) Allgemeines

Zur Differenzierung der Funktion des *s*-Präfixes in „faktitiv" (jemanden zu etwas machen) und „kausativ" (jemanden veranlassen, etwas zu tun) vgl. Edel (EAG § 440). Eine solche strenge Scheidung zwischen der *s*-Bildung als „faktitiv" gegenüber der *rdj*-Bildung als „kausativ", wie sie Edel z. B. für *srḫ* 'bekanntmachen' und *rdj rḫ* 'wissen lassen' feststellt, scheint im MR nicht zu bestehen, da der Wechsel beider Konstruktionen in Parallelstellen belegt ist.

II) Zum Gebrauch

§ 466 a) *s*-Kausativ im Wechsel mit *rdj*-Kausativ[1]

pḫr.t nt sh3j.t[2] *st.t* Eb 294 = *pḫr.t nt rdj.t h3j st.t* H 35 'Heilmittel zum Abgehenlassen der Schleimstoffe'.

Vgl. auch *rdj ʿḥʿ* 'aufstellen' (= 'veranlassen, daß steht') in Eb 848 mit *sʿḥʿ* 'aufstellen' (= 'jemanden zu einem Hingestellten machen') in Bln 190 sowie *sḳ3j* 'mache hoch' parallel zu *imj ḳ3j* 'lasse hoch sein' in L 45. — Dagegen besteht scheinbar ein Unterschied zwischen *rdj šm* ('eine Krankheit weggehen lassen') Eb 857 c und *sšm* ('das Kommen der Krankheit

1. Vgl. auch schon Bauer B 1,285 *rdj rs* 'aufwecken' (jemanden veranlassen, daß er aufwacht bzw. wach ist) = B 2,45 *srs* 'aufwecken' (jemanden zu einem Wachen oder Geweckten machen); ähnl. Anthes, JAOS Suppl. 14, 1952, 22 Nr. 22 a. Es fällt schwer, den Unterschied zwischen „faktitiv" und „kausativ" zu entdecken.

2 Derselbe Text benutzt im Nachsatz die *rdj*-Umschreibung: *r rdj.t h3j*.

herbeiführen') Eb 856h = Bln 163h; im Grunde bedeutet jedoch *rdj šm* 'jemanden zum Gehen veranlassen' nichts anderes als *sšm* 'jemanden zu einem Gehenden machen'.

§ 467 b) *s*-Kausativ im Wechsel mit dem Grundstamm[1]

pḫr.t nt spḫꜣ ḥꜥw Eb 713 = *pḫr.t nt pḫꜣ ḥꜥw* H 152 'Heilmittel zum Öffnen des Körpers'; vgl. auch Eb 7 = H 58 (*pḫꜣ ḫ.t*) mit Eb 16 und 34 (*spḫꜣ ḫ.t*).

Siehe ferner *ꜥkꜣ* 'richten, regeln' Eb 264; *wꜣḏ* 'frisch machen' (?) H 194; *ḥtp* 'befriedigen' Bln 163a; 163h; 190 (in: *ḥtp nṯr*); *ḳbb* 'kühlen' Eb 204f; Sm 9 (5,4 im Zeilenbruch!); *nꜥꜥ* 'glätten' H 73; *rwj* 'entfernen' Eb 763. – Unsicher bleiben die Fälle vor anlautendem *š* bzw. *s*, da hier das Kausativpräfix nach Assimilation in der Schrift ausgefallen sein kann (§ 61,4bb) bzw. mit dem anlautenden *s* zusammengefallen ist (§ 59,1bb), z. B. *šwj.t* 'trocknen' Eb 766d; *sꜣw.t* 'schwinden lassen' Bln 157.

§ 468 c) *s*-Kausativ mit der Bedeutung des Grundstammes[2]

sꜥm in s 'werde vom Manne geschluckt' Bln 47[3] *ḫꜣs-f sfḫ.ḥr* 'und so löst sich seine Auswölbung' Eb 855d; vgl. auch Bln 190 (*bn sfḫ ḥꜥw[-j]*); *n šm-s iw.t-s ḥr ḏbꜥ.w-k wpj.w-ḥr smnj* 'es geht und kommt nicht mit deinen Fingern, sondern steht still' Eb 863a *ir sdꜣ mt* 'wenn das Gefäß zittert' Eb 766b. – Vgl. ferner *sḥnj* 'sich niederlassen' Eb 776; *sḳdj* 'fahren' Sm 18,7. – Zu *snḳ* 'saugen' (Ram III B 11 und 25) ist der Grundstamm im Ägyptischen nicht belegt (vgl. hebr. ינק).

D) Possessiv-Konstruktionen[4]

I) Präposition bzw. deren Nisbe

§ 469 a) *n* bzw. *nj* 'gehörig zu'[5] und *ntj* 'welcher hat'

ḫ.t nt s 'der Bauch des Mannes' Eb 25 *m ḫt n-ṯ* 'dir ergeben' (wörtlich: am Stock von dir) Sm 18,5 (Zaub) *ḏꜣḏꜣ n(j)-f* 'sein Kopf' Pap.

[1] Vgl. dazu O. Firchow, Innere Kausative, MIO 1, 1953, 18. – Eigentlich ist jedes transitiv-aktive Verbum ein „inneres Faktitiv", denn 'töten' ist dasselbe wie 'zu einem Toten machen'.

[2] Vgl. dazu Passiv S. 36 und EAG § 440 S. 195.

[3] Die Parallele Bln 31 (*rdj wnm sw s* 'werde veranlaßt, daß der Mann es esse') scheint zunächst für den Wechsel von *s*- und *rdj*-Kausativ zu sprechen, aber *sꜥm in s* kann nicht 'werde veranlaßt, daß vom Manne geschluckt wird' übersetzt werden, höchstens 'werde vom Manne zu etwas Geschlucktem gemacht' (d. h. Urheber und Ausführender sind identisch, was aber bei *rdj wnm* nicht der Fall ist, da das unpersönliche Subjekt [Urheber] hier der Arzt ist); vgl. noch Med. W.B. S. 719 *sꜥm* § 4.

[4] Hier sind vor allem Besonderheiten aufgeführt; zu den „Normalfällen" (Genetiv bzw. Suffix) zum Ausdruck des Besitzers siehe § 143,2 bzw. § 84 Anm. 1.

[5] Siehe dazu GG § 114 sowie EAG § 347,3.

Leid Recto XXII 1 + x + 1–2 *iḫ.t nb.t n(j)-s imj* 'alles, was zu ihr gehört' Eb 606 *iw b*ʿʿ*-f n mn.t* 'seine *b*ʿʿ-Krankheit gehört der Schwalbe' Ram III B 33 *iw ṯs.w n-j* 'ich besitze Sprüche' Eb 1 (Zaub) *ḫr.wj-f n Stẖ* 'die beiden Hoden des Seth' Pap. Louvre E 4864 Rs 2,3[1] *nj wj R*ʿ 'zugehörig bin ich zu Re' Eb 1 (1,7) = H 78 (6,9) (Zaub).

Hierzu sind auch die ebenfalls von *nj* abzuleitenden absoluten Pronomina der Reihe *nt-k* und das Relativwort *ntj* zu stellen; beide können auch als Possessivausdrücke dienen[2]: *ink ḥḏ.t twj* 'mir gehört diese Weiße Krone' Sm 18,4 (Zaub)[3] *gs s im ntj wḥ*ꜣ*w ḫr iṯṯ.t ḥw*ꜣ*.w* 'werde der Mann damit gesalbt, der *wḥ*ꜣ*w*-Ausschlag hat mit *iṯṯ.t*- und *ḥw*ꜣ*.w*-Erscheinungen' Eb 123; ähnl. Eb 251d. – Dem Gebrauch des negierenden Relativwortes *iwtj* entsprechend (§ 373a: *iwtj* Substantiv + Suffix 'ein . . ., der kein . . . hat'), sollte man eigentlich ein Suffix an *wḥ*ꜣ*w* erwarten, doch liegen die Dinge hier insofern anders, als es sich bei dem *wḥ*ꜣ*w*-Hautausschlag nicht um etwas handelt, was eigentlich, d. h. normalerweise, zum Besitz des Patienten gehört, während dagegen ein Buch „ohne seine Schrift" einen gewissen Ausnahmefall darstellt[4].

Vielleicht gehört auch hierher: *bw ntj mn*ʿ*.t* ꜣ*tj.t* 'der Ort, (an dem) die Ammen und Wärterinnen sind' Ram III B 27; normalerweise erwartet man das Relativum *im* (GG § 200 Ex. 10); faßt man den Satz jedoch als 'der Ort, der die Ammen und Wärterinnen enthält (= besitzt)', so erübrigt sich das Relativum *im*. – Ebenso, aber wegen des zerstörten Anschlusses zu unsicher, wird *ntj* wohl auch im nächsten Fall verwendet: [. . .]*f ib nt(j) st* KV 20; es handelt sich um die Behandlung eines Wurmnestes, so daß vielleicht vom 'Magen (*ib*), der sie (die Würmer) enthält'[5], die Rede ist.

Wohl nicht hier einzuordnen ist: *ḥ*ʿ*w ntj ḏ*ꜣ*ḏ*ꜣ*-f wḏ*ꜣ Sm 8 (4,13), was Breasted "the flesh of his head being uninjured" übersetzt, wozu im Glossar S. 543 "NTY used for N[Y]" angegeben ist. Abgesehen davon, daß *ḥ*ʿ*w ntj ḏ*ꜣ*ḏ*ꜣ*-f* nicht den gewünschten Sinn 'das Fleisch, das zu seinem Kopf gehört' ergäbe, sondern 'das Fleisch, das seinen Kopf hat', läßt

[1] Vorgänger der koptischen Konstruktion ⲕⲟⲩⲛ̄ϥ ⲛ̄ⲁⲃⲣⲁϩⲁⲙ.

[2] Zur Ableitung von *nj* vgl. Gunn, JEA 12, 1926, 129 und Passiv S. 82. – Das Personalpronomen als Possessiv-Ausdruck ist geläufig (GG § 114,3); für das Relativwort *ntj* ist der possessivische Gebrauch bisher nicht erwähnt, lediglich für das negierende Relativwort *iwtj* (GG § 203,3).

[3] Das nicht aus dieser Reihe stammende ursemitische *ink* 'ich' wird analog zu den mit *nj* gebildeten Formen in die Funktion als Possessiv-Ausdruck mit einbezogen; ein Versuch, das fehlende *nj* zu ersetzen, ist in der Form *nnk* (*nj-ink*) 'mir gehört' zu sehen (ZÄS 54, 1918, 40; 58, 1923, 53).

[4] Vgl. auch das Auslassen des Suffixes am Infinitiv nach *iwtj* (GG § 307,2: "Some variants omit the suffix as unessential").

[5] Oder mit Auslassung von *im*: '(an dem) sie sich befinden'.

sich diese Stelle auf Grund des Parallelfalles Sm 31 (10,18) auch anders erklären (siehe § 9).

Das possessivisch gebrauchte *ntj* 'welcher hat' ist also das Relativum zu *nt-f* 'er hat . . .'; derselbe Übergang vom Personalpronomen *nt-f* zum Relativwort *ntj* findet sich auch in der Konstruktion *nt-f* + Partizip (siehe dazu § 433,1ff).

Unsicher bleibt, ob das Ordinalzahlen bildende *nj* bzw. *nw* ('der zu der Zahl . . . gehörige') mit der Nisbe *nj* zusammenzustellen ist, siehe dazu § 160b Anm. 5.

§ 470 b) *r* bzw. *ỉrj* 'befindlich an'

šꜣms r-j 'ich besitze eine *šꜣms*-Pflanze' Sm 20,8–9[1] *mw ỉrj* 'das dazugehörige Wasser' Eb 567 = H 128 (*ỉrw*); weitere Beispiele mit *ỉrj* siehe im Med. W.B. S. 95.

§ 471 II) Possessivartikel[2]

a) Schreibung

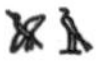 Sm; 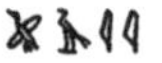 L; 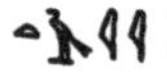 Eb; Bt; 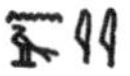 Pharaob

b) Gebrauch

ṯsj.t pw m pꜣ(j)-f ỉḥ 'das ist ein Steifsein infolge dieses[3] seines Leidens' Sm 3 (Glosse C)[4] *ỉmj dj.tw n-n psš.t m pꜣj-k ỉḥ* 'möge man uns einen Anteil von deinem Stall geben' L 2 (Zaub) *tꜣj-f pr.t* 'ihre (der *dgm*-Pflanze) Früchte' Eb 251b; c; d *tꜣj-k ḏr.t ỉꜣb.t* 'deine linke Hand' Bt Rs 1,4 *ỉrr n* (lies *m*?) *nꜣj-f pḫr.t* '(ein Salbmittel) das man aus seinen Drogen macht' Pharaob IV 1

E) Stilistik[5]

§ 472 I) Figura etymologica (auch als Komplementsinfinitiv)

ꜥm-f st m ꜥm 'er möge es schlucken als Schluckmittel' Eb 273 *dp.tw dp.t nꜣ n mw* 'man schmeckt den Geschmack dieses Wassers' Sm 21,21

[1] Vgl. *ỉw ṯs.w n-j* Eb 1 (§ 469). – Ob *wꜥ r-snj* Sm 36 (12,13) statt *wꜥ-snj* korrekt ist, bleibt unsicher; siehe dazu § 137aa.

[2] Vgl. *nw* 'dieses' mit Possessiv-Suffix (EAG § 200).

[3] Hier ist noch deutlich die demonstrativische Kraft zu erkennen, da bei Rückbezug auf das eingangs genannte Leiden im Pap. Smith sonst stets ein Demonstrativpronomen verwendet wird (siehe dazu DD S. 6).

[4] Breasted faßt *pꜣ-f* als das Verbum der Vergangenheit und lehnt die Möglichkeit des Possessiv-Artikels ab: die Form sei nicht normal (womit das Fehlen des *j* gemeint ist) und der Papyrus sei nicht in der Mitteläygptischen Koiné geschrieben. – Dagegen läßt sich einwenden: Es handelt sich um eine Glossenerklärung, die sehr wohl jüngere Sprachelemente enthalten kann; zum Fehlen von *j* vgl. jetzt EAG § 195: „ob nicht *pꜣ-j mrj* 'mein Lieber' zu lesen ist".

[5] Die Fälle entstammen naturgemäß den Zaubersprüchen; um so gewichtiger sind die in der eigentlichen Medizinliteratur auftretenden Beispiele, da man in einer

psj-s psj.t m iwf-f tm ‘sie kocht ein Kochen in seinem ganzen Fleisch’ Eb 855h   *n ḥfꜣ.n ḥfꜣ.t* ‘nicht schlängelt sich ein Schlängeln’ Eb 873a   *n smꜣ-k m smꜣ.w ḫnsw* ‘nicht mögest du dich mit der Vereinigung des Chons vereinigen’ Eb 873d. – Siehe auch *sfṯ m wn sfṯ* L 2 (zitiert § 464c4).

§ 473

II) Parallelismus membrorum

wnm in s r dwꜣj.t 4 r ḫtm ib.t-f r dr nḥꜣ.t-ib-f ‘werde gegessen vom Manne an vier Morgen, um seinen Durst zu vernichten, um die Unausgeglichenheit seines Herzens zu beseitigen’[1] Eb 197b   *im-k iṯj ib-j pn ḥꜣ.tj-j pn n Sḫm.t im-k iṯj mjs.t-j* [*pn?*] *n Wsjr* ‘mögest du nicht dieses mein *ib*-Herz, dieses mein *ḥꜣ.tj*-Herz fortnehmen für Sachmet, mögest du nicht [diese?] meine Leber fortnehmen für Osiris’ Sm 19,3–4 (Zaub)   *bsj.t nn pr.t-s smnmn.t nn ꜥ.wj-sj m-ꜥ-s* ‘die hervorquillt, ohne daß es ihren Samen gibt; die in Bewegung setzt, ohne daß es ihre Arme an ihr (?) gibt’[1] H 160 (Zaub)   *ḫmj ir-ṯ m ink Ḥr ḫtj ir-ṯ ink sꜣ Wsjr* ‘weiche du doch, (denn) ich bin Horus; fliehe du, (denn) ich bin der Sohn des Osiris’[1] H 160 (Zaub)

–––– graduelle Steigerung: *wḥꜥ sp 2 in ’Is.t wḥꜥ Ḥr in ’Is.t* ‘gelöst werde ein zu Lösender von Isis, gelöst werde Horus von Isis’ Eb 2 (Zaub

§ 474

III) Chiasmus

ḫpr m-ꜥ swr mw wnm sbj.t tꜣ dd ḫpr ‘es geschieht wegen des Trinkens von Wasser; das Essen von heißem *sbj.t* ist es, das es geschehen läßt’ Eb 855v   *iṯj mꜣr in nḫt ṯs-pḫr in ḥm mꜣr ḥwj-f nḫt* ‘fortgenommen werde der Schwache vom Starken, und umgekehrt; und der Schwache ist es, der den Starken schlagen wird’ L 43b (Zaub)

§ 475

IV) Wortspiel[2]

ir mnsꜣ pw ḫpr r bꜣḥ-f . . . ḏd pw iw-f mn sꜣw ‘was anbetrifft: das ist ein Erguß, der an seinem Glied erfolgt ist: . . . das bedeutet, daß man sagt: es ist unveränderlich und in ruhiger Lage’ Sm 31 (10,19–21) (*mnsꜣ* – *mn sꜣw*).   *ir ḫnws ib: tꜣw pw ḫns ḥr ḥꜣ.tj-f* ‘was anbetrifft: das Herz sticht; das bedeutet, daß Hitze in sein Herz eingedrungen ist’ Eb 855s. – Vgl. auch die Verwendung der Droge *njꜣjꜣ* gegen die Krankheit *njꜣ* in Eb 762 („Sympathiemittel"); zu Eb 873d siehe § 39,2

„wissenschaftlichen Fachsprache" eigentlich keine besonders kunstvollen Stilmittel erwartet.

[1] Bemerkenswert ist das „schwere" Schlußglied.

[2] Siehe dazu Morenz, Wortspiele in Ägypten, Festschrift Jahn, Leipzig 1957, S. 26.

§ 476 V) Implizite Disjunktion[1]

ʿḳ.n-j m ḫ.t prj.n-j m mw ‘ich bin in das Feuer eingetreten (ich bin aus dem Feuer herausgekommen, ich bin in das Wasser eingetreten), ich bin aus dem Wasser herausgekommen’ Eb 2 (Zaub)

§ 477 VI) „Schwerer Schluß“

ḳȝ.w/dḳ.w n šs ḳmj.t ḥmw.t wȝḏ.t ‘Mehl von Alabaster, Gummi, grünem Glasfluß’ Eb 720. – Siehe auch die Beispiele Eb 197b und H 160 in § 473.

§ 478 VII) Kehrsatz[2]

ḏwʿʿ(?) ḫr m ḥʿw-f n rḫ-f sw ṯs-pẖr ‘ein Feuer ist auf seinen Körper gefallen, nicht kennt er es, nicht kennt es ihn’ L 46 (Zaub). – Im übrigen siehe bei *ṯs-pẖr* im Med. W.B. sowie besonders die chiastische Auflösung des Kehrsatzes in L 43b (in § 474 zitiert).

§ 479 VIII) Korrelatverben

ʿḥʿ – ḥmsj ‘aufstehen – hinsetzen’ Sm 22,11 *prj – hȝj* ‘auf- und absteigen’ siehe Med. W.B. S. 271 V a *ʿḳ – prj* ‘eintreten und herauskommen’ siehe Med. W.B. S. 271 V b *šm – iwj* ‘gehen und kommen’ siehe Med. W.B. S. 29 I a

§ 480 IX) Hervorhebung und Verstärkung

a) Hervorhebung

1) durch Partikeln

aa) *ir*

ir ḫpr.t nb.t im ḫr.tw ḫȝj.tw ‘alles, was dabei entsteht, das soll man messen’ Sm 21,12

bb) *in* (?)

in ḫȝj.t iḫ.t m ip.t [mj i]p mn.t im ‘das Messen von Dingen mit dem *ip.t*-Maß, es ist [wie] das Zählen eines Leidens damit’ Sm 1 (1,5)[3]

2) durch Wortstellung[4]

ʿȝ.t iw-s šnj.tj m ḥr-k nn sj mj nfȝ n ʿȝ.wt ‘die(jenige) Geschwulst, die oben beschworen ist, sie ist nicht wie jene Geschwülste’ Eb 874a

[1] Siehe dazu Firchow, Grundzüge der Stilistik S. 146.
[2] Siehe dazu Westendorf, Grapow-Festschrift S. 383.
[3] Vor *in* ist eine Textlücke, daher bleibt die Übersetzung unsicher.
[4] Zur Wortstellung Nomen *sḏm-f*, die in erster Linie grammatische Funktion hat, siehe § 400.

3) durch „emphatische“ Formen bzw. Konstruktionen
Siehe dazu § 223 mit Anm. 5; § 229,7; § 232; § 406,3 mit Anm. 4; § 412,1 mit den Anmerkungen 1–3.

b) Verstärkung

1) durch Verdoppelung
nfr nfr ‘ganz besonders gut’ L 21; 25 *dwꜣ sp 2* ‘ganz früh am Morgen’ Eb 123 = 251d; ähnl. *dwꜣ.wj* Ram III A 26. – Das doppelte *r psj.tw-f* Bln 185 ist wohl nicht hierher zu stellen (‘bis es ganz und gar gekocht ist’), sondern als fehlerhafte Dittographie zu werten (§ 6), zumal die Parallelstelle Bln 184 diese Verdoppelung nicht hat.

2) durch Partikeln

aa) beim Imperativ: siehe § 286,6

bb) bei der Frage: siehe § 430,4

cc) bei Negationen: siehe § 374

dd) bei adverbialen Bestimmungen[1]
m-k pẖr.t pw nt wn-mꜣꜥ ‘siehe, ein wirkliches Heilmittel ist es’ Eb 589 *nḏḥḏḥ r-f ḥꜣ.tj m-ꜥ-sn* ‘ihretwegen hängt das Herz herab’ Eb 855h

F) Intransitive Verben mit Objekt[2]

§ 481

I) Allgemeines

Unter den intransitiven bzw. passiven Verben, die Gardiner mit direktem Objekt aufführt, befindet sich auch das in den medizinischen Texten überaus häufig gebrauchte *mn* ‘leiden’, das allerdings mit direktem Objekt konstruiert wird, z. B. *mn-f ṯs.w m nḥb.t-f* ‘er leidet an Versteifungen in seinem Nacken’ Sm 3 (1,20) oder *ir mn-f nḥb.t-f* ‘wenn er an seinem Nacken leidet’ Eb 856e. Es ist jedoch keineswegs sicher, daß *mn* hierbei für den Ägypter als „intransitiv“ empfunden wurde; vielmehr scheint *mn* mit direktem Objekt doch aktivisch-transitiv konstruiert zu sein: ‘er erleidet Versteifungen’ bzw. ‘er fühlt seinen Nacken schmerzen’[3]. Und ebenso mag sich auch für andere solcher intransitiven bzw. passiven Verben eine aktivisch-transitive Bedeutung finden lassen, z. B. *wnḫ pꜣḳ.t* ‘Leinen anziehen’ statt ‘gekleidet sein mit Leinen’ oder *wrḥ tp.t* ‘Öl verreiben’ statt ‘gesalbt sein mit Öl’. Die ägyptische Sprache vermeidet zwei direkte Objekte nach einem Verbum (GG § 84), das zweite wird in der Regel durch

[1] Siehe dazu auch ZÄS 84, 1959, 155 Nr. 6.
[2] Siehe dazu GG § 84 A auf S. 423.
[3] Siehe auch U. Heckel, EV S. 33 und LG § 236.

eine Präposition angeschlossen, z. B. *ḏ3j* + Person + *m* Schiff (bzw. *m* Gewässer) ‘eine Person überfahren in einem Schiff (bzw. über ein Gewässer)’; fällt jedoch das erste Objekt fort, so erscheint das zweite Objekt dann oft ohne Präposition, z. B. *ḏ3j* + Schiff ‘ein Schiff hinüberfahren’ bzw. *ḏ3j* + Gewässer ‘ein Gewässer überfahren’ (Äg. W.B. V 512 A I–III), ohne daß man nun an einen intransitiven oder passiven Sinn von *ḏ3j* zu denken braucht: ‘übergesetzt werden mit einem Schiff’ bzw. ‘hinüberfahren auf einem Gewässer’[1].

§ 482 II) Beispiele

Außer dem schon erwähnten *mn* ‘leiden (an)’ finden sich folgende Fälle, in denen scheinbar intransitive bzw. passive Verben mit einem direkten Objekt auftreten: *sḏ nḏs n ˁpr-f sḏ mj nˁš ḥnw* ‘der Bruch ist klein, weil er (der Mann?) ausgestattet ist mit einem Bruch wie die Durchlöcherung eines Topfes’ Sm 3 (1,24) *t3 4 rn.wt m wnḫ mk* ‘die vier *rn.t*-Göttinnen als Gekleidete mit *mk*-Gewändern’ L 2 (1,5).

G) Direkte Rede

§ 483 I) Allgemeines

In den medizinischen Texten begegnet die direkte Rede nur in den Aufforderungen des Arztes an den Patienten bzw. in dem Wechsel von Frage und Antwort zwischen Arzt und Patient. In den Zaubersprüchen wird die direkte Rede häufig in den an die Krankheit gerichteten Beschwörungen verwendet (z. B. Aufforderungen, Drohungen usw.). Die indirekte Rede ist nicht belegt.

Nicht eigentlich als direkte Rede sind die auf *ḏd.ḫr-k* bzw. *ḏd.in-k* folgenden Diagnosen anzusehen, auch wenn eine Aussage in der 1. sg.[2] daran anschließt, z. B. *ḏd.ḫr-k r-s: wḫdw pw thj ḥr psḏ-f mr irj-j* ‘dann sollst du dazu sagen: das sind Schmerzstoffe, die sich auf seinen Rücken ausgebreitet haben; eine Krankheit, die ich behandeln werde’ Eb 200a

[1] Wollte man solche Objekte als „Akkusativ der Beziehung“ erklären, z. B. ‘überfahren in bezug auf den See’ u. ähnl. (z. B. Firchow, MIO 1, 1953, 25–26), so würde das zu einer Aufhebung der Opposition „transitiv : intransitiv“ führen (Passiv S. 73 Anm. 2).

[2] Die 1. sg. tritt überhaupt verhältnismäßig selten auf; siehe dazu Band II S. 25 Abschnitt C, wozu noch Eb 191c (*n wḥm-j sp r3-sj* ‘nicht wiederhole ich das Mittel jemals’ = Eb 194c *n wḥm sp r3-sj*) und eventuell Eb 877d (*iw m ḏr.wt*[-*j*] ‘es ist in [meinen] Händen’, d. h. behandelbar) zu stellen sind.

§ 484 II) Beispiele

a) mit Einleitung

ḏd.in-k n-f: mꜣꜥ m wꜥr.tj-kj ḳrf sj ‘dann mußt du zu ihm sagen: strecke doch deine beiden Beine aus, die verkrümmt sind’ Sm 48 (17,16–17) *ḏd.ḫr-k r-s*[1]*: pw-tr ssn.t-ṯ ir ḏd-s n-k: iw-j ḥr ssn.t ꜣšr ḏd.ḫr-k r-s: . . .* ‘dann sollst du zu ihr sagen: „Was ist das, wonach du riechst?“ – Wenn sie zu dir sagt: „Ich rieche nach Gebratenem“, dann mußt du dazu sagen: . . .’ Kah 2 *m grḥ wpj.n Wsjr rꜣ-f r mdw.t m wꜥb.t m ḏd: in sꜣ-j Ḥr nḏ-f ḥr-j* ‘in der Nacht, da Osiris seinen Mund öffnete, um zu reden in der Kapelle, mit den Worten: Mein Sohn Horus ist es, der mir beistehen wird’ L 25a (Zaub)

b) ohne Einleitung[2]

irj m swš ḥr iꜣbj rdj r s.t-ꜥ n mt mt.t m irj wsš.t m irj wšꜥ.w m irj snf ‘werde zu einem nach links gedrehten Ballen gemacht, werde an die Einwirkungsstelle des Toten, der Toten gelegt (mit den Worten): Mache nicht Ausscheidung, mache nicht Fressen, mache nicht Blut!’ Eb 811 *prj.t ’Is.t m ḫnw nꜣj.t r nw n wḥꜥ-s nḏ-s mj sn.t-j nb.t-ḥw.t m-ꜥ-j* ‘Isis kam aus dem Innern des . . . – Hauses heraus zu der Zeit, da sie ihren Faden (?) löst, (mit den Worten): Komme, meine Schwester Nephthys, mit mir’ L 46 (Zaub).

§ 485 *H) Anreden*[3]

Direkte Reden an den Patienten oder an den Arzt erfolgen ohne besondere vokativische Nennung des Angeredeten (siehe die Beispiele § 484). Dagegen finden sich in den Zaubersprüchen häufig namentliche Anreden von Göttern (bei Bitten) oder von Krankheitsdämonen (bei Drohungen und Aufforderungen), da erst die Nennung des Namens die Wirksamkeit der Beschwörung garantiert.

I) Bloße Anrede

šp-k ḥs mr ‘mögest du ausfließen, kranker Kot’ Ram IV C 14 *mj sn.t-j nb.t-ḥw.t m-ꜥ-j* ‘komme, meine Schwester Nephthys, mit mir’ L 46

II) „Vokativpartikel“ *i*

Siehe § 453,10.

[1] *r-s* wohl wegen des folgenden *ḏd.ḫr-k r-s* fehlerhaft statt *n-s*.

[2] Die „Einleitung der direkten Rede“ folgt häufig erst nach dem Spruch durch die Formel *ḏd mdw* ‘werde gesprochen . . .’, z. B. Eb 811.

[3] Siehe dazu Grapow, Anreden I S. 7–29.

III) Demonstrativpronomen[1]

Siehe § 102,7.

I) *Alt- bzw. neuägyptische Elemente*

§ 486 I) Altägyptische Elemente[2]

a) *j*-Augment: siehe § 27aa und cc

b) Dualformen

1) Suffix *-snj*: siehe § 84,5

2) Pseudopartizip: siehe § 163hh und ii

3) Genetivpartikel
nwj Eb 574 (74,12) *ntj* Sm 4 (2,7); 7 (3,15); 25 (9,4)

c) Trennung des direkten Genetivs: siehe § 146bb2

d) ältere Formen der Demonstrativa

1) älterer Plural (*ịpw, ịpn, ịptn, ịptf*): siehe S. 58 sowie im Med.W.B.

2) *pj* statt *pw*: Sm 8 (Glosse E)[3]

e) Getränk als Plural konstruiert: H 216 (vgl. dazu S. 82 Anm. 2)

f) Suffix 1. sg. nicht geschrieben: Eb 877 d (*iw m ḏr.wt*[-*j*])

§ 487 II) Neuägyptische Elemente

a) *j*-Augment: siehe § 27gg

b) Konjunktiv *mtw*: siehe § 331

c) Artikel und Possessivartikel: siehe § 107 und § 471

d) Orthographie
Siehe S. 78 Anm. 1 Ende (Endung bei Substantiven); § 2,4 (Pluralstriche statt Endung *w*); § 125ii mit Anm. 3 (besonders Duale); vgl. auch Bt Rs 2,6 (Schreibung des absoluten Pronomens *nt-sn* mit anlautendem *m*)

e) Negation *bn*: siehe § 359

f) *sḏm-f* statt *sḏm.n-f*: siehe § 243,3 (Bln 154 und 99)

[1] Zum Teil in Verbindung mit der Partikel *ỉ* (siehe § 453,10).

[2] Unter den von Breasted S. 73–75 aufgezählten Archaismen im Pap. Smith ist die unter 1d genannte angebliche Voranstellung eines Pseudopartizips vor einem Substantiv zu streichen (siehe dazu auch EAG S. 288 Anm.).

[3] Schon im AR als jüngere Form von *pw* (EAG § 146).

g) Infinitiv statt Negativkomplement: siehe § 377c

h) Zahlwort vor dem Gezählten geschrieben: siehe § 159,1aa und cc

i) *r mḥ* + Kardinalzahl zur Bildung von Ordinalzahlen: siehe § 160c

k) Genetivverbindung mit Suffix und indirektem Genetiv
Siehe Pap. Louvre E 4864 Rs 2,3 (§ 469 S. 321 mit Anm. 1).

l) logisches Subjekt beim Infinitiv durch eine Relativform angeschlossen
Siehe § 291,3.

m) abhängiges Pronomen ohne Einleitung im Adverbialsatz?
Siehe *s(j)-m-ir.t* § 87bb.

n) Vermischung von perfektischen und imperfektischen Partizipien (ENG § 367)
Bln 163a (15,3) (*irr.t* statt *irj.t*); L 42 (14,2) (*irr.t* wahrscheinlich statt *irj.t*); siehe auch L 24 (8,2) *innjw* neben *rdjw* in offensichtlicher Parallele.

o) Unsicherheit in der Behandlung der Präpositionen: siehe §§ 340–341

p) *ḫr-ir-m-ḫt ḥr-sꜣ nn* 'nun aber nach diesem' Bln 52[1]

q) Aufkommen von *iw*: siehe S. 287 Anm. 1; S. 288 Anm. 3

§ 488

K) Textverweise

I) Auf vorher Erwähntes

In der Regel erfolgt die Rückverweisung auf bereits Erwähntes durch die Demonstrativpronomina (siehe § 95ff.), in einigen Fällen werden jedoch besondere Wendungen benutzt: *gmm-k ḫꜣj.t-f iptn mn.tj mj imj.t-ḥꜣ.t* 'und findest du dieses sein Leiden, indem es geblieben ist wie am Anfang' Eb 203c, bezogen auf Eb 203a *gꜣp.ḫr-k mj nf imj-ḥꜣ.t* 'du sollst einen Schnitt beibringen wie jenes, das vorher war' KV 60, bezogen auf KV 49–50 *gmm-k sw m ḫꜣj.t-f nt sp tpj* 'und findest du ihn in seinem Krankheitszustand des ersten Falles' Eb 190c, bezogen auf Eb 188 *iw-s šnj.tj m ḥr-k* 'sie ist oben beschworen worden' Eb 874a, bezogen auf Eb 873d. – Vgl. auch *mj.t.t hrw 10* 'wie die 10-Tage(-Kur)' Eb 123 = 251d, wodurch auf die Einreibemittel Eb 104–112 hingewiesen wird.

II) Auf Folgendes

Zu den seltenen Fällen, daß auf etwas erst Folgendes hingewiesen wird, siehe § 101e zu Sm 46 und Kah 8.

[1] Zu dieser neuägyptischen Erzählungsform siehe Hintze, Neuäg. Erzählungen S. 18.

§ 489

L) Parallelformen

I) finite Verbformen

a) Formen mit *iw*

1) *iw-f sḏm-f* = *iw sḏm.n-f*: siehe § 240,3

2) *iw-f sḏm-f* = *iw-f ḥr sḏm*
Eb 296 (*iw-f mn-f*) = Eb 102 (*iw-f ḥr mn*)

3) *iw-f sḏm-f* = *iw sḏm-f*
H 35 (*iw-s irj-s*) = Eb 294 (*iw irj-s*)

4) *iw* Nomen *sḏm-f* = Nomen Pseudopartizip
Eb 855w (*iw ib-f wḫ3-f*) = Bln 154 (*ib-f wḫ3*)

b) negierte Formen

1) *n sḏm.n-f* = *n sḏm.t-f*: siehe § 269,1b

2) *n mrj.n-f* = *n mrr.t-f* (?): siehe § 269,2

c) *sḏm-f* = Pseudopartizip: siehe § 209b und § 166,3 (Sm 8 mit Anm. 1).

d) *r sḏm-f* = *r sḏm.t-f*: siehe § 269,1a

II) *sḏm.tj-fj* = prospektives Partizip = *ntj r* + Infinitiv

Vgl. Kah 19 (*sj3 msj(.w).tj-sj*) mit Bln 193 (*sj3 s.t msj.t*) und Kah 26 (*sj3 nt.t r iwr*). – Siehe auch S. 279 Anm. 1 (imperf. Relativform = *ḥr* + Inf.)

III) Demonstrativpronomen *pw* = *pn*

Sm 6 (2,20) = Sm 8 (4,10) (*wrm.w ipn*) = Sm 6 (2,25) (*wrm.w ipw*), siehe dazu § 114.

Sachregister

Wortregister

1. Ägyptisch

2. Koptisch

3. Arabisch

4. Hebräisch

5. Akkadisch

6. Berberisch

7. Griechisch

Stellenverzeichnis[1]

Berlin 3038

[1] Die Zahlenangaben beziehen sich auf die Paragraphen, sofern nicht ausdrücklich Seitenzahlen (S.) angegeben sind.

Beatty VI

Carlsberg Nr. VIII

Ebers

Hearst

Kahun (med.)

Kahun (veter.)

London (Brit. Museum 10 059)

Mutter und Kind (Pap. Berlin 3027)

Ostraka

Pap. Chester Beatty

Pap. Leiden I 343 + 345

Pap. Louvre E 4864

Pap. Turin 31 + 77

Pharaobuch

Ramesseum III

Ramesseum IV

Ramesseum V

Smith

Nicht-medizinische Texte

Admonitions

Amenemhet

Anastasi I

Cheti

Coffin Texts

Bauer

Hammamat

Kahun

München

Ptahhotep

Pyramidentexte

Rhind

Schiffbrüchiger

Sinuhe

Siut

Sphinxstele

Totenbuch

Urkunden

Westcar

Abkürzungsverzeichnis

Abel, Tonverschmelzung
H. Abel, Zur Tonverschmelzung im Altaegyptischen, Leipzig 1910

Äg. W. B.
Erman-Grapow, Wörterbuch der Ägyptischen Sprache, Leipzig 1926 bis 1931

Amenemhet
Die Lehre des Königs Amenemhet, nach A. Volten, Zwei altägyptische politische Schriften, Analecta Aegyptiaca Vol. IV, Kopenhagen 1945

Anreden
H. Grapow, Wie die Alten Ägypter sich anredeten, wie sie sich grüßten und wie sie miteinander sprachen, Abhandlungen der Akademie der Wissenschaften, Berlin 1939–1943

ASAE
Annales du Service des Antiquités de l'Égypte, Kairo

Band
Grundriß der Medizin der Alten Ägypter, Band I–IX, Berlin 1954–1962

Barns
J. W. B. Barns, Five Ramesseum Papyri, Oxford 1956

BIFAO
Bulletin de l'Institut français d'Archéologie orientale, Kairo

Bln
Pap. Berlin 3038 (nach Wreszinski)

Breasted
J. H. Breasted, The Edwin Smith Surgical Papyrus. Vol. I: Hieroglyphic Transliteration, Translation and Commentary. – Vol. II: Facsimile Plates and line for line Hieroglyphic Transliteration, Chicago 1930

Bt
Pap. Chester Beatty VI (nach Jonckheere)

Carlsb
Pap. Carlsberg VIII (nach Iversen)

Cheti
H. Brunner, Die Lehre des Cheti, Sohnes des Duauf, Ägyptologische Forschungen, Heft 13, Glückstadt–Hamburg 1944

CdE
Chronique d'Égypte, Bulletin périodique de la Fondation égyptologique Reine Élisabeth, Brüssel

Crum, CD
W. E. Crum, A Coptic Dictionary, Oxford 1929–1939

CT
A. de Buck, The Egyptian Coffin Texts, Chicago 1935ff.

de Buck
A. de Buck, Grammaire élémentaire du Moyen Égyptien, Leiden 1952

DD
H. von Deines, Die Demonstrativa im Wundenbuch des Pap. E. Smith, MIO 2, 1954, 1–29

Drogen-W.B.
H. von Deines und H. Grapow, Wörterbuch der ägyptischen Drogennamen (= Grundriß VI), Berlin 1959

EAG
E. Edel, Altägyptische Grammatik I, Rom 1955

Eb
Pap. Ebers (nach Ebers und Wreszinski)

Ebbell
B. Ebbell, The Papyrus Ebers. The greatest Egyptian Medical Document, Kopenhagen–London 1937

Ebers
G. Ebers, Papyros Ebers. Das hermetische Buch über die Arzeneimittel der Alten Ägypter in hieratischer Schrift. Band I und II, Leipzig 1875

EG
Ad. Erman, Ägyptische Grammatik, 4. Auflage, Berlin 1928

ENG
Ad. Erman, Neuaegyptische Grammatik, 2. Auflage, Leipzig 1933

Erläuterungen
Übersetzung der medizinischen Texte. Erläuterungen (= Grundriß IV,2)

Erman
Ad. Erman, Zaubersprüche für Mutter und Kind. Aus dem Papyrus 3027 des Berliner Museums, Abhandlungen der Kgl. Preuß. Akademie der Wissenschaften zu Berlin 1901

Faulkner
R. O. Faulkner, The Plural and Dual in Old Egyptian, Brüssel 1929

Firchow, Grundzüge
O. Firchow, Grundzüge der Stilistik in den altägyptischen Pyramidentexten, Veröffentlichungen des Instituts für Orientforschung, Nr. 21, Berlin 1953

Formung
H. Grapow, Sprachliche und schriftliche Formung ägyptischer Texte,

Leipziger Ägyptologische Studien Heft 7, Glückstadt–Hamburg–New York 1936

Gardiner

A. H. Gardiner, Hieratic Papyri in the British Museum. Third Series (Chester Beatty Gift). Vol. I: Text. Vol. II: Plates, London 1935

— The Ramesseum Papyri (Plates), Oxford 1955

GG

A. H. Gardiner, Egyptian Grammar, 3rd. Edition, London 1957

Gödel, Herz und Magen

E. Gödel, Die ägyptische Terminologie um Herz und Magen in medizinischer Sicht, Wiss. Zeitschrift Univ. Leipzig 7, 1957/58, 643–650

Grapow-Festschrift

Ägyptologische Studien (Hermann Grapow zum 70. Geburtstag gewidmet), herausgegeben von O. Firchow (= Veröffentlichungen des Instituts für Orientforschung Nr. 29), Berlin 1955

Grapow, Sinuhe

H. Grapow, Untersuchungen zur ägyptischen Stilistik. Der stilistische Bau der Geschichte des Sinuhe, Veröffentlichungen des Instituts für Orientforschung Nr. 10, Berlin 1952

Grapow, Untersuchungen

H. Grapow, Untersuchungen über die altägyptischen medizinischen Papyri, Mitteilungen der Vorderasiatisch-Ägyptischen Gesellschaft, Band 40,1 und 41,2, Leipzig 1935–1936

Griffith

F. Ll. Griffith, Hieratic Papyri from Kahun and Gurob. Plates. Text, London 1898

Grundriß

Grundriß der Medizin der Alten Ägypter, Band I–IX, Berlin 1954–1962

H

Pap. Hearst (nach Reisner und Wreszinski)

Heckel, EV

U. Heckel, Studien zum Eigenschaftsverbum und zum prädikativen Adjektivum im Altägyptischen, ZÄS 81, 1956, 76–82 und 82, 1957, 19–47

Hintze, Neuäg. Erzählungen

F. Hintze, Untersuchungen zu Stil und Sprache neuägyptischer Erzählungen, Veröffentlichungen des Instituts für Orientforschung Nr. 2 und 6, Berlin 1950 und 1952

Iversen

E. Iversen, Papyrus Carlsberg No. VIII with some remarks on the Egyptian origin of some popular birth prognoses. – Det Kgl. Danske Videnskabernes Selskab. Historisk-filologiske Meddelelser XXVI 5, 1939

Janssen
Annual egyptological Bibliography, compiled by J. M. A. Janssen, Leiden
JEA
The Journal of Egyptian Archaeology, London
Jonckheere
F. Jonckheere, Le Papyrus Médical Chester Beatty (= La Médecine Égyptienne No. 2), Fondation Égyptologique Reine Élisabeth, Brüssel 1947
Kah
Pap. Kahun (med.) (nach Griffith)
KV
Pap. Kahun (veter.) (nach Griffith)
L
Pap. London (British Museum 10059) (nach Wreszinski)
Lexa, Magie
F. Lexa, La Magie dans l'Égypte Antique, Tome I–III, Paris 1925
LG
G. Lefebvre, Grammaire de l'Égyptien classique, 2e éd., Kairo 1955
m-Bildung
H. Grapow, Über die Wortbildungen mit einem Präfix *m*- im Ägyptischen, Abhandlungen der Akademie der Wissenschaften Berlin 1914
Massart
A. Massart, The Leiden Magical Papyrus I 343 + I 345, Oudheidkundige Mededelingen uit het Rijksmuseum van Oudheden te Leiden. Supplement op nieuwe reeks XXXIV, Leiden 1954
MDAIK
Mitteilungen des Deutschen Archäologischen Instituts Kairo, Wiesbaden
Med. W.B.
H. v. Deines und W. Westendorf, Wörterbuch der medizinischen Texte (= Grundriß VII 1 und 2), Berlin 1961 und 1962
MIO
Mitteilungen des Instituts für Orientforschung, Berlin
Möller, Paläographie
G. Möller, Hieratische Paläographie, Band I–III, Leipzig 1909–1912
Mutt u Kind
Pap. Berlin 3027 (nach Hierat. Pap. III Tafel 17–25 und Erman)
OLZ
Orientalistische Literaturzeitung, Berlin–Leipzig
Onomastica
A. H. Gardiner, Ancient Egyptian Onomastica, Oxford 1947
Ostr. Berl. 5570
Ostrakon Berlin P 5570 (nach Hierat. Pap. III Tafel 27)

Ostr. Kairo (ODM)
Ostrakon Deir el Medineh (nach Posener)

Ostr. Louvre
Ostrakon Louvre (nach Rec. trav. 15, 1893, 67)

Pap. Beatty
Pap. Chester Beatty V, VIII und XV (nach Gardiner)

Pap. Leiden
Pap. Leiden I 343 + I 345 (nach Masssart)

Pap. Louvre E 4864
Pap. Louvre E 4864 Verso (unveröffentlicht) (nach Photo und Transkription von Posener)

Pap. Tur PuR 31 + 77
Pap. Turin, Pleyte und Rossi, 31 + 77 (nach Möller, Hieratische Lesestücke II 32)

Passiv
W. Westendorf, Der Gebrauch des Passivs in der klassischen Literatur der Ägypter, Veröffentlichungen des Instituts für Orientforschung Nr. 18, Berlin 1953

Polotsky, Études
H. J. Polotsky, Études de Syntaxe Copte, Kairo 1944

PSBA
Proceedings of the Society of Biblical Archaeology, London

Ptahhotep
E. Dévaud, Les Maximes de Ptahhotep, Fribourg (Suisse) 1916

Ram
Pap. Ramesseum III, IV, V (nach Gardiner und Barns)

Ranke, PN
H. Ranke, Die ägyptischen Personennamen, Glückstadt 1935 und 1952

Rec. trav.
Recueil de travaux relatifs à la philologie et à l'archéologie égyptiennes et assyriennes, Paris

Reisner
G. A. Reisner, The Hearst Medical Papyrus, Hieratic Text with Introduction and Vocabulary, Leipzig 1905

Revue
Revue d'Égyptologie, publiée par la Société française d'Égyptologie, Kairo–Paris

Rhind
T. E. Peet, The Rhind mathematical papyrus, Liverpool 1923

Schott, Hieroglyphen
S. Schott, Hieroglyphen. Untersuchungen zum Ursprung der Schrift, Wiesbaden 1951

Sethe, Vokalisation
K. Sethe, Die Vokalisation des Ägyptischen, ZDMG, N.F. Band 2 (Band 77), S. 145–207, Leipzig 1923
Sm
Pap. Edwin Smith (nach Breasted)
Spiegelberg
W. Spiegelberg, Koptisches Handwörterbuch, Heidelberg 1921
Steindorff
G. Steindorff, Lehrbuch der koptischen Grammatik, Chicago 1951
Studies
B. Gunn, Studies in Egyptian Syntax, Paris 1924
SV
K. Sethe, Das ägyptische Verbum im Altägyptischen, Neuägyptischen und Koptischen, Leipzig 1899–1902
Systems
T. W. Thacker, The Relationship of the Semitic and Egyptian Verbal Systems, Oxford 1954
Till
W. C. Till, Koptische Grammatik (Saidischer Dialekt), Leipzig 1955
Vergote, Phonétique
J. Vergote, Phonétique historique de l'Égyptien. Les Consonnes, Louvain 1945
Vergote, Vocalisation
J. Vergote, Vocalisation et origine du système verbal égyptien, CdE 31, Nr. 61, S. 16–53, 1956
Wreszinski
W. Wreszinski, Der große medizinische Papyrus des Berliner Museums (Pap. Berl. 3038) in Facsimile und Umschrift mit Übersetzung, Kommentar und Glossar, Leipzig 1909
— Der Londoner medizinische Papyrus (Brit. Museum Nr. 10059) und der Papyrus Hearst in Transkription, Übersetzung und Kommentar mit Facsimile des Londoner Pap., Leipzig 1912
— Der Papyrus Ebers. I. Teil: Umschrift, Leipzig 1913
WZKM
Wiener Zeitschrift für die Kunde des Morgenlandes, Wien
Žába, Ptahhotep
Z. Žába, Les Maximes de Ptaḥḥotep, Prag 1956
ZÄS
Zeitschrift für Ägyptische Sprache und Altertumskunde, Berlin–Leipzig
Zahlen
K. Sethe, Von Zahlen und Zahlworten bei den Alten Ägyptern, Straßburg 1916

ZDMG
Zeitschrift der Deutschen Morgenländischen Gesellschaft, Wiesbaden

Im übrigen werden die im Wörterbuch der Ägyptischen Sprache üblichen Abkürzungen verwendet (Belegstellen Band I, Verzeichnis der Abkürzungen).